"十二五"普通高等教育本科国家级规划教材

普通高等教育国家级精品教材

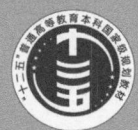

护理心理学

（第三版）

主编　刘晓虹

上海科学技术出版社

图书在版编目(CIP)数据

护理心理学 / 刘晓虹主编. —3 版. —上海：上海科学技术出版社，2015.8(2024.5重印)

"十二五"普通高等教育本科国家级规划教材

ISBN 978-7-5478-2709-3

Ⅰ.①护… Ⅱ.①刘… Ⅲ.①护理学－医学心理学－高等学校－教材 Ⅳ.①R471

中国版本图书馆 CIP 数据核字(2015)第 145759 号

护理心理学（第三版）
主编 刘晓虹

上海世纪出版(集团)有限公司
上海科学技术出版社 出版、发行
(上海市闵行区号景路 159 弄 A 座 9F-10F)
邮政编码 201101　www.sstp.cn
上海新华印刷有限公司印刷
开本 787×1092　1/16　印张 21
字数 450 千字
2005 年 2 月第 1 版　2010 年 8 月第 2 版
2015 年 8 月第 3 版　2024 年 5 月第 19 次印刷
ISBN 978-7-5478-2709-3/R·944
定价：38.00 元

本书如有缺页、错装或坏损等严重质量问题，请向工厂联系调换

内 容 提 要

  本书为"十二五"普通高等教育本科国家级规划教材,其编写突破传统教材框架,强调心理学经典知识与护理学专业实践的交织与融合。全书共 14 章,由浅入深、循序渐进地阐述了护理心理学的性质、对象、任务、发展史以及发展趋势;心理过程、个性、应激与健康;护士角色人格、护士职业心理素质的自我教育及管理;人际关系的基本理论、护患沟通技巧及护患关系调控;患者心理的共性规律及特殊心理反应特征;护理领域的心理评估、心理咨询与心理治疗的基本理论及方法;临床心理护理的理论与模式、实施的程序和应用等。

  本教材可供医学院校护理专业本科生及大专生使用,也可供护理专业的各类成人教育使用。

编者名单

主 编

刘晓虹

副主编

叶旭春 郝玉芳 吴 菁 郭 瑛 易巧云

编 者

（以姓氏笔画为序）

马振玲（北京协和医学院护理学院）
王 琳（上海交通大学护理学院）
王艳波（同济大学医学院）
叶旭春（第二军医大学护理学院）
刘 玲（天津医科大学护理学院）
刘东玲（郑州大学护理学院）
刘安诺（安徽医科大学护理学院）
刘晓虹（第二军医大学护理学院）
杨 芳（浙江大学城市学院护理学院）
杨 敏（山东滨州医学院护理学院）
吴 菁（第二军医大学护理学院）
吴永琴（温州医科大学护理学院）
张爱华（泰山医学院护理学院）
易巧云（中南大学护理学院）
郝玉芳（北京中医药大学护理学院）
胡 菁（上海杉达学院）
胡 琛（第二军医大学护理学院）
郭 瑛（复旦大学护理学院）
曹晓翼（四川大学华西医院）

前　言

本教材作为教育部普通高等教育"十五""十一五"国家级规划教材在上海科学技术出版社出版发行后,得到在校师生和业界同行的广泛认可,再次被国家教育部列入"十二五"普通高等教育本科国家级规划教材。其中教材第二版(普通高等教育"十一五"国家级规划教材)被评为2011年普通高等教育精品教材。新版《护理心理学》依据学科发展近况及用户实际需求,基于第二版教材再做了全面修订和完善,以期呈现给读者更满意的教科书。

作为一本专业教科书,护理心理学的教学理论体系经过20多年建设已取得长足的发展,对培养及优化护士人才的职业心理素质、满足广大临床护士掌握护理心理学系统理论知识和临床心理护理实用技能的迫切需求、适应人类健康需求的迅速发展、提升人们的身心健康水平,发挥着越来越重要的指导作用。

本教材以深入发展学科理论、充分满足实践需求的指导思想,尝试以护理心理学教研理论及其应用的新进展、新成果为主线,以充分展现护理专业特色的新框架组织教材的结构和内容,构筑起点较高、特色鲜明的教材;同时兼顾我国护理心理学教学的实际需要,保留部分基础心理学、临床心理学的经典理论知识。

本教材共14章,40余万字。第一章为绪论,系统阐述了护理心理学的性质、对象、任务及其历史、现状和趋势;第二至第四章重点介绍认识过程、情绪和情感、个性、应激及心身疾病等心理学的基础知识;第五、第六章重点阐述护士角色人格、护士职业心理素质的自我教育和管理等;第七、第八章主要涉及人际关系的基本理论、护患沟通技巧、护患冲突与调控等;第九、第十章主要介绍患者心理的一般规律、特殊心理问题;第十一章聚焦护理领域的心理评估;第十二章简要介绍心理咨询、心理治疗等与心理护理密切关联的主要理论和常用技术;第十三、第十四章重点阐述临床心理护理理论、模式、程序及应用等。

本教材在第二版基础上,重点调整如下:①充分地吸纳了最新进展,如第一章绪论吸纳了我国护理心理学发展的若干标志性成果,所涉国内外现状、研究方式等均体现其新进展;第十章引入了学科方向博士研究生的相关学术研究成果等。②更注重凸显教材特色,如第十一章定位于护理领域的心理评估,酌情减少了精神卫生评定量表,增加了更适合非精神疾病人群的心理评估工具,其体例和工具的选择均更贴近教材使用人群的专业需求等。③酌情更新了相关内容,如引入"护士职业承诺问卷""中文版护士自我概念问卷"的评定工具等编者近年来探索并形成的教研成果,可显著提升教材的科学性与先进性。④更关注自主学习范式,如新版教材第一章增加的简图更有助于学生自学并掌握知识要点,第六、第十三、第十四章从理论阐述到案例列举,仍保持其便于学生自学及掌握重要理论和技能的编写风格,更有助于学生就优化职业心理素质、实施临床心理护理等学以致用。

本教材在体系结构、内容安排等方面仍保留以下特点:更注重学科理论的系统性和实用性;更强调心理学相关理论与护理专业特色理论的融合;已形成学科属性、发展目标等导向性论点的独特见解;拓展了优化护士职业心理素质的系统理论;更体现临床心理护理基本理论的引领和具体实施的可行性。

为保证新版教材的先进性、实用性,全体编者付出了很大努力,但教材质量仍需在接受实践检验过程中不断提升。由衷期盼全国高等护理专业师生及广大临床护士给予本教材热诚关注和宝贵建议,及时对教材使用中发现的任何问题给予指正,使精品教材更趋完善。

本教材修编过程中,得到上海科学技术出版社、第二军医大学的信任和支持,得到参编院校领导、同仁的精诚合作,在此一并致以诚挚的感谢。

刘晓虹

2015 年 5 月

目　录

第一章　绪论 ·· 1

　　第一节　护理心理学的学科性质 ·· 1
　　　　一、护理心理学是交叉的边缘学科 ·· 1
　　　　二、护理心理学是新兴的独立学科 ·· 1
　　　　三、护理心理学与现代护理学的关系 ·· 2
　　　　四、护理心理学与医学心理学的关系 ·· 5
　　　　五、护理心理学与社会心理学的关系 ·· 7
　　　　六、护理心理学的定义及其特征 ·· 9
　　第二节　护理心理学的研究对象及方法 ·· 9
　　　　一、护理心理学的研究对象 ·· 9
　　　　二、护理心理学研究的原则 ··· 11
　　　　三、护理心理学研究的类型 ··· 12
　　　　四、护理心理学研究的常用方法 ··· 14
　　第三节　护理心理学的历史、现状、趋势及任务 ··· 16
　　　　一、护理心理学的发展简史 ··· 16
　　　　二、国内外护理心理学的发展现状分析 ··· 18
　　　　三、护理心理学的发展趋势 ··· 22
　　　　四、护理心理学的任务 ·· 22

第二章　心理过程 ·· 25

　　第一节　认知过程 ·· 25
　　　　一、感知觉 ··· 26
　　　　二、记忆 ·· 31
　　　　三、注意 ·· 35

　　　　　　四、思维 ·· 37
　　第二节　情绪 ··· 39
　　　　　　一、情绪的含义和功能 ··· 39
　　　　　　二、情绪体验 ·· 40
　　　　　　三、情绪状态 ·· 42
　　　　　　四、情绪表达 ·· 43
　　　　　　五、情绪理论 ·· 44
　　　　　　六、情绪与临床护理 ··· 45

第三章　个性 ··· 47
　　第一节　概述 ··· 47
　　　　　　一、个性心理结构 ·· 47
　　　　　　二、个性的特征 ··· 48
　　第二节　人格理论 ··· 49
　　　　　　一、特质理论 ·· 49
　　　　　　二、精神分析理论 ·· 50
　　　　　　三、行为主义理论 ·· 51
　　　　　　四、人本主义理论 ·· 51
　　第三节　个性倾向性 ·· 52
　　　　　　一、需要 ·· 52
　　　　　　二、动机 ·· 53
　　　　　　三、心理冲突 ·· 55
　　　　　　四、挫折 ·· 56
　　第四节　个性心理特征 ··· 57
　　　　　　一、气质 ·· 57
　　　　　　二、性格 ·· 59
　　第五节　个性形成和发展的主要影响因素 ·· 63
　　　　　　一、家庭 ·· 63
　　　　　　二、学校 ·· 64
　　　　　　三、社会实践 ·· 65

第四章　应激与健康 ··· 67
　　第一节　健康 ··· 67
　　　　　　一、健康及其标准 ·· 68
　　　　　　二、健康的影响因素 ··· 69
　　　　　　三、心理健康的维护 ··· 71

第二节 应激 ········ 73
一、应激和应激源 ········ 73
二、应激反应 ········ 75
三、应激的理论模式 ········ 78

第三节 应对 ········ 80
一、心理防御机制 ········ 80
二、应对方式 ········ 81

第四节 心身疾病 ········ 84
一、心身疾病的概念 ········ 84
二、心身疾病的发病机制 ········ 86
三、心身疾病的诊断与防治原则 ········ 86
四、常见心身疾病及其人格特征 ········ 88

第五章 护士角色人格的形成和发展 ········ 92

第一节 概述 ········ 92
一、角色人格与护士角色人格 ········ 92
二、护士角色人格的形象及历史演变 ········ 94

第二节 护士角色人格的要素特质 ········ 98
一、护士角色人格要素特质的概念 ········ 98
二、护士角色人格要素特质的主要内容 ········ 99

第三节 护士角色人格的影响因素 ········ 100
一、社会文化因素 ········ 100
二、职业教育因素 ········ 102
三、价值观念因素 ········ 102
四、自我调控因素 ········ 103

第四节 护士角色人格的匹配理论与模式 ········ 104
一、护士角色人格的匹配理论 ········ 104
二、护士角色人格的匹配模式 ········ 107

第六章 护士职业心理素质的自我教育与管理 ········ 110

第一节 护士职业心理素质与自我教育 ········ 111
一、职业教育对护士职业心理素质的影响 ········ 111
二、优化职业心理素质的自我教育途径 ········ 112

第二节 护士职业心理素质与自我管理 ········ 120
一、自我管理及其相关原则 ········ 120

二、优化职业心理素质的自我管理策略 …………………………………………… 122
第三节　**护士身心健康的自我维护** …………………………………………………… 126
　　　一、护士身心健康状况分析 ………………………………………………………… 126
　　　二、护士身心健康与其职业心理主导需求 ………………………………………… 127
　　　三、护士身心健康自我维护的内因及策略 ………………………………………… 128

第七章　社会认知与人际关系 …………………………………………………………… 133

第一节　**社会认知** ……………………………………………………………………… 133
　　　一、社会认知的概念及特征 ………………………………………………………… 133
　　　二、社会认知偏差及其影响因素 …………………………………………………… 135
第二节　**人际关系的心理方位** ………………………………………………………… 138
　　　一、心理方位的定义及简析 ………………………………………………………… 138
　　　二、心理方位的相对差位及其强度等级 …………………………………………… 139
　　　三、心理方位的基本类型 …………………………………………………………… 139
　　　四、人际关系的心理方位的影响因素 ……………………………………………… 141
第三节　**人际吸引及其影响因素** ……………………………………………………… 142
　　　一、人际吸引的主要增进因素 ……………………………………………………… 142
　　　二、阻碍人际吸引的个体人格特征 ………………………………………………… 144
第四节　**人际关系** ……………………………………………………………………… 145
　　　一、人际关系的概念 ………………………………………………………………… 145
　　　二、人际关系的状态 ………………………………………………………………… 146
　　　三、人际关系的建立与发展 ………………………………………………………… 148
　　　四、人际关系的影响因素 …………………………………………………………… 149

第八章　护患关系与护患沟通 …………………………………………………………… 153

第一节　**护患关系概述** ………………………………………………………………… 154
　　　一、护患关系的概念和特征 ………………………………………………………… 154
　　　二、护患关系的建立与发展过程 …………………………………………………… 155
　　　三、护患关系的行为模式 …………………………………………………………… 155
第二节　**护患沟通** ……………………………………………………………………… 157
　　　一、沟通的概念和过程 ……………………………………………………………… 157
　　　二、沟通的特点 ……………………………………………………………………… 157
　　　三、沟通的方式 ……………………………………………………………………… 159
　　　四、护患沟通的目的 ………………………………………………………………… 161
　　　五、护患沟通的影响因素 …………………………………………………………… 162
第三节　**护患关系的调控** ……………………………………………………………… 163

一、培养良好的个性品质 ·· 163
　　　二、掌握有效沟通的技巧 ·· 164
　　　三、把握关键环节 ·· 167

第九章　患者心理的共性规律 ·· 173

第一节　患者与患者角色 ·· 173
　　　一、患者角色 ·· 173
　　　二、患者的就医行为 ·· 175
第二节　患者的心理需要 ·· 177
　　　一、患者心理需要的基本特点 ·· 177
　　　二、患者心理需要的主要内容 ·· 178
第三节　患者的心理反应及其规律 ·· 180
　　　一、患者心理反应的概念 ·· 180
　　　二、患者心理反应的主要形式 ·· 181
　　　三、患者心理反应的若干规律 ·· 182

第十章　不同患者群体的心理反应特征 ·· 190

第一节　特殊患者的心理反应特征 ·· 191
　　　一、急、危、重症患者的心理反应 ·· 191
　　　二、意外创伤患者的心理反应 ·· 193
　　　三、癌症患者的心理反应 ·· 196
　　　四、器官移植患者的心理反应 ·· 199
　　　五、临终患者的心理反应 ·· 201
第二节　其他患者的心理反应特征 ·· 203
　　　一、门诊患者的心理反应 ·· 203
　　　二、手术患者的心理反应 ·· 203
　　　三、慢性病患者的心理反应 ··· 205
　　　四、传染病患者的心理反应 ··· 206

第十一章　护理领域的心理评估 ·· 208

第一节　临床心理评估概述 ··· 208
　　　一、临床心理评估的基本概念 ·· 208
　　　二、临床心理评估的主要功能 ·· 209
　　　三、临床心理评估的实践意义 ·· 210
　　　四、临床心理评估的实施原则 ·· 211

　　　　　五、临床心理评估的注意事项 ………………………………………………………… 212
第二节　临床心理评估的常用方法 ……………………………………………………………… 212
　　　　　一、观察法 ……………………………………………………………………………… 212
　　　　　二、访谈法 ……………………………………………………………………………… 214
　　　　　三、量表法 ……………………………………………………………………………… 218
第三节　心理测验 …………………………………………………………………………………… 218
　　　　　一、心理测验的定义 …………………………………………………………………… 218
　　　　　二、常用心理测验的类别 ……………………………………………………………… 218
　　　　　三、标准化心理测验的基本特征 ……………………………………………………… 219
　　　　　四、心理测验的注意事项 ……………………………………………………………… 221
　　　　　五、人格测验简介 ……………………………………………………………………… 223
第四节　心理卫生评定量表 ………………………………………………………………………… 225
　　　　　一、心理卫生评定量表的分类 ………………………………………………………… 225
　　　　　二、量表的使用原则与注意事项 ……………………………………………………… 227
　　　　　三、临床常用心理卫生评定量表 ……………………………………………………… 227
第五节　护士职业心理的评定工具 ………………………………………………………………… 240
　　　　　一、护士职业承诺问卷 ………………………………………………………………… 240
　　　　　二、中文版护士自我概念问卷 ………………………………………………………… 241

第十二章　心理咨询与心理治疗 …………………………………………………………… 244

第一节　心理咨询 …………………………………………………………………………………… 244
　　　　　一、心理咨询概述 ……………………………………………………………………… 245
　　　　　二、心理咨询的主要形式 ……………………………………………………………… 248
　　　　　三、心理咨询的基本原则 ……………………………………………………………… 249
第二节　心理治疗 …………………………………………………………………………………… 250
　　　　　一、心理治疗概述 ……………………………………………………………………… 250
　　　　　二、心理治疗的类别 …………………………………………………………………… 252
　　　　　三、心理治疗的原则 …………………………………………………………………… 252
第三节　心理咨询与心理治疗的关系及过程 ……………………………………………………… 254
　　　　　一、心理咨询与心理治疗的关系 ……………………………………………………… 254
　　　　　二、心理咨询与心理治疗的基本过程 ………………………………………………… 255
第四节　心理咨询与心理治疗的常用理论及技术 ………………………………………………… 257
　　　　　一、精神分析理论 ……………………………………………………………………… 258
　　　　　二、行为主义理论 ……………………………………………………………………… 261
　　　　　三、认知理论 …………………………………………………………………………… 264
　　　　　四、人本主义理论 ……………………………………………………………………… 266

第十三章　临床心理护理的理论与模式 ……… 270

第一节　概述 ……… 271
一、心理护理的定义及简析 ……… 271
二、心理护理与其他护理方法的区别及联系 ……… 272
三、心理护理的实施形式 ……… 273
四、心理护理与整体护理 ……… 275

第二节　心理护理的要素及其作用 ……… 277
一、心理护理的基本要素 ……… 277
二、心理护理基本要素的作用 ……… 278

第三节　临床心理护理的相关学说 ……… 282
一、心理护理层次说 ……… 282
二、积极心理学观点 ……… 285

第十四章　临床心理护理的程序与应用 ……… 289

第一节　临床心理护理的流程与实施 ……… 290
一、临床心理护理的基本流程 ……… 290
二、临床心理护理的实施步骤 ……… 292

第二节　临床患者的心理评估与干预 ……… 295
一、临床患者心理评估的目的 ……… 295
二、临床患者心理评估的方法和标准 ……… 296
三、临床患者心理的主要影响因素 ……… 296
四、临床患者心理干预的基本原则 ……… 300

第三节　临床心理护理的其他干预策略 ……… 301
一、信息沟通与健康宣教 ……… 301
二、伤病患者的情感支持 ……… 304

参考文献 ……… 310

附录 ……… 313
一、气质测验问卷及评定方法 ……… 313
二、内、外向性格测验问卷及评定方法 ……… 315
三、心理年龄自测表及评估方法 ……… 317
四、其他精神科自评量表及评估方法 ……… 318

第一章

绪　　论

教学目标

识记：1. 准确表述护理心理学的学科性质。
2. 准确表述当今人们对"生老病死"的扩展健康需求。
3. 准确表述"护理心理学是我国护理学科发展的支柱学科"的相关依据。
4. 简述国内外护理心理学的发展现状。

理解：1. 比较护理心理学与现代护理学的异同。
2. 比较护理心理学与医学心理学的异同。
3. 比较护理心理学与社会心理学的关联。

应用：1. 综合相关理论，阐明我国发展护理心理学的时代背景和重要意义。
2. 结合专业发展实践，举例阐明护理心理学学科建设的理论任务和实践任务。

护理心理学(nursing psychology)作为我国高等护理教育的主干课程之一，学科究竟如何定位，学科的主要对象和任务是什么，是学习这门课程首先要解决的问题。

第一节　护理心理学的学科性质

任何一个新兴学科的学科性质是否明确，对其学科发展具有导向性。学科性质的界定对学科发展的作用，如同导航系统对飞机、方向盘对汽车，倘若导向定位出现误差，势必产生"动力系统越大，偏离运行轨道越远"的结果。同理，明确护理心理学的学科属性，是发展护理心理学的重要前提。

一、护理心理学是交叉的边缘学科

护理心理学，是介于心理学和护理学之间的交叉学科，同时也是具有浓重人文色彩的边缘学科，该属性由其研究对象——"人"的特点所决定。护理心理学既需要用心理学理论阐明护理过程与护士、患者个体间的相互作用，揭示其心理学规律，体现学科"以人为本"的功能和作用；还需要广泛吸收医学、护理学等学科的研究成果，以护理领域为学科生长的沃土，以心理学视角协同解决护理领域中其他学科未能涉及的问题。护理心理学是顺应现代医学、护理学迅速发展的需求、是心理学应用研究向护理领域渗透的结果。

二、护理心理学是新兴的独立学科

此学科性质特指：护理心理学已从心理学和护理学的共同孕育中脱胎而出，成为具有独特观点及专门体系的新兴学科,这从我国"九五"以来明确把《护理心理学》列入普通高等教育国家级重点教材即可佐证。

任何新兴独立学科的诞生,都必有促其产生的内外动因,护理心理学也不例外。

护理心理学的主要外在动因是人类健康观念变化、医学模式转变、护理体制变革等,护理领域越来越多地面对人们的心理健康问题,专业人才的原有知识结构已无法胜任其份内职责,必须协同心理学等人文学科知识共同应对。

护理心理学的内在动因则包括两个基本条件:①通过心理学应用学科等对护理领域的渗透,护理心理学有了"理论指导实践,实践再丰富和完善理论"的积累过程,促使其学科理论构建有序地趋向成熟;②一大批拥有心理学知识、高等护理教育培养的护士人才积极参与、深入探索护理心理学应用研究,并不断取得成果。且后者是促使护理心理学成为新兴独立学科的最基本内在动因。

三、护理心理学与现代护理学的关系

护理学前冠以"现代"二字,学科内涵便丰富许多。仅以人类的"生老病死"为例,呼应生物医学模式的传统护理学,只能满足人们的基本需求;而伴随"生物心理社会"医学模式的现代护理学,则把"生老病死"演绎为"讲求生存质量、强调寿康共享、注重身心合一、倡导临终关怀"等扩展需求(图1-1)。

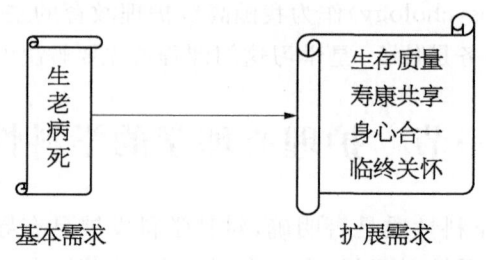

图1-1 人类健康的基本需求与扩展需求

现代护理学科的全新、多元化进展,给护理心理学以纵横驰骋的广阔空间,二者的关系主要体现在以下三方面。

(一) 护理学家的贡献

有学者指出,当今大力倡导的整体护理,实际上是对南丁格尔的护理理念的回归;护理心理学学科框架的创立,首先应归功于南丁格尔。她的"护理是一项精细的艺术"、护理目标应定位于促使"千差万别的人达到治疗或康复所需的最佳身心状态"等观点,至今仍深刻地影响着护理心理学乃至整个护理学科的发展。20世纪中叶,护理学家奥利维亚提出"护理应增进患者的精神和身体健康,加强健康教育,包括患者及其环境、家庭、社会的保健"等见解,也是当今护理心理学理论体系的重要构成。20世纪60年代后,美国护理学家创立的责任制护理,特别注重对患者实施身心的整体护理,其中把心理护理(psychological care)作为重要组成部分;纽曼、奥兰多、华生等护理学家以其心理学学位背景创建的护理理论,其中无不展现护理学科领域与心理学发展的紧密关联,也借此对护理心理学的学科发展,提出了更迫切、更具体的要求,护理心理学逐渐被推至整个护理学科发展的前沿,成为支柱学科。

(二) 护理心理学的学科领域有别于护理学

护理心理学作为交叉边缘学科,既离不开护理学科的基本范畴,又独有护理学科尚未涉及的范畴。护理学始终以服务护理对象为主要目标;护理心理学则既关注护理对象的心理健康,亦关注护士的心理健康。如以护理心理学的视角,维护护士的职业心理健康,即是间接维护护理对象的心理健康,二者同等重要。

即使是面向护理对象的服务,护理心理学也与护理学在工作的目标、重心、路径、方式及实施者的知识结构等方面有较显著区别(表1-1)。

表1-1 护理心理学与护理学的服务对象侧重点比较

比较内容	护理心理学	护理学
工作目标	"促进心理健康"为重心	"促进健康"为重心
侧重点	强调社会环境	重视环境因素
运作方式	激发内在潜力,调动主观能动性,心理调节为主	借助外界条件或物质途径,以生化、机械、物理方式为主
实施对策	准确评估患者心理,规范应用模式,优化护士职业心态等	美化环境,提供舒适环境、保障安全等
实施者的知识结构	系统、深入的心理护理理论与技能	普及的心理学知识、技能

(三) 护理心理学是我国护理学科发展的支柱学科

从20世纪"九五"期间我国教育部把"护理心理学"列入我国高等护理教育的主干课程,到21世纪初我国将"护理心理学"列入学科发展主题及研究生培养方向,再到该方向的博士生培养、开启博士后流动站等,均足以确立该学科的重要地位。以下主要从五方面逐一阐述。

1. **符合新时代的学科发展趋势** 一方面,"21世纪人人享有卫生保健"的全球性策略目标,既充分体现人类健康需求的飞跃发展,也促使护理学科更多地面对与疾病、健康相关的心理学问题;另一方面,与心理因素密切相关的心脑血管疾病、癌症等跃居疾病谱和死亡谱前列并占据相当比例,社会变革与激烈竞争迫使人们的身心健康越来越多地遭遇心理失衡的威胁。

我国2008年1月23日经国务院第206次常务会议通过、自2008年5月12日起施行的《护士条例》第三章《权利和义务》中特别单列的第十八条只有19个字,即"护士应当尊重、关心、爱护患者,保护患者的隐私"。这对护士的职业心理素质及护士将心理学知识应用于护理对象,都提出了明确的要求。2010年以来我国普遍推行的优质护理服务,就把为护理对象提供心理护理当作其重要组成。正如西方那位叫特鲁多的医生一段诠释医学功用的铭言——"有时,去治愈;常常,去帮助;总是,去安慰"历经百年仍流传世间且被当今有识之士认为,特鲁多的这句铭言明确了医学是饱含人文精神的科学,向医者昭示了未来医学的社会作用。2009年中华护理学会百年庆典之际,国家领导人亲切接见护理界代表时,着重肯定了"广大护理工作者在呵护生命、治疗疾病、维护健康、减轻患者痛苦、提高患者生活质量方面发挥着不可替代的作用"。时代发展要求护士更多地掌握心理学等人文学科知识,以应用型心理学家的角色功能,为人们提供优质的身心健康服务。特鲁多铭言中的安慰,是一种人性的传递,是基于平等的情感表达,也是医学的一种责任,它饱含着深深的情感,决不能敷衍了事。学会安慰患者,坚持经常安慰患者,是护士实施心理护理的具体表现形式,是个很见功力的大课题!

2. **缩小与发达国家护理教育的差距** 自20世纪初美国创立高等护理教育及其在世界各发达国家普及后,护士人才的学历层次提高、知识结构优化等,使护士的职业形象和社会职能在人类健康保障事业中的地位日益凸显。而我国大陆地区恢复高等护理教育仅30年,尽管近年来大学本、专科人才培养的办学规模日益扩大,根据2010年的相关报道,大陆地区护士队伍中大专以上学历层次的护士已达到51%,仍难以在短期内接近发达国家和地区本科以上学历护士的比例。虽然近10年来护士数量的千人口比例已有较明显提高,护士总数从10年前的不足140万增至5年前的200万,2014年再增至249万余,但以近14亿人口总数为基数的千人口中护士不足2人,千人口护士比例,仍与发达国家和地区所代表的国际先进水平存在相当差距。如美国人口普查局最新公布的社区调查数据显示,2011年美国共有350万名护士,美国人口数量截至2014年3月24日统计为3.178亿,其千人口中护士超过10人。我国距亚洲的发达国家和地区的"全人口与护士之比"的高标准也有很大距离,如新加坡国家人口与人才署发布报道称,截至2014年6月底,新加坡总人口为547万,其中公民334万,2011年的护士人数3万人,千人口中护士不少于5人;澳大利亚2013年三季度统计的人口总数为2 320万,2008年报道护士总数为31.3万,其千人口中护士数超过美国。

但我国国民对其身心健康和护理服务的需求,并不因我国护士数量、高学历人才比例等相对不足而弱于发达国家。且我国近14亿人口基数的老龄人口、受心理压力困扰的人口绝对数均居世界之首。国家卫生部主管领导曾一针见血地指出"我们有很多同志出国学习考察,回来后很羡慕国外的护理人力有多充足,福利待遇有多优厚,很少有人看到国外是如何为患者做好服务,如何使护理更贴近临床的。学习发达国家的经验不是一句空话,国外先进的服务理念应当全部学来并且应用到我国的临床护理中"。欲缩小我国护士人才培养与发达国家的差距,必须从增加数量、提高质量两方面入手。在我国尚无条件迅速增加千人口护士比例或培养高学历护士人才接近发达国家培养数量的背景下,必须兼顾国情独辟蹊径,最大限度地挖掘潜力,寻找提升护士人才培养质量的突破口。如增加各层次护士人才的心理学等人文学科知识结构比重,开展优化护士职业心理素质的系统研究,显著提高各层次护士的成才率、优良率,逐步形成我国护士人才培养的新格局,以加强我国护士人才的内涵发展等,显著缩短人才使用过程中与发达国家的距离。

3. **弥补我国现行护理体制的不足** 责任制护理以其先进理念、科学运作、满意结果在发达国家普遍实施后,也得到我国同行的广泛认同。20世纪80年代,我国曾尝试引进并推广责任制护理,但最终我国《健康报》以"责任制为何在我国流产"为题刊文,全面剖析了我国尚不具备全面施行责任制护理的背景条件,其中最根本原因,是受制于我国护士人才的数量、知识结构等明显不足。但若坐等我国护士数量、高学历人才比例赶超发达国家,其结果只会令我国护理学科发展长期滞后。正如2010年初国家卫生部大力倡导、全面推行优质护理服务以来,卫生部主管领导所指:"随着经济社会发展,医学技术进步,人民群众对护理服务的需求将日益增加,大量的预防保健、慢性病管理、老年护理、康复等工作需要护士承担,但如果仍按照功能制护理,很难满足人民群众的健康需求。"国家卫生部主管领导还特别指出:"开展'优质护理示范工程'活动是一项全新的工作……是要建立和完善整体护理责任包干的模式……以改变护理分工方式,实行整体护理责任包干……在实施护理责任制、改变分工方式和排班模式、绩效考核等关键问题上创新工作思路,主动有所作为。"表明我国的现行护理体制始终受制于国情,其主要临床运行形式或与发达国家不尽相同,但并不因此影响广大护士体现整体护理的全新理念。其实采用何种护理形式并不是最重要的,毕竟护理的实质远比其形式更重要,只有患者满意才是高质量的护理。只要我国坚持应用护理心理学的科学理论,全面、深入开展临床心理护理规范化模式的系列研究并逐步推广普及,让每个护士都拥有全面维护护理对象身心的专业心理学知识,便可最大程度地体现我国护理体制的优势。

4. 突出护理学科的发展特色　我国护理学科的较快发展,不宜把参照系仅定位于发达国家的学科设置、应用模式等,而应侧重探索适用于我国的学科体系和特有模式。

20世纪80年代,我国改革开放总设计师邓小平同志就香港回归祖国提出的"一国两制"创造性设想,就是对我们发展护理心理学最有力的支撑。邓小平关于"世界上的问题不可能都用一个模式解决,中国要有中国自己的模式""一定要切合实际,根据自己的特点来决定自己的制度和管理方式"等精辟论述,对我国护理学科体系建设同样具有重要指导意义。时隔20多年,国家卫生部主管领导在其优质护理服务的工作报告中又特别指出:"改善护理服务,在理念上,要学习国内外先进经验,在模式上,要结合实际,符合中国国情。"我国的多人口、多民族、宽地域等特点与发达国家形成的显著差异,决定了国民的许多与身心健康密切相关的问题,必然受本民族特定文化、社会氛围等影响,无法直接照搬发达国家的学科体系或应用模式为我所用。我国必须在借鉴发达国家先进理论的基础上,创建符合国情、自成体系的特色学科。我国不但可汲取发达国家的成功经验,还需创立发达国家不具有但可体现我国本土化、民族化特色的一流学科理论。

5. 标志护理学科专业内涵的拓展　现代科学的发展趋势表明,学科专业化分工越精细,越具有针对性,亦更有利于学科领域的实际问题解决。任何学科地位及学术价值的提高,均有赖于其向多方向、多层次、多学说、多分化的分支学科体系不断地延伸和拓展。在我国的13个学科门类下属的110个一级学科中,护理学科是2011年新晋升的一级学科,隶属于医学门类,与基础医学、临床医学、公共卫生、药学等的学科地位平行;护理学作为二级学科从属于临床医学的历史从此一去不返。如同临床医学以其一级学科领衔的内、外、妇、儿等下属的二级学科,升至一级学科的护理学科也需较大程度地拓宽自身的发展领域,设置基础、临床、人文等相应的二级学科,以利源源不断地造就包括护理心理学专业在内的各类专家型人才;只有护理学科专业内涵的日益丰富,才能稳固其在学科之林的一席之地,展现护理学科在人类健康事业中的优势作用。

四、护理心理学与医学心理学的关系

护理心理学与医学心理学(medical psychology),亦如同护理学与临床医学,二者既有紧密联系的共同领域,又各有其独立的专业范畴。可以肯定地说,护理心理学不是"医学心理学的分支"。如果在三年前及其过往有人因"护理学是从属于临床医学的二级学科"而对其持不同见解;相信在护理学上升为一级学科后则较易达成共识,即护理心理学与医学心理学绝非隶属关系,而是平行关系。二者的区别与联系,主要可归纳为以下两方面。

(一) 医学心理学对护理心理学的深刻影响

半个多世纪以来,医学心理学的快速发展,曾对雏形的护理心理学发挥了极其重要的理论引导和技术支撑作用。最初的临床心理护理思路,多源于医学心理学的相关理论与实践;如临床护士普遍采用的"解释、安慰、鼓励、暗示"等,正是医学心理学科体系的重要组成——心理咨询、心理治疗的基本概念和方法。国家"九五"规划教材推出前的很长一段时间内,培养护理人才的专业心理学课程大多采用《医学心理学》教材。

但其影响也如同"双刃剑",护理专业的心理学课程设置与医学生的几乎不相上下,有些教学内容更适合医学生,却难以让护生学以致用。因此,仅强调医学心理学对护理心理学的影响而忽略二者的差异,很容易使前者成为后者发展的桎梏。

护理心理学发展需要借鉴医学心理学的成熟理论,但决非机械地照搬,更不宜搞低水平重复;临床心理护理,可引用心理治疗、心理咨询等基本技术,但护士无需也无法行使心理治疗师、心理咨询师等职责。总之,应强化医学心理学对护理心理学的积极影响,避免前者对后者的阻碍作用。

(二) 护理心理学与医学心理学的区别

二者的第一个区别类似于护理心理学与护理学的差异,医学心理学以患者为主要服务对象;护理心理学把护士的心理健康视为其服务患者的重要基础,认为仅仅把视角局限于护理对象,只能称作心理护理,不能称为护理心理学。护理心理学与医学心理学的具体区别如下。

1. **研究内容的区别** 著名医学心理学家李心天教授曾在《心理咨询大百科全书》中分别归纳医学心理学、护理心理学的主要研究内容如下。

医学心理学的主要研究包括七个方面:①心理因素引起躯体疾病的中介机制。②脑组织损伤、内分泌失调或躯体疾患造成心理变异的分析和心理诊断。③人格特征在各种病患及康复过程中的作用。④心理治疗的合理安排和疗效评定。⑤各年龄阶段心理卫生的推广和探讨。⑥心理护理和心理咨询的实施。⑦医学心理学与其他学科的协调和合作。

护理心理学的主要研究是:①心理护理渗透于护理工作的全过程,融合在各项护理措施中。②了解和掌握护理对象的一般心理状态和特殊心理表现。③加强医护人员的心理品质修养。

基于上述专家观点,比较护理心理学与医学心理学的研究内容,便可知二者之间的差别显著多于重叠。护理心理学与医学心理学共同以心理治疗、心理咨询的基本理论及成果指导患者心理问题的解决,为寻求心理健康的服务对象提供心理健康咨询,还要关注医学心理学尚未涉及但对护理心理学却至关重要的护士职业心理健康等重点内容。

2. **对相同领域的侧重点不同** 在临床患者的心理学研究领域,医学心理学注重揭示心理因素的致病机制,并借以指导疾病的诊治和预防;深入开展神经症、人格障碍等心理治疗的系统研究;运用心理学的理论和技术协同治疗精神障碍患者等;既关注精神健康的人群也关注精神异常的人群(如问题儿童、恋物癖等患者的矫治)。护理心理学则与精神病护理学(因其专业性要求高,发达国家和地区的精神科护士需持有特别的执照)有较明显的界限,更多地围绕精神正常的人群,切合非精神科医院(包括除外精神专科的所有专科医院和综合性医院)患者的特点,便于充分发挥护士与患者最密切接触的专业优势。护理心理学更注重临床患者心理状态的量化评估,着重探索患者心理的一般规律和个体特征,亟待研制一系列临床普遍适用、可操作性强、规范化的心理护理模式,实现帮助护理对象增进和保持身心健康的宗旨。总之,临床心理护理实践不能仅仅套用医学心理学模式而不深入探索适用于护理领域的规范化操作模式,否则不可能真正形成护理心理学的系统理论(图1-2)。

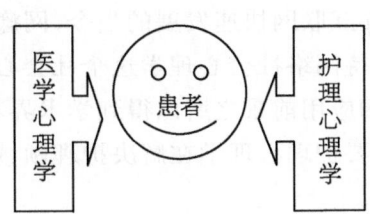

- 注重心理因素的致病机制
- 致力于疾病的诊治及预防
- 矫治神经症、人格障碍等
- 协同精神医学防治精神病

▲ 关注患者心理问题的本质
▲ 切合临床护理工作的实际
▲ 调控患者身心的应用模式
▲ 围绕精神健康人群的身心

图1-2 护理心理学与医学心理学的侧重点比较

五、护理心理学与社会心理学的关系

护理心理学与分支社会心理学(social psychology)的关系,主要是近似关系,二者有诸多交叉、相似之处,比较二者的一般特点及研究内容,可进一步论证护理心理学的本质属性。

(一) 护理心理学与分支社会心理学一般特点的比较

任何社会心理学的分支学科,都具备下图所示的4个一般特点(图1-3)。逐一对照可知,护理心理学同样具备其一般特点。

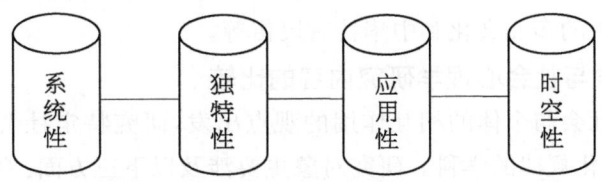

图1-3 分支社会心理学的一般特点

1. **系统性比较** 分支社会心理学的知识结构,既含有主干学科的理论精髓,又体现其理论发展将相关基础学科知识丰富化的过程,更体现社会心理学体系内部相互作用的有机联系。护理心理学与分支社会心理学相关联的系统性特征,可体现为应用社会心理学的人际关系理论等,指导护理过程的人际交往、沟通实践等,并逐渐形成适用于护理领域的人际关系理论体系;还可体现为应用社会心理学的社会认知理论及技术,解析护士、护理对象的刻板印象及其角色认知偏差等。

2. **独特性比较** 分支社会心理学的不断涌现,是科学精细化拓展、多学科交叉融合、顺应某领域增长或某类特殊需要应运而生的产物。它们着重解决现有学科略有触及却未能深入研究的问题,并借此构成各分支学科的独特研究对象。如教育实践活动中的一些社会心理学问题,就需要对应于教育领域的社会心理学的分支学科——教育社会心理学以其独特性加以解决。护理心理学的独特性,则体现其作为心理学与护理学的交叉学科,根据护理学科的发展需求,运用社会心理学理论解决护理学科其他分支所未触及的一系列社会心理学问题。如护理对象心理活动的社会文化背景,护士职业心理素质的特有内涵等,都需要构建独特理论指导其相应的实践活动。

3. 应用性比较　社会心理学各分支学科解决各种现实社会问题的预测和控制能力,决定其学科的发展方向、规模和潜力。社会心理学分支学科在跌宕起伏的发展过程中,自始至终与其社会应用价值紧密关联。如在互联网快速发展的当今,网瘾、网恋、网络依赖等大量影响人们心理健康的社会心理问题,亟待网络社会心理学这个社会心理学分支应用其理论和技术予以有效应对。护理心理学的广阔应用前景之所以得到学术界和社会的广泛认可,正是源于人类心理健康需求的迅速发展;需要护理心理学在解决护理领域的各种社会心理问题中不断拓展学科的发展方向、规模及潜力。

4. 时空性比较　时空性,包括学科发展的时间性和空间性,指分支社会心理学的发展与解决现实的绝对不可分,还取决于其不可超越一定的历史条件和文化背景。时间性,主要指学科生长的历史条件,任何社会心理学分支的产生,都基于社会发展到一定水平、某专门领域知识积累到一定程度,且其社会价值随历史时期而变化。如军事心理学在战争时期、和平年代的价值和作用及其发展进程的差异即很大。空间性,则指各分支社会心理学在不同社会文化背景下各具特色的学科定位。如同样与新闻传媒学交叉的心理学分支可因其特定社会文化背景而定位不同,如在苏联称"宣传心理学",在美国则称"传播心理学"。

护理心理学的时空性特点:其历史条件,指医学模式的转变、护理体制变革、人类健康需求的极大发展、护士职业的社会职能不断提高等;其社会文化背景,则是我国护理学科的发展因起步晚而较显著落伍于发达国家和地区、以13亿人口为基数的一亿多老龄人口和慢性患者群占比大、我国56个民族的多元文化和中华特有民俗等。

(二) 护理心理学与社会心理学研究内容的比较

社会心理学是从社会与个体的相互作用的观点出发,研究特定社会生活条件下个体心理活动发生、发展及其变化规律的学科。研究对象主要涉及以下三方面:①强调社会与个体之间的相互作用。②重视社会情境的探讨。③重视个体的内在心理因素(表1-2)。

表1-2　护理心理学与社会心理学研究内容的比较

研究内容	护理心理学	社会心理学
1	护理情境与个体间的相互作用	社会与个体间的相互作用
2	护理情境的作用	社会情境的作用
3	相关个体的内在心理因素	个体的内在心理因素

结合护理专业的特点,护理心理学的研究对象同样涉及以下三方面:①强调护理环境(特定的社会情境)与护士、护理对象个体间的相互作用。②重视护理情境(特定社会情境)的探讨。③重视护士、护理对象个体的内在心理因素。

从以上护理心理学与分支社会心理学的一般特点和研究内容的诸多相似之处,可进一步佐证护理心理学本质属性是心理学。换言之，护理心理学是应用于护理领域的应用心理学分支，护理心理学以护理领域为其得以生长的沃土，又以心理学的性质和特色在护理领域展现其独特价值。

六、护理心理学的定义及其特征

（一）定义

护理心理学是从护理情境与个体相互作用的观点出发，研究在护理情境这个特定社会生活条件下个体心理活动发生、发展及其变化规律的学科。

定义所指"个体"，包括护士和护理对象。护理心理学在护理情境这个特定社会生活条件下，必须同时掌握护士、护理对象两类人群的心理活动规律。

表述"护理情境"为"特定的社会生活条件"，指护理情境并不局限于医院。此外，广义的"护理情境"，还包括所有影响护理对象、护士心理活动规律的社会条件。

（二）定义的特征

护理心理学的定义主要体现以下三个特征。

1. 注重护理情境与个体之间的相互作用　指研究个体心理活动的规律，必须注重护理情境与个体的相互作用。例如，对护理对象个体心理活动规律的研究，既要了解护理对象个体心理活动如何受护理情境中其他个体或团体的影响，也要了解护理对象个体心理活动如何影响护理情境中的其他个体或团体。

2. 重视护理情境的探讨　指不同护理情境对个体心理活动的影响。以接受紧急救治的急性心肌梗死患者的护理情境为例，若十分恐慌的患者感受到医护人员镇定自若且医术娴熟、井然有序的处理，他就可能放松高度紧张的情绪，产生有利于疾病转归的心理活动；反之，若患者面对着杂乱无序的场合以及医护人员的惊慌失措、手忙脚乱等，他原本高度的紧张则会加剧，产生导致疾病恶化的心理活动。

3. 强调个体的内在心理因素　指相同护理情境下，个体可因心理因素不同而发生不同的心理反应。以癌症患者为例，乐观、开朗、坚强的个体与悲观、忧郁、软弱的个体，对罹患癌症的同一事件可产生截然不同的心理活动，说明个体内在心理因素在特定情境中对自身心理活动具有决定性影响。

第二节　护理心理学的研究对象及方法

护理心理学研究是心理学理论与技术在护理学领域的运用，既遵循心理学研究的规律，又兼有护理学研究的特征；既与其他学科研究具有相同原则，又独具自身学科研究的专门特色。

一、护理心理学的研究对象

护理心理学的研究对象主要涉及护理对象和护士两大人群，且二者的研究各有其特点（表1-3），以下重点阐述其研究的内容和范式。

表1-3 护理心理学研究对象的比较

特　点	患　者	护　士
人际结构	庞大、松散、复杂的非正式群体	成分精干、紧密、成分单纯的正式群体
研究周期	短暂、限于某阶段	持久、伴随职业终身
研究目标	比较抽象、含糊	比较清晰、具体
研究途径	多渠道、全方位	明主题、重轴心
研究实施	由面及点地展开，难采样，进度慢；研究对象合作性差、随意性大	从点到面地推进，易采样、进度快；组织保障有力、研究对象主动合作好

(一) 护理心理学的研究内容

本学科的研究对象既受制于心理因素，亦受制于生物因素、特定社会环境等因素，其主要研究内容包括以下三方面。

1. 护理对象的研究　又称心理护理研究，是研究护理对象在特定情境下，其心理活动与其疾病、健康如何相互作用、相互影响；他人对护理对象心理活动的影响及其特点、规律。各医疗机构中的患者始终是心理护理研究的最主要对象，鉴于治疗、护理精神疾病人群的专业性很强，国人对精神疾病的认知、理念的文化背景很深，故我国的心理护理研究重点关注非精神疾病人群。随着现代整体护理的内涵已扩展至全人类的健康，社区、家庭患者及其主要照顾者，社会公众尤其特殊群体等的心理健康也日渐备受关注。

心理护理研究主要包括护理对象的心理状态测量与评估、心理疾病预防与心理危机干预、心理健康促进等。如应用创伤后成长问卷评估、引导意外创伤者的创伤后成长；采用团体心理干预方式，助力乳腺癌根治术患者重建自信和提升生活质量；关注慢性重症疾病患者居家照护者的心理需求与护理，促其与患者共创和谐、良好适应；紧扣我国老龄人口的特点，探索社区老年人群的心理健康促进模式。

2. 护士的研究　研究在特定职业情境下，护士个体（包括护生）的心理活动如何受他人或团体的影响、如何影响他人或团体等。如护士的角色人格要素特质、留职意愿、职业倦怠的内在影响因素、护士职业自我概念、护士职业获益感等研究。

3. 护理情境的研究　研究特定护理职业情境，包括护士职业团体氛围、医院组织文化、医疗卫生保健政策、社会文化背景等对护士、护理对象的心理健康及其相互关系的影响，如护士群体同事支持、患者的社会支持、护士角色认知、护患关系等研究。

(二) 护理心理学的研究范式

护理心理学研究范式主要包括理论研究、基础研究和应用研究，不同研究范式彼此相互交叉、相互融合，如国家自然科学基金委的项目资助类别分为基础研究和应用基础研究。

1. 理论研究　指研究护理对象、护士的心理活动及其影响的相关理论，具有基础性和方向性的作用。如创伤后成长、心理弹性、自我概念、坚强、患者参与、护士职业心理特质等研究，侧重从理论层面探讨、分析相关概念，形成概念、框架、模式或模型等。如依据人格特质论及匹配理论、社会角色人格、认知评价等学说，形成护士角色人格的匹配模式、护士职业获益感的概念框架等；运用扎根理论，构建患者参与患者安全的理论框架；借鉴诠释现象学，探究特定人群的创伤后成长轨迹等。

2. **基础研究** 在心理学研究领域十分广泛,但在护理心理学领域较少见。随着护理心理学的学科发展,研究者运用基础医学、基础心理学、实验心理学等理论与技术,探索本领域研究对象某些心理现象的机制等基础研究也随之兴起。如依据创伤后成长理论等积极心理学的相关学说,开展意外创伤者早期认知加工机制及其心理干预模式的研究(2014年国家自然科学基金面上项目资助);以实验心理学的点探测技术,开展意外创伤者的注意偏向特点的研究;某些人群心理现象的神经内分泌免疫机制研究,如产后抑郁与社会支持、神经递质及基因多态性的关联研究,护士工作应激与血清总皮质醇水平相关性研究等。

3. **应用研究** 此亦可称应用基础研究,是护理心理学研究的主要范式,与本学科的学科特点紧密关联,是心理学和护理学等学科理论及技术在本领域的应用、拓展、实践。包括研制、运用心理评估工具用以测评护理对象心理活动及其特征,探究影响护理对象心理活动的相关因素及相互关系。如基于"护士职业获益感的概念框架"的问卷研制;非精神疾病患者负性情绪反应的主要影响因素研究,烧伤患者早期心理他评问卷的研制,乳腺癌患者心理调适过程模型的研究(2008年国家自然科学基金面上项目资助),医患角色认知偏差的机制及医患角色认知沟通模式的构建(2010年国家自然科学基金面上项目资助),社区轻度认知损害中医证型分布规律及综合干预的有效性研究(2015年国家自然科学基金面上项目资助)等。

二、护理心理学研究的原则

护理心理学研究的原则,主要包括以下三方面。

(一) 心理学的方法论原则

该原则指护理心理学研究的方法,与临床医学常用的生物学方法、物理学方法等有本质的差别。心理学方法论是本领域研究必须遵循的首要原则,从研究具有典型意义的护士个体,到确定护士群体的职业特征;从研究护理对象的心理状态,到确定其心理反应的共性规律,都必须在心理学方法论原则的指导下,采用心理学研究的方法和技术。

(二) 比较文化的方法论原则

该原则是所有心理学属性学科应遵循的重要准则,强调对某人群社会心理现象的比较文化研究,揭示各种文化对人们心理活动的制约因素,析出个体心理差异的文化根源。比较文化研究的成果多具有较大普遍意义,也便于实践领域的推广、应用。如有研究表明,东西方女性对乳腺癌根治术的心理反应有显著差异,提示就其采用的心理调控对策亦截然不同。

护理心理学的比较文化研究,强调以下三原则。

1. **侧重人们的身心健康** 指研究必须紧紧围绕人们身心健康的主题。如研究患者的心理问题,应侧重其性格类型差异,了解其情绪表现、行为方式等特征及影响其身心健康的一般规律。如A型性格与冠心病关系、社会生活事件与心身疾病关系等研究,均符合该原则。

2. **着眼明确的实践意义** 指研究必须充分考虑我国幅员辽阔、民族多元、地区差异显著等特点,注重研究的目的性及实用性。如长期在少数民族区域工作的护士,可根据当地少数民族人群的心理特点开展相关研究,以便掌握不同民族人群心理活动的规律,使研究结果在少数民族区域有一定推广价值。

3. 立足公正的衡量标准　指使用客观、公正的研究工具的衡量标准,必须控制三个主要环节。①内容和性质:如测验、研究所使用文字必须为所有被试者同等熟悉,确保统一的衡量标准。②实施方式:研究必须使用统一指导语,防止出现多种解释或不同理解,避免人为造成的结果差异。③结果解释:研究者不宜随意评判研究结果,避免片面、武断的结论。

(三) 护理心理学研究的伦理学原则

心理学应用研究与临床医学研究的最显著不同,是很难像药物毒性试验,以动物的实验结果类推到人群;且动物心理活动的研究,难以解释人的心理现象。因此,必须恪守以下伦理学原则。

1. 无损于被研究者的身心健康　此为首要的伦理学原则。研究过程中,不允许人为地对被试者施以惊恐、忧伤等不良情绪刺激;避免采用易致被试者疲惫、不快的研究程序。

2. 不强加被研究者的主观意愿　奉行"自愿原则",不强求被试者参与实验。甚至研究中途被试者要求中止时,研究者应维护被试者的权益,尊重其选择。

3. 不泄露被研究者的个人隐私　研究者有责任对被试者的个人资料实行严格的保密原则,未经被试者本人允许,不得将其任何资料公之于众。若有关资料确需做研究报告,必须隐去真实姓名,或将其完整原始资料分解处理。护理心理学研究常涉及个体的人生信仰、生活态度、价值取向等心理素质测评结果,研究者必须对被试者的个人隐私终身守密。

三、护理心理学研究的类型

本学科研究主要涉及心理学和护理学领域,可依据不同分类标准划分研究类型如下。

(一) 纵向研究和横向研究

按研究的时间维度/时限分类,可分为纵向研究和横向研究。

1. 纵向研究(longitudinal research)　也称纵贯研究或追踪研究,指研究人或事物在一个以上的时点中所展现的特征,以探讨某现象的发展过程及规律,包括两种。

(1) 回顾性研究(retrospective study):指以当前为终点,综合采用多种方法追溯既往(寻因)的研究方式。如研究原发性高血压与社会生活事件的相关性,即可通过调查此类患者所经历各种生活事件获得相关结论。

(2) 前瞻性研究(prospective study):指以当前为起点,综合采用多种方法追踪至未来的研究方式,即由"因"探"果"的研究方式。如针对纳入研究对象的一批典型A型行为特征者实施一系列行为矫正指导,并在日后较长时段内追踪其行为特征改变、有否发生冠心病等,以求证行为矫正对典型A型行为特征者的实际效用。

2. 横向研究(cross-sectional research)　也称横断面研究或现况调查,指特定时间(时点)采用普查或抽样调查的方法获取资料,研究某范围内观察对象(总体或样本)的某事物或特征(心理状态、疾病等)等现状,用所收集信息反映、描述观察对象的某现象状况。如运用护士职业承诺问卷评估某区域护士的职业承诺水平,以生活质量、社会支持、应对方式等评估工具调查某类患者生活质量等状况及其影响因素等。

(二) 量性研究与质性研究

按研究的性质分类,可分为量性研究、质性研究和混合性研究。

1. **量性研究**(quantitative research)　也称定量研究,指确定事物某方面量的定性研究。即用数量呈现问题与现象,进而分析、考验、解释,获得有意义的研究方法和过程。量性研究按某种标准量化比较研究对象的特征,或测定对象的特征数值,或揭示某些因素间量的变化规律,如实验研究、调查研究和相关研究等。如护士职业认同水平及其影响因素的研究,非精神科住院患者心理状态的现状调查等。

2. **质性研究**(qualitative research)　又称定性研究,是观察、记录、分析、解释特定情形下某种现象的特征、方式、涵义的过程。此类研究常以研究者本人作为研究工具,在自然情境下采用多种资料收集方法,整体性探究某现象,使用归纳思维(inductive thinking)分析资料,通过与研究对象互动,对其行为和意义建构获得解释性理解。质性研究属于探索性和描述性研究,资料数据通常为文字、声音、图像等。其结果能较充分呈现研究对象的生活经历、价值观、情境体验和感受等,质性研究在护理心理学领域的运用日益受到关注,如护士留职意愿的质性研究、白血病患者心理历程的质性研究等。以下简介常用质性研究。

(1) 现象学(phenomenology, phenomenological approach)研究:基于现象学的哲学思维,没有预设及期望地观察某特定现象,运用归纳及描述,分析、提炼某现象的核心要素,并探讨各要素之间、要素与周围情境的关系,探究某现象在某情境中的本质、基本结构及主观意义。如血透患者真实体验的质性研究,即以现象学研究对血透患者进行半结构式深度访谈,探究患者经历血透治疗的内心体验。

现象学研究最常采用访谈法,也采用观察法、档案资料查询等方法收集资料。其数据资料的分析可经编码、归类、解释现象的实质和意义、提炼主题和要素后完成。常用 Colaizzi(1978)的现象学研究 7 步分析法:①仔细阅读原始资料;②提取相关的词组或语句;③为提取的重要陈述赋予意义(编码,coding);④重复上述步骤,将码号归类;⑤整合结果,详细描述研究现象;⑥缩减详尽描述形成结构框架;⑦返回研究对象求证。

(2) 扎根理论(grounded theory)研究:由美国社会学家巴尼·G·格拉泽(Barney G. Glaser)和安森(安塞尔姆)·L·斯特劳斯(Anselm L. Strauss)1967 年始创,之后陆续发展、运用和深化,已广泛运用于社会学、心理学、教育学、管理学、护理学等领域,在质性研究中具有奠基作用,被誉为"定性革命"的先声。扎根理论的哲学基础主要包括符号互动论和实用主义等,通常从研究者感兴趣的领域出发,以研究对象的主要关注点为核心,用访谈、观察、文献资料查询等方法收集资料,进行归纳性分析,呈现反映某现象的核心概念,并通过核心概念之间的联系建构相关理论,以理解其互动、过程和变化。扎根理论研究与现象学研究的着眼点不同,现象学研究的重点在其经验性,而扎根理论研究强调基于收集资料的理论抽象。如采用扎根理论研究,依据"具有'坚强'特质的乳腺癌患者的抗癌体验",形成乳腺癌患者坚强的理论模型;又如"患者参与患者安全的感知及理论框架的扎根理论研究",构建了患者参与患者安全的理论框架。

(3) 人种学(ethnography)研究:也称民族志学研究,聚焦于诠释文化视角和呈现研究的发现,尝试从寻找意义及情感模式发现文化框架,分析其结构和内容,以此解释社会现象。跨文化护理理论创始人 Leiniger 自 20 世纪 70—80 年代就致力于人种学研究。民族志研究的核心,是完好或深度的描述,要求研究者必须沉浸到一个团体或某社会环境中观察、获取信息(田野作业）。此类研究常用参与式观察、非结构式深入访谈和文件分析等途径搜集资料，适合于探讨不同文化环境中人们的健康信念或特定人群的生活方式及其健康行为等。如"乌干达从事 HIV 护理的护士的道德沮丧：一项民族志研究"，采用访谈、观察、焦点团体访谈等方法，发现从事 HIV 护理的乌干达护士的道德沮丧体验不同于高收入国家护士。

3. 混合性（mixed methods approaches）研究　基于实用主义哲学观，以最能理解所研究问题为目标，综合运用质性、量性的方法收集和分析资料。混合性研究常运用顺序法（sequential）、并行法（concurrent）、转换法（transformative）综合收集资料，既包括数据信息等量性资料，也包括文本信息等质性资料。如采用自尊态度问卷获取量性资料，再以参与式或非参与式观察、访谈等方法收集质性资料，综合分析两类资料获得住院患者的自尊等研究结论。行动研究、个案研究常采用混合性研究方式。

（三）实验性研究和类实验研究

鉴于研究类型相互间存在交叉，在此不再逐一列举实例。

1. 实验性研究（experimental study）　指根据研究目的人为地给研究对象设置干预（处理）措施，按照对照、重复、随机化等基本原则控制非干预措施的影响，经分析实验结果，评价干预措施的效果。实验性研究旨在验证假设，研究者在实验情境中，有系统地操纵自变量，使之系统地改变，观察或测量因变量受其自变量改变的影响，探究变量间的因果关系，掌握因果溯因、知因推果的科学规律。常见类型有实验室实验（laboratory experiment）和实地实验（field experiment）等。其中，实地实验更接近真实生活、研究范围更广泛、结果较易推广，被广泛用于社会心理学等领域的研究，也常用于护理心理学研究。

2. 类实验研究（quasi-experimental study）　亦称准实验研究，指对研究对象实施某种干预或处理（即操纵，manipulation），但其研究设计缺少按随机原则分组或/和无对照组的研究。尽管类实验研究结果对因果关系的解释较弱，但针对人的相关研究涉及伦理等问题，有时不宜或不允许将被试随机分配到不同的控制条件组，很难达到实验性研究的要求，故类实验研究方式更可行。类实验研究设计在医学和护理学领域应用广泛，通常可采取非等控组设计、自身前后对照设计、间断时间系列设计等方案。

四、护理心理学研究的常用方法

护理心理学的研究方法与其他学科类似，以下简介其常用方法并列举研究实例。

（一）调查法

调查法（survey method）指运用调查工具（问卷、量表等），参照抽样策略（概率抽样或非概率抽样）抽取样本，以访谈、座谈、问卷等方式获取资料并加以分析的研究。此类研究包括问卷法（questionnaire）、现场调查法（field survey）、人口调查（census）等。其中，问卷调查法在护理心理学领域的应用最广泛，如了解护士或护理对象的身心现状及其影响因素、相关变量的关系验证等。问卷调查的研究设计包括横断设计、连续独立样本设计和纵向设计等。如以问卷调查法了解脑卒中患者的心理状态、分析其与社会支持的关系等。

问卷法的研究质量，取决于研究者的思路（目的、内容、要求等）、问卷设计的技巧及被试者的合作程度等。如问卷所设计条目能否反映研究重心、指导语能否让被试者一目了然、设问策略是否得当、提问能否引起被试者的回答兴趣、题量是否适中、结果是否便于统计分析等。问卷法简便易行,信息容量大,但其结果的真实性、可靠性可受各种因素干扰。故必须以科学态度分析、报告问卷法所获的结果,才能较好地体现问卷法对其他研究方法的辅佐及参考价值。

(二) 心理测验法

心理测验法(psychological test)是临床心理评估的常用方法,指以心理测验工具量性或质性分析和描述个体心理反应、行为特征等变量,据其结果揭示研究对象心理活动规律的研究方法。护理心理学研究主要采用标准化、信度和效度良好的通用量表,如人格量表、智力量表、行为量表、症状量表等,评估护士或护理对象的身心状态和行为特征,筛选适当的心理干预时机与措施,评价心理护理效果等。如"护士的个体人格与职业角色的匹配性研究""心身疾病与人格特质的相关性研究"等,均需采用测验法。此方法在本教材第十一章"护理领域的心理评估"有详尽阐述,故在此点到为止。

(三) 观察法

观察法(observational method)指有计划地运用感官或借助某些科学仪器,系统地观测和考察研究对象,基于相关资料分析其心理反应、行为特征的方法。此法以其简便易行、无需被观察者配合等特点,广泛应用于护理心理学领域。观察法可根据是否预先设置情境分为:

(1) 自然观察法(naturalistic observation):即非干预观察,指在自然情境中直接观察、记录研究对象的行为,而后分析解释,获得其行为变化的规律。

(2) 控制观察法(controlled observation):即干预观察,指在预先设置的情境中观察,或操纵自然情境中的一个或多个自变量观察其对行为的影响(现场实验法)。按照观察者的参与程度可分为参与式、非参与式观察。

护理心理学研究常综合采用多种观察法,有计划、有目的地观察护理对象的行为,以分析评估其心理状态和行为特征。如评估高龄老年患者的认知状态,护士既可采用自然观察法、非参与式观察法观察其语言、行为等;也可设置相应认知任务(如计算、回忆等)要求患者完成,采用控制观察、参与式观察评估其认知水平。

(四) 访谈法

访谈法(interview method)几乎是所有研究均采用的收集资料基本方法。

(1) 按访谈法形式可分为:①个人深度访谈(intensive interview),指直接、个人的访问,即一位经验丰富、掌握高级技巧的访谈者深入访谈一位受访者,以揭示其对某问题的潜在动机、信念、态度和感情;②小组焦点访谈(focus group),由一位经过培训的主试者与一个具备某同质性特征的小组受访者交谈,主试者负责组织讨论,深入了解被访问小组对某些特定问题的体验、感知等。

(2) 按访谈内容可分为:①定式或结构性访谈(structured interview),即研究者提前准备好访谈提纲或问卷,逐项按序向受访者提问欲了解的有关问题;②半定式(半结构式)访谈(semi-structured interview),即研究者具有一定的水平和调查经验,仅就研究的关键性要点形成提纲,即时访谈受访者;③无定式(无结构式)访谈(no structured interview),即研究者无需准备访谈提纲,以开放、自然的形式访谈受访者。

护理心理学研究中有时需综合应用访谈法,如研究乳腺癌患者的疾病体验和心理反应,既可采用个人深度访谈法了解个别患者的心理感受,也可组织数位乳腺癌患者做焦点小组访谈,两种访谈均可酌情采用相应的结构。

(五) 个案研究法

个案研究(case study)也称档案研究(archive study),指综合采用观察、访谈、测评、实验等方法,以单一典型案例(一个、家庭、团队)为研究对象的研究方式。个案研究强调结果对样本所属整体的普遍意义,如临床医学研究一个严重急性呼吸综合征(SARS)典型案例,即可为更大范围内防治 SARS 提供借鉴;研究所得癌症患者心理危机干预的成果,或可为帮助更多癌症患者获得适宜身心状态提供参照。护理心理学常采用个案研究,通过研究和积累多个护士、患者的典型个案,便可找出些举一反三解决问题的规则。如护士观察、记录多名急性心肌梗死患者病情危急时心理活动的个案,研究、分析其累积资料,或可掌握此类患者心理活动的某些共性规律,所提出心理干预对策或对其他急性心肌梗死患者都具有实用价值。个案研究除具有应用目的,也具有理论目的。经多次同类性质个案研究所获典型"案例",可供研究者日后形成研究假设作参考,又可为预测同类事物未来变化提供依据。

第三节　护理心理学的历史、现状、趋势及任务

了解护理心理学的起源、近现代发展状况及未来趋势,对学习、理解、应用该学科知识指导专业实践具有重要的指导意义。

一、护理心理学的发展简史

真正科学概念的心理学和护理学,都仅有百余年历史,护理心理学作为由二者交叉形成的新兴独立学科,历史更短暂。我国普通高等教育"九五"规划首次将《护理心理学》列入高等护理教育的国家级规划教材,可视为当代我国护理心理学发展的标志之一。

(一) 护理心理学的起源

追溯护理心理学的源头,或可追至人类社会诞生之初。人类应对一切由生老病死所引发病症的护理措施,都包含护理心理学的萌芽。我国几千年传统医学各种关于人的身心的论述,无处不向护理领域渗透,深刻影响着护理的理念。

3 000多年前,世界上古老文献——古印度的《吠陀经》即有身心辩证关系的思想萌芽;2 000多年前基于《吠陀经》编撰的《阇逻迦集》即明确提出"护士必须心灵手巧,有纯洁的心身","护士应注意患者的需要,给患者以关心"等论点,相关论述均体现古代学者对患者心理状态的密切关注、对医护人员职业心理素质的要求。

"西医之父"希波克拉底创建的"体液学说",认为医治疾病应考虑患者的个性特征因素,主张划分人的气质类型并提出护理应根据患者个性特征等,曾产生很大影响。创立于 4 世纪的大教会病院,认为"照顾患者伤残与拯救患者灵魂"同等重要,而且认为"护理重于医疗,其主要目的在于帮助人们洗净灵魂⋯⋯最高理想是爱和信心"。

我国最早的经典医学论著《黄帝内经》关于"喜怒不节,则伤脏,脏伤则病起于阴也""怒则气上,喜则气缓,悲则气消,恐则气下⋯⋯惊则气乱,劳则气耗,思则气结"等论点,都表明祖国

医学几千年前就关注情绪对健康的影响。《黄帝内经》还特别强调影响人们健康的社会心理因素,提出"精神内伤,身必败亡"等身心交互的疾病诊治观。《黄帝内经》从身、心方面,按"阴阳五行"划分人的气质,要求根据患者个体的不同性格特点施以不同的医疗护理等。此时的护理心理学,尚处在比较粗浅、自发、朦胧的原始阶段。

(二) 护理心理学的近代发展史

护理心理学的近代发展,大约介于南丁格尔创立第一所新型护士学校到建立并推行责任制护理前的100年间。南丁格尔以其独到见解创建了全新的护理概念,她认为:"个体由于社会职业、地位、民族、信仰、生活习惯、文化程度等不同,所患疾病与病情也不同,要使千差万别的人都达到治疗或康复所需的最佳身心状态,是一项最精细的艺术。"南丁格尔提出,护士必须"区分护理患者与护理疾病之间的差别,着眼于整体的人"。南丁格尔认为护士作为专门学科人才,应是人类健康使者,护士应具备心理学知识,满足患者的需求等。此间,护理心理学已逐渐步入比较自觉、清晰、精细的准科学发展阶段。

继南丁格尔之后,奥利维亚、克伦特尔、约翰逊、威德鲍尔等学者先后提出,护理"包括加强健康教育,包括患者及其环境、家庭、社会的保健";护理"是对患者加以保护、教导",护理是给需要的人们"提供解除压力的技术,使其恢复原有的自我平衡",护理就是"帮助"等赋予社会心理内涵的护理新论点。此间,护理实践领域中帮助患者提高心理健康水平的教育显著增加,护理心理学的理论和实践也随之更加丰富。

(三) 护理心理学的现代发展史

人类疾病谱、死亡谱的重大变化及现代医学模式的彻底转变,引领了护理领域的深刻变革。20世纪50年代末,责任制护理在美国付诸实践,它要求责任护士除加强关注患者的病理生理变化,还需把注意力延伸至患者的环境、家庭、社会等各种心理及社会信息的处理。护理心理学伴随责任制护理体制的兴起和整体护理理念的传播,进入学科发展的最旺盛时期;护理心理学的理论及应用研究,有了更明确着眼点和更具体立足点。纽曼的保健系统模式、罗伊的适应理论、华生的人性照护理论、佩普劳的人际关系模式等由知名护理学家创建的一系列护理理论,均受其心理学、精神卫生、社会学等跨学科学位背景的影响,亦体现诸位理论创建者将心理学引入护理领域的独到见解。世界各国相继把心理学作为护理专业必修课,如美国高等护理教育的课程设置,心理学类课程达数百学时;我国各层次护理教育,也普遍实施了护理心理学的教学。

1980年,美国护理学会将护理概念更新为:"护理是诊断和处理人类对现存的和潜在的健康问题的反应。"更明确地提出,护理对象应包括已患病的人、尚未患病但可能会患病的人、未患病但有"健康问题"的人。全新的护理概念,无疑赋予了护理心理学展现特色的历史使命,也带给护理心理学千载难逢的发展机遇。三十多年来,我国广大护士都从其专业实践中深感护理心理学可助力其更好地服务于护理对象,她们用心理学知识指导临床工作的意识明显增强,将心理护理应用于患者健康促进的积极性持续高涨,不懈地进行护理心理学的理论探讨和实践尝试。由此,护理心理学进入了科学化发展阶段。

1995年11月,"中国心理卫生协会护理心理专业委员会(中国科协统一领导、辖属中国心理卫生协会的二级学术机构)"在北京成立,此乃我国护理心理学发展的重要标志,表明我国的护理心理学进入了学科发展新时期。21世纪初,第二军医大学护理学院在全国率先招收护理心理学方向的硕士研究生,2005年在全国率先培养护理心理学方向的博士研究生,2013年再次在全国率先启动了第一个护理学科的博士后流动工作站(由护理心理学方向的博士生导师指导)。

2013年12月24日,成立"中国心理学会护理心理学专业委员会(中国科协统一领导、辖属中国心理学会的二级学术机构)"的申报在中国心理学会常务理事会上顺利获批,这个覆盖全国20多个省市自治区20多所院校(含"985"院校5所、"211"院校6所)及医院,由30名年富力强专家学者(全部具有硕士以上学位,博士约占7成;全部具有高级职称,正高约占6成;担任研究生导师者占8成,博士生导师约占1.5成)组成的"中国心理学会护理心理学专业委员会",对我国的护理心理学发展具有非常重要的里程碑意义。随着我国护理学研究生教育层次、规模的不断提升,国内更多高等护理院校相继开展护理心理学方向的研究生培养;仅以中国心理学会护理心理学专业委员会成员中10余名研究生导师为例,他们已培养博士研究生20多名,硕士研究生近300名。拥有优质医疗资源的各大医院,对护理心理学方向人才的招聘需求亦日趋升温,中国心理学会护理心理学专业委员会成员中亦有来自临床、从事护理心理学的高学历资深学者。基于中国心理学会护理心理学专业委员会23名委员开展本学科研究的不完全统计,仅2008—2013年的五年间即在国内外专业期刊发表学术研究论文900余篇(其中SCI期刊发文50余篇);在国内外心理学专业期刊发文近百篇,主编相关专著、教材20余部;获批国家自然科学基金面上项目和社科基金项目10余项,国际合作项目基金折合人民币800余万元,省部级等各项科研基金数十项。2014年护理心理学专业委员会的委员基于其数年的学术研究积累再传佳音,新获批国家自然科学基金面上项目和社科基金项目各1项,使得专委会学者获批高层次科研立项的比例进一步提升。这一切都预示着,我国的护理心理学,将从其稳健、趋于成熟的发展阶段驶入学科发展的快车道。

二、国内外护理心理学的发展现状分析

(一) 国外护理心理学的发展现状

依据护理学者国际上交流的各种学术资料,国外护理心理学的发展现状大致如下。

1. **心理学内涵与护理实践变革的共同拓展** 1955年美国学者莉迪亚、霍尔首次提出"护理程序"概念,护士全面应用护理程序,收集患者的生理、心理、社会等资料,制定并实施给予患者身心整体护理的计划。"以患者为中心"的理念,引发了护理实践领域的一系列变化:①强调患者的心理、精神、社会状况与其健康的关系。②护士角色兼有照顾者、教育者、研究者、管理者。③医护是协作的伙伴,分工且合作。④患者的感受、情绪、要求等得到护士重视,患者可参与其治疗、护理方案的决策,且主观能动性得以调动。⑤重视患者的个体差异,许多护理制度、措施均以患者为出发点。⑥大量增加人的心理与行为、人际交往、环境等内容的课程教学,建立了以人的健康为中心的护理教育新模式。

2. **心理学理论与临床护理模式的融会贯通** 发达国家普遍倡导的整体护理之核心内容有二,即护理程序与护理诊断,二者都贯穿心理学的科学理论。

护理程序强调护理过程是个持续的循环过程,认为只要人活着,就有生理、心理和社会等活动;还认为人是一个开放系统,与环境不断地相互作用,健康问题就会不断出现等,其中都贯

穿发展心理学、社会心理学等学术思想的精髓。近年来成为美国心理学界新兴研究领域的积极心理学(Positive Psychology)，其理念的核心在于其改变传统视角，认为心理学具有治疗精神疾病、使人们的生活更加丰富充实、发现并培养有天赋个体的三项使命。倡导心理学研究从既往只重视"弥补个体缺陷、修复伤害"转移到强调人类自身存在的诸多正向品质的挖掘和培养；主张心理学就普通个体在良好条件下更好地发展和生活、具有天赋者的潜能得到充分发挥等拓展其研究。以创伤后成长(post-traumatic growth)为代表的积极心理学论性、工具性研究成果已愈来愈多地应用于护理专业实践，以开发护理对象的潜力，激发其活力，促进护理对象的能力与创造力，探索其健康发展途径。

如美国临床心理护理的本质是：注重精神护理、人文主义的护理，强调"将技术与护理艺术协调，才能促进护理工作"的理念，其基本特征有三：①显著地区别于医学模式。与心理治疗等医学心理学模式截然不同，与患者心理活动密切联系的心理护理诊断模式主要包括：认知模式、自我感知-自我概念模式、角色-关系模式、应付压力的耐力模式、价值-信仰模式等。②极大的自主性与灵活性。任何医院、护理机构，均可根据服务对象需求和自身发展特点，选择适宜的临床模式。主要体现在护生培养或护士培训的自主性；患者身心状态评估的自主性；实施患者危机干预的灵活性等方面。③突出地强调实用与良效。潜移默化的现代理念，不拘一格的实用技术，因人而异的干预对策，一切均围绕着患者身心状态的改善而展开。临床心理护理中突出危机干预，强调全方位、最有效的心理援助。

又如著有《临床心理护理指南》的英国学者Nichols指出："综合性医院和健康中心的心理护理，是照顾疾病和损伤的患者的一种方法，在护理或各种治疗的过程中提供给患者有组织、有实践意义、全面的心理学的关怀。"

3. 心理学知识与人才培养目标的紧密结合　一些发达国家和地区，根据现代护士人才的培养目标，对专业课程设置及人才知识结构作了大幅度调整。如按照责任制护理对护士知识结构的全新要求，在课程设置中显著增加了心理学课程。如美国四年制护理本科年均开设心理学课程近百学时，含普通心理学、发展心理学、生理心理学、社会心理学、变态心理学、临床心理治疗学等。且其课程设置灵活多样，如心理健康、治疗性沟通、心理问题评估、心理护理实践等；培训教材选择及教学组织由任课教师自主决定，培训中特别强调护患关系及治疗性沟通对患者身心康复的重要性及护士的沟通技能训练，使护士能充分注意患者的社会和情感需要并帮助患者学会自护；护士实施患者身心状态评估、干预时，既可大范围地选择他人开发的通用工具、对策，也可采用自行研制的量表和方案。又如德国学者编著的《护理心理学》由神经系统与心理事件、意识、知觉、动机、人格、发展心理学、深层心理学、社会心理学、表述心理学、医院心理学、心理诊断术、心理因素导致的生理疾病、疾病及其心理的处理、护士及护理的心理任务等24个部分组成。

但需要指出的是，国外相关专业课程的知识体系及专业教材理论框架似乎缺少主线，鲜见独立的护理心理学课程，如有学者所指"欧美等发达国家将此类教科书冠名为'护理专业用'心理学教材"。

(二) 我国护理心理学的发展现状

分析我国护理心理学20多年的发展现状，主要体现为以下四方面。

1. **学科发展态势与学科人才培养相得益彰** 我国多所高校护理学科的研究生教育所设护理心理学方向已10多年,无疑为学科发展注入了勃勃生机,构筑了发展后劲。从批量硕士研究生毕业到博士研究生培养及开启博士后流动站,使得越来越多具有护理心理学知识结构和研究背景的高学历人才充实到教学、临床一线,担当了学术带头人的重任;更多已有较丰富专业积累的护理学院教师或临床资深护士把护理心理学方向的博士研究生学习作为其职业发展的动力驿站,其间的学术研究及长、短期国际学术交流促使护理心理学的学科发展呈现前所未有的强劲态势。

近年来伴随着护理心理学的学科发展,学科的人才队伍亦日渐壮大,主要由四部分人组成。①学科带头人,主要指该方向的研究生导师以及较系统掌握护理心理学内涵、长期置身护理专业各领域的高级职称专家。②学术骨干,指一些获得博士、硕士学位后充实到护理学科各类岗位的护理心理学专门人才。③资深实践者,指一大批经过高等护理教育培养、拥有护理心理学知识和技能、具有丰富临床实践的资深护士。④积极分子,指我国近280万护士即是一支庞大的蕴藏着很高积极性的学习、实践护理心理学的学科人才生力军。

2. **专业教学范围与专用教材质量齐头并进** 专业教学范围不断拓展,大致可概括为三时段。①自我国20世纪80年代初"护理心理学"纳入护理教育的课程体系,先后在大专、本科、中专等专业教学中开设,短短几年即从浅显的知识性讲座过渡至系统的专业必修主干课程。在国内外均未见护理心理学较成熟理论体系的背景条件下,广大授课教师边借鉴、边探索,竭力使其专业教学较充分地发挥优化护士职业心理素质、增强护士专业技能等促进作用。②20世纪末,我国引进终身学习的理念,大力倡导的继续医学教育,也促使此前许多从未接受过系统培训的临床一线护士,有更多机会和途径学习、掌握护理心理学的新理论与新技术,并将其应用于临床专业实践。③21世纪初,我国护理心理学的专业教学与硕士、博士研究生培养相结合,如为硕士研究生开设《高级护理心理学》课程,为博士研究生开设《护理心理学研究新进展》专题讲座等。

专用教材质量显著提升,则是依托我国"普通高等教育国家级规划教材"建设平台逐步递进的。①20世纪90年代中期,《护理心理学》被列入我国"九五"期间的"普通高等教育本科国家级规划教材",为护理心理学的教材建设指明了目标,促其质量明显提升。②"十五"普通高等教育本科国家级规划教材《护理心理学》(上海科学技术出版社,2005年第一版)等一批由学术带头人编写的新教材,以新近出版的相关专著为参照,突破了传统教材结构,融入了学术研究的新成果、新概念,为课程教学提供了专业特色明显、知识结构合理、理论体系完整、师生称心的规范化新型教科书,彻底更新了我国《护理心理学》课程教学沿用近20年、滞后的"堆砌组合式"教材结构,即"普通心理学基本常识、医学心理学基础理论、临床心理护理系列论述"三大部分组合、被严格科学概念界定的"护理专业用心理学教材"(遍及类别众多的心理学领域,无论"认知心理学"等理论类或"临床心理学"等应用类的心理学分支学科,其专著或教材均是心理学基础理论与独特专业理论融会贯通、体现本领域研究特色的理论体系)。③"十一五"普通高等教育本科国家级规划教材《护理心理学》(上海科学技术出版社,2010年第二版)入选2011年国家精品教材,标志着我国《护理心理学》教材建设的新跨越。即将上海科学技术出版社出版发行的《护理心理学》教材(第三版)再次入选"十二五"普通高等教育本科国家级规划教材。

3. **学科专业实践与优质护理服务相辅相成**　自 20 世纪 80 年代以来,我国护理学科的发展日渐与国际接轨,更多地引进和借鉴发达国家和地区同行践行"以人为本""以患者为中心"的先进经验,应用于护理对象的从"护理程序"到"护理诊断"、从"健康评估"到"循证护理"等,其内涵均与心理护理的理念和实践密切关联。特别是 2010 年 1 月,国家卫生部在全国卫生系统启动"优质护理服务示范工程"之后,对本土的护理心理学发展,无疑是一个很大的推动。如权威发布的相关文件指出:"护理工作与患者的接触最直接、最连续、最密切、最广泛,不仅直接影响着患者在看病就医过程中的体验和感受,而且关系到医疗行业和医院服务面貌的改变,因此,护理工作在改善服务,为人民群众送温暖、送方便、送关爱、送扶助,提升人民群众满意度方面具有优势,大有作为。"全面实施"优质护理服务"对护士的职业素质提出了更高要求,特别提出"护士要切实履行好对患者的专业照顾、病情观察、治疗处置、心理支持、沟通和健康指导等护理职责,提高护理质量,保障患者安全,以爱心、耐心、细心、责任心为患者服务";这其中的"四心(爱心、耐心、细心、责任心)"均需基于护士运用心理学原理保持自身良好的身心状况及职业心态。"优质护理服务"要求护士要"了解患者心理状况,帮助患者排忧,减轻焦虑和恐惧,做好患者的心理护理,这些工作必须渗透在对患者无微不至的照顾中,体现在对患者的护理过程中"。要求护士较系统掌握心理护理的知识和技能,帮助患者达成其自身条件下的最适宜身心状态,切实把"优质护理服务"落到实处。无论是护士保持良好身心状况及彰显"四心",或是为患者实施有效的心理护理,都为护理心理学的作为和发展提供了更宽广平台。2011 年 8 月 9 日,国家职能部门负责人分析我国全面推进优质护理服务工作半年多的情况认为,优质护理服务"拉近了护患之间的距离,强化了护士的责任意识,有利于护士贴近患者提供临床护理服务,有利于护士密切观察患者病情,保障患者安全和医疗护理质量,有利于护士加强与患者的沟通,促进医患和谐"。

4. **学术理论探索与临床应用研究相互支撑**　三十多年来,广大临床护士开展心理护理研究的积极性可谓高潮迭起,相关学术探索和论文延绵不断。从 1980 年第一届医学心理学学术年会参与交流的护理心理学论文 2~3 篇,到之后此类论文数量连年成倍递增。仅以重庆维普检索的一组学术期刊发文数据为例,输入题名或关键词"心理护理"的结果显示,1989—2013 年的前后 15 年间的相关刊文总共 30 834 篇;其中 2009—2013 年的近 5 年间相关刊文有 12 673 篇,占相关刊文总数的 41.1%。有学者在《中华护理杂志》刊发"2005—2007 我国心理护理研究的变化与分析"一文,剖析了 2005 年 1 月—2007 年 12 月重庆维普数据库、清华同方数据库中发表于核心期刊的 359 篇心理护理、心理干预文献。结果显示,"心理护理类文献呈现量减质增,为患者实施心理干预前重视评估,心理护理措施趋向多样化、综合化,关注心理护理的效果评价,心理护理研究的强调设计"。随着近年来我国护理学研究生培养规模不断扩大,博士、硕士研究生学位论文中涉及护士、患者心理的研究约占护理学科学位论文总数的近半。尤其是我国多所高校的护理心理学方向研究团队,与硕士、博士研究生培养相结合,既着眼于护理对象的心理需求深入临床一线,聚焦癌症患者、急危重症患者、意外创伤者等重点人群开展其心理评估及其干预的研究;还高度关注护士的"职业倦怠"等热点问题,积极探索护士职业心理素质优化、提升护士的职业获益感等策略;已形成护理心理学的理论性、工具性系列成果。如本教材所论及"护理心理学的学科性质""护士角色人格的要素特质""护士职业心理素质的自我教育与管理""心理护理的要素及其作用""临床心理护理的流程与实施"等项目的内容均为护理心理学的理论研究成果;"非精神疾患者群的临床心理评估"一章所列评估工具,则多为临床心理护理研究的工具性成果。

三、护理心理学的发展趋势

1. **护理心理学的发展支撑人类健康事业** 高速发展的现代化社会环境使人类健康受到更多心理压力的困扰,基于"健康的一半是心理健康"的观念早已深入人心,若具体到服务于护理对象,或许可推及"护理的一半是心理护理"的表述。护理心理学正与临床心理学、健康心理学、咨询心理学等应用心理学科一起,成为人类健康事业的最重要支撑。

现代社会的高速发展,突出了心理压力对人们健康的困扰,如精神疾病、心理压力与社会心理因素密切相关的心脑血管疾病、肿瘤等发病率大大增高,且其发病年龄显著提前;社会发展和生活节奏等任何变化,都可对个体身心健康造成直接威胁,均需要卫生保健事业的提前干预。护理心理学的理论研究与实践探索,都应充分体现其对人类健康事业的不可或缺的支撑作用,既突出专业特色,又与其他学科协同合作,更多地为维护人类身心健康提供服务。

2. **护理心理学的发展紧随现代护理学大趋势** 正如国家卫生部负责人曾经指出的:"随着我国经济社会发展水平的不断提高,人民群众满足基本物质需求的同时,更加重视身体健康,注重改善生活质量,对医疗护理服务有更高和多样化、多层次的需求。随着我国工业化、城镇化、人口老龄化进程日益加速,人们的生活方式发生改变,疾病谱更复杂,疾病负担日趋加大,老年护理需求激增等,都对医疗卫生体系的调整、服务能力的提升、服务方式的转变提出了更高要求,对护理服务的内涵和外延、护理服务项目的数量和质量产生重要影响。"

"医疗卫生工作关系到人民群众的幸福安康,关系到全民素质和国家未来,是党和政府高度关注的民生问题。护理工作作为医疗卫生事业的重要组成部分,对促进经济社会发展、维护和提高人民群众健康水平发挥着重要作用……护理学的主要任务是维护人的身心健康,预防疾病,在生老病死的各个阶段中配合医疗,进行护理,指导康复,慰藉垂危的患者。"

作为现代护理学的支柱学科,护理心理学必须了解现代护理学发展的五大趋势。①学科地位更巩固,指现代护理学乃现代科学体系中一门综合自然科学和社会科学知识、独立、服务于人类健康的应用科学。②实践范围更扩展,指护理实践领域不断扩大,将全球性地扩展至有人生存的每个角落,根据人群需要开设不同类型、性质的医院。③工作对象更广泛,指护理范畴从患者人群扩展到健康人群、从疾病诊治扩展到疾病预防、从个体健康扩展到群体健康等。④工作方法更规范,指以护理程序为核心的整体护理模式,将更加科学、系统地规范护理工作的基本方法,建立健全护士法规,明确护士的资格和职责、工作范围、标准等。⑤职业职能更突出,指护理专业将为满足人类健康需求发挥更独特、更重要的社会职能,使每个护士展现"健康守护神"的职业魅力,使全社会认同"护理是与医疗共同服务于人类健康的独立专业"的观念。

四、护理心理学的任务

护理心理学作为一门特色理论学科,学科发展的基本任务包括两方面,即理论任务和实践任务。

(一) 理论任务

1. 确立学科发展的指导思想 该理论任务主要涉及三方面。

(1) 充分考虑国情,勇于开拓创新：我国的护理心理学,深受本土特定社会文化背景、医疗保健管理体制、现行护理体制、职业人才教育培养模式等因素影响,与以美国为代表的发达国家存在明显差异。谋划学科发展必须充分考虑国情化、本土化,以建立真正有价值的学科体系;同时,还必须强化开拓、创新意识,绝不能仅仅跟在发达国家之后效仿、趋从、照搬;必须认清自身落后现状,跟踪国际先进水平;更要自强不息,明确自身的显著优势,从国情出发,从实际出发,敢为人先,标新立异,使学科在赶超国际先进水平方面取得突破性进展。

(2) 瞄准学科前沿,突出专业特色：主要体现在以下两方面。①瞄准学科前沿。强化学科理论对自身研究领域的预见、控制和理解;强化应用研究的超前意识,通过对潜在问题的及早干预,提高研究的预测功能和实用价值。②突出专业特色。强调着眼于护理领域实际问题的解决,学科发展思路紧密联系护理专业特色。依据心理学原理和方法,结合专业特点提出假说,通过对护士及患者某具体目标的客观量化分析、系统研究、反复论证,尝试建立本学科的理论和研究方法。

(3) 完善理论体系,探索应用模式：此乃护理心理学初创阶段的当务之急。①完善理论体系。必须围绕护理领域中的诸多亟待解决的心理学问题,汲取现代心理学的理论精髓和系统方法,建立适用于护理专业的心理学理论体系,探索护理情境中具有普遍意义的特点和规律,为实践领域的应用研究提供科学依据。②探索应用模式。在科学理论体系的指导下,积极探索有实用价值又符合科学规律、便于广大护士掌握的可操作性应用模式。

2. 形成学科理论的完整体系 主要从以下三方面着手。

(1) 理顺学科范畴,划清学科界限：全面理顺护理心理学的学科范畴,首先需分清学科界限。随着护理管理学、护理伦理学、护理教育学等迅速崛起,已形成护理学科专业内涵日趋丰富、深邃的发展契机。但任何新兴学科建立之初,都应清晰地规划各自的理论体系。属于护理心理学的理论,就不宜再纳入护理伦理学或护理管理学的范畴;针对同类命题的学说,应根据各学科性质选择不同角度。如针对"护士人才培养",护理心理学不同于护理管理学注重"优化人才管理方式"或护理伦理学关注"强化职业道德培养",而是突出"优化职业心理素质"的研究。

(2) 构建理论框架,澄清模糊概念：此乃形成护理心理学独特学科体系必须解决的实质问题。例如,"护士职业心理素质"概念长期被等同于"护士职业心理品质",并赋予"高尚、人道、善良、真挚、正直"等道德内容。从学科范畴视角斟酌,两个概念虽一字之差,但前者为护理心理学概念,后者为护理伦理学概念。若混淆二者,易误导人们解决实际问题的思路及方法。如某护士虽具备良好职业道德,但却因缺乏人际技巧而与患者发生冲突。对此,教育管理者若将其归结于"职业心理品质"问题,用职业道德教育加以处置,恐怕难以奏效;若能考虑该护士职业心理素质欠缺,针对其人际技巧予以培训或矫正,则可能行之有效。概念的一字之差,可导致观念及方法的如此差异,足见护理心理学理论体系指导实践的重要职责。

(3) 加强理论预见,实现有效控制：预见、控制与理解,是任何学科理论都具有的三个彼此相互联系的目的。①预见,预言未来事件进程的能力。②控制,形成这些事件进程的能力。

③理解，阐明这些事件的发生与变化的能力。护理心理学研究，只有充分理解所研究对象心理现象产生、发展与变化的主客观原因，才能真正建立起专业特点鲜明的理论体系，实现对研究对象心理规律的预见和控制。以"护士职业心理素质"为例，只有全面理解护士职业心理素质产生、发展、变化的主客观原因，才能建立起与之相适应的"优化护士职业心理素质"的理论体系，进而较系统地加强对"护士职业心理素质"问题的理论预见，实现对"护士职业心理素质"的有效控制。

（二）实践任务

将学科理论研究成果运用于护理实践领域，为满足人类健康需求、发展护士职业的社会职能提供服务，乃护理心理学的主旨，重点包括以下三方面。

1. **提供护士人才培养的心理学指导与咨询**　应用心理学研究成果，给教育管理部门提供指导和咨询，提高护士人才培养的成功率、优良率。如研制并建立护士人才选拔的心理学标准；研究并推广可促进护士职业心理素质优化的有效对策；为护士提供身心健康维护的心理咨询等。

2. **提供临床心理护理的科学方法和规范模式**　用心理学的原理和方法，为广大临床护士提供规范化、可操作性强的心理护理模式；研制并提供客观评定护理对象心理状态的工具；研究并建立心理护理效果的科学评价体系；研究并提供护理对象心理危机的干预措施及患者身心康复的有效对策等。

3. **研究并解决护理过程中的人际关系问题**　研究并提供给护士主导护患关系的方法和技巧，以及帮助护士调控患者间、患者与家属间关系的有效对策；策划并提供有益于护士职业心理素质培养的良好人际氛围等。

（刘晓虹　叶旭春）

思考题

1. 简述护理心理学的学科性质。
2. 阐述护理心理学与现代护理学、医学心理学、社会心理学的关系。
3. 简述"护理心理学是我国护理学科发展的支柱学科"的相关依据。
4. 简述护理心理学的国内外发展现状。
5. 简述护理心理学的理论任务和实践任务。
6. 简述护理心理学的未来发展趋势。

第二章

心 理 过 程

教学目标

识记： 1. 准确表述以下基本概念：感受性　感觉阈限　感觉适应　记忆　组块　发散思维　心理定势　注意
2. 准确表述情绪和情感的概念。
3. 准确掌握情绪的类别。

理解： 1. 简述痛觉的特征、评估方法及影响痛觉感觉性的因素。
2. 简述知觉的基本特征、感知觉的影响因素。
3. 简述记忆的基本过程及其相互关系。
4. 简述注意的特征、个体的注意品质。
5. 简述认知与情绪的关系。
6. 简述情绪的功能、表达形式。
7. 比较心境、激情和应激三种情绪状态的特点。

应用： 1. 试举例逐一说明知觉的基本特征。
2. 试举例逐一说明问题解决的影响因素。
3. 试列举10个表述表情动作的成语词汇，如"眉飞色舞"。
4. 举例说明如何判断他人的情绪活动或了解他人的情感体验。

　　心理学（psychology）是研究人的心理活动发生、发展及其变化规律的科学。心理是脑的功能，脑组织是心理活动的物质基础。同时，客观事物是心理活动的内容和源泉，人离开了客观现实，就不可能有正常人的心理活动。心理学研究常从两方面分析心理活动，即纵向研究心理过程，横向研究个性或人格，以此揭示心理活动的本质和核心。现代心理学将心理活动分为心理过程和个性两个方面。

　　鉴于"心理活动包括紧密联系的心理过程和个性两方面"等心理学核心概念，便可知心理过程之重要地位。心理过程指人的心理活动过程，通常把认知、情绪和意志过程视为最基本心理过程。本教材紧扣护理心理学的学科专业特点，重点阐述认知过程与情绪过程。

第一节　认 知 过 程

　　认知过程指人认识外界事物的过程，或指对作用于人的感觉器官的客观事物进行信息加工的过程。它包括感觉、知觉、记忆、思维、想象和言语等过程；注意则是伴随心理过程的一种心理特征，以保证人的各项活动顺利进行。本章重点阐述与护理心理学研究对象认知活动的紧密关联部分。

一、感知觉

(一) 感知觉的含义

1. **感觉**(sensation) 是人脑对直接作用于感受器的客观事物个别属性的反映。外界刺激，如物体的形状、大小、颜色、声音、气味、软硬、温度等属性，可分别通过人的眼、耳、鼻、舌、身等相应感受器作用于人脑，经过加工产生视觉、听觉、嗅觉、味觉、触觉等。同时，人们也可接受身体内部刺激，觉知身体内部状况和变化，引起运动觉、平衡觉和机体觉（又称内脏感觉，如饥饿、干渴、疼痛、恶心、便意等）。感觉有助于人类的生存，是人对各种事物认识活动的开端。感觉剥夺实验证实，人若没有感觉的刺激，身心健康会受到明显损害，甚至导致精神崩溃、思维紊乱。

2. **知觉**(perception) 是个体把来自感受器的信息转化为有意义对象的心理过程，是人脑对直接作用于感受器的客观事物各个属性的整体反应。知觉是个体借助于过去经验、组织和解释来自感受器的信息的过程。当刺激同时呈现多种属性并作用于人的感受器时，人脑倾向于有选择地输入信息，整合、组织感觉信息，形成稳定、清晰的完整印象。如当葡萄呈现在眼前时，人们不仅能感知其外形、香味、颜色和酸味等个别属性，还能利用已有经验加工所获信息，形成对葡萄的整体印象。个体对人的知觉称社会知觉，其他知觉则称物体知觉。根据知觉对象的特性不同，可把物体知觉分为空间知觉、运动知觉、时间知觉。

感知觉是其他心理活动的基础，是维持人正常心理活动的必要条件，没有感觉和知觉，就不可能形成记忆、思维、想象等复杂的心理活动。从感觉到知觉是个连续过程，二者之间很难划界。感觉是认知的初级阶段；知觉基于感觉产生，但不以现实刺激为限，还涉及记忆、思维等多种心理成分，知觉是高于感觉的认知阶段。

(二) 感觉的基本规律

1. **感受性与感觉阈限** 感受性指人对刺激物的感觉能力。心理学中，感受性的高低以感觉阈限的大小衡量，感觉阈限可分为绝对阈限和差别阈限。因刺激物必须达到一定强度才引起人的感觉，这种刚刚能引起感觉的最小刺激量叫绝对阈限，可度量人的绝对感受性。一定条件下，人的感觉阈限很低。如晴朗的深夜，人能看到约 50 km 远的一支烛光；寂静的房间内，能听见 6 m 远处手表秒针的滴答声；能闻到一滴香水扩散到 90 m^2 房间的香味。但绝对阈限是理想状态的测量结果，日常生活中由于存在各种干扰因素，往往感受不到绝对阈限的刺激量。在已有感觉的基础上，若改变刺激量，必须达到一定的数量才能被察觉。刚刚能引起差别感觉的两个刺激之间的最小差异量叫差别阈限，可度量人的差别感受性。如在 100 g 重物上再加上 1 g，人们一般不能觉察其重量变化；但增加 3 g 以上时，就能感觉到重量的变化。

2. **感觉的适应现象** 感觉适应指感受器在刺激物持续作用下发生的感受性变化，既可提高感受性，也可降低感受性。感觉适应现象存在于所有感觉中，但各种感觉适应的反应快慢、表现方式不同。通常，人的视觉、嗅觉、味觉和触压觉的感觉适应较明显。"入芝兰之室，久而不觉其香；入鲍鱼之肆，久而不闻其臭"正是嗅觉适应的体现；视觉适应最复杂，常见的有暗适应和明适应;痛觉的适应最难发生,因其具有一定生物学意义。环境中的刺激信息变化多样,感觉适应可使人更快地注意新信息,进而调整自己的行为。

3. 感觉的相互作用 常见以下三种。

(1) 感觉对比:指同一感受器接受不同刺激而致感受性变化的现象,可分为先后对比、同时对比两类。如先吃糖果后吃橘子,会觉得橘子特别酸;饮用苦茶后接着喝白开水,会觉得淡淡的白开水有点甜;均为感觉先后对比的结果。又如同样两个灰色物体,一个衬于白色背景,一个衬于黑色背景,物体在白色背景中看似比黑色背景中暗得多,此即感觉同时对比的效果。

(2) 联觉:指一种感觉兼有另一种感觉的心理现象,此为感觉相互作用的一种特殊表现。常见如颜色和温度的联觉,如红、橙、黄等颜色似与太阳关联,易引起温暖感;绿、蓝等颜色易与海水关联,引起凉爽感,此即"暖色调"与"冷色调"的由来。听觉与视觉也有联觉现象,即人在声音作用下可产生某种视觉形象,此即欣赏音乐的心理基础;音乐治疗正是利用视听联觉效用,达到改善人们心境的目的。

(3) 感觉补偿:指某种感觉受损或缺失后,促使其他感觉发展得以相互补偿的现象。如盲人通过脚步声或拐杖探路回声的辨识等"看"路行走;聋哑人以目代耳,学会"看话"等。

(三) 知觉的基本特征

1. 知觉的整体性 知觉的对象多由不同的部分组成,且属性不同,但人们感知的过程中却总把对象知觉为一个有组织的整体,此特性即知觉的整体性或知觉的组织性。知觉按照一定的原则形成和组织,主要包括闭合性、接近性、相似性、连续性、良好图形等原则(图 2-1)。

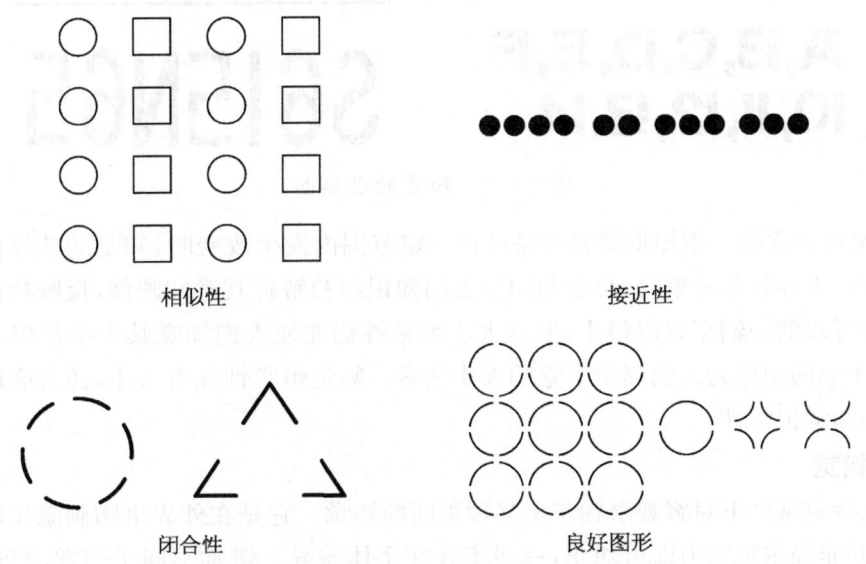

图 2-1 知觉的整体性

2. 知觉的选择性 周围环境的事物多种多样,人们总是据其当前需要,有选择地把某物体一部分作为知觉对象,把其他部分作为知觉背景,此即知觉的选择性。知觉对象突出于背景之前,可使人们对其知觉更清晰;知觉背景则处在陪衬地位,虽也可被知觉,却较模糊。知觉的对

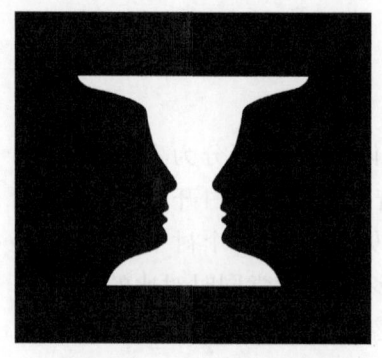

图 2-2 知觉的选择性

象、背景可相互转换(图 2-2),若以深色部分为知觉对象,可看到两个人脸的侧面影像,浅色部分则为其背景;若以浅色部分为知觉对象,可看到花瓶,深色部分即为其背景。影响知觉选择性的因素很多,包括人的需要、兴趣、爱好、任务、经验等主观因素,刺激物的变化、对比、位置、运动等客观因素。

3. **知觉的理解性** 指人们知觉事物时总是用已有知识经验去加工处理,用语词命名或归类,赋予对象一定的意义。

现代心理学认为,知觉加工过程是"自上而下的加工"与"自下而上的加工"共同作用的结果。即人们知觉周围世界时,同时发生两种相互联系的加工方式。自下而上的加工,指知觉者从环境中一个个细小的感觉信息开始,将其以各种方式加以组合即形成知觉,主要是处理知觉对象的基本特征;自上而下的加工,则指知觉者的习得经验、期望、动机,引导其知觉过程中的信息选择、整合和表征的建构。因此,知觉是积极主动的过程,知觉的印象并不总是客观地反映事物本身,往往带有主观性(图 2-3)。如医生、护士观察患者通常比一般人更全面、深刻,即与其知觉加工过程密切关联。

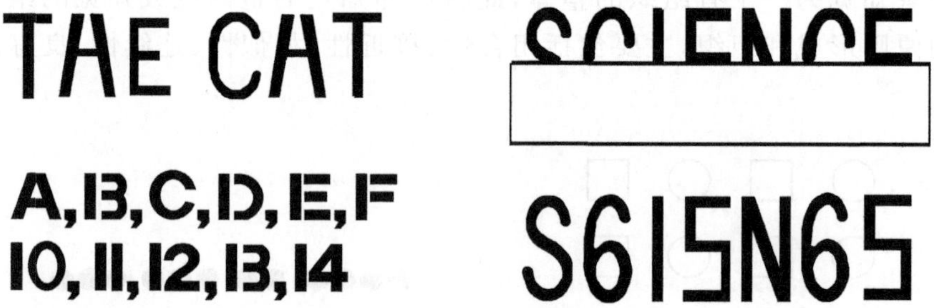

图 2-3 知觉的理解性

4. **知觉的恒常性** 指知觉的客观条件在一定范围内发生改变时,知觉的映像仍保持相对稳定的特性。人知觉某对象时,总会利用过去的知识经验解释其感知映像,反映物体的固有特性。如远处开来的一辆车看似很小,但其大小恒常性仍能使人们知觉其大小足以承载数人或数十人,因车辆的距离为人们提供了它的大小线索。知觉恒常性除有大小,还有亮度、颜色、形状和方向的知觉恒常性。

(四) 错觉

指人在特定条件下对客观事物产生某种歪曲的知觉。它是在外界事物刺激作用下产生的特殊知觉,并非经主观努力即可纠正,一般不存在个体差异。错觉不同于幻觉,幻觉是客观环境中并无相应现实刺激作用于感觉器官而出现的知觉体验,是严重的知觉障碍,也是精神疾病的常见症状。常见的错觉包括图形错觉、形重错觉、大小错觉、方位错觉、运动错觉等。图形错觉的相关实验很多,主要是视、知觉的错觉(图 2-4)。此外,有些图形虽可在视觉上成立,现实中却不存在(图 2-5)。

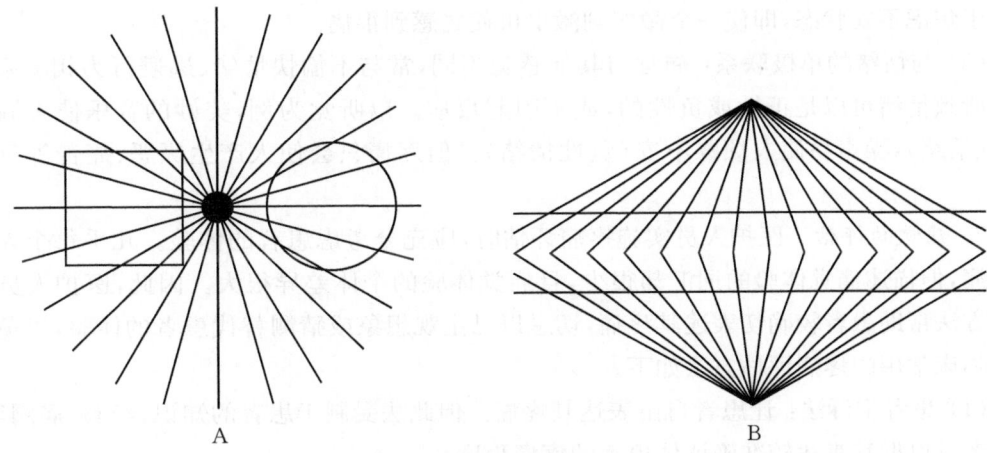

图 2-4 图形的错觉现象

A. 奥氏错觉(Orbison illusion)：图中圆形看起来并非正圆，方形看起来并非正方，其实圆者为正圆，方者为正方；
B. 赫氏错觉(Hering illusion)：两平行线为多方向的直线所截时，看起来失去了原来平行线的特征

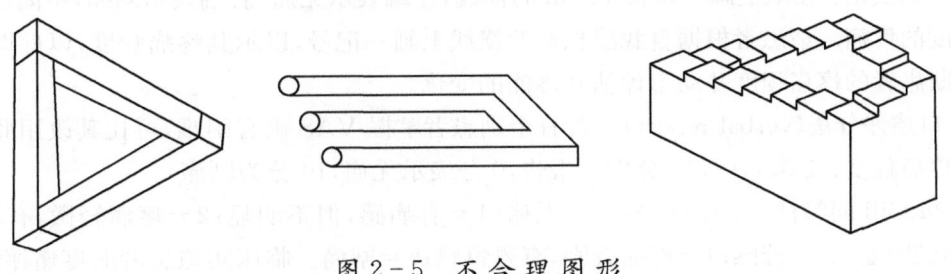

图 2-5 不合理图形

(五) 痛觉

痛觉(pain sensation)是一种极其复杂的感觉，与临床病症的关系极为密切，但迄今为止，痛觉的实质与相关机制尚无确切解答。临床上，许多患者都有不同程度的疼痛感受或主诉。强烈疼痛不仅可致其躯体功能的紊乱，影响其疾病的治疗和康复，且对患者的心理和日常生活造成很大危害。解除患者的疼痛，常是医护人员的最重要任务，医护人员除知晓痛觉的生理学知识，还应熟悉痛觉的心理学知识。

1. **痛觉的特征** 主要包括以下三点。

(1) 无特定的适宜刺激：指痛觉与其他感觉的最大不同，是其无特定的适宜刺激。其他感觉均有其相应的适宜刺激，如视觉仅对可见光谱产生反应，听觉的适宜刺激是声波，味觉的适宜刺激是溶于水的化学物质。无论物理、化学或生物的因素，凡能使组织发生损伤的能量形式均可致痛。故痛觉多种多样，包括刺痛、钝痛、烧灼痛、压榨痛和撕裂痛等。

(2) 个体主观体验的差异显著：目前认为痛觉比其他感觉更复杂，人们的痛觉体验包含痛知觉和痛反应两种成分。痛觉体验不仅是人们对特定刺激的躯体反应，也是人们与其情绪、思维紧密相关的知觉反应。痛觉的个体差异性明显，同样的损伤，除不同个体感受的疼痛不同，同一人在不同时机、场合的疼痛体验也可截然不同。如足月分娩的喜悦，产妇分娩时报告的疼痛体验多为中等程度；人工中止妊娠的无奈，则可令当事人报告的疼痛体验达严重程度。当个

体处于焦虑不安状态,即使一个微弱刺激也可使之感到很痛。

(3) 与情绪的单极联系：痛觉与其他感觉不同,常与不愉快情绪、逃避行为相联系。其他感觉所致情绪可以是正性或负性的,或不引起反应。以听觉为例,美妙的音乐使人愉快轻松（正性情绪）,噪声易使人烦躁不安（负性情绪）。但疼痛只会使人产生厌恶、痛苦等负性情绪反应。

2. 痛觉的评估　医护人员实施疼痛评估时,应充分考虑患者的体验。几乎每个人都体验过疼痛,但描述痛觉体验的词汇却很少,且痛觉体验的个体差异很大。因此,医护人员可采取多种方法帮助患者较确切表述其疼痛,切忌以己主观想象或猜测替代患者的体验,以免误诊误治。临床常用的疼痛评估方法如下。

(1) 患者主诉法：让患者自由表达其疼痛。但此法受制于患者的知识、经验、痛阈等因素,倾听者难以据其表述较准确评估患者的疼痛程度。

(2) 程度评分法：国际上常用的疼痛程度评分法主要有三类。

1) 视觉模拟法（visual analogue scale，VAS）。该法较灵敏,也有一定可比性,临床较多采用。具体做法是：在纸上画一条长 10 cm 的横线,左端表示无痛,右端表示剧痛,中间区域表示不同程度的疼痛。请患者根据自我感觉在此横线上画一记号,以示其疼痛程度,以此即可较准确地判断患者的疼痛程度并动态评估其疼痛的变化。

2) 口述评分法（verbal report）。若有个别患者掌握 VAS 确有困难,可让其改用此法诉说自己的疼痛程度（按 0,1,…,10 分次序报告,0 分表示无痛,10 分为剧痛）。

3) McGill 问答法。6 级评分：0＝无痛；1＝有痛感,但不明显；2＝疼痛轻微,有不适感；3＝疼痛较明显,有痛苦感；4＝疼痛较剧,有恐惧感；5＝剧痛。临床实施患者的疼痛评估,还需观察患者的表情、活动、睡眠、饮食等情况。患者疼痛剧烈时,可有皱眉、咧嘴等痛苦表情；呻吟呼叫或痛哭；躯体扭曲或在床辗转反侧；有时可伴大汗淋漓、失眠、纳差等,都是评估疼痛的重要观察指标。

3. 痛觉感受性的影响因素　研究表明,个体的疼痛程度与其损伤程度并非呈简单的平行相关。个体对痛觉的感受性,既受其损伤的程度、部位、年龄、性别等生理或物理因素影响,也受以下心理因素影响。

(1) 态度：大量例证表明,个体对疼痛的态度极大地影响其痛觉感受性。第二次世界大战期间,哈佛医学院的一位医生惊奇地发现,当受伤士兵被送进野战医院时,仅 1/3 的士兵因感到非常疼痛要求用吗啡止痛；大多数士兵否认大面积创伤的疼痛,或只感到轻微疼痛。其实,那些伤员并非完全不感觉疼痛,他们接受静脉穿刺不成功时,也会跟常人一样抱怨疼痛。此后,那位医生访问了一组刚做过大手术的平民,其手术切口均与负伤士兵的创口类似,结果 80% 的平民声称术后有剧痛而恳求止痛。那位医生就此认为,负伤士兵与术后平民的痛觉差异源于其对疼痛的态度不同。负伤士兵大多对其从战场上生还备感侥幸,与战死相比,其痛可被忽略；平民则认为大手术是一件令人沮丧的不幸事件,易产生较强烈的疼痛体验。

个体对疼痛的态度,除与情境因素相关,还与其幼年发生伤痛时父母的态度有关。如有些父母对儿童的轻微外伤大惊小怪,另一些父母则不以为然,父母的不同态度及表现即影响儿童的疼痛体验。儿童幼年期从父母那里所获对疼痛的态度可影响其一生,若个体从小受到的疼痛警告过多,很可能终身成为凡事容易焦虑、对疼痛过于敏感的人。

（2）注意：个体对疼痛的注意或分心,也可致其疼痛感受的差异。如赛场上受伤的运动员可因全身心地投入比赛,对伤痛显现很高的痛阈;寂静的夜晚,伤口可令患者的痛感加剧,因其白天受各种刺激的干扰,可分散对疼痛的注意,疼痛可较夜间轻微。有研究发现,大声读冒险故事,可使被试者的痛阈上升16%;闹钟的声音干扰,可使被试者的痛阈上升38%。

（3）暗示：此因素对痛觉感受性的影响,类似安慰剂的效果。安慰剂指针对患者的疾病或疼痛使用葡萄糖注射液、维生素片等某种无特定疗效的药物。临床实验证明,大剂量吗啡也只能使75%的术后患者减轻疼痛;安慰剂却可消除35%术后患者(当事人相信所用安慰剂是止痛药物)的疼痛。由此可见,暗示对个体的痛觉感受性影响很大。催眠过程中,暗示可使人降低甚至丧失痛觉,有人曾以催眠术代替麻醉做牙科手术,术中患者毫无疼痛的主诉。

（4）情绪：情绪可明显影响疼痛的感受乃众所周知,诸多研究表明,愉快、兴奋、乐观等情绪状态,可提高个体的痛阈;恐惧、焦虑、失望、不耐烦等情绪状态,可降低个体的痛阈。有时,仅仅是个体对"痛"的期待,就可加重其焦虑程度,进而增加其痛觉强度。

综上,影响个体痛觉感受性的因素很多。疼痛产生虽大多有其生理原因,但根据疼痛也受心理因素影响的特点,医护人员处置患者的疼痛时,除采用药物(麻醉、止痛药物等)、中医学方法(针灸、按摩等),还应掌握注意转移、暗示、情绪调整等相应的心理干预方法。

二、记忆

（一）记忆的概念

记忆(memory)指人脑对过去经验的保存与再现的心理过程。以信息加工的观点,记忆是人脑对外界信息的编码、储存和提取的过程。人们在生活实践中感知过的事物、思考过的问题、体验过的情感、练习过的动作等,都会在其头脑中留下不同程度的印象,此即"记"的过程;一定条件下,储存在人们头脑中的印象又被唤起,参与当前活动、再次得到应用等,此即"忆"的过程。记忆作为基本心理过程,对保证人们的正常生活发挥极其重要的作用。通过记忆,人类的心理活动得以在时间上延续,最终实现人的心理发展、知识积累和个性形成。没有记忆,个体的心理活动将永久停留在新生儿水平,不可能有个体心理的正常发展。

（二）记忆的分类

可从不同角度做记忆的分类。按信息储存的时间长短,可分为瞬时记忆、短时记忆和长时记忆;长时记忆又可分为情景记忆和语义记忆;按信息加工与储存方式,可分为陈述性记忆和程序性记忆;按记忆的具体内容,可分为形象记忆、语词记忆、情绪记忆和动作记忆;按记忆过程意识的参与程度,可分为内隐记忆和外显记忆。

1. 陈述性记忆和程序性记忆

（1）陈述性记忆(declarative memory)：指对有关事件和事实性知识的记忆,包括有关认知的对象、事物具体特征及人名、单词、日期、概念等静态信息。它的提取需要意识参与,可用言语和符号表达,即在需要时可陈述记得的事实。

（2）程序性记忆(procedural memory)：又称技能记忆,指如何做事情的记忆。如打字、开车、踢足球时的动作,通常包含一系列复杂的动作过程,其记忆需多次尝试和练习才能获得,一般无法用语言清楚表述,而是以动作表达。

护生学习静脉注射技能时,通过听课或阅读有关书籍,记住该技能的要领属于陈述性记忆;之后经不断操练,将知识转变为相关注射技术的记忆,则属于程序性记忆。

2. 情景记忆和语义记忆

(1) 情景记忆:指个人对其在特定时空情境中发生各种事件的记忆。如有的护士能记起自己第一次单独上夜班的情景,记起自己第一次上手术台的情景等,即属于情景记忆。

(2) 语义记忆:指知识的记忆,人们既有对各种物体名称、时间表达、春夏秋冬等一般知识和事实的记忆,也有对概念、定律和公式等概括化知识的记忆,但其一般与特定事件无关。

3. 内隐记忆和外显记忆

(1) 内隐记忆(implicit memory):指未被意识的记忆。即个体在信息提取过程中不需要有意回忆,已储存的经验在提取中自动起作用。如人们行走在路边,不需要思考就会躲避与其相向的汽车,此类自动操作的技能就储存于内隐记忆。此现象最先发现于遗忘症患者,因患者出现外显记忆受损而内隐记忆正常的记忆分离现象。1854年有英国医生报道,一位因溺水昏迷而患上遗忘症的女性,虽已完全忘记其曾有学做衣服的经历,但不久后其学习裁剪衣服时,却无意中表现出某些裁剪技艺的记忆痕迹。

(2) 外显记忆(explicit memory):指被意识的记忆,即人们有目的或有意识地记忆信息的现象。当人们试着回忆以前曾经历的人物、事件时,即需搜索其外显记忆。

(三) 记忆过程

记忆是个主动过程,包括识记、保持、再认与回忆三个环节。

1. 识记 指记忆的开始阶段,是保持、再认和回忆的前提。识记指人通过识别、记住事物以获得知识和经验的过程。识记具有选择性,环境中的刺激只有被人们注意到才能被识记。以信息加工观点看,识记是信息的编码,人们会自动而迅速地将当前经验与已有知识经验建立联系,从而形成其知识网络。

2. 保持 指记忆的第二个基本环节,保持基于识记,也是再认和回忆的基本条件。保持是储存和巩固其识记的知识经验的过程,其效果可通过回忆和再认加以检验。随着时间推移,保持的信息会发生内容、数量的变化。人们会依据个人的知识经验剔除可忽略细节,选择保留有显著特征的重要内容,从而使记忆内容简略、概括并合理化(图2-6)。就记忆数量而言,其内容会日趋减少,其中一部分会无法提取或提取错误,此现象即遗忘。

3. 再认与回忆 指识记、保持过程后的结果,恢复经验的过程,即提取信息。再认,指经验过的事物再次出现,感到熟悉并能识别确认的过程;回忆,指过去经验的事物不在面前,能在头脑中重新呈现并加以确认的过程。如毕业后多年未见的同学,重聚时依然能相认,即再认的结果;考试中运用学过的知识解答论述题,即要求回忆。再认和回忆,不是原先识记材料的简单再现,而是经历重建和重整的过程。二者没有本质区别,但再认比回忆简单、容易。

(四) 记忆系统

记忆的信息加工过程,可分为感觉记忆、短时记忆和长时记忆三个阶段,三者在信息输入、存储时间、信息容量、信息提取等环节存在明显差异,但它们有紧密的联系,共同构成完整的记忆系统。

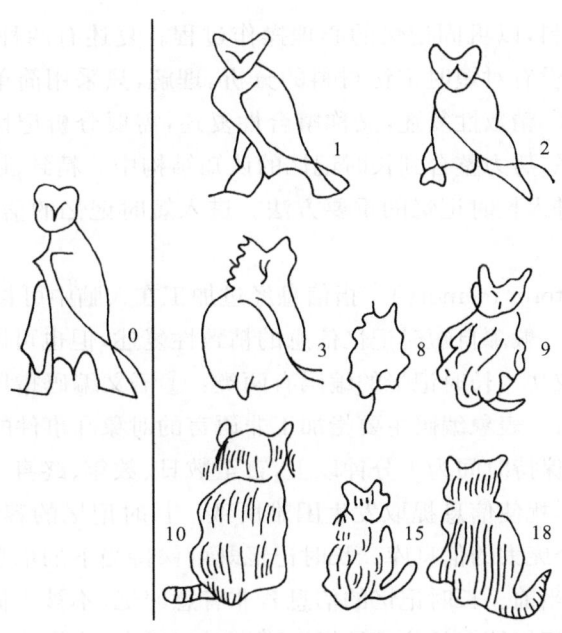

图 2-6 保持中的信息加工

1. **感觉记忆**（sensory memory） 又称感觉登记或瞬时记忆。此记忆基于感觉而产生，是感觉刺激作用消失后保持的瞬间映像，是外界刺激以感觉后像的形式在感觉通道内的登记，具有鲜明的形象性，犹如刺激的复制品。一般把视觉的感觉记忆叫图像记忆，听觉的感觉记忆叫声像记忆。

感觉记忆的容量较大，保留时间很短，一般认为图像记忆持续不到 1 秒，声像记忆为 5~10 秒。若感觉记忆中登记的信息受到特别注意，就会转入短时记忆，否则信息会很快衰退或消失。

2. **短时记忆**（short term memory） 指基于感觉记忆，对信息进行加工、编码、短暂保持且容量有限的记忆。短时记忆内容清楚，能理解，但记得快也忘得快，信息保持时间一般不超过 1 分钟。如人们临时查询一个电话号码，能立刻根据记忆拨号，但过后便很难再记起。人们通常意识不到感觉记忆和长时记忆中的信息，短时记忆则是人们唯一对信息做有意识加工的记忆阶段，故又称操作记忆或工作记忆。短时记忆对刺激信息的编码方式，以听觉编码为主，也存在视觉编码。

短时记忆保存信息的容量非常有限，组块能有效扩大短时记忆的容量。组块（chunk）指将若干单个刺激（如字母）联合成有意义、较大信息单位（如词汇）的过程。组块又称意义单元，作为一个单位储存于短时记忆。美国心理学家米勒（George Miller，1956）认为，短时记忆的容量为 7±2 个单元，且该数量相对恒定。为扩大短时记忆的容量，可采用组块的记忆方法，即个人据其过去经验将信息组合成熟悉、有意义的单元，对扩大短时记忆的容量、增强短时记忆的效率具有重大意义。如排列"THANKYOU" 8 个英文字母，对熟悉英文者仅为两个单元"THANK"和"YOU"；对完全不识英文者则视为 8 个单元。

短时记忆的信息经过特定的复述，便可转入长时记忆系统储存。复述（rehearsal）即用内部言语重复新识记的材料,以巩固记忆的心理操作过程。复述有两种主要类型:①机械性复述,又称维持性复述,它没有对短时记忆材料的分析、理解,只采用简单重复的方法,旨在减少记忆量的衰退和遗忘。②精致性复述,又称整合性复述,需要分析记忆材料,将其与自己已有知识、经验建立有效联系,努力整合到长时记忆的认知结构中。精致性复述既是短时记忆的保持条件,也是短时记忆进入长时记忆的重要方法。进入短时记忆的信息,若未被编码或复述,就会产生遗忘。

3. 长时记忆(long term memory) 指信息经过加工在人脑中可长久保持并具有巨大容量的记忆。长时记忆信息一般源自短时记忆信息的精致性复述,但也可因印象深刻、意义重大等特点,一次性直接储存成功。长时记忆的编码有两类:①语义编码指用语词加工信息,按材料的意义加以组织的编码;②表象编码主要指加工非语言的对象和事件的知觉信息。

长时记忆的信息的保持时间为 1 分钟以上,直至数日、数年、终身。一般认为,长时记忆中出现遗忘现象,主要是干扰使信息提取发生困难所致。长时记忆的容量无论是信息的种类或数量都是无限的,是一个庞大的信息库。长时记忆既可保持当下的信息以备将来使用,又可提取过去储存的信息用于当前。长时记忆的信息若非有意回忆,不被人们意识,只有人们需借助已有知识、经验时,长时记忆储存的信息被提取到短时记忆中,才能被人们意识。

(五) 遗忘

遗忘,指人对识记过的材料不能或错误地再认与回忆。以信息加工的观点分析,遗忘指识记过的信息提取不出或出错。德国心理学家艾宾浩斯(Hermann Ebbinghaus)率先研究人类记忆和遗忘现象,他通过对无意义材料的研究发现,人的遗忘进程不均衡,识记内容在最初一段时间(20 分钟到 2 天内)遗忘最快,之后遗忘的速度渐慢,最后稳定在一定水平(图 2-7)。

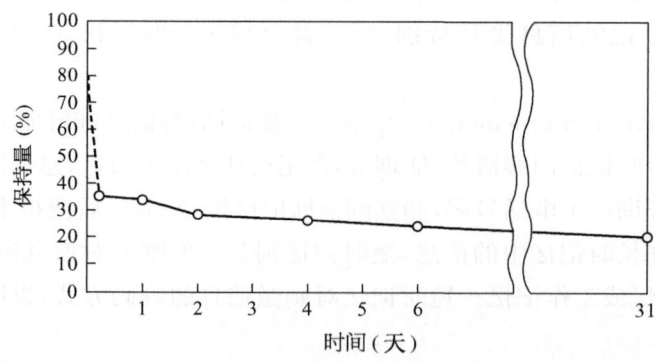

图 2-7 艾宾浩斯遗忘曲线

不同理论对遗忘现象的解释不同,大致可归纳为编码缺失、记忆痕迹衰退、干扰、提取失败等论点。人们的遗忘,可能是其最初就没注意到刺激,造成记忆在编码环节的缺失。如每天经过校园林荫道的同学,若被问及林荫道两旁有多少棵树时却可能答不出,此即编码缺失所致。记忆痕迹衰退理论,则假设学习新材料会出现记忆痕迹,遗忘是记忆痕迹随时间推移得不到强化而逐渐减弱、消退的结果。干扰,指新记忆对提取和恢复旧记忆造成障碍,最明显的是前摄抑制和倒摄抑制。前摄抑制,指先前的学习与记忆对后继的学习与记忆的干扰作用;倒摄抑制,则指后继的学习与记忆对先前学习材料的保持与回忆的干扰作用。遗忘,还可能是缺乏恰当的提取线索以激活记忆信息,导致信息提取失败。如巧遇久违的老同学,一时想不起对方名字,聊过一些往事后(提取恰当的线索)方记起对方姓甚名谁。研究表明,遗忘的主要原因是干扰和提取失败。

(六) 记忆与临床护理

良好的记忆品质,包括记忆的敏捷性、持久性、准确性和准备性等四种。护士应加强培养记忆品质,若按胜任职业的要求,更需具备记忆的准确性。理由有二:①护士需严格执行医嘱,打针、发药,测量生命体征等,每项任务都必须量化且要求准确。一旦记忆有误或缺失,轻则贻误病情,重则造成严重责任事故。②护士终日面对诸多患者,且患者的流动性大及其病情不断变化,护理计划经常随其变更,需时常调整用药品种、数量。若不具备记忆的准确性品质,或难以达成促进患者康复的职业目标。护士欲减少、避免差错,为患者提供安全、有效的护理,必须自觉地培养记忆的准确性。

三、注意

(一) 概述

注意(attention)指人的心理活动对一定对象的选择和集中。人在同一时间内只能感知环境中的少数对象,要获得对事物的清晰、深刻和完整的反映,就需要使心理活动有选择地指向相关对象,注意随即发生。注意有两个基本特征。①指向性:指人在每一瞬间的心理活动总是选择某个对象,而忽略另一些对象。②集中性:指心理活动停留于被选择对象的强度或紧张度。如一个人在剧院里看戏,其选择观看演员的舞台表演,就会忽略其邻座观众;医生做手术时,其高度集中于手术过程,而不在意手术之外的人和事,此即"全神贯注"。通常人们说"没注意",只是指人们未注意其应指向的事物,却注意了其他无关事物。

注意并不是独立的心理过程,而是各种心理过程的共同作用。注意总是与心理过程紧密联系,对心理活动起着选择、维持、调节和监督作用。日常生活中,注意可提高人的感受性,使之知觉清晰,思维敏捷,行动准确、及时。

(二) 注意的品质

1. **注意稳定性** 也称注意持久性,指注意能对同一对象或同一活动持续的时间。注意稳定性的影响因素有两个:①主体因素,个体对所从事活动的意义理解越深刻,越有浓厚兴趣,态度越积极,注意就越易保持稳定。②对象因素,内容丰富比内容单调的、活动比静止的对象,更容易使人保持长时间注意;但如果注意对象过于复杂,可能会出现疲劳,注意也易减弱。与注意稳定性相反的是注意的分散(又称分心),由无关刺激的干扰或单调刺激的长期作用所致。

2. **注意广度** 也称注意范围,即个体在同一时间内能觉察或知觉到的对象数量。注意广度的影响因素主要有三:

(1) 知觉对象的特点:知觉对象越集中,排列越有规律,越能构成相互联系的对象,被注意范围越大。如字母排列成行比其分散状态的被注意数目多;颜色、形状相同的图形被注意范围更大。

(2) 个人知觉的任务:同样的对象,可因个体知觉活动的任务不同,其注意范围有差异。知觉活动的任务多,注意范围就小;反之则大。

(3) 知识经验:一般知识经验丰富个体的注意范围大;相反则较小。

3. 注意分配　指个体在同一时间内把注意指向两种或以上的对象、活动。如学生在课堂上一面听课,一面记笔记;歌手在台上边弹奏边唱歌,都是注意分配的现象。较好的注意分配需要一定的条件,首先是同时进行的两种活动中,必须有一种活动已为人们较熟练掌握,如学生记笔记;其次是活动之间须有紧密联系,否则很难形成注意的分配。注意分配的能力主要在实践活动中锻炼提升,如经长期训练,飞行员在战斗中"眼观六路,耳听八方",即为协调的注意分配状态。

4. 注意转移　指个体根据一定目的,主动把注意从一个对象或活动转移到另一个对象或活动上的过程。注意转移不同于注意分散,虽然二者都是变换注意对象,但转移是有目的、有意识的活动,它符合当下任务的需要;分散是不自觉的活动,会干扰人们完成当下任务。注意转移的快慢、难易,一般取决于原先注意的强度、引起注意转移的新事物性质、个人神经过程的灵活度。原先注意强度越高,新事物或活动不符合人的兴趣和需要,注意转移也就越困难和缓慢。

(三) 注意的种类

1. 根据功能分类　可分为选择性注意、集中性注意和分配性注意。

(1) 选择性注意(selective attention):指个体在同一时刻只注意有限的信息而忽视其他信息,如人们可因专注地看电视而无视周围环境的吵闹。

(2) 集中性注意(concentrated attention):包括警觉和搜索。警觉指个体在较长时间内可对某种特定刺激保持集中性注意,如追捕逃犯的警察可持续数十小时处于高度警觉状态。搜索则指主动、积极地寻找目标,如人们在网上找寻其需要的信息。

(3) 分配性注意(divided attention):指个体可在同一时段关注几项不同的任务。如训练有素的司机可以一边驾车,一边对话、听音乐。

2. 根据目的性和意志努力分类　可分为无意注意、有意注意和有意后注意。

(1) 无意注意(involuntary attention):指预先无目的、也无需意志努力的注意,因外界事物引起的不由自主的注意。如学生正在听课,忽然有人推门步入,大家都不由自主地转头看他。引发无意注意,既与刺激物的强度、新异性、活动性、对比关系等有关,也取决于人的需要、兴趣、情绪等内部状况。

(2) 有意注意(voluntary attention):指服从预定目的并需意志努力的注意。有意注意主动地服从既定的活动任务,受人的意识调节和支配,为人类所特有,是实践活动的必要条件,可控制活动朝向一定的目标和方向。

(3) 有意后注意(post voluntary attention):基于有意注意的发展,指事前有预定目的、但无需意志努力的注意。如人们初学骑自行车时特别需要有意注意,经过一段熟练了车技,即不再需以特别的意志努力,其有意注意就发展为有意后注意。

(四) 注意与临床护理工作

护理工作千头万绪,患者病情变化多端,均要求护士具备注意的优良品质。护士具备注意稳定性,才能不被其他信息干扰或分心,聚精会神地做好某项护理操作;具备注意广阔性(即注意广度),才能把多项工作内容"尽收眼底",做到心中有数,有条不紊;具备注意分配的能力,才能做到对患者的边处置、边观察、边思考、边谈话,体现整体护理。注意的优良品质中,尤以注意的灵活性最重要。护理工作头绪多、紧急情况多、意外事件多,常需护士在有限时间内从一项任务转向另一项任务,且需做到每项任务定位清晰、准确无误和互不干扰,均依赖其注意转移的高度灵活性。

四、思维

(一) 概述

思维(thinking)指人脑对客观现实间接和概括的反映,是以感觉、知觉为基础的更复杂更高级的认知过程。思维与感知觉不同,反映客观事物的本质特征和内在联系。

思维的主要特征是其间接性和概括性。间接性指人们凭借一定的媒介和知识经验,间接地理解或把握事物的本质。概括性则包含两层意思:①对同一类事物的共同特征和本质特征的概括。②对事物之间规律性的内在联系的认识。如医护人员经体检发现患者体表有红、肿、热、痛等症状,可借助其对疾病概括的认识,间接地判断患者的局部感染病灶。一切科学的概念、定理、法则等,均为概括地认识事物的结果。

(二) 思维的分类

1. **根据凭借物分类** 可将其分为动作思维、形象思维和抽象思维。

(1) 动作思维:指以实际动作为主体的思维,即个体边动作、边思考,依赖实际操作解决直观具体的问题。个体心理发展中,3岁前的幼儿主要采取此类思维方式,如幼儿掰其手指数数。

(2) 形象思维:指以事物的具体形象和已有表象为主体的思维。如解答"一个正方形锯掉一个角,还剩几个角"的问题时,人的头脑中往往会呈现正方形锯掉一个角后的表象。学龄前儿童主要用形象思维,通常成人虽以概念思维为主,但解决较复杂问题时,鲜明生动的形象有助其思维过程,画家、作家及设计师的艺术创作,更多运用形象思维。

(3) 抽象思维:指以概念、判断、推理等形式运行的思维。如学生运用数学符号、概念等运算和推导数学题,运用公式、定理解答物理题的思维等。

2. **根据聚散性分类** 可将其分为聚合思维和发散思维。

(1) 聚合思维:又称求同思维,指聚合问题所提供的各种信息后得出一个正确答案或解决方案的思维,其主要特点是求同,利用已有的知识经验或传统方法解决问题的一种有方向、有范围、有组织、有条理的思维形式。

(2) 发散思维:又称求异思维,指从一个目标出发,沿着各种不同途径思考,探求多种答案的思维,其主要特点是求异与创新,如学生采用多种方法解答同一道数学题的做法。

3. **根据创造性分类** 可将其分为常规性思维和创造性思维。

(1) 常规性思维:指人们运用已获知识经验,按现有方案和程序,解决问题的思维。如学生运用已学会的物理公式解决同一类题目的思维。

(2) 创造性思维:指以新异、独创的方式解决问题的思维,即在头脑中重新组织已有的知识经验,沿着新思路寻求新成果,有创造性想象参与的思维。如人们从事文艺创作、科学发现、技术发明等创造性活动的思维。

(三) 问题解决

日常生活中,人们会不断遇到需要解决的问题,问题解决的过程包括认知过程、情绪和意志活动等一系列非常复杂的心理活动,其中最关键的是思维活动。

1. 问题解决过程　从提出问题到解决问题,包含以下三个阶段。

(1) 准备阶段:首先是甄选问题所包含信息,其次是理解信息、认定问题的性质,最后是明确需要解决问题的目标。

(2) 生成阶段:需选择各种可能的问题解决策略,最基本方式是通过试误解决问题,如爱迪生发明电灯泡尝试了数千种材料才获成功;解决复杂问题常需用到手段目的分析的启发式策略,即先针对需解决问题,确定一系列子目标,然后不断比较问题的当前状态与目标状态的差距,再逐步缩小差距,达到问题的最终解决。

(3) 判断阶段:评价问题解决的方案能否满足目标需求,是否完全解决问题。通常解决一般问题,可按上述三个阶段依次进行;若遇较复杂问题,可在三个阶段间多次反复循环,交互进行。

2. 影响问题解决的心理因素　问题解决的影响因素很多,以下仅介绍相关的心理因素。

(1) 问题情景与认知结构:问题情景指个人面临的欲解决问题的客观情景或刺激模式。认知结构指个人面对问题时,对问题的认识、看法、印象等心理活动。个体处于问题情景时,自然地先以个人的认知结构试探,若问题情景与个体认知结构完全符合,仅靠经验即可;若问题情景远超过个体的认知结构,其解决问题就会感到困难。如解决九点方阵问题(图2-8),看似简单,其实不易,主要是人们受其原有认知结构的限制。此时,人们只有调整甚至重组其认知结构,才能顺利解决问题。

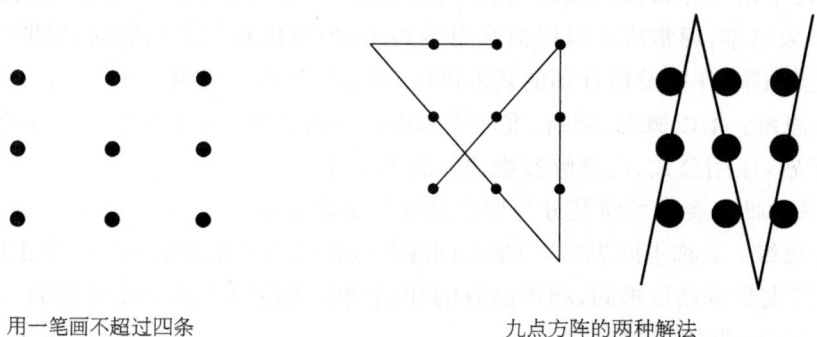

用一笔画不超过四条　　　　九点方阵的两种解法
直线贯穿全部九个点

图 2-8　九 点 方 阵

(2) 动机水平与情绪状态:人在解决问题过程中,总会伴随一定的动机。研究表明,动机水平适中有利于问题解决,动机水平过强或过弱不利于问题解决。当动机水平超过一定限度,会使人处于高度紧张状态,反而使其易忽视解决问题的重要线索。若动机太弱,心理积极性不高,则易被无关因素吸引。情绪对问题解决的影响可以是积极或消极的。良好情绪状态可提高思维活动的积极性,推动问题解决;消极的情绪状态,则可干扰问题解决的进程。

(3) 心理定势与功能固着:心理定势是一种思维的框架,指运用以往解决相似问题的方式解决新问题的倾向。定势常不被人们所意识,一般在相似情境中,定势有助于问题解决;但在变化的情境中,定势则可能妨碍问题解决。功能固着,指一个物体因常被用于某种特殊用途,使人们将其功能牢固地赋予该物体的现象,即一种特殊的心理定势。如用粉笔在黑板上写字、用钥匙开锁,都是相应物体的固着功能。但功能固着可妨碍个体以新的方式使用旧工具实现问题解决,因现实问题的解决过程中,许多事物绝不像一把钥匙开一把锁那样简单,人们能否摆脱事物的固有功能以适应新的问题情景,是其解决问题的关键。

(4) 酝酿效应:当反复探索某个问题的解决却一筹莫展、毫无结果时,不妨尝试将问题搁置一段时间,使之处于酝酿阶段。酝酿期间人们不必有意地思考该问题,但人的潜意识仍在断断续续地加工。通过酝酿,可能激活对问题的新看法,弱化心理定势的效应,使问题得以顺利解决。

(四) 思维与临床护理

护理专家认为现代护理的独立功能约占 70%,依赖功能仅占 30%。护理对象是各不相同的患者,每个患者又时刻处于疾病动态变化中,护士若机械地执行医嘱,缺乏思维的独立性,极易因盲目执行医嘱而造成差错或事故。有独立思维品质的护士执行医嘱时,总是先按医生的思路考量,再从患者病程的动态变化中发现问题,以求异思维方式独立分析,最后酌情提出自己的观点。临床上常给治疗、操作环节"堵漏洞"的护士,多是具有独立思维品质的个体。

现代整体护理模式,要求护士在临床实践中独立判断、决策,此即决定了护士应具备较强的分析、解决问题的综合性思维及决策能力。如整体护理的具体实施过程中,要求护士把握好运用护理程序、确定护理问题、制订和实施护理计划等环节,周密分析、思考患者的健康问题及其相关身心反应,提出针对性护理对策,制订适合患者个性化需求的护理计划,为患者提供全方位的优质护理。

第二节 情 绪

一、情绪的含义和功能

(一) 情绪的含义

情绪(emotion)指人们反映客观事物与主体需要之间关系及所持态度产生的内心体验;是包括生理唤起、认知解释、主观感受和行为表达四种成分的复杂心理活动。如一条发怒的狗狂叫不止冲向路人,他被气势汹汹的狗吓坏了,身体的自主神经系统和内分泌系统会引发心跳加速、呼吸急促等相应的生理变化;他会觉察到情况很危险,感到恐惧并产生相应的表情,同时可能发生自卫(战斗)或逃跑的行为。

情绪虽同样是人对客观事物的反映,却不同于认知过程。认知过程是人对客观事物本身的反映;情绪则反映客观事物与人的主观需要的关系,具有独特的主观体验,且外部表现总伴随自主神经系统的生理反应。情绪有别于认知过程的另一特征,是依其需要是否获得满足,产生积极或消极体验。凡能满足已激起需要或能促进需要获得满足的事物,便可产生满意、愉快、喜爱、赞叹等积极情绪反应;凡是不能满足或妨碍需要得到满足的事物,便引起不满意、苦闷、哀伤、憎恨等消极情绪反应。

除情绪的概念，心理学还常使用"情感"的概念。情绪与情感都是对需要满足状态的心理反应，是同一类别不同层次的心理体验。情绪既可用于人类，也用于动物，通常产生于生理需要获得满足与否的情况；情感仅限于人类，大多与人的社会需要相联系。

（二）情绪的功能

1. **适应功能** 指情绪是有机体生存、发展和适应环境的重要手段。人们通过情绪所致生理反应而发动体内能量，使机体处于适宜活动状态，以适应环境变化。如危急情况下，人的情绪反应使机体处于高度紧张状态，通过自主神经系统和内分泌系统的活动，调动机体能量，可助人与威胁搏斗，也可经呼救求得他人帮助。社会生活中，表情的发展是情绪适应功能发展的标志。人们用微笑表示友好，用愠怒表示反对；人们还可经察言观色了解对方的情绪状态，以利其决定相应对策，维护良好的人际关系等；都是为更好地适应社会需要，求得更好的生存、发展条件。

婴儿的情绪随其逐渐适应社会环境发展，最初婴儿用哭声告诉大人他的不适、饥饿；随其表达内容增加、活动范围扩大，与成人交流的情绪反应也逐渐增加并分化。婴儿学会以主动微笑等情绪反应与成人交流，有利其得到长辈的抚爱。

2. **动机功能** 指情绪能激励人的行为，改变行为效率，具有动机作用。基于"人的需要是行为动机的产生基础和主要来源，情绪是需要满足与否的主观体验"等，良好情绪状态是行为的积极诱因，可提高行为效率，起正向推动作用；不良情绪状态则起消极诱因作用，可干扰、阻碍人的行动，甚至起反向阻碍作用。

3. **组织功能** 指情绪是监督心理过程、心理活动的组织者。积极情绪具有协调和促进的作用，消极情绪则有干扰和破坏作用。情绪对记忆的影响主要有两方面：①喜好可影响记忆的效率，人们容易记住喜欢的事物，记忆不喜欢的事物则感吃力。②记忆内容可根据情绪归类，某种情绪状态下记住的材料，在相同情绪状态下也较易回忆。情绪还影响人的行为表现，人处于积极情绪状态时，易关注事物美好的一面，态度变和善，更乐于助人，勇于承担重任；消极情绪状态下，人遇事易悲观，懒于追求，容易产生攻击性行为。

4. **信号功能** 指情绪有在人际间传递信息、沟通思想的功能。情绪的信号功能通过表情得以实现，如微笑表示友好、点头表示同意等。表情还与个体的健康状况有关，医生常把表情作为疾病诊断的重要参考，中医之"望、闻、问、切"的"望"，即含表情观察。表情既是人们心理活动的信号，又是言语交流的重要补充手段，在信息交流中发挥重要作用。从发生的时间看，表情的交流先于言语的交流。

二、情绪体验

情绪体验，指情绪发生时的主观感受。

（一）情绪体验的维度

情绪总是在一定情境中产生，人类所处情境又变化无穷，情绪体验的分析非常复杂。以下主要从四个维度分析情绪体验的性质。

1. **强度** 情绪体验呈现由弱至强的不同等级变化。例如，喜，可从惬意、愉快，到欢乐、大喜、狂喜；哀，可从伤感到难过、悲伤、哀痛、惨痛；怒，可从轻微不满、生气、愠怒、激愤，到大怒、暴怒等；惧，可从害怕、惧怕、惊恐到惊骇。情绪的强度越大，整个自我被情绪卷入的程度就越深。情绪体验的强度，取决于感知对象对个体的意义、人的自我要求和需求状态。如食物的气味对饥饿者和饱食者，产生情绪体验的强度截然不同。

2. 紧张度　紧张的情绪体验通常与活动的紧要关头、有决定性意义的时刻相联系。考试、讲演、运动比赛前，人们都可体验到颇具紧张度的情绪。活动过程中，越临近关键时刻，情绪越紧张；活动成败对人越重要，情绪越紧张。一旦关键时刻过去，则可体验到轻松或紧张解除。紧张一般有助于精力动员和集中注意，可对活动产生有利影响；但过度紧张可使动作失调，妨碍活动正常进行。

3. 快感度　情绪体验在快乐或不快乐程度上的差异。欢喜、骄傲、满意等为明显快乐的感受；悲伤、羞耻、恐惧等为明显不快乐的感受。至于怜悯、惊奇等则十分模糊，既非明显的快乐，亦非明显不快乐。快感度体验与需要满足与否相关，人的需要获得满足，就会产生快乐的体验；反之，就可致不快乐的体验。

4. 激动度　情绪体验有激动和平静两极。激动指极短时间里猛烈爆发的情绪反应，伴有明显的表情动作，在狂喜、暴怒、酷爱、恐惧等情绪支配下人们可伴有相应的行为反应。情绪激动对人的影响较复杂，既可催人奋进，推动人的行为，如激情有助于创作；也可令人沮丧，阻碍人的活动，如因愤怒失去理智。平静的情绪体验多表现为安静、平稳、适度、理智，如欣喜、不安、微愠等，也是人们日常学习、生活和工作中不可避免的情绪体验。

(二) 基本情绪的分类

基本情绪与生俱来，人类和动物共有，具有特定的生理模式和相应表情。人类的情绪有多种，但多数心理学家认为基本情绪的种类并不多，以下阐述四种基本情绪。

1. 快乐　指盼望的目标达到、紧张解除后产生的情绪体验。快乐的程度与达到目标的容易程度和概率、激动水平及意外程度有关。目标越难达到，达成的快乐体验就越强烈；当人的愿望在其意想不到的时机、场合得到满足，会产生较大的快乐体验。快乐可依其程度分为满意、愉快、欢乐和狂喜。

2. 悲哀　指个体失去所盼望、追求的事物时产生的情绪体验。失败、分离易引起悲哀。悲哀的强度取决于失去的事物对主体心理价值的大小，失去的事物越珍贵，价值越大，所致悲哀越强烈。悲哀可依其强度分为遗憾、失望、悲伤和哀痛。

3. 愤怒　指因外界事物或对象干扰，个人愿望得不到满足，且实现愿望的行为一再受阻而逐渐累积的情绪体验。愤怒的程度取决于干扰程度、次数与遭受的挫折大小。当个体明确其挫折的起因时，会对致其挫折的对象表达愤怒的反应。挫折若由不合理原因或被人恶意造成时，最易引发愤怒。愤怒常导致个体的攻击性行为，且易伤害他人或自己，故需及时、有效地宣泄愤怒。愤怒可依其程度分为生气、愠怒、愤怒、大怒、狂怒等。

4. 恐惧　指个体企图摆脱、逃避某种威胁或预期有害刺激时产生的强烈情绪体验。恐惧产生时，个体常有缩回或逃避的动作并伴随心慌、惊叫、惊恐的表情和姿势等极度不安的行为表现。引发恐惧的刺激通常是熟悉的环境发生意外变化，如突然出现奇怪、陌生、危险的事物，身体突然失去平衡等。但引起恐惧的关键因素是个体缺乏应对可怕情境的力量或能力。恐惧具有传染性,人处于恐惧状态时的表情、动作和声音,也会令其他人害怕。

基于四种基本情绪,可形成许多复合情绪,包括情绪的各种变化及混合情绪。如由愤怒、厌恶和轻蔑组合的复合情绪可称作敌意;悔恨、羞愧等复合情绪可能包含不愉快、痛苦、尴尬、愧疚和悲伤等多重体验。复合情绪可随个体认知的成熟逐渐发展,并随其文化背景不同而变化。

三、情绪状态

情绪状态指特定时间内情绪活动在强度、紧张水平和持续时间上的综合表现,主要有以下三种。

(一) 心境

心境(mood)是一种较微弱而持久、具有渲染性的情绪体验状态,如喜悦、忧虑等。心境是缓和而微弱的,有时当事人并不察觉。心境不是对某一事物的特定体验,而是一种非定向、弥散性的情绪体验状态。心境与人们常说的"心情"相似,处在某种心境中的人,往往以同一情绪状态看待一切事物。如"人逢喜事精神爽",即为反映心境的情绪状态。心境的持续时间可以数日、数月甚至更长的时间,其间,心境可影响人的各方面行为。影响心境的因素很多,工作顺逆、事业成败、人际关系、健康状况、环境舒适与否等,都可引起人的某种心境;主观认识、个性特点对心境的引发和持续也具有十分重要的作用。

(二) 激情

激情(intense emotion)指一种强烈、爆发式、短暂的情绪状态。激情具有强烈的力量,通常由特定对象引起,有明显的指向性和冲动性,持续时间不长。激情多由与个体有关的重大事件引起,如重大成功的狂喜、惨遭失败的沮丧和绝望、亲人突然辞世的极度悲伤等,均为激情状态。此外,对立意向的冲突、过分抑制和兴奋,也极易引发激情。如对某种痛苦忍耐过久、抑制过度,一旦爆发即呈现难以控制的强烈激情状态。激情具有明显的生理反应和外部行为表现,如暴怒时的"暴跳如雷";狂喜时的"手舞足蹈"、悲痛时的"嚎啕大哭"等。处在激情状态下,人的认识范围变得狭窄,仅指向与体验有关的事物;分析能力和自我控制能力降低,乃至不能约束自己的行动,不能正确评价自己行为的意义和后果。激情状态下人的行为可能失控,甚至发生失去理性的行为。人们要学会防范激情的消极影响,将其危害性减到最低限度。但激情并非都是消极的,它也可成为激励个人积极活动的巨大动力。

(三) 应激

应激(stress)指出乎意料的紧迫情况所引起的急速而高度紧张的情绪状态,最初表现为人对意外刺激做出的适应性反应。如司机在行驶过程中突发危险情景时、人们突然遭遇巨大自然灾害时,均需根据以往知识经验,迅速判明情况,果断作出决定,此时人的身心处于高度紧张的情绪状态。应激状态有积极和消极之分,积极反应时头脑清楚,急中生智,动作准确,及时摆脱困境;消极反应时惊慌失措,意识狭窄,行为紊乱,处事能力大幅度下降。应激状态下人们主要通过机体的生理功能变化、适应性防御调节,应付突如其来的外界刺激和高度紧张的环境。若应激状态长期持续,机体的适应能力将受到损害,或可致不良结局。

四、情绪表达

(一) 表情动作的类型

人与人相互交往时,无论是否面对面,都在不断地表达其情绪,同时观察并解释对方的表情。情绪识别就是通过分析表情及其发生情境等因素,了解表情的性质及其背后的意义。表情动作主要包括以下三种。

1. **面部表情** 指主要通过面部肌肉和五官变化所表达的各种情绪。面部表情可精细、准确地反映人的情绪活动,是人类表达情绪的最主要表情动作。美国心理学家艾克曼证实,人脸各部位具有不同表情作用。如眼睛对表达忧伤最重要,口部对表达快乐与厌恶最重要,前额能提供惊奇的信号,眼睛、嘴和前额等对表达愤怒最重要。研究表明人类具有的7种基本表情(高兴、惊奇、生气、厌恶、恐惧、悲伤、轻蔑),可被全世界各种文化中的人们识别。

2. **身段表情** 也称肢体语言(body language),指除面部之外的身体其他部位表达情绪的动作。如高兴时手舞足蹈、悔恨时顿足捶胸、惧怕时手足无措、羞怯时扭扭捏捏等。手势是身段表情中的重要表达形式,人们在其语言表达时常需手势的辅助,有时无法借助言语时,手势就发挥其独特的、不可替代的作用。心理学家认为,手势表情通过学习获得,且受制于不同的社会环境和文化传统而存在差异。如被大多文化背景认同的"OK"手势,却在少数文化背景条件下代表截然不同的含意。

3. **言语表情** 指情绪在言语的音调、节奏和速度等方面的表现。如快乐时,语调高昂,节奏轻快;悲哀时,语调低沉,节奏缓慢;愤怒时,语调升高,急促严厉等。有时同一句话,可因说话的音调、节奏、速度与语气等而表现完全不同的含义。苏联教育家马卡连柯指出,同样一句话如"到这里来",可用15~20种语调表现其各自不同的含义。

尽管表情具有传递信息的功能,但有时其并非人们内在体验和情感的真实反映。如生活中有人会以"强颜欢笑"掩饰其内心的悲伤;有人则会以"不动声色"掩盖和隐匿其慌乱、复杂的动机冲突。因此,了解他人真实的体验和情绪除观察其表情动作,还应关注其一系列行为表现。

(二) 表情的先天性和社会性

1. **表情的先天遗传性** 指表情具有先天性、程序化的模式。世界上所有的儿童都因受伤或悲哀而哭泣,因快乐而欢笑。达尔文在其《人类和动物的表情》一书中,对人和动物的表情作了详细描述和比较研究。他指出,人和动物的表情发生有共同根源,这是人类在生存斗争中适应环境的结果,且这些表情经遗传得以延续保留。如人愤怒时咬牙切齿,就是从动物祖先的齿战中发展而来。

现代心理学和人类学研究也从三方面证实了表情的先天性:①先天性盲婴虽看不见别人的表情动作,但其自发表情反应与正常婴儿一致。②非洲与世隔绝的前文化部落原始人的表情绝大多数能被现代人所理解,世界上不同种族与文化的人判断各种面部表情的一致性很高。③婴儿言语发生前的表情动作是先天的。

2. **表情的社会制约性** 指人类表情在社会环境中逐渐表现和发展,受环境的制约,具有一定的社会性。在个体的社会化过程中,情绪表现的复杂性和强度逐渐增加并产生分化,表现在以下两方面。

（1）表情的复杂性增加：社会交往中,人们的各种基本情绪在快感度、激动度、紧张度和强度上的区分越来越精细、复杂；由两种或以上情绪复合而成的复杂表情也随之产生。情绪与动机、认知因素或人格特质相结合,形成人类复杂的表情系统。一定的表情必须与相应的社会环境、主体状态相联系,方可得到准确诠释。

（2）表情的随意性提高：随着个体社会化的不断深入,表情也逐渐发展与完善,表情产生、控制的随意性也随之提高。人们逐渐学会根据需要控制自己的表情动作,掩盖、修饰或夸张自己的情绪体验,以改变内心体验和情绪表达,协调人际关系。此外,不同社会文化背景中成长的人对一些复杂表情的表达方式不尽相同,有的比较外露,有的比较含蓄。文化发展的不同步性,也可形成人们表情不同程度、特征的反应形式。

五、情绪理论

情绪体验同时伴有生理和心理两种发生过程,情绪理论试图系统解释情绪的生理、心理过程及其相互关系。

（一）情绪的生理理论

1. **情绪的外周理论** 美国心理学家詹姆斯、丹麦生理学家兰格是探索情绪本质的先驱,分别提出相似的情绪理论,故后人将其合称为"詹姆斯-兰格理论"。该理论认为,一些情境或环境中的事件可引起机体的生理变化,情绪体验则是对生理变化的本能反应。如为失败而哭泣的本能反应导致人们的悲伤情绪；面临威胁时的颤抖使人们产生恐惧感。詹姆斯、兰格都强调情绪与机体生理变化的关系,强调自主神经系统在情绪发生中的作用,故被称作情绪的外周理论。

2. **丘脑情绪理论** 生理学家坎农和巴德质疑詹姆斯-兰格的情绪理论,另提出其学说,后被称坎农-巴德的丘脑情绪理论。该理论提出,情绪的生理机制在中枢神经系统的丘脑,不在外周。坎农-巴德的理论认为,当人们感受到促使情绪产生的刺激后,丘脑首先被激活。经丘脑加工信息后,所产生的神经冲动向上传至大脑皮质,引起情绪的主观体验；向下传至自主神经系统,引起机体的生理反应,情绪的生理反应和主观体验是同时发生的。

（二）情绪的认知理论

1. **两因素理论** 即心理学家沙赫特和辛格创立的情绪两因素理论,强调情绪的产生有两个不可缺少的因素：①个体必须体验到高度的生理唤醒；②个体必须对生理状态的变化作认知的加工、解释。二者对情绪发生的作用同等重要。

2. **认知评价理论** 心理学家阿诺德认为,刺激情境必须通过认知评价才能引起情绪反应,同样的刺激情境可因个体对其估量、评价不同,致其不同的情绪反应。拉扎勒斯进一步拓展了认知评价理论,认为情绪是人与环境相互作用的产物。情绪活动中,人们不仅反映环境中的刺激事件对自己的影响,同时要调节自己对刺激的反应。总之,人们需要不断地评价刺激性事件与自身的关系,即初评价、次评价、再评价。

六、情绪与临床护理

(一) 情绪对健康的影响

情绪对疾病就像"双刃剑",既可致病,又可治病。不良情绪可直接作用于人的精神活动导致心理疾病,还可通过神经、内分泌、免疫等中介机制,影响人体组织器官的生理功能,甚至致其器质性病变。良好情绪对促进人们身心健康具有积极的正性作用,愉快、乐观的情绪状态,可助力人们增强机体抵抗力,更好地适应环境,减少疾病发生。

任何过度、不适当的情绪均可损害健康,尤以高强度的愤怒、憎恨、忧愁、惊恐、抑郁、焦虑等情绪反应对健康的损害更明显,可致人们产生高强度应激反应,致机体某些器官或系统过度活动,激素分泌紊乱,免疫力下降,最终发生疾病。

(二) 情绪的调控

1. **调整行为目标** 基于"情绪与人的需要满足密切相关",建立理想与现实尽可能相符的生活或行为目标,或有利于个体满足需要,减少负性情绪反应。

2. **合理认知评价** 基于"认知决定个体情绪发生的性质和强度,实际生活中人们会遇到各种可致情绪反应的刺激"等,个体酌情调整认知评价,或可有效地减少负性情绪,改变情绪反应的性质。

3. **适应社会环境** 鉴于环境刺激可引发各种情绪反应,即"触景生情",但个体主动适应环境或是上策,如换个视角应对工作或生活环境,改善人际关系,使之有利自身的情绪状态。

4. **恰当心理防御** 酌情使用心理防御策略,如采用注意转移、行动转移、心理释放等,可消除负性情绪对个人身心的不良影响。

5. **自我控制与求助** 可用自我调整法控制情绪,如按一套特定程序,尝试用心理过程影响生理过程,以机体的某些随意反应改变机体的另一些非随意反应,解除紧张、焦虑等负性情绪。经自我调控仍存在情绪问题者,可求助他人,如寻求心理咨询、心理治疗等专业人员指导。

(三) 情绪与临床护理

良好情绪状态,是护士为患者提供优质护理的重要条件,护士执行护理任务时,尤应注意以下两方面。

1. **把控自己的情绪** 每个护士都应意识其情绪变化对患者及家属的直接感染作用。如护士的积极情绪、和善可亲的表情和举止,不仅可调节病房或治疗环境的气氛,还可唤起患者治病的信心,增强其安全感。护士的工作量大、氛围嘈杂,时常面对身心失衡、求医心切患者的某些冲动性言行等,较易引发不良情绪,但又必须遵循职业要求做好自身的情绪调控。因此,护士首先必须基于了解、认识自己的情绪特征,学会情绪的自我调控,寻找恰当释放压力的渠道,增强对挫折的承受力;力求做到遇急不慌、纠缠不怒、悲喜有节、激情含而不露,以其良好心境为患者营造积极的情绪氛围。

2. **感知他人情绪** 善解人意地感知他人情绪,理解并产生同理心,也是胜任护士角色的基本要素。护士增强感知患者情绪的能力,首先须有接纳患者的意识,才能感应患者发出的情绪信号；其次须知患者的任何情绪都有其原因、背景，弄清其真正原因，以整体眼光看问题，才能真正体察患者的情绪。护士感知患者情绪的过程中，应关注患者的体验、想法和感受，调动患者主观能动性，使之在主动参与、配合其身心康复的诊疗活动中保持良好心境；护士宜深入接触患者，主动、敏锐地发现患者的情绪问题，切实可行地助其情绪调控。

（郭　瑛　易巧云）

思考题

1. 为什么痛觉没有适应性？为何某患者主诉头痛，又查不出任何躯体病理变化的证据？护士应该如何处置？
2. 如何用信息加工的观点解释人类的记忆系统？
3. 如何运用记忆的理论提高学习专业知识的效率？
4. 如何用注意的品质指导护士的临床观察？
5. 如何发展个体的创造性思维？
6. 如何识别和调控激情？
7. 认知如何影响人们的情绪活动？
8. 情绪如何影响人们的学习和生活？

第三章

个　　性

> **教学目标**
>
> **识记：** 1. 准确表述以下基本概念：个性　个性心理特征　需要　动机　气质　性格
> 2. 准确表述需要的特征、种类。
> 3. 准确表述个性的特征。
> 4. 准确表述性格的特征。
> 5. 准确表述四种气质类型的心理和行为特点。
>
> **理解：** 1. 简述马斯洛的需要层次理论。
> 2. 比较需要、动机的概念并简述二者之间的关系。
> 3. 简述动机冲突的基本类型。
> 4. 简要概括以下人格理论：奥尔波特的人格特质论　卡特尔的人格因素论　艾森克的人格维度论　弗洛伊德的精神分析理论　斯金纳的操作条件作用学习理论　班杜拉的社会学习理论　马斯洛的自我实现理论　罗杰斯的自我论
> 5. 简述气质和性格的关系。
> 6. 简述气质特征、性格类型。
>
> **应用：** 1. 结合自身经历解释动机的功能。
> 2. 挫折的承受力及其影响因素。
> 3. 举例说明个性形成、发展的影响因素。

　　个性（personality）也称人格，迄今尚无统一的定义。现代心理学把个性定义为一个人的整个精神面貌，即一个人在一定社会条件下形成、具有一定倾向、比较稳定的心理特征的总和。

第一节　概　　述

　　相对于人格概念，个性的内涵更宽泛，除包括与人格较对应的性格，还包括能力、气质等个性心理特征及个性倾向性。系统学习、掌握心理学基础知识，需较全面了解个性的相关理论。

一、个性心理结构

　　个性的心理结构包括两个相互联系的方面。
　　（1）个性倾向性：是个性中的动力结构，个性结构中最活跃的因素，是人们进行活动的基本动力。个性倾向性决定个体对现实的态度、对认识活动对象的趋向和选择，主要包括需要、动机、兴趣、理想、信念和世界观。

（2）个性心理特征：是个性中的特征结构，集中反映个体心理面貌的独特性，指一个人身上经常、稳定地表现出的典型心理活动和行为，主要包括能力、气质和性格。

个性倾向性和个性心理特征并非彼此孤立，而是相互渗透、相互影响、错综复杂地交织在一起。个性心理特征受个性倾向性的调节；个性心理特征的变化在一定程度上影响个性倾向性。

二、个性的特征

（一）整体性

个性是统一的整体结构，是人的整个心理面貌。许多心理学家强调个性的组织性和整体性。美国著名心理学家奥尔波特指出，个性是有组织的整合体，在整合体中各个成分相互作用、相互影响、相互依存，如果其中一部分发生变化，其他部分也将发生变化。尽管个性可分解成多项维度或多个特质因素，但正常个体的个性表现是统一的整体，其各种个性特质应基本一致，此即整体性。若个体的个性特质不和谐（解体、分裂、变态），则会发生人格障碍。

（二）稳定性

个性的稳定性表现为两个方面，一是个性的跨时间持续性，二是个性的跨情境一致性。个体在行为中的偶然表现不能表征其个性结构，只有比较稳定、行为中经常表现的心理倾向和心理特征才能表征其个性。如某个体一向处事谨慎稳重，偶然表现出冒险、轻率的举动，不能认定他具有轻率的性格特征。"江山易改，本性难移"，即个性稳定性最形象的表述。

个性具有稳定性，并不意味着其在人的一生中一成不变，随着年龄增长，环境变化，教育作用等，个性会发生一定程度变化，尤其在儿童时期。正因为个性具有可塑性，才能培养和发展人的个性。因此，个性是稳定性和可塑性的统一。

（三）独特性

个性的独特性，指人与人之间的心理和行为各不相同。由于个性结构组合的多样性，每个人的个性都有其自身特点。俗话"人心不同，各如其面"，即反映个性的独特性。即使是同卵双生子，他们在遗传方面可能完全相同，其个性特质却有所区别，因其个性发展受遗传、环境、成熟和学习等许多因素的影响。

指出个性的独特性，并非指人与人之间在个性上毫无相同之处，个性包含有人类共同的心理特点、民族共同的心理特点等，因此个性的独特性主要反映其与共同性的质、量差异。

（四）社会性

个性在个体遗传和生物基础上形成，受个体生物特性的制约；同时，个性也在社会交往中逐渐形成和发展，社会生活条件对个性的形成和发展起决定作用。生物因素给个性发展提供可能性，社会因素使其可能性转化为现实。因此，个性基于先天遗传素质、在人类社会的影响下形成，每个人的个性类型都存在其成长的社会环境的"烙印"。

第二节 人格理论

学术界介绍西方的个性理论,多用"人格"的术语表述,故本节以"人格"替代"个性"阐述如下。人格理论是心理学家对人格所作的系统性、理论性解释,本节主要介绍其中影响较大的四类人格理论。

一、特质理论

特质论认为,人格由一组稳定的特质构成(如依从性、进攻性等);特质(trait)是构成人格的基本单位,决定个体的行为;人格特质在时间上具有稳定性,在空间上具有普遍性;可通过评估人格特质,预测个体的行为。

(一) 奥尔波特的人格特质论

美国心理学家奥尔波特是特质论的创始人,他首先把特质分为共同特质和个人特质。共同特质指同一社会文化形态下人们共有的特质,它们在共同的生活方式下形成,并普遍存在于每个人身上。例如"母爱",就是普遍所有母亲的共同特质。个人特质则是特定个体具有的特质,代表个体独特的人格倾向。个人特质包括三方面。

(1) 首要特质:个人最典型、最具概括性的人格特质,处于人格结构的支配地位,主导人的整个行为倾向。如"同情心"被视为南丁格尔的首要特质;"创造力"被视为爱迪生的首要特质。

(2) 核心特质:由多个特质组合构成,代表个体人格的一些主要特征。每人通常有5~10个核心特质。如林黛玉的清高、聪明、孤僻、抑郁、敏感等,均为核心特质。

(3) 次要特质:个人无足轻重的特质,只在特定场合出现。

(二) 其他特质理论

美国心理学家卡特尔把人格特质划分为表面特质和根源特质。表面特质指表面上看到的与行为相关联的特质,它们直接与环境接触,常随环境而变化,是外部可观察到的行为;根源特质指决定行为的内部特质,人格结构中最重要的部分。它们隐藏在表面特质的后面,深藏于人格结构的内层,是制约表面特质的潜在基础和人格的基本因素,是建造人格大厦的基石。卡特尔采用因素分析法确定了16种根源特质(亦称人格因素),还据此编制了卡特尔16种人格因素问卷。

英国学者艾森克使用因素分析法建立的人格特质模型,包括内外向性、神经质和精神质三个基本人格维度。内外向性指社交性的水平;神经质又称情绪性,指情绪稳定与否;精神质又称倔强性,指与精神病理有关的人格特征,所有人身上都程度不同地存在。著名的EPQ人格问卷,即艾森克依此理论编制而成(相关内容参见本教材"第十一章")。

由五个维度组成、简称"大五"人格因素模型,是目前较具影响力的特质理论,包括开放性、责任心、外倾性、宜人性和情绪稳定性。"大五"模型在不同群体中呈现较好的一致性,包括儿童、大学生、成年人及使用不同语言的人群。美国、德国、芬兰、菲律宾等不同国家的跨文化研究,也支持该模型的构成。我国学者探索中国人的人格结构,提出了针对中国人个性特点的人格七因素模型,包括外向性、善良、行事风格、才干、情绪性、人际关系、处世态度。

特质理论把人格研究引至可操作的方向,具有很强的实用性,但实际的人格形成与发展远比理论揭示的更复杂。特质理论因未着眼于人格形成的起因和影响因素,有一定局限性。

二、精神分析理论

弗洛伊德创立的精神分析理论当属人格理论中影响最深远的,该理论的核心内容,是人格结构、人格动力和人格发展。以下简介其人格结构、人格发展的主要论点。

(一) 人格结构

弗洛伊德认为,人格结构由本我、自我和超我三个独立且相互作用的部分组成。

1. 本我(id)　指人格中与生俱来的最原始部分,是人格形成的基础。本我包括许多原始动机,其中以性及攻击冲动为主。本我受"快乐原则"支配,表现为即刻减轻紧张,使满足感最大化。新生婴儿处在本我状态,一旦感到饥饿时就立即要求吃奶,不会考虑母亲此时有无困难。长大成人后,个体的"本我"大部分处于潜意识状态,人们较难觉察。

2. 自我(ego)　自我介于本我和超我之间,从本我中逐渐分化而来,是人格结构中的管理和执行部分。自我遵循"现实原则",但受"超我"的观察、评判和监督,若违背"超我"就会受到惩罚而产生自卑感或罪恶感。自我的主要功能是保持个体心理的完整性,协调人格各部分之间关系及个体与环境的关系,缓冲和调节本我的冲动。

3. 超我(superego)　指人格结构的最后一部分,从自我中逐渐分化和发展而来。超我受"道德原则"支配,代表是非标准、价值观和社会理想,也是父母、老师及重要他人教导和示范的内容。超我包括"良心和自我理想"两部分,"良心"是衡量自我为"恶"的尺度,指出自我不该做什么;"自我理想"是衡量自我为"善"的尺度,指出自我应该做什么。

人格的三部分不是各自孤立,而是相互作用构成的整体。若能保持平衡,人格就得到正常发展;但因三者的行动原则各不相同,彼此的冲突无法避免。当人格三部分的平衡关系被破坏时,个体多产生焦虑,导致精神病或人格异常。

(二) 人格发展

弗洛伊德认为,人格由童年经历的一系列阶段所形成,先后主要经历五个阶段。

1. 口唇期(0~1岁)　人格发展的第一个阶段。此时婴儿的大部分活动以口唇为主,吮吸、摄入、含住、撕咬、吐出、紧闭等口唇活动,都能使其获得满足和快乐。其口唇活动都将成为人格的原型,如含住是坚韧和决心的原型,紧闭是拒绝、抗拒的原型。若个体口唇期的需要得到满足或被限制,就会形成某种人格特征。

2. 肛门期(1~3岁)　此时幼儿以排泄大小便获得满足,得到快感。如厕训练是此期的关键,也是社会规则内化的重要时期。若训练过分放纵和严格,可致肛门期固着,并表现相应的人格特征。

3. 性器期(3~6岁)　此期儿童开始注意自身的性器官。通过换衣服和沐浴,儿童开始了解两性器官的差异,并以触摸自己的生殖器获得快乐和满足。此阶段的儿童会爱恋异性父母,体验"恋父情结"或"恋母情结",并对同性父母产生敌对、嫉妒。此期对儿童性别特征形成及成人后的性生活非常重要,日后待恋父情结和恋母情结化解,儿童的人格才能继续向前发展。

4. 潜伏期(6~12岁)　儿童6岁以后,一方面由于超我的发展,另一方面由于活动范围扩大,儿童对性器官的兴趣进入潜伏期。此期,儿童开始注意学校的学习、游戏、运动及同性伙伴的友谊等,直到青春期才有所改变。

5. 生殖期(青春期至成年) 指人格发展的最后阶段,随着性器官成熟,个体由儿童进入青春期,开始对异性产生兴趣。此期的关注重点,是成熟及成人的性渴求,持续时间最长。

弗洛伊德的人格理论,首次提出个人的早期经验对其人格形成的重要作用,开创性地按阶段划分人格的发展过程,对其后的人格研究影响很大,尤其是对一系列人格障碍治疗方法的创立贡献巨大。但弗洛伊德的人格理论忽略了社会环境对人格发展的作用,且其理论无法得到科学验证。

三、行为主义理论

该理论认为,人的各种行为模式都是通过学习形成的,故人格的本质是个体习得行为的总和;人格形成依赖于社会环境,又随社会环境而改变。

美国心理学家斯金纳认为,人格在后天的社会生活中逐步学习形成,个体的不适宜、适宜行为都可通过强化习得。人格形成过程中,环境中是否给予强化和激励,是影响某种人格特征形成与否的重要因素。当个体在情境中先出现某种自发的行为反应,之后若获得奖赏,其行为便得到强化,随之会继续表现其行为反应;反之,若未获得奖赏,个体的某种行为将逐渐消退。

班杜拉的社会学习理论认为,个体可不必亲身经历而习得某种行为,只要通过观察他人的行为表现方式及行为后果,就可获得与亲身经历者同样的经验。班杜拉指出,行为可通过主动地观察学习与模仿而形成,人格正是在反复观察他人行为的过程中得以发展的。

行为主义理论较重视人格形成与改变的环境因素,相对忽略个别差异、遗传及生理因素对个体行为及人格的影响。该学说运用量化及实验的方法加以验证,与其他人格理论相比较严谨,更合乎科学研究的要求。

四、人本主义理论

指马斯洛和罗杰斯为代表的人本主义论者提出的更积极的人格理论。该理论主张人在困境中的自由和主动,强调人的潜能,认为人具有趋向完善的倾向,可使人格健康发展,达到自我实现。

(一) 马斯洛的自我实现理论

马斯洛认为人人都有自我实现的需要。自我实现指个体以自身的特有方式发挥出其最大潜能的一种状态,趋向完美、趋向实现、趋向自我的保持和高度的倾向。自我实现是激发个体行为和发展的基本动力,但对大多数人只是一个目标或希望,很大程度上不一定完全达到。人格的自我实现,只有少数人能做到。但追求自我实现是人的最高动机,高层次的自我实现具有超越自我的特征。

(二) 罗杰斯的自我理论

罗杰斯认为自我概念是人格形成、发展和改变的基础,是人格能否正常发展的重要标志。自我概念指个人经验中一切有关自己的知觉、认识和感受,在个体与环境互动过程中形成。若一个人的行为方式作用于环境事物,产生的直接经验与间接经验一致,就会顺利形成自我概念。按照罗杰斯的理论,个体形成自我概念时,对他人怀有一种强烈寻求、积极关注的心理倾向,即被他人所爱和尊重的需要。若对成长中的个体提供无条件的积极关注,可使之有机会改善、促进其认知和情感,也使其有机会形成更切实际的自我概念,奠定自我实现的人格基础。

人本主义理论以人为中心,关注人们的自尊水平和实现自我潜能对成功的影响程度,提供了较全面的动机观。虽然该理论有些观点较笼统,忽略了人格的早期经验等影响因素,仍有许多值得重视和借鉴之处。

第三节 个性倾向性

个性倾向性主要包括需要、动机、兴趣、理想、信念和世界观等,较少受生理因素的影响,主要在个体后天的社会化过程中形成。个性倾向性的各个成分并不是孤立的,而是相互联系、相互影响并相互制约。如需要是个性倾向性乃至整个个性积极性的源泉,在需要的推动下,个性才能形成和发展;动机、兴趣和信念等都是需要的表现形式;世界观居于最高层次,制约个体的思想倾向和整个心理面貌,是人的言论、行为的总动力和总动机。

一、需要

(一) 需要的含义

需要(need)指个体生理或心理的某种缺乏或不平衡状态的反映,表现为个体生存和发展对客观条件的依赖性,是其行为的动力源泉。如血糖水平下降,会产生饥饿求食的需要;生命财产得不到保障,会产生安全的需要;孤独时,会产生交往的需要等。需要是一个人认识活动的内驱力,人从饮食、学习、劳动到创造发明等各种活动,都源于其需要的推动。需要可激发人的行动,使之朝着一定方向,追求一定的对象,以求得自身满足。需要越强烈、越迫切,引起的活动动机就越强烈。需要与人的情绪密切关联,人的需要得到某种程度的满足时,会产生愉悦的情绪情感,反之,则产生消极的情绪情感。

(二) 需要的分类

1. **生理需要和社会需要** 此按需要的起源分类。

(1) 生理需要:即个体维持生命和繁衍后代所产生的需要,如进食、饮水、睡眠、觉醒、运动、呼吸、排泄和性活动等。生理需要是人类最原始、最基本的需要,且与动物共有。但人与动物的生理需要有本质区别,人类不仅以周围环境的自然物作为满足需要的对象,更主要靠社会劳动生产满足需要,人还根据外部条件和行为规范有意识地调节自身需要。因此,人的生理需要也具有一定的社会性。

(2) 社会需要:即人类在社会生活中形成,为维护社会的存在和发展而产生的需要。如劳动生产、社会交往、文化学习、实现理想的需要等。社会需要基于生理需要,在社会实践和教育的影响下发展而来。当个体认识到某些社会要求是其自身发展所必需时,社会要求即可转化为其个人的社会需要。

2. **物质需要和精神需要** 此按需要的对象分类。

(1) 物质需要:指个体对衣、食、住、行等物质对象的需求,如劳动工具、文化用品、科研仪器等的需要。在人的物质需要中,既有生理需要的内容,也有社会需要的内容。

(2) 精神需要:指个体对社会精神生活及其产品的需求,为人类所特有,如知识、文化、艺术、科学、交往、道德、审美和创造等需要。人类最早形成的精神需要,是劳动和交往的需要。随着社会生产力的发展,人类新的精神需要不断发展,日趋丰富。

(三) 马斯洛的需要层次理论

人类的需要是个复杂的系统结构,马斯洛对其进行了卓有成效的研究,提出了分为七个层次的需要层次理论。该理论认为人类的需要从低到高依次为:生理需要、安全需要、归属和爱的需要、尊重需要、认知需要、审美需要和自我实现的需要(图3-1)。马斯洛将需要分为基本需要(匮乏性需要)和成长性需要(发展性需要)。匮乏性需要是一个人不可或缺的普遍的生理、社会需求,包括生理需要、安全需要、归属和爱的需要、尊重需要,若此类需要得不到满足,个体将出现疾病或危机。发展性需要是一个人自身的成长、自我实现趋向所激励的需求,包括认知需要、审美需要和自我实现的需要,当此类需要得到满足时,人会产生愉悦的体验。

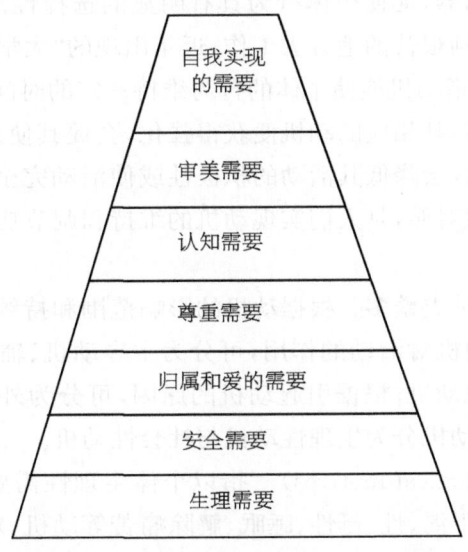

图 3-1 马斯洛的需要层次理论

二、动机

动机一词源于拉丁语 movere,意指"趋向于(to move)"。所有机体都会趋向某些刺激而远离另一些刺激,且由个体的喜好、厌恶所决定。动机作为一个概括性术语,是对所有引起、支配、维持生理和心理活动过程的概括。人们可以通过动机去解释、预测个体行为的不同方式,再以个体的行为方式对其动机进行分析。

(一) 动机的含义和功能

1. **动机的含义** 动机(motivation)指为实现一定目的激励人们行动的内在原因。动机可以是有意识或无意识的。它能产生一股驱动力,引起人们行动,并维持其行动朝向一定目标。

引起动机必须有内在条件和外在条件的共同作用。①内在条件,即需要,动机基于需要产生,故无脱离需要的动机。只有机体需要的欲望很强烈、满足需要的对象存在,才能引发动机。如人们求职需要学历,且学历越高求职越容易,人们的求职需要就引发其再学习、再深造的动机。②外在条件,即诱因,指能引起动机并满足个体需要的外部刺激。诱因可以是物质或精神的,如饥饿的人,食物是其物质诱因;好学上进的学生,学校奖励、老师表扬是其精神诱因。

动机与需要不同,需要是人们对某种目标的渴求或欲望,主要与人们的主观愿望相联系;动机基于需要产生,主要与人的行动相联系。需要并不能直接引发人的行动,必须经产生动机才能引起人的行动,动机是需要与行动的中间环节。

2. 动机的功能

(1) 激发功能:指动机能激发人产生某种活动,对行为具有始动作用。如一名学生想掌握电脑的操作技术,他就读的学校或周遭又有电脑设备,他就会在其动机驱动下,产生相应的行为。

(2) 指向功能:指动机不仅能唤起行为,且能使行为具有一定的方向,朝着预定的目标前进。动机是引导行为的指示器,促使个体行为具有明显的选择性。如人们在成就动机的支配下,可放弃舒适的生活条件到艰苦的地方去工作,近年出现的"大学生当村官"现象或属此例。

(3) 维持和调节功能:指动机能使个体的行为维持一定的时间,对行为起着续动作用。当活动指向个体追求的目标时,其相应的动机便获得强化,会促其使某种活动持续下去;相反,当活动背离个体追求的目标时,会降低其活动的积极性或使活动完全停止。需要强调的是,将活动结果与个体的原定目标做对照,是人们实现动机的维持和调节功能的重要条件。

(二) 动机的分类

人类的动机相当复杂,种类繁多。根据动机的影响范围和持续时间,可分为长远的概括动机、暂时的具体动机;根据动机对活动的作用,可分为主导动机、辅助动机;根据动机的意识程度,可分为意识动机、潜意识动机;根据引起动机的原因,可分为外在动机、内在动机等。但多数学者依据动机的起源,将动机分为生理性动机与社会性动机。

1. 生理性动机(physiological motives) 指以个体生理性需要为基础的动机,与生俱来,又称原始性动机。如饥饿、干渴、性、母性、睡眠、解除痛苦等动机,对维持个体的生存和发展的作用极其重要。

(1) 饥饿动机(hunger motive):指驱使个体引发求食活动的饥饿感。产生饥饿感可能与机体的血糖水平、胃充实与否等因素有关,其中影响饥饿的最重要因素是机体血糖水平的变化。生理学研究表明,葡萄糖是一种控制饥饿感的物质,因葡萄糖的水平由下丘脑监控,下丘脑可通过摄食中枢和饱食中枢调节摄食行为。此外,许多外部因素也影响个体的求食活动,如食物的色、香、味,个人进食习惯,社会习俗等。

(2) 干渴动机(thirst motive):指因体内水分不足而驱使个体产生饮水活动的驱动力。研究表明,细胞脱水和血容量减少可刺激下丘脑,引起干渴而思饮。水维持机体生命的作用比食物更重要,人连续禁食10~20日,仍可维持生命;但若短期内不喝水,极易引发疾病甚至死亡,故干渴比饥饿对个体行为的驱动力更大。

(3) 性动机(sexual motive):与饥、渴相比,性虽非维持生命所必需,却为维持种族繁衍所不可或缺。随着机体的性器官成熟,分泌的性激素可促使个体产生性动机并引发其性行为。

激发人类性欲的因素非常复杂,原始的性动机并非起主要支配作用,更重要的是受个体经验和以往学习的影响。

(4) 瞌睡动机(drowse motive):睡眠是个体的内在需要,是神经活动的抑制过程在脑部扩散的结果。个体出现睡眠需要时,会引发其瞌睡动机,使其他活动趋于停止。大量验证性研究表明,强行剥夺睡眠等机体的基本生理性需要,可影响其工作效率和身体健康。

2. 心理性动机(psychological motives) 指基于社会文化需要的动机,后天习得,个体差异很大,也称社会性动机或继发性动机。心理性动机主要包括成就动机、交往或亲和动机、权利动机、利他动机等。

(1) 成就动机(achievement motive):指个体努力追求卓越,以期达成更高目标的内在动力和心理倾向。每个人的成就动机内容不同,强度也因人而异。阿特金森认为,成就动机包含两种彼此抵消的心理作用,即希望成功和避免失败。一个人的成就动机越高,其希望成功的动机就越强于其避免失败的动机,为获得成功的快乐,更倾向于选择较困难的工作;反之,个体的成就动机越低,为避免失败的痛苦,只选择较容易的工作(图3-2)。

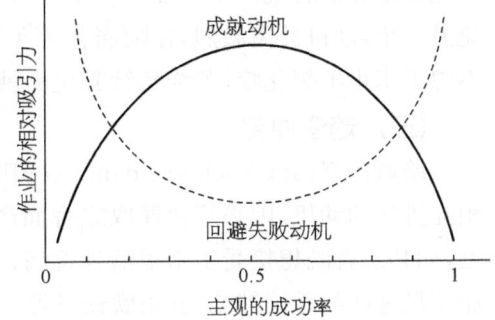

图 3-2 成就动机和作业选择

成就动机对个人发展和社会进步具有重大作用,如同一台强大的"发动机",激励人们努力向上,不断获得成功。如成就动机高的学生,学习成绩相对较好;成就动机高的职工,工作中相对容易取得成功。成就动机还影响个人对其成功、失败的归因,成就动机低者,往往将其成功归因于任务容易或运气好,将其失败归因于能力差;成就动机高者,则将其成功归因于自身的能力强,将其失败归因于自己不努力。归因倾向的差异,可使成就动机高者始终维持其动机的高水平,使成就动机低者处于较低的动机水平。

个人成就动机的高低,主要取决于父母的家庭教育、教师言行及教育方式。此外,是否经常参与竞赛、学习工作顺利与否、个性因素等,都可影响个人的成就动机水平。

(2) 交往动机(affiliation motive):指个体需要与人亲近的内在动力,是基本的社会动机,亦称亲和动机。个人在社会生活中需与他人亲近、交流,以获得他人的关心、理解、合作并发展友谊。当个体的亲和行为顺利进行时,会感到安全、温暖、有信心;当亲和行为受到挫折时,个体会感到孤独、无助、焦虑和恐惧。归属的需要,也是交往需要的表现,人们常愿把自己看做一个家庭、班级集体、学校或某团体的成员,此种群体成员的资格感、隶属于某群体的意愿即归属需要。个体在与他人的交往中生活和学习,人际交往被视为个体心理正常发展的必要条件。

三、心理冲突

心理冲突(mental conflict)又称动机冲突,指两种或以上不同方向或相互抵消的动机同时出现,因不能同时获得满足而产生的矛盾心理。心理冲突与动机的区别在于,动机由需要产生,而心理冲突则由两个以上动机的争斗引起。心理冲突以动机为基础,有冲突必定有动机,但有动机却不一定有冲突。心理冲突是导致人们心理失衡、产生挫折感的重要缘由。

(一) 双趋冲突

双趋冲突(approach-approach conflict)指个体对两个同时并存的目标都有需要且引发同等强度的动机,但因客观条件的限制,二者不可兼得且难以取舍的心态。如同时播放的电视剧和球赛对某青年具有同样强烈的诱惑力,该个体即易陷入两难选择的冲突。典型的双趋冲突,通常多发生在个体选择专业、职业和配偶时。

(二) 双避冲突

双避冲突(avoidance-avoidance conflict)指个体同时面对两个威胁、二者必择其一时易陷入进退维谷的窘境。个体面对两个均可使其产生强烈回避动机的目标,必须接受一个,才能避免另一个,动机冲突激烈,伴随痛苦等负性情绪。如某癌症患者,在必选其一的治疗方案中既不想手术也不想化疗,若为延续其生命就必须在二者间作痛苦抉择。

(三) 趋避冲突

趋避冲突(approach-avoidance conflict)指个体对同一目标产生既想接近、又欲回避的两种相互排斥的动机,因必须抉择取或舍而产生的心理冲突。此类动机冲突在日常生活中非常多见,如某患者既想接受手术根治其胃病,又担心手术引起疼痛、出血甚至生命危险;某学生想参加校足球队的系统训练,又怕耽误学习。

(四) 多重趋避冲突

多重趋避冲突(double approach-avoidance conflict)指个体同时面对两个或以上目标,每个目标分别具有吸引和排斥两方面的作用,易使人产生左顾右盼、难以抉择的心理冲突。如某人择业时有两个单位可供选择,两个单位又利弊相当,即易易陷入此类冲突而举棋不定。

四、挫折

(一) 挫折的概念

挫折(frustration)指个体动机性行为遭遇阻碍而产生的烦恼、苦闷和沮丧等不愉快情绪反应。挫折的心理学含义包括两方面:①个体动机性行为受阻的挫折情境。②受阻引起的情绪体验和状态。挫折为常见心理现象,可引起个体的行为变化。遭遇挫折时,有人可出现焦躁和不安、冷漠或退缩;有人可引起愤怒、攻击行为;也有人因挫折增强其适应能力。心理学家认为,完全不经受挫折并非有益人生。

(二) 挫折产生的原因

1. 外在因素 主要指阻碍动机或行为得以实现的外部条件,包括自然环境因素和社会境遇,如个体遭遇自然灾害、丧亲、婚变、失业、病痛折磨和人际关系紧张等。

2. 内在因素 指个体的自身因素和条件,包括心理和生理两方面。心理因素主要指个人的能力、知识和经验不足,或个性中缺乏韧性、过分轻信、急躁、不自信等不足;生理因素包括个体的容貌、身材高低、躯体疾病、年迈衰老等。

(三) 挫折的承受力

挫折的承受力指个体适应挫折的能力,即遇到挫折时免于行为失常的能力;承受力实际上反映个体对待挫折的态度。人的一生不知遭遇多少挫折,有的轻微、短暂,易克服;有的严重、漫长,难以克服。面对挫折,有人心胸开阔,性格乐观,充满自信,能向挫折挑战,百折不挠,直至最终克服挫折;有人心胸狭窄,性格内向,忧心忡忡,遇挫一蹶不振,丧失承受能力。

挫折承受力的主要影响因素涉及三方面。①生理因素。身体健康、发育正常者,对生理需要挫折的承受力强于体弱多病者。②既往经验。指挫折的承受力可通过学习获得,既往受挫而善于积累经验者有利其提高承受力;既往很少遭遇挫折,或遇挫即逃避、失去学习处理挫折机会者,其挫折的承受力则低。③知觉判断。相同的挫折可因个体的感受、判断不同,使之所承受的压力和打击不同。以心理学观点看,培养、增强个体对挫折的承受力,有助其适应环境,提高心理素质,促进身心健康。

挫折是个体成长过程中难以避免的客观现实,个人对付挫折、防止消极影响的主要方法如下:①提高认识水平,正确对待挫折。②改变处理方式,变换视角和出发点。③改换环境,轻装前进。④适度情绪宣泄,重建心理平衡。⑤主动倾吐心声,减轻心理压力等。

第四节　个性心理特征

个性心理特征主要包括能力、气质和性格。个体发展过程中,心理特征形成较早,且在不同程度上受生理因素的影响,构成个性结构中较稳定的成分。本节主要阐述气质和性格。

一、气质

(一) 气质的含义

气质(temperament)指一个人心理活动和行为方面的典型、稳定的动力特征。心理学的"气质"概念,与人们常用的"禀性""脾气""性情"等含义相近。现实生活中,有人生来好动,有人生来好静;有人脾气温和,有人性情暴躁;有人动作麻利,有人行动缓慢等,人们的这些差异即不同气质所致。

个体心理活动和行为的动力特征,其主要表现为:①心理活动的速度,如知觉速度、思维灵活度、情绪和动作反应的快慢;②心理活动的强度,如情绪体验的强弱、意志努力的程度;③心理活动的稳定性,如注意持续时间的长短、情绪的起伏变化;④心理活动的指向性,即心理活动倾向于外部事物,还是内部体验。

气质一般不受个人活动目的、动机和内容的影响,具有较强的稳定性,使人的心理活动染上个人独特的色彩。如一个情绪稳定、内向的学生,即使在紧张的环境、热闹的场景、感兴趣的活动中,都会显现其不易激动、较稳重、不张扬等特点。气质受遗传影响大,主要决定于个体的生物学因素。研究表明,新生儿已具有气质差异,如有的新生儿喜吵闹、好动、反应灵活;有的却平静、安逸、反应钝缓。但气质也可因生活环境、教育的影响发生一定程度的变化,如受团队人际氛围的影响,情绪易冲动的学生,可因顾及他人感受学会自控;军事化集体生活,可促使一向行动拖沓的学生,变得雷厉风行。

(二) 气质的生理基础

气质的生理基础十分复杂,不仅与神经系统的活动有关,还与内分泌腺的活动有关。一般认为,高级神经活动类型与气质的关系较直接和密切。

巴甫洛夫认为,高级神经活动有兴奋和抑制两个基本过程,两个神经过程具有三个基本特性:强度、平衡性和灵活性。①神经活动过程的强度,指神经细胞能接受刺激的强弱程度及持久工作的性能。②神经活动过程的平衡性,指兴奋和抑制两过程之间的强度相当与否,有平衡和不平衡之分,且不平衡又有兴奋或抑制占优势两种情况。③神经活动过程的灵活性,指对刺激的反应速度及兴奋与抑制过程相互转化的难易程度。

神经过程三个基本特性的不同组合,构成高级神经活动的四种主要类型:①强而不平衡型（兴奋型）。②强而平衡、灵活型（活泼型）。③强而平衡、不灵活型（安静型）。④弱型（抑制型）。

(三) 气质的心理特性

1. **感受性** 指人对外界刺激的感受能力。它是神经过程强度特性的表现,可根据人们产生心理反应所需要的外界刺激的最小强度加以判断。

2. **耐受性** 指人接受外界刺激作用时,在时间、强度上可经受的程度,也是神经过程强度特性的表现。具体体现为人们长时间从事某项活动时注意力的集中性,对强烈刺激（如疼痛、噪声、过强或过弱的光线）的耐受性,长时间的思维活动仍能保持优越效果的坚持性等方面。

3. **反应敏捷性** 指一般的心理反应和心理过程的运行速度,主要是神经过程灵活性的表现。敏捷性包括注意转移的快慢和难易、言语和记忆的速度、思维的敏捷和灵活程度,动作的灵活程度等。

4. **可塑性** 指人们根据外界事物的变化而改变自己行为以适应环境的难易程度,也是神经过程灵活性的表现。迅速适应环境、行动果断的个体可塑性较大;可塑性小者则表现为刻板性或惰性。

5. **情绪兴奋性** 指以不同速度对微弱刺激产生情绪反应的特性。它不仅表现神经过程的强度,也表现平衡性。情绪兴奋性包括其高低、情绪向外表现的强烈程度两方面。

6. **指向性** 指人的心理活动、言语与行为反应表现于外部或内部的特性,即外向性和内向性的总称。外向性由神经活动兴奋过程占优势;内向性由神经活动抑制过程占优势。

(四) 气质的类型

气质类型,指某类人共有或相似的心理活动特征的有规律结合。根据气质特性的不同结合（表 3-1）,可将其分为四种类型。

表 3-1 气质类型、特性与高级神经活动类型的关系

气质类型	高级神经活动类型	神经过程的特性			气质特性					
		强度	平衡性	灵活性	感受性	耐受性	敏捷性	可塑性	兴奋性	指向性
胆汁质	兴奋型	强	不平衡	灵活	低	高	快	不稳定	高而强烈	外向明显
多血质	活泼型	强	平衡	灵活	低	高	快	可塑	高而不强	外向
黏液质	安静型	强	平衡	不灵活	低	高	迟缓	稳定	低而强烈	内向
抑郁质	抑制型	弱	不平衡	不灵活	高	低	慢	刻板	高而体验深	严重内向

1. **胆汁质** 此类个体的典型表现是精力旺盛,反应迅速,情绪发生快而强,易冲动但不持

久,直爽热情,明显外向,但急躁易怒,意志坚强,果断勇敢,但缺乏耐心,思维具有一定的灵活性,但经常粗枝大叶,注意稳定而集中但较难转移。

2. 多血质　此类个体的典型表现是活泼好动,思维敏捷、灵活,富有朝气,情绪发生快而多变,表情丰富,但体验不深,外向特点明显,容易适应新环境,兴趣广泛但易变化,注意力易转移,缺乏忍耐性,毅力不强。

3. 黏液质　此类个体的典型表现是安静、稳重,反应较慢,思维、言语及行动迟缓,注意稳定、持久且不易转移,行为和情绪都显现其内向特点,自制力较强,具有耐性,办事谨慎细致,但较难适应新环境、新工作,感情较淡漠。

4. 抑郁质　此类个体的典型表现是对刺激敏感,善于观察他人不易觉察的细微事物,行为相当缓慢,柔弱,多愁善感,内心体验相当深刻,且隐晦而不外露,内向特点明显,不善交往,较孤僻,遇到困难或挫折时易畏缩,但对力所能及的工作表现其坚忍的精神。

在人群中,仅少数个体是四种气质类型的典型代表,多数人是两种或两种以上的中间型、混合型。判断个人的气质时,不宜硬性将其划归某种类型。

(五) 气质的意义

气质是个性赖以形成的条件,体现个性的生物学内涵。气质本身无好坏,只表明个体心理活动的动力特征,不涉及心理活动的方向和内容。任何类型的气质都有其利弊,如多血质个体的优点是情感丰富,工作能力强,易适应新环境;缺点是多变,精力分散,无恒心。胆汁质个体的优点是生气勃勃,热情,勇敢;缺点是急躁与易冲动。黏液质个体的优点是自制力较强,坚毅,冷静;缺点是对周围事物冷淡、固执等。抑郁质个体的优点是情感深刻,观察力敏锐,办事认真等;缺点是易陷于个人体验和过度沉默,易致孤僻等。个体虽无法选择其气质类型,但可认识自己的气质类型及其利弊,针对自身气质类型扬长避短,做自己气质的主人。

气质无法决定个体活动的社会价值和成就高低,社会活动家、科学家、作家等卓越人物中,均有各种气质类型的典型代表。据分析,俄国有四位著名文学家即为四种气质的典型代表:普希金有明显的胆汁质特征;赫尔岑有典型的多血质特征;克雷洛夫属于黏液质类型;果戈理属于抑郁质的典型。由此可见,任何气质类型的个体都可充分发挥其才能,对社会有所贡献。

气质在人的实践活动中虽不具决定作用,但可在一定程度上影响人的活动效率。不同职业对个体的气质要求不同,选择职业时,考虑气质因素十分重要。实践表明,多血质、胆汁质的个体,易适应迅速灵活的工作;黏液质、抑郁质的个体,易适应持久细致的工作。仅以运动员为例,胆汁质者易兴奋,较适合中短跑、跳高、拳击、球类等要求爆发力强的项目;多血质者适应性强,可塑性大,对艺术感受较快,可选择体操、跳水、击剑等项目;黏液质者较适合棋类、登山等耐受性要求较高的项目;抑郁质者或不适合从事专项体育运动。又如飞行员、宇航员、潜水员等特殊职业,执行任务需经受高度的身心紧张考验,对个体的气质特性有特定要求,必须经心理测评并施以严格的选择和训练,以确保其胜任角色。

二、性格

(一) 性格的含义

性格(character)指人对客观现实的稳定态度,以及与之相应、习惯化的行为方式方面所表现的个性心理特征。

性格主要表现在稳定的态度和惯常的行为方式两方面。态度是个体对社会、集体、他人和自己的心理倾向,包括对事物的评价、好恶和趋避等。人对现实的态度不是孤立存在,而是自觉地渗透至生活和行为方式中。如"孔融让梨"反映其谦让、利他的性格特点;"守株待兔"者反映其懒惰、愚顽的性格特点。个体对事物的态度一旦在生活经验中得以巩固,便成为其在一定场合中习惯的行为方式,某种态度和行为方式便构成了一个人的性格特征。

性格具有独特性和稳定性,其独特性指某种性格特征为某人所独有,世界上没有性格完全相同的两个人。即使两个人的性格中同样具备勇敢、豪爽等特征,但两人的态度或行为方式却可不尽相同。性格的稳定性指某些一时、情境性、偶然的表现,不能代表一个人的性格特征。如不能依据某人偶然表现的胆怯行为,就认为其具有怯懦的性格特征。性格必须是经常出现、习惯化、从本质上最能代表一个人个性特征的态度和行为方式。但性格还有一定的可塑性,可通过社会实践活动,在与现实环境相互作用的过程中形成和发展。

性格是最具核心意义的个性心理特征,体现人的本质属性。一方面,性格与个体需要、动机、信念和世界观密切联系,是个体道德观和人生观的集中体现,受社会行为准则和价值标准的评判,故性格分好坏,具有直接的社会意义。另一方面,性格制约能力和气质的发展方向,影响能力和气质的表现。总之,良好的性格可使个体最大限度地发挥其聪明才智,适应现实生活。

(二) 性格与气质的关系

1. *性格与气质的区别*　①气质受个体高级神经活动类型的制约,主要是先天的,更多体现个性的生物属性;性格则受社会生活条件的制约,主要是后天的,更多地体现个性的社会属性。②气质表现的范围狭窄,局限于人的情绪和行为活动中的动力特征,无好坏之分;性格表现的范围广泛,几乎囊括人在社会生活各方面的心理特点,具有社会道德含义,有优劣之别。③气质的可塑性极小,变化很慢;性格的可塑性较大。

2. *性格与气质的联系*　气质以动力方式影响性格,使个体的性格具有独特色彩。如同样具有勤劳的性格特征,多血质的个体表现为精神饱满、精力充沛;黏液质的个体则表现为踏实肯干、认真仔细。同样具有友善的性格特征,胆汁质的人表现为热情豪爽;抑郁质的人则表现为温柔婉转。

气质影响性格形成与发展的速度,当某种气质与性格的一致性较大时,有助于性格的形成与发展;反之,有碍于性格的形成与发展。如胆汁质的个体易形成勇敢、果断、主动性的性格特征;黏液质和抑郁质的个体更易形成自制、沉稳、坚忍性的性格特征。

性格可在一定程度上弥补和改造气质,使气质服从或适应于生活实践的要求。如外科医生必须具有冷静沉着、耐心细致等性格特征,经长期的职业训练和实践,职业性格特征的形成和发展就可弥补或改造胆汁质个体易冲动、急躁的气质特征,或改变多血质个体缺乏耐性的气质特征。

(三) 性格的特征结构

性格是许多特征组成的复杂心理结构,主要可从以下四方面分析性格的特征结构。

1. 性格的态度特征 指人对现实环境稳定态度中显现的个别差异,是性格特征中最重要的组成部分,具体分为三方面。

(1) 对社会、集体、他人的态度特征:可表现为关心社会,热爱集体,具有社会责任感与义务感;乐于助人,待人诚恳、正直等;或表现为对社会与集体漠不关心,自私,虚伪等。

(2) 对学习、劳动和工作的态度特征:可表现为认真细心、勤劳节俭、富于首创精神;或表现为马虎粗心,拈轻怕重,奢侈浪费,因循守旧等。

(3) 对自己的态度特征:可表现为严于律己,谦虚,自强自尊,自信等;或表现为放任自己,骄傲,自卑,自以为是等。

2. 性格的理智特征 指人在认知活动中显现的个别差异。

(1) 感知:有人注意细节,有人关注整体和轮廓;有人快速感知,有人精确感知;有人主动,有人被动。

(2) 思维:有人善于独立思考,有人喜欢人云亦云;有人善于分析、抽象;有人善于综合、概括。

(3) 记忆:有人记忆敏捷,过目成诵;有人记忆较慢,需反复记忆方能记住;有人善于形象记忆;有人善于逻辑记忆。

(4) 想象:有人现实感强,有人富于幻想;有人想象丰富、奇特,有人想象贫乏、狭窄。

3. 性格的情绪特征 指人在情绪表现方面的心理特征。

(1) 强度:指人的情绪对工作和生活的影响程度及情绪受意志控制程度。有人情绪强烈、明显、易受感染;有人微弱、隐晦、不易受感染。

(2) 稳定性:指情绪的起伏和波动程度。有人情绪波动大,变化大;有人情绪稳定,心平气和。

(3) 持久性:指情绪对人身心影响的时间长短。有人情绪产生后很难平息;有人情绪稍现即逝。

(4) 主导心境:反映主体经常性的情绪状态。有人终日精神饱满、乐观开朗;有人经常愁眉苦脸、郁郁寡欢。

4. 性格的意志特征 指人对自身行为的调节和控制水平上显现的性格差异。

(1) 行为目的明确程度:如独立性或依从性,目的性或盲目性,纪律性或散漫性。

(2) 行为的自觉控制:如自制或任性,善于约束或盲动。

(3) 做出决定的贯彻执行:如有恒心与毅力、坚忍不拔,或见异思迁、半途而废。

(4) 应对紧急或困难情况:如勇敢或怯懦,果断或优柔寡断,镇定或慌张等。

性格结构的四方面相互联系,相互影响,在每个人身上构成独特的统一体。了解一个人,应全面分析其性格的各方面,性格的态度特征、意志特征在其性格结构中占主导地位。

(四) 性格的类型

性格类型,指一类人共有某些性格特征的独特结合。按一定原则和标准将性格分类,有助于揭示个体性格的主要特点和实质。

1. 以心理功能优势分类 英国心理学家培因和法国心理学家李波特依据理智、情绪、意志三种心理功能在性格中所占优势不同,把性格分为三种类型。

(1) 理智型：以理智评价周围发生的一切，并以理智支配、调节和控制自己的行动，处世冷静。

(2) 情绪型：用情绪评估一切，言谈举止易受情绪左右，不善于思考，其最大特点是不能三思而后行。

(3) 意志型：行动目标明确，主动、积极、果敢、坚定，自制力较强。

2. 以心理活动倾向分类　瑞士心理学家荣格根据人的心理活动倾向于内或外，把性格划分为内向型和外向型。外向型的人，心理活动倾向于外部世界，活泼开朗，活动能力强，不拘小节，善于交际，易适应环境变化。内向型的人，心理活动倾向于内部世界，处世谨慎，深思熟虑，珍视自己内心的体验，交际面窄，适应环境能力差。现实生活中，多数人是兼有内、外向型的中间型。国外学者已于20世纪将此类性格划分应用于教育、医疗等实践领域。

3. 以独立性程度分类　美国心理学家威特金等根据认知方式的场依存性、场独立性特点，将人的性格分成两类。

(1) 顺从型（场依存性占优势）：指个体倾向于把外在参照物作为认识事物的依据，易受环境的干扰。此类个体能照章办事，按他人旨意勤奋工作，但独立性差，多无主见，有盲目接受他人的暗示或影响的倾向。紧急和困难情境下，常表现为张皇失措，生活上多无头绪。

(2) 独立型（场独立性占优势）：指个体不易受外界事物干扰，习惯于利用内在参照（即自己的认识）。此类个体不易接受暗示，凡事有主见，具有独立判断事物和解决问题的能力，不轻易听取别人意见。善于处理困难和意外情况，生活自理能力强。

4. 以职业兴趣分类　美国职业指导专家霍兰德的性格-职业匹配理论，把人的性格分为六种。

(1) 社会型：具有爱好社交、友好、慷慨、乐于助人、易合作等特征，适合从事社会工作、教师、护士等职业。

(2) 理智型：具有好奇、善于分析、精确、思维内向、富有理解力等特征，适合从事自然科学、电子学、计算机编程等。

(3) 现实型：具有直率、随和、重实践、节俭、稳定、坚定等特征，适合从事农业、制图、机械操作等。

(4) 文艺型：具有感情丰富、想象力强、富有创造性等特征，适合从事文学创作、雕刻、音乐等。

(5) 贸易型：具有外向、乐观、健谈、爱社交、好冒险、支配人等特征，适合从事经理、营业员、推销员等。

(6) 传统型：具有务实、有条理、友好、拘谨、保守等特征，适合从事办公室管理、秘书、会计等。

5. 与健康关联的分类　美国的弗雷德曼、罗森曼两位学者在对冠心病患者的研究中发现其A型性格的行为方式，又把与A型性格相反的行为方式归为B型性格。其他研究也证实，个体的性格类型对其身心健康具有重要影响。故与健康关联的性格分类被更多关注，主要涉及医学领域。

(1) A型性格：指一种有冲劲、精力旺盛、竞争性强的性格特征。表现为求胜心切、急躁、易怒、怀有戒心和敌意、行动快、总想在最短时间内处理无数难以确定的事务。A 型性格者勤奋、忙碌、不知疲倦或不易满足、视成功为人生的价值标准，与人相处较具进攻性、爱挑剔，对日常琐事毫无耐心（如排队购物等）等。A 型性格的人因对自己期望过高，其心理和生理的负担均十分沉重，冠心病发病率显著高于 B 型性格人群，故 A 型性格被列为冠心病的危险因素。

（2）B 型性格：指一种满足于现状、知足常乐、内心平静、没有大的情绪波动等不温不火的性格特征。为人随和，生活较悠闲，工作要求较宽松，成败得失观较淡薄。B 型性格者较能抵抗压力，很少发生应激反应，神经内分泌功能平衡且较少发生紊乱，发生亚健康状态的机会不多，发生心脑血管疾病的危险性较低。

（3）C 型性格：指一种情绪受压抑的抑郁性格特征。表现为害怕竞争，逆来顺受，有气往肚子里咽，爱生闷气等。C 型性格者因对不幸之事内心体验深刻、过分忍耐或长期处于压抑状态，易致其机体免疫功能下降，可致各种代谢功能发生障碍，诱发各种癌变。因此，C 型性格被视为与癌症发生有关的性格，C 即取自 cancer（癌）的首位字母，意为具有此性格特征者较易罹患癌症。

第五节　个性形成和发展的主要影响因素

个性的形成和发展，是先天遗传因素和后天环境因素相互作用的结果。遗传因素是个性形成和发展的自然基础；本教材重点阐述影响个性形成和发展的决定因素——环境因素，包括家庭、学校和社会文化环境等。

一、家庭

家庭对人的个性形成和发展的影响重要、深远。家庭除传递基因给后代，也是儿童成长的最初社会环境。从出生到五六岁，是个性形成最主要的阶段，儿童大多在家庭中生活，在父母的爱抚下成长。心理学家认为，论教育顺序，首先是家庭教育，其次才是学校教育。

（一）亲子关系与教养方式

亲子关系指父母与其子女之间的交往关系，是儿童最早建立的人际关系。亲子关系不仅直接影响儿童的身心发展，还对儿童的个性形成与发展具有深远影响。苏联教育家克鲁普斯卡娅指出："母亲是天然的教师。她对儿童特别是幼儿的影响最大。"亲子关系中的母爱，是儿童个性形成和健康发展的必要条件，缺乏母爱的儿童可能导致不合群、孤僻、任性和情绪冷漠等不良个性特征；父亲对儿童性别角色发展的作用不可或缺，父亲为男孩提供模仿同化的榜样，为女孩提供与异性成人交往的经历。幼年时与父母亲接触匮乏的儿童，其性别的社会化往往不完全。

父母的教养态度，深刻影响儿童的个性形成和发展。父母教养方式较民主，尊重孩子，孩子则自立、活泼、善于交往、富于合作、思想活跃；父母教养方式太严厉，经常打骂，孩子则易顽固、冷酷无情、倔犟或缺乏自信及自尊；父母教养方式过于溺爱，放纵孩子，孩子则任性、自私、野蛮、无礼、情绪不稳定、缺乏独立性、无责任感；父母过于保护孩子，凡事包办代替，孩子则被动、依赖、缺乏主见、沉默、社会适应能力差；父母教养方式过于支配,孩子易消极、顺从、依赖、懦弱、缺乏主动性,或走向强烈反抗、冷酷、残暴等极端。

(二) 家庭结构

随着社会发展,当代的家庭结构变化很大,主要有核心家庭、大家庭、特殊结构家庭三种家庭结构。

1. **核心家庭** 指父母、子女两代人组成的家庭,是我国现阶段幼儿家庭的主要形式。此类家庭中,父母需承担教育孩子的全部责任。父母接触子女机会多,了解较深入全面,对子女施行教育较顺利,外界的干扰少,有教育的自觉性和迫切感。但有些年轻父母或因缺乏管教孩子的经验和耐心,或因双职工缺少与孩子沟通的时间,时而放纵自流、时而管教过严。

2. **大家庭** 指三代或以上的家人组成的家庭,是现阶段幼儿家庭的另一重要形式。此类家庭中,祖辈可替孩子父母弥补教育孩子时间少、精力不足的缺憾,给孩子更多关心照顾;但代际差异所致教养方式常与现代教育观念存在分歧,易出现隔代溺爱,形成家庭矛盾,甚至不同管教方式令孩子无所适从。此类家庭结构可能对儿童的个性发展造成不利影响,或致其性格的两面性,或形成焦虑不安、恐惧等不良个性特征。如研究表明,核心家庭幼儿的独立性、自制力、敢为性、自尊心、文明礼貌、行为习惯等个性发展优于大家庭的幼儿;但其与人相处、关注亲情等则不及大家庭中成长的幼儿。

3. **特殊结构家庭** 指仅父母一方与孩子组成的离异或单亲家庭、因故致父母与子女分居异地的离散家庭。此类家庭中,或父母的角色暂时或长久缺失(如父母异地打工致留守儿童现象),或因社会舆论的不良影响,或因父母长期的不良情绪及不当教育方式,可使孩子情绪波动较大,比完整家庭的儿童更易形成愤怒、恐惧、悲观、冲动、好说谎、自卑、孤僻等不良个性特征,其同伴关系、自我控制能力较差,行为问题较多。研究表明,父母离婚比父母一方亡故对孩子个性的影响更大。若此类家庭的孩子获得良好的教育,也可形成良好的个性特征。

(三) 家庭氛围与父母榜样

家庭成员特别是父母之间的相互关系造成的家庭特有气氛,直接影响儿童个性的形成。和睦、尊重、理解、宁静、愉快的家庭气氛,对孩子的个性具积极影响,孩子在家里有安全感,生活乐观,信心十足,待人和善,能很好地完成学习任务;家庭成员间争吵、隔阂、猜疑、不和睦关系所致紧张家庭气氛,对孩子的个性具消极影响,孩子缺乏安全感,情绪不稳定,容易紧张和焦虑,担心将发生家庭悲剧,不信任他人,易发生情绪与行为问题。

父母是孩子的第一任教师、早期社会学习的榜样,社会信仰、规范和价值观等,首先通过父母的"过滤"传授给子女。父母的言行潜移默化地影响孩子个性的发展,孩子也随时随地模仿和学习父母的行为,可致子女与父母的个性十分相似。

二、学校

英国思想家欧文说:"教育人就是要形成人的个性。"学校不仅为学生传授文化科学知识,施以人生理想教育,还可促进学生个性的形成和发展。优质的学校教育,有助于学生形成良好的个性,顺利地走向社会、适应社会生活;若学校教育的某个环节不当,可造成学生日后的社会适应不良。学校教育对学生个性形成和发展的影响,主要体现在四方面。

1. 课堂教学　课堂教学可使学生接受系统的科学知识,掌握大量科学文化知识,亦形成正确的世界观,对学生发展良好的个性具有重要作用。学生经历的艰苦学习过程,有利其发展坚持性、自制性、主动性和独立性等良好个性特征。

2. 班级集体　班集体作为学校的基本组织形式,其特点、要求、舆论、评价等,对学生都是无形的巨大教育力量。马卡连柯指出,要通过集体教育,使每个学生都在其班级里有一定地位,在活动中扮演各种角色,其角色地位必然影响学生的个性发展。学生在班集体中,参加学习、劳动及各种文艺、体育及兴趣小组等活动,同学之间相互交往,可增强其责任感、义务感、集体主义感,学会互相帮助、团结友爱、尊重他人、遵守纪律,也培养其乐观、坚强、勇敢、向上等优良的个性特征。优秀的班级集体,可促进学生形成良好的个性,还可改变学生一些不良的个性特征。

3. 教师　教师在学生个性的形成与发展中的作用至关重要,对小学生的影响特别显著。首先是教师的榜样作用,教师在学校的言行都易为学生效仿,可潜移默化地影响学生的个性发展;其次,师生关系也可影响学生的个性发展。研究发现,喜欢教师的学生说谎少,易形成诚实的特征;不喜欢教师的学生则经常说谎。

4. 同龄群体　小学生最初以家长和教师为其效仿榜样,随着年级增高,长者的影响力逐渐下降,同龄伙伴的影响力日渐增强。美国心理学家哈塔普认为:"接近同伴,得到同伴接纳并开展积极的相互影响,对儿童的发展是非常必要的。"同龄伙伴对学生个性形成的影响,对独生子女的成长过程尤其重要。独生子女较易受同龄伙伴的影响,且随年龄增大。教师应为学生树立其群体的优秀学生榜样,因优秀同龄伙伴较其他学生更具影响力。

三、社会实践

社会实践对个性培养和发展的作用,更多是通过家庭、学校影响青少年。当个体完成学校教育,从家庭、学校到走上社会,其反复学习适应新角色、新职责应有的行为方式及对事物所持态度的同时,也形成和改变其某些个性特征。如参加登山活动可锻炼个体的顽强性;参与救护活动可锻炼个体的机敏性;从事公益活动可使个体更多地体验和学习关爱。

个体长期从事某种特定职业,必然根据社会对其职业要求不断强化自身的角色行为,故职业实践亦可促使个体形成相应的个性特征。如教师的言传身教、诲人不倦;文艺工作者的感情丰富、活泼开朗、富于想象;科技工作者的创新求实、严谨缜密;医护工作者的高度负责、富于同情等。

(郭　瑛　胡　菁)

思考题

1. 如何评价马斯洛的需要层次理论、自我实现论?
2. 如何理解动机对人的需要、行为的影响?试举例阐明。
3. 如何理解挫折的意义?请用亲身体验阐述。

4. 如何解释"气质无好坏之分"一说?
5. 如何用个性的相关理论解释某人才的成功要素?
6. 如何用性格与健康的关联指导人们维护身心健康?
7. 如何培养自身的良好性格?
8. 请联系求学之路的切身体验,谈谈学校教育对你的个性发展具有怎样的积极影响。
9. 请联系自身成长经历,谈谈家庭教育对你的个性发展具有怎样的积极影响。
10. 请联系自身成长经历,谈谈社会实践对你的个性发展具有怎样的积极影响。

第四章

应激与健康

教学目标

识记： 1. 准确表述以下基本概念：心理健康　应激　应激源　应对　心理防御机制　心身疾病
2. 准确表述心理健康的评定标准。
3. 准确表述现代应激理论的要点。
4. 准确表述七种经典心身疾病的病名。

理解： 1. 简述健康的影响因素。
2. 简述应激源的类别。
3. 简述应激的心身中介机制、情绪反应、行为反应。
4. 简述心理应激反应过程及认知因素在应激过程中的作用。
5. 简述常用心理防御机制。
6. 简述应对的四个要点、五个维度。
7. 简述心身疾病的阳性指征、诊断与防治原则。
8. 简述冠心病与A型行为的关系。

应用： 1. 举例说明"健康、应激、心身疾病"三者的相互关系。
2. 举例对比自己应对应激事件的成败，阐述认知评价在其中的作用。
3. 尝试应用相关理论，为一名陷入"退休综合征"的求助者提供指导性帮助。

　　本章的内容编排与同类教材不同，编者遵循教学对象的知识需求特点，尝试按照"健康-疾病"的动态链，并将与其最密切相关的影响因素——应激贯穿其中的撰写方式，以"健康、应激、心身疾病"逐层递进的序列阐述相关知识要点，以避免诸多同类教材分章编写应激、心身疾病所致形式或内容等重复。如社会生活事件既是社会心理应激源，也是心身疾病的重要致病因素；应激的生理中介机制即心身疾病的中介致病因素等。实际教学过程中，教师常将此两部分内容合并，或采取前者充分展开、后者一带而过的方式。此外，编者还考虑到临床医学课程中均详尽讲解心身疾病等主要诊疗知识，故本教材仅从心理学视角谈及心身疾病的特点足矣。

第一节 健　　康

　　健康长寿，是人类的永恒话题。尽管历代医家在其论著中不断表达和反映整体健康观点，但由于社会历史条件和科学发展水平等影响，直至世界卫生组织（WHO）重新界定健康概念，特别是提出"生物心理社会"新医学模式,才从根本上动摇人们长期持有的健康认知以及健康与疾病关系的理念。随着社会工业化进程加速,人们的物质生活条件已显著改善,但所面临各种心理社会压力、刺激却随之增加,威胁人类生命的疾病谱及主要死因从既往各类传染性疾病转为心脑血管疾病、癌症、糖尿病等。越来越多的研究证据表明,心理社会因素在当今疾病谱所列高发疾病的发生、发展和防治中具有相当重要的作用。因此,帮助人们树立正确的健康观念,认清健康与其各种影响因素间的关系,采取积极有效的方式缓解人们面临的各种压力等,已成为当前维护和促进人类健康的重要内容,需引起医护人员的充分重视。

一、健康及其标准

(一) 健康的定义

什么是健康?如何保持健康?尽管每个人都期望获得、保持健康,但许多人存在健康认知的误区。人们大多根据自身有无异常躯体症状、自我感觉状态以及能否从事日常工作和生活判断其患病与否,以为没病即健康。

1948年,WHO从"人是个统一整体"的观点出发,提出的健康定义为:"健康不仅仅是没有躯体疾病,还需要有完好的生理、心理状态和良好的社会适应能力。"此定义一经界定便为人们普遍接受,它更新了基于传统生物医学模式的健康观念,将心理、社会的因素引入健康范畴,充分体现整体人的健康观,对指导人们维护健康发挥着重要作用。但有学者持不同意见,认为人类面对复杂的现实生活,"完好"几乎是无法达到的境界,会让医护人员面对该理想目标时显得力不从心。

(二) 健康状态的认知与判定

根据WHO的定义,健康的标准涉及人的生理、心理状态和社会适应能力三部分。

1. **躯体健康** 指机体各部分结构和功能的正常状态,可依据一系列生物学标准判定。人体的许多生物学特性,可运用统计学方法确定常态范围,如身高、体重等人体发育状况;红细胞、血红蛋白等血液构成情况;血压、脉搏等生理数据,都服从正态分布,医学将95%人群分布范围列为常态,即躯体健康态。生物学标准虽是判断躯体健康的重要依据,但仍有不同社会文化背景的认识差异。生物学标准只有与社会文化标准整合,才是实用的判定标准。

2. **心理健康** 许多学者就此见仁见智,各抒己见。其中美国著名心理学家马斯洛提出的心理健康标准影响较大,他认为心理健康应该涵盖十方面:①有充分的适应力。②充分了解自己,并恰当估计自己的能力。③生活目标能切合实际。④与现实环境保持接触。⑤能保持人格的完整与和谐。⑥具有从经验中学习的能力。⑦能保持良好的人际关系。⑧适度的情绪发泄与控制。⑨在不违背集体意志的前提下能有最大限度的个性发挥。⑩在不违背社会规范的情况下,个人的基本需求能恰当满足。

我国学者将心理健康标准归纳为以下四方面。①保持开朗心境。自己有能力排除心理困扰,持续稳定地保持愉快、自信。热爱生活、积极上进、充满生命活力,尽最大努力发挥才智,靠勤奋和智慧取得成熟,并不断激励自己向新目标攀登。②具有自知之明。能正确地评价自己,不妄自尊大,或妄自菲薄而放弃进取机遇,能面对现实正确地认识事物。③和谐的人际关系。乐于和别人交往,以尊重、信任、宽容、谅解的积极态度与别人相处,给予并接受友谊,与他人同心协力合作共事,乐于牺牲个人利益为集体和他人提供方便。④保持统一人格。在正确人生观和信仰支配下,形成崇高理想和远大抱负,不会为私欲而背弃信仰,个人的需要、愿望、理想、目标可受完整人格所制约。

3. **社会适应能力** 指个体的外显行为和内在行为都能符合复杂的社会环境变化,能为他人所理解,为社会所接受,行为符合其社会身份,与他人保持正常的社会关系。具体可用三个标准衡量。①充沛的精力,能从容不迫地应对日常生活和工作压力,而不感到过分紧张。②能正确认识和适应社会,使自己的理念、行为跟上时代发展,适应社会需要。③应变能力强,能适应自然和社会环境中各种变化,体内环境处于平衡。

(三) 亚健康状态

20世纪80年代中期,苏联学者布赫曼通过研究发现,除健康状态和疾病状态,人体还有一种非健康、非疾病的状态,即"亚健康状态"。亚健康状态指人虽无明显的疾病,但呈现出活力降低、适应性减退、机体各系统功能和代谢功能低下等不够健康的生理状态。亚健康状态的范畴相当广泛,一般认为,躯体、心理常有不适应感觉,却在相当长的时间内难以确诊为某种疾病,但有可能趋向于疾病的状态。亚健康状态又称"次健康状态""第三状态""中间状态""游移状态""灰色状态"等,但在我国普遍称亚健康状态。

亚健康状态是当代医学专家提出"健康→次健康→疾病→死亡"之"人生老病死的连续过程"中有其独特征兆和特点的一个阶段,如体力衰减、疲劳综合征、神经衰弱、更年期综合征等均可归属其中。亚健康状态源自多方面,衰老、社会生活事件、不良生活方式及环境污染等均可使机体呈现亚健康状态,尤以社会因素的影响最重要,约1/3源于或兼有心理问题。亚健康状态还被分类为身体亚健康、情感亚健康、行为亚健康等,有人还界定心理亚健康为"指在环境影响下由遗传和先天条件所决定的心理特征(如性格、喜好、情感、智力、承受力等)造成的健康问题,是介于心理健康和心理疾病之间的中间状态"。

近年来,我国已有学者相继研制了"中国人亚健康状态评价量表"等检测亚健康状态的测评工具。有调查显示,亚健康状态人群多处在20~45岁,且多数是白领阶层及事业成功人士。处于亚健康状态者一般多表现为身体或精神的不适,如疲劳乏力、心神不宁、头痛、胸闷、失眠、饮食状态欠佳等,但均未达疾病状态,无阳性体征。随着社会发展,亚健康人群日益增多。有报道显示,处于亚健康状态的人,如果陷入高强度应激状态,很容易出现"过劳死"。专家指出,现在人们对健康的认识普遍存在两种错误倾向,一是只注重躯体健康而忽视心理健康;二是注重疾病医治而忽视早期预防。对健康的错误认知,使许多人对自身慢性疾病前期的"亚健康状态"视而不见,甚至忽略其疾病缓慢渐进的发展过程,直到病情严重后才追悔莫及。专家为此一再呼吁:"亚健康状态亟待引起人们的足够认识。""首先要增强人们特别是医护人员对亚健康的认识,要善于调整生活和工作方式,学会调控情绪和自我放松。"

二、健康的影响因素

此命题包括有益于健康及损害健康的影响因素,本教材着重介绍后者。

(一) 环境因素

环境因素对人类健康影响很大,除部分遗传性疾病,几乎所有疾病都不同程度地与人们所处的环境相关。环境因素又分为自然环境和社会环境。

1. **自然环境因素** 人类活动无时无刻不与自然界交会,人们在充分享受大自然的同时,常不经意间受到自然环境对其健康的威胁,如空气中二氧化硫及臭氧增多、夏日酷暑、冬季严寒、热带风暴、地质灾害等,都可损害人类的健康。当今我国各大城市动态检测、发布 pm2.5 指数,正是惠及国民健康的重要举措。

2. **社会环境因素** 包括经济、文化、教育、风俗习惯、职业、社会交往、婚恋、家庭、福利等可损害人们健康的因素,大体可归为如下四类。

(1) 社会经济因素:通常认为,国家经济越发达,国民生活水平越高,国家卫生保健福利的经费投入越多,国民的健康越有保障。如发达国家投入大量资金兴建卫生机构,服务于大众的经济实力显著高于发展中国家和贫穷国家,其人均寿命也相对较高。发达国家率先开展的孕产妇围生期保健,极大地提高了其妇婴的健康水平;而落后贫穷的国家和地区因生育造成的妇婴死亡率却始终居高不下。但有些健康问题,则与人们的经济收入水平呈负相关。有调查显示,家居郊外别墅、每日驾车上下班的"白领",其经济实力显赫、令人羡慕和忌妒,但他们却因走路太少,其健康隐忧远大于住在拥挤城区、每日乘坐公共交通的"蓝领"。

(2) 国家政策因素:主要指国策对人们健康的影响,任何国家政策的制定都必须考虑全民健康水平的提升。如我国的控制人口增长政策,即最充分地体现其着眼于全民健康的内涵;又如坚持可持续发展,建立人与自然的平衡,保护自然资源,治理工业污染,净化水源等国策,均与人们的健康息息相关。

(3) 文化教育因素:指个体所受文化教育可直接影响其健康认知,从民族文化到家庭文化,均可影响人们的健康认识。进步、开放的文化有利于个体形成科学健康观;缺乏现代健康知识者极易步入健康误区,如巫医正是利用一些人的愚昧无知,大行巫术、谋财害命。

(4) 获得保健性设施:社会医疗救助的经济基础和社会保障系统完善与否,也影响人们的健康与疾病转化过程。这不仅指社会有否足够的医疗保健设施供人们利用,还涉及社会能否将统筹资金合理再分配,使所有低收入阶层人群患病时可及时就医。此外,健康水平还取决于人们是否有效利用社区等医疗保健网络和医疗保健体系、经常开展有益于健康的活动等。

(二) 个体因素

1. **生物因素** 包括两大类:①生物性致病因素,即病原微生物所致传染病、寄生虫病和感染性疾病。②生物遗传因素,即由某种遗传或非遗传性的缺陷所致个体发育畸形、代谢障碍、内分泌失调和免疫功能异常等。

2. **心理因素** 指主要人类的消极情绪、情感等心理因素可引发许多疾病,如《黄帝内经》提及"怒伤肝、喜伤心、思伤脾、忧伤肺、恐伤肾"等。现代医学研究证实,心脑血管疾病、癌症、高血压、胃十二指肠溃疡等许多慢性疾病与人们的心理因素有关;个体情绪失控所致意外伤害、自杀等均严重危害人们的健康。

3. **生活方式** 指人们的生活水平、生活习惯、爱好、生活目标和生活态度等与其健康密切相关的因素,受其家庭、社会、文化、宗教和风俗的影响。大量研究结果表明,吸烟、酗酒、缺乏锻炼等不良生活习惯和有损健康的行为方式,已成为危害人们健康的重要因素,被视为人群中肺癌、高血压、冠心病发病率不断上升的危险因素。美国保健学家 Belloc N. B. 和 Breslow L.

曾随访7 000多名成年人5年,发现具有良好生活习惯的中年人的平均寿命高于无良好生活习惯的同龄人。我国学者经研究提出,良好生活习惯包括八个方面:①心胸豁达,乐观。②劳逸结合,坚持锻炼。③生活规律,善用闲暇。④营养得当。⑤不吸烟,不酗酒。⑥家庭和谐。⑦与人为善,自尊自重。⑧爱清洁,注意安全。

三、心理健康的维护

(一) 相关概念

1. 心理卫生(mental health)　也称精神或心理健康,旨在以积极有益的教育和措施,维护和改进人们的心理状态以适应当前和发展的社会环境,促进个体的心理成熟。

1843年,美国精神病学家斯惠特(Sweeter W.)撰写的世界第一部心理卫生专著,明确提出"心理卫生"的术语。1908年,美国的比尔斯(Beers)撰写了一本反映入住精神病院患者感受的书,同年成立了世界上第一个心理卫生协会。

2. 心理成熟的标准　根据美国心理学家赫威斯特的心理成熟目标,有学者将心理成熟归纳为以下四个标准。

(1)"平视"异性:年轻人,尤其是青少年,可能在见到异性时面红耳赤、手足无措,这是因为少男少女对异性没有深入全面的了解,因此充满了好奇心、神秘感。此成熟标准包括:理性地考虑并选择婚姻对象;行为上能扮演适当的性别角色。即在面对异性时既不太在意对方对自己的看法,也不会矫枉过正地轻视或厌恶对方。

(2)否定自己:指个体从青少年开始,可能出现自我中心的倾向,如遇到挫折就抱怨运气不好、世道不公,从来不找自己的原因。16岁以后,认为自己最独特、最重要的想法逐渐减少。此成熟标准包括:接纳自己的身体和容貌;不过分炫耀自己的优点,也不过分掩饰自己的缺点,发挥最大的潜能。

(3)学会宽容:指包容和理解人性的缺陷。此成熟标准包括:能在日常生活中与同龄人建立和谐的人际关系,能宽容缺陷和不完美者则表明其心理成熟。

(4)重视简单:指能独立建立个人经验系统者,更喜欢平常生活中的简单真理。此成熟标准包括:知识、观念等方面,都能达到作为公民所需要的标准;个人的行为导向,能建立起自己的价值观和道德观;认知境界,能从复杂回归至简单。

(二) 心理卫生的意义

1. 有助于防治心理疾病　心理卫生的普及和深入开展,将有助于各类人群更好地适应社会,减少及防治人们的亚健康状态、心理疾病等。

2. 有助于人的心理发展　诸多事实表明,心理健康者的学习成绩或工作效率均优于心理不健康者;更重要的意义在于,心理健康者更能耐受其学习、工作、生活中的挫折和逆境。

(三) 各年龄人群的心理保健

此主题在各类教材中详略不一,本教材仅就其简介如下。

1. 青少年的心理保健　主要把握青少年自身及其家庭、学校和社会等重要环节。

(1)自我成长的学习能力培养:学习不仅指学习科学文化知识,也指从自己的成功、失败中学习直接的经验和教训,从他人的成功、失败中学习间接的经验和教训,以促使自己不断充实、发展和身心健康地成长。

（2）家庭、学校等环境的和谐：尊重青少年的"成人感"，尊重其自尊心和独立性，帮助青少年较顺利完成学校、家庭等环境的过渡，顺利进入社会。

（3）促进个体人格的健全发展：培养青少年的社会交往能力，激励其群体的正常交往，指导其正确处理各类人际关系，提高其社会应对能力和突发事件的处理能力。

2. 中年人的心理保健　中年人担负着社会和家庭的重担，面对其工作、家庭和自身的层层矛盾，易产生各种心理问题。中年人心理保健的主要措施如下。

（1）强化身心保健的意识：随着年龄增长，中年人的体力和精力均可有不同程度的下降，容易发生各种疾病，除注意劳逸结合，加强体质锻炼和疾病预防，还应关注自身的心理健康状况，必要时可寻求专业心理咨询的帮助。

（2）保持豁达乐观的心境：指在此人生多变故的阶段，帮助个体乐观、冷静地对待其生活中的大事小事，使之不论成败、幸运或不幸、顺利或挫折，可接受已发生的事实，随遇而安，应对自如。倘若遭遇不幸，既不怨天尤人、悲观失望，也不杞人忧天、惶惶不安，有坚韧的品质，淡化得失，提高应对挫折的承受能力。

（3）发展和谐的人际关系：个体遭遇压力和困难时，良好的人际关系即为其社会支持的最好资源，故平日里与朋友、同事、家人、邻里等多方面建立和谐的关系尤为重要，遇到日常烦恼可酌情通过其人际互动得以排遣。和谐的人际关系既涉及家庭的夫妻关系、亲子关系等，也包括社会的同事、友人等多种人际氛围。

3. 老年人的心理保健　个体进入老年后，其生理、心理功能都逐步退化，如体能下降、认知功能减退、情感反应较迟钝等，易产生较深刻持久的消极体验。加强老年人的心理保健，需针对该人群的特点给予其如下保持身心健康的指导。

（1）淡泊宁静：淡泊指个体不过分奢求物质生活，自愿选择清简朴素的生活方式；宁静指内心尽可能排除个人杂念，少些私心，人生在世，不为个人私利操劳，心胸就会宽广，心情就会乐观，易赢得身心健康。

（2）健脑益寿：老年人勤于用脑即科学健脑，既促进大脑的新陈代谢，延缓大脑的衰老，又延缓机体的衰退。中华医学会所测老人的存活率显示，脑力劳动者、体力劳动者和无职业者的累计存活率分别为85%、39.6%和28%，表明用脑本身即可健脑益寿。

（3）情趣修身：老年人对其所爱好的事情容易专心致志，时间精力有一定保证，鼓励老年人多从事其感兴趣的活动，既可调剂单调、枯燥的生活，又可陶冶性情，有益身心健康。诗书琴画，花鸟鱼虫等广博情趣，均可为老年人增添无穷乐趣，使之充分体验愉悦感、自信感、满足感和活力感。

（4）交友互助：老友相知、相聚、相互倾吐，对老年人活跃思想、愉悦身心大有裨益。老年人若能主动走向社会结交新伙伴，同龄相嬉，乐而忘老，则对其心理健康大有裨益。

（5）释怀长乐：预防老年抑郁症，消除其"隐形杀手"的最好方式，即彻底释怀长期郁积在心底的忧愤。知足常乐，也是释怀、治愈忧郁的良药。老年人不宜总把"老""病"记在心里，挂在嘴上，忧心忡忡。遇到问题要善于自我解脱，不要钻牛角尖或任凭消极情绪折磨并摧残自己；可常运用积极的自我暗示，振奋精神，心情愉悦，"返老还童"。

第二节 应　　激

半个多世纪来,应激被视为连接心理社会因素和健康与疾病的中介概念而备受关注。近年来,应激作为多学科关注的研究课题,正在被各领域专业学者不断修正、充实和发展。从护理心理学角度看,能认识本专业领域范围的应激现象,掌握相关应激的干预技术,无疑对提高整体护理绩效、促进患者身心康复具有重要的理论价值和实践指导意义。

一、应激和应激源

(一) 应激的定义

应激一词源自英文 stress,意为"紧迫、逆境反应、紧张、压力、应力"。

加拿大病理生理学家塞里(Selye H.)1936 年首先提出应激(stress)概念。塞里通过观察患者发现,许多处于不同疾病状态的个体,均出现食欲减退、体重下降、无力、萎靡不振等全身不适和病态表现。塞里还以大量动物实验证实,处于失血、感染、中毒等有害刺激作用及其他紧急状态下的个体,均可出现肾上腺增大和颜色变深,胸腺、脾及淋巴结缩小、胃肠道溃疡、出血等现象。塞里认为,每种疾病或有害刺激均有此类相同、特征性、涉及全身的生理生化反应过程。塞里的应激概念从医学或病理生理学角度提出、受限其专业领域,被指忽略了应激的心理成分。

20 世纪 60 年代 Mason J. W. 经研究证明,塞里提出的所有应激源都包括不同程度的情绪反应、不适或疼痛等心理成分;拉扎勒斯(Lazarus R.)等也在同期提出认知评价在应激中的重要性。塞里应激理论的积极意义在于,他率先从现代病因学认识中体现系统论思想,为其后的应激理论研究开了先河,之后的许多应激研究均为基于其的修正和发展。

国内目前采用的定义:应激是个体"察觉"各种刺激对其生理、心理和社会造成威胁时的系统反应过程,所引起的反应可以是适应或适应不良。该定义把应激看作一个连续的动态过程,认为应激是一种刺激物与机体互相作用的反应过程。

(二) 现代应激概念的发展

20 世纪以来,通过不断修正和补充塞里的应激学说,不同学科、专业提出多种论点,但都不能完整解释应激问题的本质。但相关理论所提供应激不同维度的认知信息,确有助于建立与完善现代应激概念。

1. 研究路径　可归纳为以下三个。

(1) 应激是引起机体发生应激反应的刺激物:即把应激作为自变量,重点探讨各种有害刺激物的性质和特征。

(2) 应激是机体对有害刺激的反应:即将应激作为因变量加以探讨,其研究重点关注有机体对刺激物的反应。心理学家的应激研究不仅注意有机体生理性反应,更重视心理和行为反应,以及心身反应之间的相互影响。

(3) 应激是应激源和应激反应的中介变量:即研究调节应激源与应激反应间相关的中介因素,包括个体认知评价、应对方式、社会支持、个性特征等,其中认知评价被视为应激的最主要因素。

2. **心理应激**(mental stress)　指个体认识到需求与满足需求的能力不平衡时,倾向于通过整体心理和生理反应表现的多因素作用的适应过程。随着应激研究的深入,应激反应中间各变量的关系也逐步清晰,有学者即提出心理应激的概念。该定义强调应激是个体对环境威胁、挑战的一种适应和应对"过程",其结果可以是适应或不适应;应激源可以是生物、心理、社会或文化的;应激反应可以是生理、心理或行为的;应激过程受个体多种内外因素影响;认知评价在应激作用过程中始终起关键性作用。

综上,新近研究提出"现代应激理论"不同于"塞里应激理论"的两个要点:①应激反应包括特异性应激源引起的机体特异性和(或)非特异性反应(已在多种不同应激模型中证明神经递质、神经环路、神经内分泌反应、行为表现、易患疾病等存在特异性)。②机体在高、低不同水平的稳态下不产生应激反应,只有当机体感知非稳态负荷(allostatic load)时,才产生应激反应。

3. **应激的意义**　可从积极和消极两方面解读。

(1) 应激的积极意义:①适度应激是维持正常身心功能的必要条件。②适度应激为机体提高生存适应能力提供可能。③适度应激使机体处于一定张力的准备状态,利于机体遭遇突发事件时迅速动员自身潜能。

(2) 应激的消极意义:指长期、超过机体应对能力、可损害机体健康的应激。①应激可致机体的生理心理反应及其疾病症状和体征。②应激可加重已有疾病症状或使疾病复发。③应激可增加机体易感性,使其他致病因素乘虚而入,导致机体患病。

(三) 应激源

应激源(stressor)指能引起个体产生应激反应的各种因素。人在自然界生存,在社会环境中活动,包括个体生理、心理变化的无数自然或社会的变化,均可作为应激源导致应激。一般将应激源分为以下四类。

1. **躯体性应激源**　指直接作用于躯体而产生应激反应的刺激,包括高低温度、湿度、噪声、毒物、振动、微生物和疾病等理化因素、生物学因素。

2. **心理性应激源**　指各种心理冲突和挫折情境、人际关系紧张、焦虑、恐惧、抑郁等多种消极情绪及个体不切实际的凶事预感等。心理性应激源中,挫折和心理冲突是最重要的两种("挫折、心理冲突"详见本教材第三章)。

3. **文化性应激源**　指个体从其熟悉的生活方式、语言环境、风俗习惯的环境,迁移到陌生环境中所面临的各种文化冲突和挑战,如个体迁居至文化背景完全不同的异国他乡。文化性应激对个体健康的影响往往持久而深刻。

4. **社会性应激源**　此类最广泛的应激源又可分两类。①大事件,指各种自然灾害和社会动荡,如战争、动乱、天灾人祸、重大政治经济制度变革。②生活事件(life events),指日常生活中经常面临的各种问题、可造成心理应激并损害个体健康的重要应激源。目前,心理应激研究领域将生活事件视为最重要应激源加以关注,许多医学心理学文献将生活事件与社会性应激源视作同义词。

美国学者 Holmes 和 Rahe 在其所编"社会再适应等级量表(social readjustment rating scale, SRRS)"中汇集了对人们影响较大的生活事件条目 43 项,以生活变化单位(life change units，LCU)的大小表示每项生活事件对个体影响的严重程度(表4-1)。他们经大量调查发现，个体一年内的 LCU 累积得分与其来年患病的可能性有以下关联。①LCU 不足 150，来年可能健康安泰；②LCU 为 150~300，来年患病的可能性为 50%；③LCU 大于 300，来年患病的可能性则高达 70%。但此预测有其片面性或绝对化，应用时还应考虑个体的生理、心理素质对其健康的影响。毕竟 Holmes 和 Rahe 汇集的 43 项生活事件，只是社会性应激源的一部分。其实生活中诸如遗失钥匙、账单越堆越高、不断被匿名电话骚扰、没有足够闲暇时间、匆忙赶路时却绷断鞋带等每件生活琐事都可影响人们的心情，故以"微应激源"或"日常困扰"表述人们频繁遭遇的日常生活琐事。微应激源虽远不及灾难性应激的突如其来、强烈震撼，但却具持久性，犹如肉中之刺。跨文化研究证实，若将微应激源与离婚或丧偶等较大生活变迁相比，微应激源与疾病的关系还大于生活变迁与疾病的关系。

表4-1 社会再适应等级量表

变化事件	LCU	变化事件	LCU
1. 配偶死亡	100	23. 子女离家	29
2. 离异	73	24. 姻亲纠纷	29
3. 夫妻分居	65	25. 个人突出成就	28
4. 拘禁	63	26. 配偶参加或停止工作	26
5. 家庭成员死亡	63	27. 学业起始或结束	26
6. 个人受伤或患病	53	28. 生活条件变化	25
7. 结婚	50	29. 个人习惯改变	24
8. 被解雇	47	30. 与上级矛盾	23
9. 复婚	45	31. 工作时间或条件的变化	20
10. 退休	45	32. 家居环境改变	20
11. 家庭成员健康变化	44	33. 工作时间或条件变化	20
12. 妊娠	40	34. 消遣娱乐的变化	19
13. 性生活问题	39	35. 宗教活动改变	19
14. 家庭添员	39	36. 社会活动的变化	18
15. 调换工作岗位	39	37. 少量负债	17
16. 经济状况改变	38	38. 睡眠习惯改变	16
17. 好友丧亡	37	39. 家庭成员数量改变	15
18. 工作性质改变	36	40. 饮食习惯改变	15
19. 夫妻不睦	35	41. 休假	13
20. 中量借贷	31	42. 圣诞节	12
21. 归还借贷	30	43. 轻微违法行为	11
22. 工作责任的变化	29		

二、应激反应

应激反应(stress reaction)指个体经认知评价，感知到环境中存在威胁性应激源而引发各种生物、心理、社会行为等变化，也称应激的心身反应(psychosomatic response)。此概念强调个体的认知评价水平,指即使刺激具有威胁性,若个体未认知其存在威胁,就不会产生应激的心身反应;若个体的能力和经验足以应对威胁性刺激,也不会发生应激的心身反应。以下着重介绍应激的生理、心理反应的相关机制。

(一) 应激的生理反应

应激的生理反应累及机体各系统的所有器官,塞里提出一般"适应综合征"(general adaptation syndrome,GAS)表述其反应形式。近年来,应激生理反应心身中介机制(mediating mechanism)成为备受关注的研究热点。以下简介应激的心身中介机制及塞里的一般适应综合征。

1. **心身中介机制** 指应激的生理反应基于神经解剖学原理,最终可涉及机体各系统和器官。心身中介机制反应路径为心理-神经、心理-神经-内分泌、心理-神经-免疫三条中介途径,三条中介途径实际是一个整体,为便于解读而相对划分如下。

(1) 心理-神经中介机制:该机制主要通过交感神经-肾上腺髓质轴调节。机体处在急性应激状态时,刺激被中枢神经接收、加工和整合,后者将冲动传至下丘脑,激活交感神经肾上腺髓质轴释放大量儿茶酚胺,大量分泌肾上腺素和去甲肾上腺素,使中枢兴奋性增高,导致心理、躯体、内脏等功能改变,即所谓非特应系统(ergotropic)功能增高,而与之相对应的营养系统(trophotropic system)功能降低。结果,网状结构的兴奋增强了心理的警觉性和敏感性;骨骼肌系统的兴奋致躯体张力增强;激活交感神经,可致一系列内脏生理变化(心率、心肌收缩力和心排血量增加,血压升高,瞳孔扩大,汗腺分泌增多,血液重新分配,脾脏缩小,皮肤和内脏血流量减少,心、脑和肌肉获得充足血液,分解代谢加速,肝糖原分解,血糖升高,脂类分解加强,血中游离脂肪酸增多等),为机体适应、应对应激源提供充足的功能和能量准备。必须指出,若应激源的刺激过强或时间太久,也可造成副交感神经活动相对增强或紊乱,出现心率变缓,心排血量和血压下降,血糖降低,发生眩晕或休克等。

(2) 心理-神经-内分泌中介机制:该中介途径通过下丘脑-腺垂体-靶腺轴调节。腺垂体被视为人体内最重要的内分泌腺,肾上腺则是腺垂体的重要靶腺。此机制所致应激过程与下文将述及的塞里机制基本一致。

研究发现,人们在飞行跳伞、阵地作战、预期手术、参加考试等应激情况下,都有上述两轴系统即肾上腺的皮质、髓质被激活。

(3) 心理-神经-免疫中介机制:此为最新认识的应激中介机制,即揭示应激对机体免疫功能的显著影响。有研究揭示,免疫系统并非功能自主的独立体,而是在应激反应过程中与中枢神经系统的双向性调节。一般认为,短暂、较弱的应激不影响或略增强免疫功能,如 Weiss 等观察到轻微应激对免疫应答呈抑制趋向;中等强度应激可增强免疫应答;高强度应激则显著抑制细胞免疫功能。但长期较强烈应激可损害下丘脑,致皮质激素分泌过多、机体内环境严重紊乱,致使胸腺和淋巴组织退化或萎缩,抗体反应抑制,巨噬细胞活动能力下降,嗜酸粒细胞减少和阻滞中性粒细胞向炎症部位移动等一系列变化,最终致机体免疫功能抑制,机体对抗感染、变态反应等自身免疫能力降低。Bartrop 等(1977)研究澳大利亚某次火车失事遇难者配偶发现,被试者丧偶第五周的淋巴细胞功能抑制十分显著,仅为对照组的 1/10。Riley(1975)把同样接种可致乳房肿瘤病毒的两组小鼠分别放入有强烈应激的拥挤环境和无应激刺激的环境,小鼠的肿瘤发生率前者为92%,后者仅7%。

2. 一般适应综合征　此由塞里(1956)首先提出,他根据个体对应激源的生理反应,把应激分为警戒(alarm)、阻抗(resistance)和衰竭(exhaustion)三个阶段,称为"一般/全身适应综合征"(GAS)。

(1) 警戒期：个体遭遇应激源,警戒反应即刻发生,此即机体应对有害刺激唤起体内的整体防御能力。此期,体内肾上腺素分泌增加、血压升高、白细胞数量增加、血糖升高、呼吸和心率加快,全身血液集中供给心、脑、肺和骨骼肌系统。机体运用防御机制作出自我保护性调节,若防御性反应有效,警戒反应即消退,机体恢复正常活动。大多数短期应激均可在此阶段缓解,此类短时应激也称为急性应激反应。

(2) 阻抗期：应激源若持续存在,反应仍将继续,尚不致严重到生物体死亡,机体则转入阻抗或适应阶段。此时机体通过增加合成代谢满足应激反应所需能量供给。但若时间过长,觉醒水平逐渐下降,机体抵抗新应激源的能力下降,可出现大量应激性相关疾病的前兆征象,如糖皮质激素抑制抗体形成、白细胞生成减少等,使机体免疫功能下降。

(3) 衰竭期：若继续处于有害刺激过程或有害刺激过于严重,机体会丧失所获阻抗能力而转入衰竭阶段。此时,机体很容易出现各种应激性疾病或严重功能障碍,导致全身衰竭,直至死亡。

塞里认为,上述三阶段反应与刺激类型无关,是机体通过兴奋腺垂体-肾上腺皮质轴(后发展为下丘脑-垂体-肾上腺轴)所致生理变化,是机体对有害刺激所作防御反应的普遍形式。但其生理反应模式主要依据源自动物实验的研究结果,只说明应激性刺激可引起机体的生理反应,导致躯体疾病。人类虽面临同样应激情境,有些人却不出现GAS,仅用生理应激理论很难解释其原因,需从应激的心理模式中寻求答案。

(二) 应激的心理反应

应激的心理反应主要涉及心理冲突、情绪、行为三方面。以下重点讨论与健康、疾病关系最直接的情绪反应和行为反应。

1. 情绪反应　个体应激时产生怎样的情绪反应及其强度如何,影响因素很多,差异很大。以下仅就其概念介绍几种常见情绪反应,以区别于本教材患者章节的相关表述。

(1) 焦虑(anxiety)：指人预期将要发生危险或不良后果的事物时表现的紧张、恐惧和担心等情绪状态,是应激反应中最常见的情绪反应。应激情境中,适度焦虑可提高人的警觉水平,伴随焦虑的交感神经系统被激活可提高个体的环境适应及应对能力,属于保护性反应。但若焦虑过度或不当,即为有损于健康的情绪反应。

(2) 恐惧(fear)：指一种企图摆脱已明确、有特定危险、会受到伤害或生命威胁情景时的情绪状态。恐惧伴有交感神经兴奋,肾上腺髓质分泌增加,全身动员,但没有信心和能力战胜危险,只能回避或逃跑,过度或持久的恐惧可对机体产生严重的不利影响。

(3) 抑郁(depression)：指一种低沉、灰暗情感基调的特殊心境。抑郁从轻到重的状态依次为心情烦闷、消沉、郁郁寡欢、状态不佳、心烦意乱、苦恼、忧伤,直至悲观、绝望。显现为寂寞、孤独、丧失感和厌世感等消极情绪心境,伴有失眠、食欲减退、性欲降低等。抑郁常由亲人丧亡、失恋、失学、失业、遭受重大挫折和长期病痛等因素所致。

(4) 愤怒(anger)：指与挫折、威胁有关的较强烈情绪状态，人们因目标受阻、自尊心受打击等，为排除阻碍或恢复自尊，常可激起愤怒。愤怒时交感神经兴奋，肾上腺分泌增加，可致心率增快，心排血量增加，血液重新分配，支气管扩张，肝糖原分解等，可伴有攻击性行为。

上述应激的负性情绪反应与其他心理功能、行为活动相互影响，可使个体的自我意识变狭窄、注意力、判断能力和社会适应能力下降等。

2. 应激的行为反应　伴随应激的心理反应，机体为顺应环境，行为也随之改变。

(1) 逃避与回避：均为远离应激源发生的行为。逃避(escape)指已接触到应激源后采取远离应激源的行动；回避(avoidance)指事先知道应激源将出现，未接触应激源之前就采取远离应激源的行动。二者均为摆脱情绪应激，排除自我烦恼。

(2) 退化与依赖：退化(regression)指个体受到挫折或遭遇应激时，放弃其成年人应对方式，使用幼儿期行为方式应对环境变化或满足己欲。退化行为主要是个体为获得他人的同情、支持和照顾，以减轻其心理的压力和痛苦的行为。退化必然伴随依赖(dependence)的心理和行为，即个体事事处处依靠他人关心照顾，不以自身努力完成本应由自己做的事。退化与依赖，多见于经抢救脱险的病情危重患者及慢性病患者。

(3) 敌对与攻击：二者的共同心理基础是愤怒。敌对(hostility)指内心有攻击的欲望，主要表现为不友好、谩骂、憎恨或羞辱别人；攻击(attack)指应激情境中个体以攻击行为为主的反应，其攻击对象可以是人或物，可针对别人或自己。如某患者不肯服药或拒绝治疗，或出现自损自伤行为。

(4) 无助与自怜：无助(helplessness)指一种无能为力、无所适从、听天由命、任由他人摆布的行为状态，通常在个体经反复应对未奏效、无法控制应激情境时产生，其心理基础包含一定的抑郁成分。自怜(self-pity)指个体怜悯、惋惜自己，其心理基础包含对自身的焦虑和愤怒等。自怜多见于独居、对外界环境缺乏兴趣者，其遭遇应激时常独自哀叹、缺乏安全感和自尊心。

(5) 物质滥用：某些人在心理冲突或应激情境下会以习惯性的饮酒、吸烟或服用某些药物等行为转换其应激的行为反应方式。尽管他们明知物质滥用对身体无益，但仍希望以其行为达到暂时麻痹自己、摆脱烦恼和困境的目的。

三、应激的理论模式

20世纪60年代，Lazarus等提出认知评价在应激中的重要性。他指出，应激发生并不伴随特定刺激或特定反应，而发生于个体察觉或估价某种有威胁的情景时。随着研究不断深入，其关注点已逐渐从应激刺激或应激反应转向应激作用"过程"和应激多因素作用的"系统"，学者试图用心理应激理论剖析过程或系统中诸多因素间的内在联系。目前有多种理论体系解释心理应激，如适应模式、过程模式、社会环境模式等。无论何种模式，其共同点都强调个体的认知评价及应对策略在其适应应激情境时的重要性。以下主要介绍一种心理应激反应过程，并就其中部分内容展开讨论(图4-1)。

1. 认知评价(evaluation or appraisal)　指个体对所遇生活事件的性质、程度和可能的危

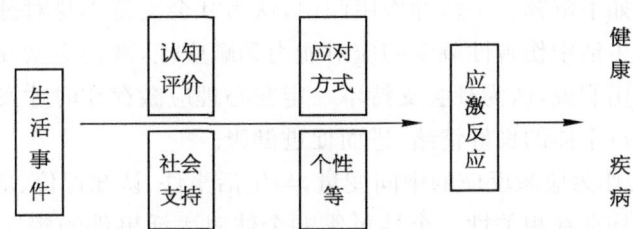

图 4-1 应激作用过程模型(姜乾金,1993)

害情况作出估计。Folkman 和 Lazarus(1984)将个体对生活事件的认知评价过程分为初级评价(primary appraisal)和次级评价(secondary appraisal)。初级评价指个体在某一事件发生时立即通过认知活动判断其与自己有否利害关系。次级评价指一旦初级评价得到与己有利害关系的判断,个体便立即对事件可否改变,即估计其个人能力。伴随次级评价,个体会同时进行相应的应对方式。若次级评价的事件可以改变,个体多采取问题关注应对;若次级评价的事件不可改变,则采用情绪关注应对(图 4-2)。

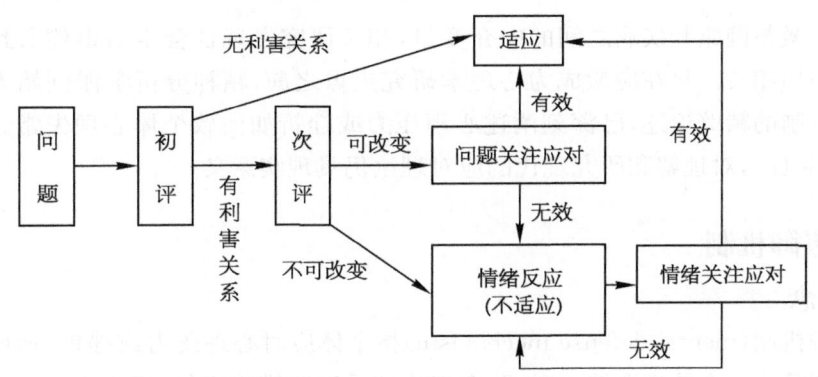

图 4-2 认知评价过程

认知因素在应激过程中的作用,是认知评价研究的重要内容,因个体对生活事件的认知评价直接影响其应对活动和心身反应,认知评价是生活事件到应激反应的关键中间因素。Lazarus 早期曾认为,应激发生于个体察觉或评估某种有威胁的情景时,即指察觉和评估其需求以及处理需求的能力,甚至认为应激不取决于具体的刺激和反应。但认知评价本身受其他应激相关因素的影响,如社会支持一定程度上可改变个体的认知过程,个性特征也间接影响个体对某些事件的认知,且生活事件本身的属性也与认知评价相关。近年的许多病因学研究,虽仍将认知因素作为应激的关键性中间变量,也较注重其他应激因素综合作用的研究。

2. 社会支持(social support) 指个体与社会各方面(亲属、朋友、同事、伙伴等社会人及家庭、单位、党团、工会等社团组织)产生的精神、物质的联系程度。一般认为,社会支持具有减轻应激的作用,是应激作用过程中个体的"可利用外部资源"。

社会支持概念所包含内容相当广泛,包括个体与社会发生的各种联系。社会支持还包括主观体验到的情感支持,即个体在社会中被尊重、被支持、被理解和满意的程度。许多研究证明,个体感知的支持程度与其社会支持效果一致;社会支持与应激事件所致身心反应呈负相关。对其机制主要有如下解释。①缓冲作用假说,认为社会支持本身对健康无直接影响,而是通过提高个体对日常生活中伤害性刺激的应对能力和顺应性,减轻应激反应,起到缓冲生活事件的作用。②独立作用假说,认为社会支持不一定在心理应激存在时才发挥作用,而是通过社会支持本身的作用维持个体的良好情绪,进而促进健康。

3. 个性特征　其作为应激反应的中间变量,与生活事件、认知评价、应对方式、社会支持和应激反应等因素之间均存在相关性。个性可影响个体对生活事件的感知,有时甚至可决定其生活事件的性质。态度、价值观和行为准则等个性倾向性,能力、气质、性格等个性心理特征因素都可不同程度地影响个体在应激过程中的认知评价。如事业心太强或性格太脆弱的个体更易判断自己失败。个性在一定程度上决定个体应对活动的倾向性,不同人格类型的个体面临应激时可显现其不同的应对策略。个性特征除间接影响客观社会支持的获得,还直接影响主观社会支持及社会支持利用度。

第三节　应　　对

应对是应激与健康和疾病之间的中介变量,相关研究发现社会生活事件所致疾病与个体的应对方式密切相关。早在应激成为心理学研究焦点之前,精神分析学派创始人弗洛伊德关于心理防御机制的精辟论述,已深刻阐述心理压力或挫折如何致个体心理失常。了解弗洛伊德的心理防御机制,对理解和研究现代的应对理论仍具现实意义。

一、心理防御机制

(一) 概念

心理防御机制(mental defense mechanism)指个体应对心理压力或挫折、适应环境时无意识采用的心理策略。个体遭遇挫折时,除有意识地采取些措施应付,还会无意识地运用一些方法应对,以缓解挫折所致紧张和焦虑情绪,达到心理平衡。

弗洛伊德精神分析学说认为,心理防御是许多心理失常的发生基础,但正常人也经常暂时性地使用各种心理防御机制。心理防御机制虽被定义为是潜意识的,但许多防御机制仍可部分地被有意识地使用,也可通过有意识的训练成为习惯化的应对活动。

(二) 类型

心理防御机制可分为五大类,共16种,下文仅介绍人们较常用的。

1. 否认(denial)　指不承认某些客观现实,特别是否定已发生的悲痛、不愉快或令人难堪的经历,以此减轻心理上所承受的压力和痛苦感。如对亲人突然离世、自患不治之症等此类已存在又非常不愿接受的客观现实强装不知。人们采用否认这种原始、简单的心理防御机制,可缓冲突如其来的打击,暂时缓解焦虑,使自己有一段适应痛苦现实的心理过程。但若使用过度,则易错失解决问题的良机,导致更大悲痛。

2. 压抑(repression)　指把社会道德规范不能接受或具威胁性的冲动、欲望、情感体验等抑制在潜意识中以保持心境安宁。日常生活中多数人常将痛苦的事情"遗忘",其实被压抑事件并未消失,而转入潜意识层次,遇有机会便会逸出。被压抑的内容平时虽不被意识,但特殊情况下可影响人们的日常行为,如触景生情。弗洛伊德认为,压抑是最基本的防御机制,精神分析疗法即欲挖掘患者潜抑的致病情绪,将其带到意识层面,以消除疾病症状。心理治疗主张帮助患者挖掘、宣泄其潜抑的情绪,缓解和防治其心身病症。

3. 反向(reaction)　指内心有某种欲望或真实想法,因受社会道德规范或国家法制限制不允许表达,只能尽力伪装地表现相反的态度和行为。如有的患者明明非常关心自己的病情,却在人前佯装无所谓;有人对所憎恨对象特别温和或热情友好。反向机制易被某些神经症患者采用,有的患者怕自己服药自杀,见到药物即紧张不安,唯恐自己失控而致命。

4. 退化(regression)　指遭遇挫折时,有人会放弃习惯化的成熟应对方式,恢复早年的幼稚方式应对环境变化或满足已欲。如有些大病初愈的患者,身体已复原却不愿出院,正是因其经受重大挫折后,害怕再负起社会角色所承担责任,伴随的恐惧与不安,使之退化至孩童时代的依赖。从心理学视角看退化机制,主要是为博得他人同情、理解、关心和照顾,以减轻心理压力和痛苦。癔症、疑病症患者应用退化机制最多。

5. 转移(displacement)　当一个人对某对象的情绪、欲望或态度,限于理智和社会规范的制约时,便在潜意识中将其转移到另一可替代对象。"迁怒"即其一,心理治疗中的正负移情作用也属于此,患者将其既对往某些重要人物的感情(爱与恨)迁移到医生身上,医生可利用其迁移了解"症结",以便对症治疗。

6. 合理化(rationalization)　又称文饰作用,是人们日常生活中使用最多的防御机制。指潜意识地用似乎合理的解释或实际站不住脚的理由为其难以接受的动机、行为和情感辩护,说服自己以免除精神苦恼和保持个人自尊。如钱包丢了,人们常说破财消灾。合理化有两种形式。①酸葡萄心理:即把个人渴望得到但又得不到的东西说成不好的。②甜柠檬心理:即得不到葡萄只有柠檬时,便说柠檬是甜的,即自己的东西都是好的。

7. 升华(sublimation)　指个体把不为社会认同的动机或欲望转向较高尚的目标和方向加以表达,以保持其内心的宁静与平衡。如将攻击的冲动和愤怒情绪转化为参与对抗激烈的体育竞赛;又如歌德创作《少年维特之烦恼》即为使用升华机制的典范。挫折情境时运用升华机制,可使原始动机冲突得以宣泄,减少焦虑;还能使个体获得满足感。有心理学家认为,升华是人们适应环境最具有积极意义的建设性、创造性防御机制。

8. 幽默(humor)　指个体遭受挫折、处于尴尬境地时,以奇特、讽喻、含蓄等方式自我解嘲,使自己摆脱困境,既无伤大雅又可解除难堪的方式。有时,一句恰如其分的诙谐语便可化干戈为玉帛,使人走出困境。幽默被视为积极的心理防御机制。

弗洛伊德提出20多种心理防御机制,他认为适当地使用,可缓解由挫折所致紧张和焦虑情绪,达成心理平衡。但若个体运用心理防御机制不当或过度依赖,一旦失效,就会丧失自我调节能力,本我无节制地释放冲动,引发焦虑、紧张、抑郁,以致精神崩溃,严重者甚至精神失常。

二、应对方式

(一) 应对的概念

应对(coping)又称应付,指个体解决生活事件及减轻事件对自身影响的各种策略,又称应对策略(coping strategies)。Lazarus 认为,应对是个体为实现被其评价为超出自己能力资源范围的特定内外环境要求所作不断变化的认知和行为努力(Lazarus,1984)。其定义更能为众人所接受,包含4个要点:①应对是有目的的努力,其努力包括不断改变个体认知和行为,其目的是缓解或消除应激源所致应激反应。如个体为缓解或消除失业对自身的影响,以正视现实(认知)、努力寻找新工作(行为)应对。②应对不同于自主性适应行为,它被限制在心理应激的应对,排除不需经努力即发生的自主性行为,如动物在危险情境中的逃避行为即自主性行为。③应对指向个体努力处理什么,无论去做或去想,均不涉及所做、所想的对错。④应对中处理事物不同于控制或掌握,"处理"一词的含义在此主要包括降低、回避、忍受和接受应激条件,也包括试图控制环境。

现代的应对概念认为,应对是个体为缓冲应激源的影响、应对心理压力或挫折、摆脱心理冲突所致自身不平衡的紧张状态而产生的认知性适应行为过程。也可视为个体为应付难题,有意识采取的认知和行为措施。论及应对方式的形成机制或内部构成,各学派观点不同。目前,较新学说是综合观点,认为早期的素质性观点和情境性观点,可在描述应对过程中互为补充。素质性观点涉及个体通常偏好的应对方式,以此改变应激性情景对个体影响(Epstein 和 Meier,1989);情境性观点则强调个体如何应对特殊环境中应激性事件,反映个体应激时的努力状况(Folkman,1992)。Moos 等(1993)将两种观点融为一体,提出应对的综合概念框架(图 4-3)。

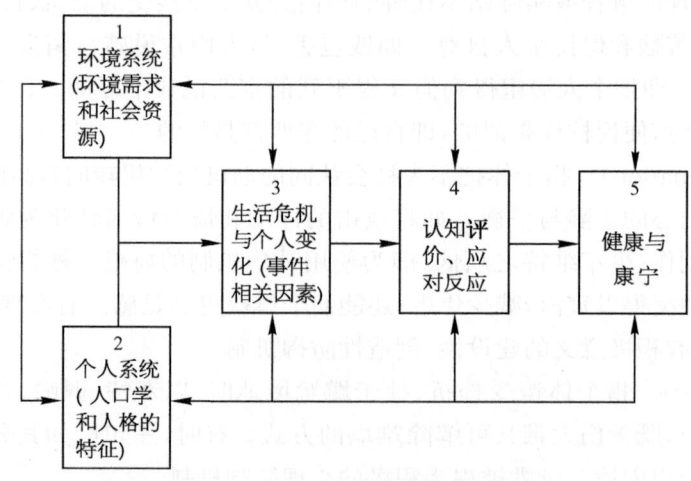

图 4-3 应对的综合概念框架

(二) 应对的维度

应对概念的含义涉及多个维度,以下简介五个维度的应对方式。

1. **应激过程维度** 从应对与应激过程的关系看,应对活动涉及应激作用过程的生活事件、认知评价、社会支持和心身反应等各环节。此角度所涉研究被称为应对的过程研究(process oriented approach),意为研究某生活事件所致应激全过程的应对策略,目前多数应对评定量表均为此维度的工具性成果。

2. **应对主体维度** 从应对的主体角度看,应对活动涉及个体的心理活动、行为操作和躯体变化,目前许多应对评定量表兼有此维度涉及的内容条目。

3. 应对指向性维度　Lazarus(1966)提出,可根据应对的指向性将其方式分为两类。

(1) 问题指向应对:曾称问题关注应对(problem-focused coping),即针对事件或问题的应对策略,着重改变现存的人与环境关系,个体针对已察觉问题(应激源)或采取积极努力、寻求解决问题的办法,或回避问题。

(2) 情绪指向应对:曾称情绪关注应对(emotion-focused coping),即个体情绪反应的应对策略,着重调节和控制应激时的情绪反应,减轻烦恼并维持适当的内部状态,以便处理各种信息。

4. 健康效应维度　从应对有否缓冲高强度应激的作用及对健康影响的视角看,把应对分为有效应对和无效应对。既往此类应对曾称"积极应对"和"消极应对",但近年来有学者据其相关研究提出,"积极或消极"侧重反映个体的应对态度,"有效或无效"则着重体现应对影响个体健康的实际效果,后者比前者更值得关注。实践表明,个体的应对态度积极与否,并不一定与其应对的健康效应呈正相关。如"否认"虽被普遍归为"消极应对",但它却可明显地降低癌症知情给早期患者造成的高强度甚至超高强度应激,有效避免患者的免疫功能遭受过度损害等,故将该维度的应对表述为"有效应对"和"无效应对"更合理。

5. 应对方式维度　Moos 和 Schaefer(1993)首先根据个体的应对方式将其分为认知性、行为性两类,再结合应对的综合性概念框架,考虑应对取向性因素,基于前两种分类,再形成认知探索型、行为探索型、认知回避型、行为回避型,共四大类八个亚型(表 4-2)。

表 4-2　应对方式及其亚型

基本类型	亚型(询问方式举例)
认知探索型	(1) 逻辑分析型(考虑过不同处理问题的方法吗?) (2) 择代型(遇到和别人同样的问题,怎样比别人过得更好?)
行为探索型	(3) 寻求指导和支持型(与朋友谈论过这个问题吗?) (4) 采取行动型(制订计划并执行吗?)
认知回避型	(5) 忘记事件型(试图忘却整个事情吗?) (6) 转换目标型(想过另一个目标会有转机和希望吗?)
行为回避型	(7) 寻求新欢型(参加过其他新的活动吗?) (8) 情绪释放型(试过不停地喊叫直到筋疲力尽吗?)

(三) 应对的原则

面对种类繁多的应对方式,很难简单地区分其优劣,评价任何应对方式只有据其处理具体应激情景有效与否。有效应对方式并无统一标准,需因人而异。个体欲以有效应对方式处理其面对的各种应激情景,可遵循以下原则。

1. 了解相关指南　应激与应对的基本知识及方式,可为个体提供应对应激情景的指导。

2. 保持积极心态　应激无处不在,人不可能生活在"无刺激的平静社会"中,遭遇应激时以积极心态主动应对或处理,避免长期陷入消极情绪,危害身心健康。

3. 活用应对方式　个体的应对方式具有一定稳定性,是其长期生活经历习惯化的结果。但当个体觉察其已采取方式无效时,需灵活地果断尝试新的应对方式。

4. 积极寻求支持　个体的资源终究有限,寻求自身之外的一切资源或支持,同样是积极、有效的应对方式。

5. 应对指导方法　归纳若干指导个体应对的策略如下。①"问题解决"应对,可从根本上消除应激源;若采用"回避"应对,可远离应激源。②"再评价"应对,可改变认知态度,换个角度认识生活事件。③"求助"应对,寻求社会支持。④"转移"应对,可分散注意力,缓解紧张压力和不良情绪。⑤"放松"应对,通过放松训练有助调节自主神经功能,控制应激所致不良心身症状,改善健康。此外,抗焦虑药物、催眠、暗示、运动、行为训练、认知矫正、康复示范、情绪表达等方法,均可视为减轻身心紧张状态的应对干预手段。

大量研究证实已应激对个体健康、疾病的重要影响。首先,应激反应是个体适应动态变化的内外环境,且其适应乃生物界赖以发展的原始动力。适度应激反应是个体一生开发潜能、重建平衡、保持健康过程中无法回避且不可或缺的重要"添加剂"。其次,应激反应可影响个体身心功能的整体平衡,不适度应激反应若致个体应对无效、丧失整体平衡,其生理功能则发生病理改变,发生应激的心身反应、心身障碍,甚至心身疾病。

第四节　心身疾病

心身疾病(psychosomatic diseases)或称心理生理疾病(psychophysiological diseases),是与心理、社会因素密切相关的疾病的总称。此类疾病的发生、发展和转归均程度不同地受心理社会因素的影响,临床表现以躯体症状为主,伴有病理学改变。

一、心身疾病的概念

心身疾病的概念分广义、狭义两种。广义概念从心身相互关系出发,把许多人类疾病都归类为心身疾病;狭义概念,则专指那些心理社会因素在疾病发生、发展和转归中起主导作用的躯体性疾病。本节主要阐述狭义概念的心身疾病及其机制等。

(一) 心身疾病范围

Alexander 最早提出溃疡病、溃疡性结肠炎、甲状腺功能亢进、局限性肠炎、类风湿关节炎、原发性高血压、支气管哮喘共七种经典的心身疾病,并认为其与特定的心理冲突相关。Qurbas 则认为,冲突为非特异性,人格类型有重要发病意义。当今普遍认为,心理社会因素在此类疾病的发生、发展中具有重要影响。心身疾病种类甚多,主要分布于全身各系统受自主神经支配的系统与器官。因心身疾病是以躯体症状为主的一类疾病,需将其区别于非心身疾病。①心身疾病不是心理疾病(通常指神经症、人格障碍、精神分裂症等在内的各种精神疾病),后者的病因虽也与心理因素有关,但其并无明显的躯体症状和阳性体征,更无组织形态学等病理改变。②心身疾病亦非单纯性躯体疾病,虽然心身疾病以临床躯体症状为重要表现,且伴有病理学改变,但单纯性躯体疾病的病因较明确,且与心理因素无直接相关。

(二) 心身疾病发病率及人群特征

因各国对心身疾病的界定范围不同,其发病率的流行病学调查结果差异甚大,国外调查占人群的 10%～60%;国内的门诊与住院调查结果约为 1/3。

相关数据显示,心身疾病患者具有以下人群特征。①性别:总体是女性高于男性,二者比例 3:2;但某些病种是男性高于女性,如冠心病、溃疡病、支气管哮喘等。②年龄:65 岁以上及 15 岁以下的老少人群患病率最低;患病率从青年期到中年期呈上升趋势;更年期或老年前期为患病顶峰年龄。③社会环境:不同的社会环境致其人群的患病率不同,以冠心病流行病学调查结果为例,所调查国家中患病率美国最高,其次为芬兰、前南斯拉夫、希腊及日本,尼日利亚最低。有学者认为,这主要取决于种族差异、饮食习惯、全人口的年龄组成、体力劳动多寡等社会环境因素。

(三) 心身疾病的分类

国内外学者对此各执己见,分法不一,如按年龄分类、按学科分类、按器官病变分类等。现仅简介较常用的分类方法如下。

1. 按器官系统分类

(1) 消化系统:胃及十二指肠溃疡、溃疡性结肠炎、肠道激惹综合征、神经性厌食、神经性呕吐等。

(2) 心血管系统:原发性高血压、冠心病、心肌梗死、心律失常、心脏神经症等。

(3) 呼吸系统:支气管哮喘、过度换气综合征等。

(4) 皮肤:神经性皮炎、荨麻疹、瘙痒症、湿疹、斑秃、银屑病、多汗症等。

(5) 内分泌代谢系统:甲状腺功能亢进、突眼性甲状腺肿、糖尿病、低血糖症、肥胖症、更年期综合征等。

(6) 神经系统:紧张性头痛、偏头痛、抽搐、书写痉挛、痉挛性斜颈、自主神经功能失调等。

(7) 泌尿与生殖系统:遗尿症、激惹性膀胱、月经失调、经前紧张综合征、功能性子宫出血、性冷淡、不孕症等。

(8) 骨骼肌肉系统:类风湿关节炎、肌痛、颈臂综合征、腰背部肌肉疼痛等。

(9) 其他:癌症、术后肠粘连、口腔炎、口臭等。

2. 按躯体病变状态分类　采用此分类法的学者认为,躯体病变状态主要分为功能性、器质性病变,心身疾病也可依此分两大类。

(1) 心身症:指心理社会因素引起躯体功能性改变的一类临床疾病。其虽以功能性病变为主,但亦有躯体症状和一定程度的病理生理改变,基本处于心身病临界状态。常见心身症包括心脏神经症、冠状动脉痉挛、偏头痛、贲门或幽门痉挛、神经性厌食、神经性尿频、心因性呼吸困难、心因性胸痛、过度换气综合征等。

(2) 心身病:主要指心理社会因素引起、伴有明显躯体器质性病理改变的一类疾病,如原发性高血压、冠心病、消化性溃疡、过敏性结肠炎、甲状腺功能亢进、糖尿病、原发性青光眼、神经性皮炎等。

持此分类观点者认为,一定条件下,功能性病变为主的心身症,可演变为躯体器质性病变为主的心身病。如冠状动脉痉挛若持续过久,可因冠状动脉长时间阻断发生心肌坏死,继而导致急性心肌梗死。

二、心身疾病的发病机制

心身疾病的发生、发展及病理学基础较复杂,是社会、心理、生理等致病因素在不同程度和时间上相互作用的结果。尽管大量研究已证明,心理、社会因素与心身疾病发病密切关联,但其发病机制仍处在学说或理论阶段,主要代表理论如下。

(一) 心理动力学理论

该理论受弗洛伊德潜意识心理冲突学影响,早先 Alexander 认为个体特异的潜意识动力特征,决定了心理冲突引起特定的心身疾病。如原发性高血压源于患者压抑自己的攻击性潜意识。后经不同时期心理动力学的学者修正该理论,心身疾病发病三要素成为其理论支柱,主要成就是 A 型性格(type A behavior pattern,TABP)与冠心病关系的研究。人格问卷是该理论的重要研究手段,夸大潜意识作用是该理论的不足。

(二) 心理生理学理论

该理论深受 Cannon 和 Selye 等生理学家的影响,根据心理生理学研究,心理-神经、心理-神经-内分泌和心理-神经-免疫学,是心理、社会因素造成心身疾病的 3 个具有形态学意义的心理生理中介机制。因不同个体可对心理、社会因素产生不同的生物学反应,且不同生物反应过程涉及不同器官组织,故不同疾病可能存在不同的心理生理中介途径。此外,心理生物学研究也重视观察、分析不同心理社会因素可能导致不同心身反应过程,即不同心身疾病可能与特定的心理社会因素相关。心理生物学研究还注意到心理社会因素对不同遗传素质个体的致病差异,如有研究发现,高蛋白酶原血症的个体更可能在心理、社会因素作用下发生消化性溃疡,由此确认个体素质易感性在其疾病发生中的重要作用。当前心理神经免疫学(psychoneuroimmunology)是该理论发展较活跃的路径,有学者认为心理、社会因素通过三条途径把免疫系统与躯体健康和疾病联系在一起。

(三) 学习理论

该理论源于行为学习理论,认为某些社会环境刺激可引发个体习得性心理和生理反应,心身疾病也是获得性学习结果,如情绪紧张时呼吸加快、血压升高等。因个体素质、特殊环境因素的强化或泛化,可使人们的习得性心理、生理反应稳固而演变成症状或疾病。紧张性头痛、过度换气综合征、高血压等心身症,都可由此解释。虽然行为学习理论解释疾病发生机制缺乏较详尽的微观研究证据,但其指导心身疾病治疗康复的意义日益深远。

三、心身疾病的诊断与防治原则

(一) 心身疾病的诊断

即综合评价人们躯体和心理两方面状况的过程,对患者实施一般临床诊断的同时,还必须全面地评定其心理状态。

1. 诊断要点 心身疾病的诊断标准和方法不尽相同,按照生物-心理-社会医学模式,人类任何疾病均受生物、心理和社会因素的影响,心身疾病的诊断除需兼顾个体的心理、躯体和社会三方面;其虽包括多种疾病,但作为整体概念有其共同诊断要点。以下常见的心身疾病的阳性指征,可为其正确诊断提供依据。

(1) 存在明确的心理社会刺激因素。
(2) 个体患病与其心理应激发生有密切时间关系。
(3) 病情波动与心理应激程度及个体情绪体验相关。
(4) 个体有特定的性格特征或心理缺陷。
(5) 个体可能有童年的特殊心理体验。

2. 诊断程序 主要包括以下四方面。

(1) 病史评估:除采取与临床各科病史采集等相同方式,还应注意收集患者心理、社会的相关资料,如个体的心理发展、个性或行为特点、社会生活、人际关系、家庭支持等,初步分析其中与心身疾病发生、发展关联的因素。

(2) 身体评估:除基本的物理检查,还应注意患者在诊查过程中的心理行为反应,如有否过分敏感、拘谨等。有时可从患者接受检查的特殊反应中析出其心理素质特点。

(3) 心理评估:对初步疑似心身疾病者,结合其病史资料,采用访谈、行为观察、心理测评及必要的心理生物学方法,对其行较系统、全面的检查,以确定心理社会因素的性质和内容,以及在其疾病发生、发展和转归中的作用。

(4) 综合分析:依据上述各程序的评估结果,结合心身疾病阳性体征,判断其是否心身疾病,何种心身疾病,哪些心理社会因素起重要作用,可能的作用机制等。

(二) 心身疾病的治疗

1. 遵循身心同治原则 心身疾病虽与心理社会因素密切相关,但它终究是躯体的器质性病变,尤其对急性发病且躯体症状明显的患者,首先应采取积极有效的躯体对症治疗,消除或缓解病症;同时辅以心理治疗。如紧急有效的医疗救护措施,是解除急性心肌梗死患者危急状态的关键;而就其焦虑、恐惧等极端不良反应实施床边心理疏导,也是救治其的关键环节。对心理或躯体症状为主、已呈慢性病程的心身疾病患者,则宜为其实施常规躯体治疗的同时酌情安排心理治疗,如神经性厌食。

因患者的人格特征差异,对心理社会刺激的反应强度不同,所患心身疾病的种类、病程中心理状态不同,心理治疗应视不同的层次、方法、目的决定,可酌情选用行为疗法、认知疗法、生物反馈疗法、环境疗法、心理分析疗法和家庭疗法等。

2. 明确心理治疗目标 针对心身疾病的心理治疗主要包括三个具体目标。

(1) 消除心理社会刺激因素:如因考试引起焦虑、继发紧张性头痛的患者,可经分析、诱导、认知疗法、松弛训练或催眠疗法等,使其改变考试的认知,减轻焦虑反应,并在药物的共同作用下,缓解病症的发作,虽不能根本解决问题,但对缓解症状较奏效。

(2) 消除心理学病因:如冠心病患者,在其病情基本稳定后,帮助其改变认知模式,指导其综合矫正 A 型行为和其他冠心病危险因素,调整生活方式与环境以减少刺激,以从根本上消除病因,逆转心身疾病的心理病理过程,使之趋向健康等。

(3) 消除躯体症状:以心理学技术直接改变患者的生物学过程,提高身体素质,促其疾病良好转归,如采用长期松弛训练或生物反馈疗法治疗高血压患者。

四、常见心身疾病及其人格特征

心身疾病的病因学研究证实,个体的个性特点、行为方式既是其发病原因,又影响其疾病转归,故掌握常见心身疾病患者的人格特征、行为方式、社会环境等特点,对防治此类疾病十分重要。

(一) 冠心病

此为最常见的心身疾病,也是当今成年人的第一死因。大量研究表明,冠心病的病因有多种,但人格特征、心理应激及生活方式等因素,在冠心病的发生、发展过程中具重要影响。

1. 人格特征　弗雷德曼(1959)首先提出A型行为类型者易患冠心病,其后许多大样本研究也证实,冠心病患者中A型行为者二倍于B型行为者,此论点1977年得到国际权威学术机构的认定。A型行为(TABP)者主要特点如下:①过分的抱负及雄心勃勃。②过高的工作标准,常不满自己的工作成就。③富于感情,情绪易波动。④有闯劲和进取心,且表现好斗。⑤过分的竞争性和好胜性。⑥时间紧迫感与匆忙感。⑦变幻不定的敌意。⑧习惯做紧张的工作,休息时间难以得到放松。⑨不耐烦,急于求成。⑩常同时进行多种思维活动和工作安排,言语与动作的节奏感快等。

另有学者认为,A型行为者遇应激性事件时,容易紧张、激动、愤怒、攻击和对人敌意,体内儿茶酚胺及促肾上腺皮质激素过量分泌,致血压波动,血黏度增加,血小板黏附力和聚集性增加,血脂增高,加速血栓形成,终致冠状动脉供血不足。A型行为类型还与冠心病患者病情加剧相关。有研究显示,A型行为者患冠心病后继发心肌梗死的可能性约5倍于非A型行为的冠心病患者。

2. 心理、社会因素　亲人亡故、环境变化等应激事件,常被视为冠心病的重要病因。有研究表明,冠心病的常见应激源包括夫妻关系不和睦、与子女关系紧张、工作不顺心、事业受挫与失败、离婚、丧偶等。如有研究者调研一批54岁以上丧偶男性,其配偶死亡6个月内,本人死于缺血性心脏病的发生率比无丧偶者高67%。有资料显示,事业中有4次或更多重大挫折者的冠心病发生率数倍于未遭挫折者。新近研究显示,强烈、持续的心理应激可伴机体儿茶酚胺过量释放,心肌内钾离子减少,血压升高,局部心肌供血下降,使有冠心病素质或原心脏供血不足者发生冠心病。心理、社会因素的影响不仅限于冠心病发病,对其转归也有相当重要的影响。

3. 社会环境与生活方式　冠心病发病率与社会环境中不同的社会结构、社会分工、经济条件、社会稳定程度均有相关。如研究证实,社会发达程度高、脑力劳动强度大、社会稳定性差等均为冠心病高发的原因。此外,烟酒过量、高脂与高胆固醇饮食、缺乏运动、过食、肥胖等,既为冠心病易感因素,也是冠心病不良预后、治疗困难的重要因素。

了解冠心病病程中心理、社会因素的影响,对预防冠心病的发生和发展具重要意义;有利于医护人员为冠心病患者采取综合性医疗措施。例如,定期为患者拟定因人而异的治疗及护理计划,帮助患者调整不当的生活、饮食习惯;指导患者改变其严重影响疾病转归的行为方式,提高患者对心理应激的承受能力等。

(二) 原发性高血压

此为最早被确认的心身疾病,近年来较多研究表明原发性高血压与基因遗传密切相关,但其由综合因素致病仍为普遍观点，尤以心理、社会和行为因素在其发病中具重要作用。

1. **社会和环境因素** 流行病学调查证明，城市居民的高血压发病率高于农村人口；患者群有一定职业特点，从事注意力高度集中、精神紧张而体力活动较少、对视听觉形成慢性刺激等职业者，更易发病，如驾驶员患病率高于一般职业人群。此外，长期慢性应激性事件刺激也可促发原发性高血压。有研究表明，失业、离婚、长期生活不稳定、环境中有高噪声者等发病率高。应激的情绪反应中焦虑、愤怒、恐惧易致血压升高，沮丧或失望所致血压变化较轻。一般认为，情绪反应伴随的"神经内分泌心血管反应"，是人类种系发生过程中形成的防御反应。对多数人而言，一旦刺激消失，反应随即停止。但若个体的此类情绪反应消失很慢，或通过"学习机制"与其他心理因素建立联系，其情绪状态所致阵发性血压升高即可逐渐发展为持续性血压升高，最终导致原发性高血压。

2. **人格和行为因素** 此类患者虽不具备某种特定人格类型，也有求全责备、刻板主观、容易激动、具冲动性、过分谨慎、不善表达情绪、压抑但又难以控制情绪等相应人格特征，且其可能与遗传因素有关。有研究认为，具此类人格特征者遇到应激刺激时，总想压抑、但又难以自控其情绪，致长期心理不平衡，伴随机体自主神经系统功能紊乱，易促使发病。因此，焦虑情绪反应与压抑心理矛盾（即抑制性敌意）是高血压发病的重要心理原因（Buell T. C., 1980）。流行病学调查发现，高血压发病率与个体的高盐饮食、超重、缺乏锻炼、大量烟酒等因素有关，其不良行为又直接或间接受其心理、社会因素的影响。

治疗原发性高血压，除酌情用药，行为治疗也可获明显疗效，尤其对临界或轻型高血压患者，行为治疗可作为其基础治疗。行为治疗主要包括两点。①情绪宣泄，指导患者保持开朗心境，及时宣泄怨、怒、敌意等情绪，切忌强行压抑，避免过度喜怒，尽量回避易致血压升高的情绪反应。②放松治疗或生物反馈疗法，即让患者掌握自主身心放松和自我控制血压的方法，提高机体对各种紧张状态的耐受力。此外，调整患者的观念，增强其自身社会适应能力，保持情绪平和，均有益其疾病治疗。

（三）消化性溃疡

此亦为最常见的心身疾病，一般人群中预期的终身患病危险率被估计高达10%，消化性溃疡特别是十二指肠溃疡，与心理、社会的密切相关早已被人们认识。

1. **个性与行为因素** 此类患者的主要个性特点是竞争性过强、过度自我控制，精神生活过于紧张，节假日休息仍不能松弛；情绪易波动但又惯于克制，遇挫时特别容易愤怒或忧郁，他们自制力较强，喜怒不形于色，不良情绪虽被其压抑，却可致更强烈的自主神经系统反应，构成消化性溃疡的重要中介。

2. **心理、社会因素** 十二指肠溃疡与心理、社会因素的联系，比胃溃疡更密切。主要因素包括以下几点。①严重精神创伤，尤其在毫无心理准备的情况下，遇到失业、丧偶、失事、离异、自然灾害或战争等重大生活事件或社会环境改变。②持久的不良情绪反应，如长期家庭矛盾、人际关系紧张、事业发展不顺利等所致失落感。③长期紧张刺激，如不良工作环境、缺乏休息等。近年有研究显示，消化性溃疡患者发病前血液中胃蛋白酶原水平较高，并被视作十二指肠溃疡发病的重要生理始基。又有研究证实，高胃蛋白酶原血症的个体，当其在心理、社会因素"扳机"的作用下，比普通人更容易发生溃疡病。

治疗消化性溃疡,需采取包括心理治疗在内的综合治疗措施。应以咨询、启发式认知领悟疗法,了解并帮助患者分析不利其疾病治疗的心理、社会应激因素,指导患者调整不良的生活方式与饮食习惯,使之建立恰当的自我观念,学会放松自我,适度宣泄不良情绪,缓解各种心理、社会压力。对溃疡创面愈合后仍有疼痛持续发作或胃部不适的患者,必要时可选用精神药物治疗,辅以消除或抑制各种致病精神因素。

(四) 支气管哮喘

此病较早被列入经典的心身疾病。近年来逐步阐明支气管哮喘的"变态反应机制",但心理、社会因素仍被视为诱发或加重支气管哮喘发作的影响因素。有学者主张,可根据生理因素或心理、社会因素致病作用的主次程度把支气管哮喘分为两大类。①心身疾病类。特点为发作时间短,常能自动缓解。②躯体疾病类。特点为病情较重,发作时间长,必须使用支气管解痉剂或类固醇皮质激素缓解病情。目前认为两类支气管哮喘患者各占50%。

1. 人格特点　支气管哮喘患儿多表现过分依赖,希望受人照顾。有学者认为,母亲对孩子要求过高或过分保护的不良母子关系,可致此病及其发作。据观察,有些患儿离开母亲住校、住院等独自生活时,哮喘发作趋于减少。因支气管哮喘病程较长,发病时患者体力支出过度致体质虚弱,影响其正常的学业和社交活动,长此以往,患者易产生抑郁或自卑,也可表现敏感、多疑、冲动等行为特点。反之,该行为特点又可进一步阻碍其人际交往和社会活动,强化心理、社会刺激因素,诱发或加重病情。

2. 心理、社会因素　有研究表明,半数以上患者可找到其哮喘发作的心理、社会因素。如母子关系冲突、亲人死亡、弟妹出生、家庭不和、意外事件、心爱玩具被破坏、突然环境改变等诱发或加重其发作的因素。有研究证实,心理应激可致支气管平滑肌收缩和气喘症状,气管阻力的增减也可因暗示和条件反射性刺激而改变。如有些患者可因对自然界花粉敏感发生外因性支气管哮喘,他们在看到同样形色花粉的图片时,也可引起支气管哮喘发作。

早在100多年前,人们认识即心理治疗对支气管哮喘的作用,催眠方法治疗支气管哮喘已使用多年;系统脱敏法等行为疗法可减轻哮喘的发作程度(症状);放松训练治疗也可减轻发作症状或减少用药剂量;生物反馈治疗可控制呼吸道的阻力,缓解发作症状;使用安慰剂等暗示性疗法同样可有效缓解支气管哮喘。

(五) 癌症

此为多因性疾病,其病因学十分复杂,尚未明了,但近年有许多研究证实心理、社会因素对癌症的发生和转归具有一定作用。心理社会因素与癌症的关系大致涉及以下方面:①具有某些情绪或个性行为特征者发病率较高。②直接影响癌症发展、转归的内分泌和免疫防卫功能,受患者本人情绪和行为反应的影响。③具有某些心理行为特征的患者生存期较长。④情绪支持和行为干预等心理疗法,可延长癌症患者的平均生存期。

1. 个性特征　研究结果提示,过分谨慎、细心、忍让、追求完美、情绪不稳又不善于宣泄负性情绪等个性特征,易使个体在相同的生活环境中遭遇生活事件,在相似的不幸事件中易产生更多的失望、悲伤、忧郁等情绪体验。此个性特征近年来被证实与癌症的发生有关,被行为医学界概括为"C"型行为。

2. 生活事件　大量研究证实,负性生活事件与癌症有关。国内外诸多研究发现,癌症患者发病前的生活事件发生率较高,尤以丧偶、近亲死亡、离婚等家庭不幸事件为显著。Lrshan(1966)指出,肿瘤症状出现前最明显的心理因素是对亲密人员的感情丧失。姜乾金(1987)调查发现,癌症患者发病前的家庭不幸事件发生率高于非癌症患者。

3. 心理、社会因素　社会事件与癌症的关系,还取决个体对生活事件的应对方式,如习惯于克己、压抑而不善宣泄生活事件所致负性情绪体验者的癌症发生率较高。另有研究提示,缺乏社会支持的癌症患者复发率较高。心理行为特征与癌症病程的关系,已有较肯定结论。Stoll B.(1982)研究证实,平均生存期明显延长的癌症患者具有以下心理行为特点:①始终抱有希望和信心。②及时表达或发泄负性情感。③积极开展有意义、有快乐感的活动。④能与周围人保持密切联系。

结合癌症患者的心理行为反应,及时给予其心理行为治疗,对提高其生活质量、改善其心身反应过程等,均具有重要临床意义。

(刘晓虹　刘东玲　杨　芳)

思考题

1. 如何依据健康的影响因素为某个体提供若干指导性建议?
2. 到医院就医的个体可能面对哪些应激源?该如何应对?
3. 如何解释"生活变化单位(LCU)"对个体健康的意义?
4. 癌症早期患者惯常使用"否认"的心理防御机制有益吗?为什么?
5. 反思自己日常使用最多的心理防御机制的效用如何。为什么?
6. 如何体现心身疾病的身心同治原则?
7. 如何指导人们防治冠心病?
8. 如何指导人们防治原发性高血压?
9. 如何指导人们防治消化性溃疡?
10. 如何指导人们防治支气管哮喘?

第五章

护士角色人格的形成和发展

教学目标

识记： 1. 准确表述以下概念：角色人格　护士角色人格　护士角色人格的要素特质　社会智能　成就动机　角色行为的自我调控　护士个体人格角色人格匹配模式
2. 准确表述护士角色人格要素特质的主要内容。

理解： 1. 比较"护士角色人格"与"护士职业心理品质"的概念。
2. 简述护士的个体人格与其角色人格的关系。
3. 简述护士角色人格的形象及历史演变、角色人格与职业形象的关系。
4. 简述护士角色人格形成和发展的影响因素。
5. 简述护士角色人格的匹配理论。
6. 简述教育层次与培养目标的匹配理论对护士人格发展的影响。
7. 比较成就动机与择业动机、社会智能与职业智能。
8. 简述护士角色人格的匹配模式及其意义。

应用： 1. 尝试应用匹配模式，解答护士个体所存在的护士角色人格的发展差异。
2. 逐一举例说明护士角色人格要素特质对个体胜任职业的作用。
3. 尝试从自身出发，针对"护士角色人格发展的影响因素"谋对策。
4. 结合举例，比较护士角色人格与个体人格的匹配程度对护士个体胜任角色的影响。

护士角色人格的形成和发展，是护理心理学的关注重点，不仅关系护士人才的培养质量、护士人才的身心健康，还与人类健康事业紧密关联。

第一节　概　述

护士角色人格是护理心理学的特定概念，是个性心理学中"人格"、社会心理学中"角色人格"等概念的外延。"护士角色人格"的概念界定，关系护士职业角色化发展及人才培养目标，是护理心理学理论体系的重要组成。

一、角色人格与护士角色人格

（一）角色与角色人格

1. **角色（role）**　每个人都在社会"大舞台"上扮演各种"角色"，人的社会属性及"角色"常在社会团体中显现的特性,即角色或社会角色(social role)。

个体取得社会团体中某种身份并依照其角色性质与特征显现出的行为,即称角色行为(role behavior)。如大多女性一生会扮演女儿、妻子、母亲等家庭角色;且以学生、职业人等角色现身社会。无论哪种角色都有其特定内涵,个体的行为模式均受制于其角色特征。例如,某30岁女性,面对其父母或儿女,同一人可显现判若两人的角色行为。对父母她是娇女,自然流露"依赖、服从"等人格特质;对儿女她是家长,则更多地表现"支配、专制"等人格倾向。由角色特征所决定的人格倾向和行为模式,即称"角色人格"。

2. 角色人格(role personality) 指具有某种社会特定地位的人们,共同具备并能形成相似的角色行为的心理特征总和,即指人们在某种特定、重复的社会经历中,形成比较固定、共性的人格特征。千差万别的个体,因扮演同一角色而具有相似的行为模式和角色形象,且共性化人格特征一经形成,就被他人赋予某类角色的行为特征。正如人们总把母亲与"慈爱"相连,常将父亲与"严厉"等同;人们常可根据某个体的言谈举止,准确判断其职业角色,如"自律的教师、精明的商人、浪漫的艺术家、敏捷的记者"等,均为人们印象中典型人格特质与职业角色形象的匹配。

(二) 护士角色人格

1. 定义 护士角色人格,特指从事护士职业的人们,共同具备并能形成相似的角色适应性行为的心理特征总和。定义中的"适应性",是区别于"角色人格"一般概念的关键词,隐含护士的个体人格与角色人格的匹配要求,也是该定义的特定内涵。例如,为人父母的角色人格虽有其特定内涵,但不能剥夺某些不称职父母的角色权利。护士角色人格所隐含的适应性行为特征,则要求从事护士职业的个体必须具有其"角色适应性行为"。护士角色人格,必然制约护士个体的职业行为,影响其角色形象。

2. 护士角色人格有别于道德概念 护士角色人格的内涵,与人们熟悉的常用概念"护士职业心理素质"类同,但与"护士职业心理品质"有本质区别。"品质"属道德概念,且较多涉及"无私奉献、崇高、坦诚、人道"等道德评价的术语。

任何职业群体的成员,均可因其社会层次、受教育程度、家庭背景等不同而致道德水准的参差不齐,其中有英模人物、积极分子,也有一般群众、落伍个体。若忽略职业人群的道德品质差异,一律以英模境界衡量一般个体显然行不通;且"无私奉献"等道德评价,并无职业特异性,是各行业先进个体共同追求的最高职业境界。

职业角色人格,具有鲜明的职业特异性,且须与个体人格相匹配。若某人的个体人格与其职业角色人格不匹配,其道德水准再高也难以胜任职业角色。若某教师虽具有较高师德(爱岗敬业、乐于奉献等),却不具备良好教学特质(擅长表达、循循善诱、富感染力等),十分尽力却无法达成解惑授业的职业目标,即不一定堪称"好教师"。其"师德"归于职业道德,"教学特质"则属于职业角色人格。一般认为,高道德水准者无论从事何职业,都会崇尚和追求较高职业道德水准;但最终能否胜任其职业角色,则主要取决于其个体人格与职业角色人格的匹配。由此可知,护士角色人格只涵盖护士需具备的心理特征总和,不包括心理品质等职业道德的判断标准。

3. 护士角色人格以职业经历为前提 职业角色人格,需个体在其职业角色扮演过程中体验、寻找较恰当的角色行为，不断巩固、发展和完善。仅女性从少女到人妻、人母、祖母，其每个角色的转换，均需有新角色的适应过程。个体适应职业角色亦然，若无职业经历，职业角色人格的形成和发展便无从谈起。

护士角色人格以职业经历为前提条件，并随职业经历的丰富逐渐走向成熟。如新护士初到急诊室，面对争分夺秒的紧急救治，可显现其慌张、冲动行为，或因高度紧张致技术操作走样；但她多次经历急救场面后便能沉着冷静、迅速有序地去应对，驾轻就熟地胜任本职。又如许多护士拥有处理复杂人际冲突的职业积累，可显著增强其人际交往能力、语言表达能力等。

需要指出的是，任何职业角色的适应均有其相对性，多数个体具有适应多种职业角色的潜能，因人们大多不可能在经历多种职业的体验后才再择"最恰当职业"。

4. 护士角色人格与个体人格相辅相成　护士角色人格如同"万丈高楼平地起"，需基于个体人格构筑的基本框架。著名职业指导专家霍莱指出，各种性格类型的人，都有其相对应的感兴趣、易适应的职业。例如，感情丰富、富于想象者，易对作家、艺术家等职业有兴趣、较适应；喜欢冒险、乐于竞争者，易对企业管理等职业产生兴趣与适应；保守刻板、力求务实者，较适应财会、档案、文秘等办公室的工作。总之，个体人格与职业人格相辅相成，个体人格是职业角色人格的基础，职业角色人格是个体人格的拓展和完善。

如女性个体的温柔、细腻、感情丰富、善解人意等人格特征，都是护士角色人格的基本构架和良好元素。随着护士职业的社会职能增强，其角色人格内涵更加深邃，"凡女性即可当护士"的观点早已过时，"情绪稳定性、社会适应性、人际关系主导性"等人格特质，均为不可或缺的护士角色人格核心成分。若某个体自身存在护士角色人格"核心成分"的严重缺陷，便很难成为称职护士。

护士角色人格的更深远意义，还在其促进护士个体人格的发展和完善。职业经历的耳濡目染、潜移默化，可不断优化护士自身的某些人格特质。充满稚气的护士，经历职业环境的复杂人际关系后，大多比其他职业的同龄人"少年老成"，其人际能力显著增强，主要得益于护士角色人格的积极影响；能妥善处理特殊情境的人际冲突，有助其巧妙斡旋社会上各种复杂的人际冲突，终身受益。

二、护士角色人格的形象及历史演变

人格的概念虽然比较抽象，它一旦与个体的外在行为相联系，便栩栩如生。如评价某人"活泼、敏捷、热情、自信"或"刻板、迟钝、冷淡、自卑"，正是据其惯常行为所作的人格特征判断。当综合某人的诸多人格特质时，其总体人格形象便清晰呈现，职业角色人格形象亦然。"艺术家气质""学者风范""商人习气"等，都是职业角色人格形象的表述。

护士角色人格以其特定职业角色形象呈现，随时代发展、社会需求不断演变，曾经历以下几个阶段。

（一）护士角色人格的历史形象

护士的最初称谓是"看护"，首创于4世纪，记载在第一所"大教会病院"的规则中，看护、照料患者的人形成"护士"这个新职业群体。此后漫长的十多个世纪中，护士主要经历了三种典型的历史形象。

1. 母亲形象 战争及瘟疫等致大批受伤、病患折磨的人迫切需要关怀和照顾,护士在民间被视为"母亲"。希腊文"natricius"含有"体贴、保护、照顾"的意思,英文"nurse"可译作"乳母"。最初护士主要以"温柔、慈祥"等角色人格特征,塑造了慈母般职业角色形象。

2. 宗教形象 中世纪的欧洲,受宗教影响,教会视照顾患者伤残、拯救人的灵魂为同等重要。许多教会设置医院,众多修女、基督徒从事医护工作,护士被赋予宗教形象。教会倡导的"护士应奉行独身,长居修道院,超尘脱俗,严守纪律"等观念,使护士常以"宗教化身"面向公众,其职业角色形象具有浓重的宗教色彩。

3. 仆人形象 此职业形象主要发生在16～19世纪,是护士最暗淡的历史形象。当时的宗教势力视"病魔"为"对罪恶的惩罚",把病患看作"罪有应得",连同对患者的照料、救护,也是"非仁慈的、卑贱的"。当时的护士大多出身寒微、家境潦倒,有的甚至为生存而无法顾及名声(有的诊所低薪聘用妓女、酒鬼担当护士),其社会、经济地位低下,角色形象被视为"奴仆"。

(二) 护士角色人格的现代形象

自19世纪60年代南丁格尔创立第一所护士学校,护士便有了明确的职业目标,其职能逐渐得到公认,护士角色人格的形象日渐鲜明,其现代形象大致分为三个发展阶段。

1. 南丁格尔塑造的早期形象 南丁格尔率先向"凡具有女性天赋和才能者,便足以出任护士职业"的世俗观念挑战,积极倡导"从事护理工作,要有高尚的品格、相当的专业化知识、专门的操作技能"等,她塑造的护士角色人格形象主要包括以下五个特征。

(1) 品格高尚的人:南丁格尔针对护士角色形象指出:"职业女性必须正直、诚实、庄重,没有这3条,就没有基础,就将一事无成。"

(2) 满足患者需求的人:南丁格尔要求护士保持病房的绝对安静,甚至提出要消除护士工作时的衣着声响(指工作服经上浆熨烫后摩擦发出的声音),强调护士"千万不要有意或无意地惊醒患者,这是护理质量好坏的先决条件"。

(3) 具备心理学知识的人:南丁格尔认为护士必须十分重视患者的心理因素,应区分护理患者与护理疾病之间的差别,着眼于患者,着眼于整体的人。"护理应为患者创造良好环境,若只是让患者躺在床上,两眼直盯天花板,对康复不利;而变化、颜色、鲜花、小动物等,都是很好的治疗形式,因为这些能转移患者对病情的注意力。"

(4) 属于专门学科的人才:南丁格尔特别指出:"护理学是内、外科和公共卫生学的有技术的侍从,但绝不是内、外科医生和卫生官员的有技术的侍从。"她认为两个概念有严格界限,绝不能混淆。

(5) 人类健康的使者:南丁格尔指出:"护士的服务对象,不局限于医院里的患者,要更多地面向整个人类社会,通过社区组织预防医学工作,展开公共卫生护理。"

2. 继承南丁格尔的扩展形象 19世纪末至20世纪40年代,由于两次世界大战致伤残逾数亿、众人挣扎于死亡边缘等社会需求,把护理工作推至救死扶伤第一线,进一步形成现代护理学特色的研究和活动领域,造就了大批积累丰富经验的护士。护士以其扩展的专业化"技艺形象"和医生的"助手形象",进一步获得社会的承认和赞扬。此阶段,护士角色形象除继承南丁格尔的早期形象,还有增加了以下两种新的职业形象。

(1) 技艺形象:指随着近代医学的高速进步,促使护士新增了"熟练专业操作技术"的职业角色形象。生物医学模式的运行,为提高护理质量提供了大量新技术,如消毒灭菌、无菌操作、测量生命体征等,对促成护理学科系统理论及专门技术均产生了重要影响。

(2) 助手形象:指此间世界各地的护士学校如"雨后春笋",护士队伍迅速扩大,护理内容从"照料患者生活为主",转向"科学技术手段服务为主",引领护士新增了"擅长配合医疗工作"的职业角色形象。

3. 半个多世纪的现代形象　随着全球化护理教育层次的提高和培养目标的发展,高等护理教育已在发达国家普及半个多世纪,并在世界各国相继迅速推开,显著拓展了护士的知识结构和社会职能。其最鲜明的职业形象如下。

(1) 适应发展的专家型人才:护士既能主动适应医学模式转变,积极变革旧式护理体制,勇于创建护理学科新理论;又紧随现代医学快节奏,参与医学领域精细分工,准确掌握生命救护新技术。自1900年美国学者首次提出专科护理(Specialties in Nursing)的概念,到1954年,美国护理教育在不断提高临床护理质量和护士专业技术能力发展需求的驱动下,将培养专科护士(Clinical Nurse Specialist,CNS,指在某一特殊或专门的护理领域具有较高水平和专长的专家型临床护士)逐渐定位于硕士以上水平的专业教育,扩展到ICU护理、急救护理、糖尿病护理、造瘘口护理、癌症护理、临终护理、感染控制等临床各领域,旨在为临床培养高质量的专科护士,提高临床护理实践水平。几年前数据显示,美国已在200多个专科领域培养了10万余名专科护士,高素质的护理人才在医疗机构、社区保健、家庭护理及护理科研等方面发挥着非常重要的作用。我国于21世纪初,引进发达国家、地区培养专科护士的模式和经验,结合国情,把专科护士的学历要求放宽到大专学历及以上,允许先完成专科证书课程,取得专科护士的执业资格,同时要求3~4年内获得本科、硕士学历(学位)或研究生课程结业。我国2012年1月10号卫生部正式发布"十二五"护理规划纲要,也提出"到2015年培养临床专科护士2.5万名"的人才培养目标。总之,护士维护患者身心健康的重要作用日益突出,无可取代。

(2) 结构合理的知识型人才:高等护理教育改变了既往突出"技能型职业培训"的传统教育模式,健全了从本科到博士的多层次系列化护理教育,护士的整体知识素质显著提高。护士已从既往单一的专业技能型人才,发展成复合的专业知识型人才。我国恢复高等护理教育30年来,护理本科教育的规模早已扩大至全国数百所院校,百余所高校设有护理学硕士学位授予点;自2003年我国建立第一个护理学博士学位授予点,已有10多所院校启动了护理学的博士培养;护理学升至一级学科后,已有数所高校启动了护理学的博士后流动站。快速发展的高等护理教育,使护士的职业素质和角色形象呈现质的变化。

(3) 开拓创新的研究型人才:优化的知识结构极大地开拓了护士的视野,促使护理学科从"理解掌握专业理论、熟练运用专业技术"等扩展到"探索学科发展前沿,研制推广先进技术"的较高境界,从理论研究到技术创新硕果累累,不断取得突破性进展,在维护人类身心健康的广泛领域施展才华。2012年人民卫生出版社出版发行了一套8本全国高等学校护理学研究生规划教材,就吸纳了各研究团队多年来开展护理学研究的诸多创新性学术成果。

（4）社会保健的管理型人才：护士的足迹遍布医院、家庭、社区，大量健康保健均由护士承担。在高等护理教育较普及的发达国家，护士开诊所、管医院、办教育等，独当一面。机遇和实践造就了一大批颇具组织才能、懂教育、会科研、善管理的优秀护士人才。我国于21世纪初，全面启动了培训社区护士获得高等教育学历的国家高等教育自学考试，编写出版了成套培养社区护士的本、专科自学考试教材。我国"十二五"护理纲要提出，到2015年，在基层从事工作的护士要达到30万人，充实基层护理力量，进一步增加城市社区卫生服务机构和农村乡镇卫生院的护理力量。随着我国人口老龄化加速、居家慢性患者群庞大，社区护士正成为我国社会保健管理型人才的中坚力量。

(三) 护士角色人格的未来形象

世界卫生组织关于"21世纪人人享有卫生保健"的全球性策略目标，对护士职业的发展提出了更高标准和更新要求：护士不仅要帮助患者恢复健康，而且要使健康人保持健康。护士角色人格的未来形象，将以更理想的模式展现在世人面前；是社会进步趋势、历史发展必然，也是每个护士引以为豪的人生境界，主要有以下八个表现形式。

1. **专家、学者型人才**　指护士具有较渊博人文学科知识和必备专业基础理论，能独当一面地开展专业的理论、实验研究，能独立解决学科发展的重要课题。具体为以下三点要求：①懂得医学科学的最新成就。②掌握高层次的科学知识水平。③具有较宽的知识面和熟练的操作技术。

2. **科普教育工作者**　指护士能向不同层次、需求的人们提供因人而异、实用有效的身心保健知识，能广泛开展公众的自我身心保健等普及性健康教育。

3. **应用型心理学家**　指护士必须参与各类心理健康、心理卫生问题的研究及解决，能为不同年龄、职业、社会文化氛围的人群提供心理卫生保健，尤其侧重于患者、老人的心理卫生保健；能将相关心理学理论运用于临床护理实践。不久前获批转正的中国心理学会护理心理学专业委员会，即隶属于应用心理学的学科范畴。

4. **健康环境设计师**　指护士能系统地应用心理学、美学、生物学、建筑学等专业的知识和技能，设计、美化、营造有益于人们身心健康的物理环境和社会环境，全方位为患者提供温馨的环境氛围。

5. **人际关系艺术家**　指护士具有较高社会智能，能在频繁、复杂的人际交往中游刃有余，较好掌握并灵活应用人际沟通技巧，主导护患关系，协调患者与他人的人际氛围。

6. **高层次技术能手**　指护士必须以高层次专业教育为基础，能对一切运用于人体的操作技术，做到"知其然亦知其所以然"，既熟练掌握又知晓原理，必要时又能给予患者合理、科学的解释。

7. **默契合作的医疗伙伴**　指护士与医生互为助手，面对共同的工作对象时，能体现"你中有我，我中有你"的默契合作。

8. **崇尚奉献的优秀人才**　南丁格尔曾坚持"优选人才"的原则，从1 000~2 000名应聘者中严格挑选15~30名学生。未来的护士职业，宜优选文化素质较高、富有爱心、乐于奉献、具有良好人格特质的从业个体。

第二节　护士角色人格的要素特质

一、护士角色人格要素特质的概念

"特质"源自个性心理学的特质论。特质论者认为："特质是构成人格的基本单位,决定着个体行为;人格特质在时间上具有稳定性,在空间上具有普遍性;通过了解人格特质,可预测个体行为。"借鉴特质论的相关学说,界定护士角色人格要素特质的概念,则是发展护理心理学理论的必然。

(一) 定义

护士角色人格要素特质,特指在护士角色人格的形成和发展过程中不可缺少、起决定作用、随时可能影响职业角色行为模式的人格特质。护士角色人格如同个性心理学的"人格"结构,同样是千人千面,其特质既可用"温柔、体贴、细致、周到、敏捷、宽容、热情、冷静"等诸多词汇描述,又组成因人而异的个性化结构。上述表述特质的词汇中,有些是护士角色人格的核心成分,具有鲜明的职业特点,乃是个体胜任护士所必备;有些是护士角色人格的非核心成分,体现独特的个性色彩,允许存在个体间程度、内容等显著差异。护士角色人格的要素特质即指护士角色人格的核心成分,是从事护士的个体必备的人格特质。

(二) 要素特质是护士角色人格的基石

1. 奥尔波特的"特质分层理论"简介　美国心理学家奥尔波特(Allport G. W.)根据特质对整个人格的影响、意义不同,将其区分为首要特质、主要特质和次要特质三个交叉重叠的层次。奥尔波特指出,首要特质最重要,代表整个人格,影响个体的全部行为;主要特质由几个彼此相联系的特质共同组成,是人格的基本"构件",也是行为的决定因素;次要特质则是无足轻重的特质,不是人格的决定因素。

2. 要素特质是护士角色人格的核心成分　护士角色人格的要素特质,与奥尔波特的"特质分层理论"中首要特质和主要特质相对应,是护士职业行为的决定性因素,是护士角色人格的基石。如"爱心、负责"等,是护士角色人格的要素特质,对个体能否胜任护士职业具有主导作用,制约着护士个体的职业行为,是护士角色人格整体结构的核心特质。

任何职业角色人格,均有与其职业相适应的角色人格要素特质。如军人"以服从为天职";科学家以探索、创新为准则;演员以富于表达为特长。"服从、探索、富于表达"等人格特质,则分别是军人、科学家、演员的角色人格要素特质。

(三) 要素特质具有相对的职业特异性

护士角色人格要素特质,既为胜任护士职业不可或缺,又与个体自身的整个人格结构交叉重叠,护士角色人格要素特质的相对职业特异性有两层含义。①强调护士角色人格的要素特质有别于其他职业,是护士角色的必备特质,或非其他职业角色所必需。如人际能力,对从事护士职业(服务对象多为身心失衡的病患人群)的个体至关重要,对财会、电讯等职业(服务对象一般不涉及病患人群)个体却未必举足重轻。②强调要素特质与一般特质的相辅相成,即职业角色的要素特质不能脱离一般特质而存在,其发展以一般特质为基础,又反作用于一般特质。如某个体具有"合群"等一般特质,可作为其胜任护士职业过程中建立良好护患关系的基础;个体从事护士职业所获得的较强人际沟通能力,也有助其提升日常人际交往技巧、语言表达能力等。

二、护士角色人格要素特质的主要内容

奥尔波特指出,特质具有可测性、一贯性、动力性、相对独立性、独特性、普遍性,以及特质与道德判断标准不能混为一谈等特征。根据其人格特质理论,护士角色人格的要素特质主要包括以下内容。

(一) 忠于职守与爱心

忠于职守,由护士职业的特殊性所决定。无论置身何时何地,护士个体都必须忠实执行各项工作规则,自觉遵守职业法规。独自工作时,护士必须自觉地执行"三查七对",容不得存有半点敷衍、搪塞等。忠于职守,要求护士具有较强的自我约束能力,能够长时期、持之以恒地在无任何监督的情况下,自觉地维护职业准则。

爱心,指护士为维护患者的利益,能随时给受病痛煎熬的患者以较大的热忱与关心,护士有时甚至需要为患者奉献一些在常人眼里比较特殊、出入不平衡的情感,为"救死扶伤"忍辱负重。护士的情感,不应是一种直觉的情绪反应,不应是个人的某种狭隘情感,而应是一种合乎理智、具有深刻社会意义的情感活动。

(二) 高度负责与同情

此要素特质需基于护士的"爱心"特质,通常根据心理学一般原理,相似的刺激反复呈现,接受者易对刺激产生适应或疲劳,逐渐降低对刺激的敏感性,即感觉的适应现象。但"治病救人"的神圣职责,却不允许护士对发自患者的反复、持续的"相似信号"有丝毫迟钝或疏忽。职业要求护士凭借高度负责与同情,对患者的各种刺激保持"高敏状态",及时、准确地对患者的"报警信号"作出最迅速反应。或许作为非医护工作者,初次或偶然看见患者痛苦呻吟,大多会充满同情和关注;久之则可因司空见惯而麻木不仁;但"救死扶伤"的职业使命却不容许护士对患者的痛苦呻吟有半点习以为常或视而不见,否则随时可能造成延误诊治、危及生命等严重后果。

(三) 良好的情绪调节与自控能力

此要素特质对护士的意义非同一般。一方面,特殊的工作性质、环境氛围等,易使同为血肉之躯、亦有七情六欲的护士自身产生情绪问题;另一方面,特定的工作对象要求护士始终保持稳定、积极的情绪状态,为患者营造良好情绪氛围。因此,良好的情绪调节与自控能力,是护士情绪修养的基础,也是为患者营造积极、乐观情绪氛围的前提。一部《现代护理学》专著记载着"每个护士都应牢牢记取的惨痛教训":"一位年轻的心肌炎女性患者,在即将病愈出院的一次服药中,闻听护士惊呼其所属床号的药发错了,随即倒地抽搐,继而发生心室颤动,终因救治无效而死亡。"该患者的死亡鉴定结论显示,院方确认其猝死的直接原因是"心因性恐惧"。若进一步深究此典型个案,发药护士的惊呼是否情绪失控的表现呢?由此可见,护士若存在情绪调控等角色人格要素特质的明显缺陷,极易导致职业角色的不适应行为。

（四）较出色的人际能力

职业要求护士始终处于护患关系的中心，是因为护士具有与患者密切接触的优势，是连接各种复杂人际关系的纽带。如护士需协助患者或家属与医生沟通、促进患者彼此间交往、协调患者与家属的关系等。尤其是护士多与疾病状态所致身心失衡、人际能力减弱的患者频繁交往，欲使患者尽快适应特殊情境的人际氛围，很大程度上取决于护士人际沟通的能力及其主导性。如与不同年龄、层次、个性的患者交往，护士的语言方式和沟通技巧需因人而异、"以不变应万变"，因势利导地把患者引入有益其身心的良好人际氛围。正如有学者指出，人际能力是护士胜任职业角色的最主要因素。

（五）较健全的社会适应性

护士的工作环境不仅是社会环境的缩影，还是特殊的社会环境，赋予护士"社会工作者"的职业属性，要求护士具有较强的社会适应性。即无论护士置身于纷繁或孤寂环境中，都能保持良好适应，沉着应对。如门急诊护士具备较健全的社会适应性，才能日复一日地冷静、理性面对大量迫切就医患者的纷争或嘈杂，井然有序地胜任其工作职责；ICU护士具备较健全的社会适应性，才能长时间地耐受重症监护单元内相对于外界的静谧甚至沉闷的氛围，全身心地投入重症患者的观察和救治。此外，护士的较健全社会适应性，还包括适应其就业前各种从未体验过的角色。如一些个体从业前只有"父母身边娇娇女""十数年寒窗苦读生"等体验；一旦做了护士，就需尽力学习体恤各类患者的病痛。包括在患儿面前做爱幼的长辈；在老人面前做敬老的晚辈；给予痛不欲生的患者共情和慰藉等。

（六）较适宜的气质与性格类型

个体的较适宜气质与性格类型，对其日后形成较理想护士角色人格至关重要。某些非常典型或极端的气质、性格类型的个体，或许不适于做护士。如典型胆汁质个体（代表人物如李逵）的缺乏自制力、易怒、生硬急躁等特征；典型抑郁质个体（代表人物如林黛玉）的情绪深沉、压抑、过分腼腆等特征；典型不稳定内向个体的忧郁、悲观、缄默、刻板等人格特质，均与护士职业特质的要求相去甚远。一般认为，多血质、黏液质及各种混合型、一般型的气质，稳定外向型或稳定内向型的性格类型等，具有谨慎、深思、平静、节制、可信赖、活泼、随和、健谈、开朗、善交际、易共鸣等特质，均可与护士角色人格的要素特质相吻合。

第三节 护士角色人格的影响因素

随着时代的发展，人类健康事业对护士职业的社会需求不断提高，优化护士角色人格、更充分地发挥护士职业的社会职能被赋予更高标准。剖析护士角色人格形成、发展的影响因素，是优化护士角色人格的前提。

护士角色人格的影响因素，包括社会方面、职业范畴、个体自身等因素。

一、社会文化因素

社会文化对护士角色人格的影响，主要表现为护士角色人格的社会期望值与护士的个体目标、行为模式之间的距离，且有远近之分。通常该距离趋近，有利于护士角色人格的发展；该距离过大,则有碍于护士角色人格的完善。后者又可体现为以下三种。

(一) 社会低期望值与职业高发展目标

"社会低期望值",主要指某些公众受传统习俗、社会偏见等影响,对护士职业的现代社会职能所作较低评价;"职业高发展目标",指当今护士,尤其接受高等教育的护士对其所从事职业未来发展的充分认可。若二者相距甚远,则可能对护士角色人格的形成和发展具不利影响,如当今社会上仍有一部分人以传统观念看待护士职业,以为护士工作只是"很简单地打针、发药"。护士个体却较深刻了解所司职业随时代发展,其社会职能日益提高,对职业发展的目标有其理想和憧憬,更渴望社会公众的广泛认同,非常反感他人误解或低估护士职业。"社会低期望值"的各种评述,可使护士个体对其职业的前景产生困惑和动摇,以致影响其职业角色人格发展。

(二) 社会的群体期望值与职业个体行为

"社会的群体期望值",指社会公众按照护士职业规范确立的较理想标准、对护士群体寄予较高境界的期望值。人们赞美护士"白衣天使"的同时对护士充满期望,希望所有护士都能以爱心善解人意地为患者解除病痛,始终以高度负责的精神、精湛娴熟的技艺维护患者的权益。

护士个体的职业角色行为,总与社会公众对护士的群体期望值存在一定距离。但有人常不自觉地以其对护士的群体期望值衡量护士个体的职业角色行为,无形中对护士个体提出较高要求,易致某些护士个体面对"社会的群体期望值"时感受较大压力或无所适从,反而产生职业角色不适应行为。由此可知,不仅社会低期望值可影响护士角色人格的发展;过高的社会期望值,也可干扰护士角色人格的发展。

(三) 社会的整合期望值与职业角色分层行为

"社会的整合期望值",指社会公众大多不了解护士个体间有年龄、资历、学历层次等较大差异,仅据其以往对某护士的较深刻片面印象,而赋予其他护士个体经其主观整合的或高或低期望值。大多社会个体极少有机会密切接触并深入了解护士,易凭借极少数护士留给其的较深刻印象,当作其日后期望其他护士个体职业角色行为的参照系。若某人初识一位职业角色行为良好、令他感激不已的护士,日后他便可能沿用"好护士"的标准,对其他护士个体寄予较高职业期望值;若某人首遇一位职业角色行为令其不满的护士,他日后便可能因其个人成见降低对其他护士个体的职业期望值。

"角色分层行为",指护士个体因职业经历、角色身份、学历层次等制约,显现在职业行为模式中的层次性差异。如高、低年资护士可因职业经历不同,其职业角色行为有成熟与稚嫩的差异;护士长等骨干护士与普通护士可因角色身份不同,执行职业行为标准时有以身作则与自我约束的差异;本科、专科等护士可因受教育程度不同,对角色人格水准的追求不同,通常受教育程度高者较低者更关注其职业角色行为能否获得社会大众的广泛认同。

人们的"社会整合期望值"若相对过高,即以对高年资、骨干、本科学历等护士的职业角色期望,去要求低年资、普通、中专学历等护士,便会对后者造成较大的压力及困惑;反之,过低的社会整合期望值,易引起高年资、骨干、本科学历等护士的不满,甚至使之丧失其原本对职业发展目标的自信等。

二、职业教育因素

职业教育的职能是培养某领域的专门人才,其重要地位随时代发展、社会分工而确立。评价某类职业教育成功与否,不仅看其是否培养大批从事某职业的专门人才,更要看其培养的专门人才是否都专心"侍奉"所选择职业,乐于为所属专业热诚奉献。若无后一条标准,职业教育便毫无意义可言。职业教育的灵魂,是职业态度的教育;职业态度的教育,则是影响护士角色人格发展的核心。

职业教育,对护士角色人格的影响十分关键。全球性护理教育培养目标明确提出:"在医学、护理模式的变革时代,护士学校尤应注意进行职业心理素质方向的哲理教育。"目标所涉"职业心理素质方向的哲理教育"的实质,即职业态度或职业价值观的教育。具有明确的职业态度或职业价值观,个体才可能在护士角色人格的形成、发展过程中充分发挥其主观能动性。

某些护生毕业典礼的仪式中即有职业教育的生动体现:即将入职护士队伍的每个护生,都充满敬意地用双手托着盘中燃烧的蜡烛。点点烛光,滴滴烛泪,似乎都在意味深长地告知护生:护士职业就要"像蜡烛一样,燃烧自己,照亮别人"。此类寓意深邃的职业教育活动,旨在让护士个体将其职业角色人格特征铭刻心中,也是激励其职业角色人格良好发展的重要转折点。

随着我国高等护理教育规模不断扩大,护士人才的专业水平、角色人格等综合素质显著提高,已较充分体现我国护理教育的成效;但若仔细分析我国护士的职业态度现状,便知职业教育职能部门任重道远。有资料显示,某些高校早期培养的本科护生,已基本脱离护士职业,这明显违背我国恢复高等护理教育的初衷,也反映我国对本科护生职业教育的经验不足。20世纪80年代我国恢复高等护理教育初期,各高校较多强调本科护士人才的知识、能力培养,其职业态度教育却有所欠缺,本科毕业的护士改行、"跳槽"者多见,一度使我国部分地区的高等护理教育陷入"含辛茹苦育才女,只为他人做嫁衣"的被动局面。即使中等教育培养的护士,其职业态度也受到重大时代变革的诸多因素影响。如部分护士缺乏长期从事临床一线工作的心理准备,出现改行等短视现象,有人轻率离职、几经周折再重新返岗,不仅造成所在单位的人才质量滑坡,也严重损害其职业生涯与切身利益;少数护士一再抱怨"工作超负荷",年纪轻轻的就计较晚夜班多少,较多地考虑个人得失等。

尽管近年来护士的工作环境、生活待遇、社会地位较之过去数十年均有显著提高,现代化医疗设施及仪器、设备不断更新,一线护士的体力负荷大大下降,部分护士的职业态度仍呈现不稳定状况,令许多护理教育、管理工作者深感困扰。护士终究是专门人才,属于终身职业,其培养有一定周期。从业个体也有其积累经验、由稚嫩走向成熟的过程,护士的低龄化不利于人才队伍的梯队建设。因此,护士的职业教育必须以优化职业态度为其切入点,兼顾国情和时代发展,努力探索新时期开展职业态度教育的新思路,为优化护士角色人格乃至提高护士人才队伍的整体水平夯实根基。

三、价值观念因素

护士个体的人生价值观,是其角色人格发展的前提。我国教育心理学家韩进之教授指出:

"价值观是人对客观事物的需求所表现出的评价,它包括对人的生存和生活意义的看法,它属于个性倾向性范畴。""价值观的含义很广,包括从人生的基本价值取向到个人对具体事物的态度,例如职业态度。"

该影响因素的作用在于,若个体的人生基本价值取向能认同护士职业的社会价值(传递关爱、救死扶伤等),或有助其确立恰当的职业价值观,个体在护士角色人格的形成过程中,便会主动优化职业态度,并借以指导其职业角色行为,努力适应护士职业角色人格的发展要求;反之,若个体无法认同护士职业的社会价值,即易产生消极的职业态度,致其角色人格发展过程中出现不适宜职业行为,最终难以胜任职业角色。

我国护士的择业(入学时)年龄多为15~18岁,高职、高专生15岁左右,本科生18岁左右,且以前者为数更多,他们普遍具有青少年的人生价值观形成特点。心理学家指出,15~18岁年龄段的个体,其人生观恰处在"萌芽到形成的过程,其间主要是解决人生意义的问题,是个体人生价值的确立过程;而价值目标的选择,又是确立人生目的的基础"。但该年龄段的另一特点是,"人生观的可塑性很大,还不很成熟、不很稳定,尚待以后继续形成和发展"。护士职业教育的实践也证实,许多天真烂漫的少女带着对"白衣天使"的神圣形象的美好憧憬投身护士职业,其人生观正处于较朦胧阶段;当她们置身护士队伍、面对与其理想相悖的社会舆论,极易产生职业价值的困惑、动摇甚至反悔。此也表明15~18岁正值个体形成人生观的关键期,其价值观的不成熟与不稳定性。某项"护士择业原因"的调查结果显示,护生的年龄越小,择业的盲目性越大,其职业态度越容易因外来影响而变化。

护生在校学习的3~4年间,正处在人生观、价值观确立的关键时期,也是其角色人格发展的奠基阶段。若此时能着力强化护生的人生观、职业态度及职业价值观的教育,将有益其认同护士职业的价值,坚定其择业信念,为其日后胜任职业角色奠定基础。

四、自我调控因素

此因素指护士个体能否成功地实现其职业角色行为的自我调控,也对其角色人格形成具有反馈性影响。

角色行为的自我调控,首先基于个体对其角色行为的自我认知、评价等,且个体的自我认知、评价,又常以其周边的他评为参照系。如护士个体可依据师长对其业绩的认可程度、同事对其工作表现的褒贬、患者对其欢迎程度等,了解其角色行为适宜与否,再反思并确定之后的角色行为。

心理学研究表明,青年女性与青年男性的自我认知显著差异之一,是前者更倾向于通过与他人比较而获得自我认知。女性更倾向从他人对自己的态度或评价中了解其外在形象,对自身的分析、评价也易受他人影响。护生多为青年女性,其工作本身又具备与人频繁交往、充分接触等特点,故其对自身职业行为的认知、评价等较易受外界他评的影响。掌握该影响因素的作用规律,对促进个体提高其护士角色人格的整体水平,具有特别的实践意义。

通常,护士个体对角色行为的自我认知较恰当(无盲目的自负或自卑),就会对其角色人格发展产生积极反馈效应,按照职业角色的要求自我激励,自觉地、扬长避短地调控其职业行为模式,并使之不断地趋于完善。与此同时,个体也会进一步确立其良好职业态度和职业价值观，能在专业实践中较多地获得"自我实现"的满足感，由此进入其职业角色人格的良性循环。若护士个体对其角色行为的自我认知不当，则会对其职业角色人格发展造成消极影响。如某护士个体，总以消极态度对待其角色不适应性行为，易致其职业角色人格发展的积极性受挫，自身也缺乏职业角色行为自我调控的主观能动性。当其出现与职业角色的不协调行为时，则自认难以按照职业角色目标去发展，寄希望于变动职业以避开挫折。

第四节 护士角色人格的匹配理论与模式

一、护士角色人格的匹配理论

本节主要从个体人格与角色人格的匹配性角度，提出以下护士职业角色人格的基本理论框架。

（一）个体人格与角色人格的匹配理论

心理学关于人格与职业的匹配性研究，较多涉及"气质对职业的影响"。有研究认为，典型的黏液质、抑郁质倾向的个体，具有"稳定、内向、慢而不灵活"等人格特质，较适合做持久、细致的工作；胆汁质、多血质倾向的个体，则多具"不稳定、外向、较灵活"等人格特质，较适合做反应灵活、迅速的工作。有学者曾将职业人格特质研究应用于飞行员、宇航员、运动员等特殊职业人才的心理选拔，根据相应职业对个体人格特质的特殊要求，专家认为必须经严格的选拔和培训，才能确保其胜任职业角色。人类第一位遨游太空的宇航员加加林，在太空火箭起飞升空前7分钟还安睡如常；我国航天英雄杨利伟，失重状态下准确无误地完成航天飞行操作200多次，他们的人格特质及其高度稳定性，绝非一般个体具有，也是其作为航天员的重要条件，是保证其胜任职业角色人格的必备基础。

护士角色人格的总体水平，与人类健康事业发展、人们生存质量提高等一系列重大问题息息相关。就此意义而言，护士个体的职业角色人格发展越完善，护士群体的职业角色人格整体水平就越高，也越能满足人类健康事业日益扩大的需求。职业角色人格较完善的护士，不仅能在特殊职业环境中保持自身的良好心境和平衡心态，还可为众多发生身心健康问题的求助者减轻其社会、心理压力，为促进人们身心康复提供专业化指导。

对应现代护士职业的社会职能，护士角色人格的标准必须随之提高，也使护士的个体人格与其角色人格的匹配性研究更具重要实践意义。个体人格作为职业角色人格的基础，其自身结构中某些稳定性特质（受个体遗传等生理基础制约，非后天教育、环境影响易改变的人格特质），对其个体人格与角色人格的匹配具有决定性影响。如护士角色人格要素特质之一的"情绪稳定性"，是保证护士个体沉着应对各种职业性应激、并对其作出准确判断和适当反应的基本条件。若某护士个体的情绪稳定性较差，她很可能无法适应职业角色需经常面对的突发、多变的职业环境，甚至不经意间对患者的身心造成不利影响。

护士个体人格与角色人格的匹配，主要指个体的稳定性人格特质与护士角色人格要素特质之间的匹配，其匹配程度越高，越有利于护士个体的职业角色人格发展；若二者的匹配程度太低，个体的职业角色人格发展进程则可能充满坎坷或无法继续。

(二) 教育层次与培养目标的匹配理论

护士角色人格的形成和发展,起始于个体接受职业教育的早期。职业教育能否根据不同层次的人才培养目标恰当区分护士角色人格的形成标准,对护士个体的职业角色人格发展具有决定性影响。倘若不加区分、笼而统之地对职专、本科、硕士、博士等不同层次的培养对象设置职业角色人格发展的同一标准,学生在其职业角色人格发展过程中,便会因目标不明或缺乏动力而各行其是。例如我国恢复高等护理教育之初制定的本科护理教育培养目标是"会临床、会教学、会管理、会科研",或许对本科护生较切合实际又颇具吸引力,便可对其职业角色人格发展具有积极引导效用;但若将本科护理教育目标与职专护理教育目标等同,则易使职专护生对不适合自身的过高职业发展目标望而却步,阻碍其职业角色人格的发展。反之,若用职专护士人才培养目标要求本科护生,则易使其感到职业发展目标太低,难以激发其职业角色人格发展的内在动力。

即使同一层次护生的职业人才培养目标,也需根据护生的实际情形有所区别。如以本科护理教育为例,对已具有专业基础知识和临床实践积累的护生(全日制或函授专升本生源)培养之侧重点、标准等,都应区别于高中毕业直接入学的本科护生。"会临床"的培养目标对后者非常重要,对前者的实际效用则不大;若为其制定"某专业的临床骨干"的人才培养目标,则更有利于调动其职业角色人格发展的主观能动性。

总之,护士人才的培养目标,若能紧密地结合受教育者的层次特点,为各个层次、不同特点的学生提出明确、具体、有针对性的职业角色人格标准,既可减少护生个体发展职业角色人格的盲目性,也有助于提高护士职业角色人格的整体水平。

教育层次与培养目标的匹配,是保障护士个体顺利发展其职业角色人格的重要前提。随着我国护理教育层次不断提高,博士、硕士研究生的其职业角色人格发展同样值得关注,早先制定的本科护理教育目标"四会"内涵也不断变化,一系列问题有待更深入研究。

(三) 成就动机与择业动机的匹配理论

当代心理学研究表明,任何职业角色人格的形成与发展,若能谋求个体的成就动机与其择业动机的相对匹配,其职业角色人格发展或可达到较理想境界。

成就动机,"是个人追求成就的动机,是个体对自己所认为重要或有价值的事情去从事、去完成、去追求成功并要求达到完善状态的动力源泉"。成就动机,犹如一架大马力"发动机",激励人们努力向上,对个人发展和社会进步都具有巨大的积极作用。成就动机是个较抽象的概念,常需与一些具体事物相结合,才能比较其强弱。

择业动机,则是个体成就动机在择业方面的具体体现,亦是个体成就动机的最重要组成,是满足个体成就需要的直接途径。择业动机,虽相对于成就动机更具体、复杂些,但其强弱并不一定与个体的成就动机成正相关;但它又隐含个体的成就动机,甚至为其成就动机所左右。一般认为,若个体的择业动机与其成就动机相吻合或趋近,"发动机"就会发挥其最佳功率;反之,若个体的择业动机与其成就动机不吻合,"发动机"的功率则过大或过小,其功效便不能正常发挥。如某高成就动机的个体经权衡利弊得失等慎重考虑,最终选择了一个经济收入较高而公众心目中"社会价值偏低"的职业,其内在的较高成就动机,却常在"社会价值偏低"的职业角色中遇挫,其成就动机与择业动机的激烈冲突常可构成他的职业价值困惑,以致其个人潜力难以开发、为社会创造价值的作为受限。如少数才华出众、流落异国他乡的艺术家,因社会文化背景等显著差异无法扬己所长,为维持生存不得以放弃一生钟爱的艺术,以打零工、干杂活解决温饱,其成就动机与择业动机的强烈冲突便可想而知。

成就动机,如美国心理学家麦克莱伦(McClelland D. C.)和阿特金森(Atkinson L. W.)所指,是"一个人人格中非常稳定的特质""与个体的抱负水平有着密切联系"。麦克莱伦认为:"成就动机强的个体对学习、工作都非常积极,比较能控制和约束自己,不易受社会环境影响。"即个体成就动机的发展,虽有年龄、程度等差异,但一经形成就不会有太大改变。一般认为,个体间的成就动机差异,幼年时即十分明显,突出地表现在其学习过程中是否好学上进等,并在其家长、老师等不同教育方式下得以强化、稳固;初中毕业后,成就动机的差异在个体继续求学或辍学就业的选择中尤其明显,有人仅满足于达到普及的受教育水平,有人则追求受教育水平的最高层次。但也有例外,我国著名数学家华罗庚以及老一辈护理学专家,年轻时因受其时代背景、职业教育水平等限制,未能接受高等学历教育,但他们努力成就事业、不断完善自我的成就动机却极大地开发了个人潜能,使之为社会作出了突出贡献。

成就动机的另一特点,是其与个体的知识结构、工作能力、文化水平等成正相关,即"学历越高的个体,成就动机越高,其择业动机的影响因素也较复杂"。若把该特点与护士个体的职业角色人格发展相联系,或可获得"受教育程度较高的护士,其成就动机较强且择护动机较复杂"的结论。我国某护理教育机构所做273名护生(本科生117人、中专生156人)的择业动机调查结果表明,本科护生与中专护生,对护士职业价值的主观认同呈现非常显著的差异,也可间接反映个体的成就动机差异(表5-1)。

表5-1 本科护生与中专护生的择业动机调查

择业动机	符合人数(符合率%)		χ^2
	本科生($n=117$)	中专生($n=156$)	
择护是第一志愿	54(46.3)	119(76.2)	24.862
择护是出于自信	85(71.4)	151(96.7)	38.218
高中毕业生择护是"大材小用"	71(61.3)	43(27.3)	28.807

注:$P \leqslant 0.01$。

根据个体的成就动机对其择业动机的作用规律,结合我国护士人才队伍的学历教育层次,构建护士的成就动机与择业动机匹配性理论,对护士职业角色人格的发展具有以下指导意义:①对多数护士个体成就动机的总体水平不宜要求过高,否则易造成护士个体的职业价值困惑,不利于护士队伍的稳定。②对少数高成就动机的护士个体,须给予职业发展目标的积极引导,鼓励其趋近本领域的高层次人才目标,在满足其追求自我发展的同时,亦可为学科人才队伍造就一批佼佼者或领军人才。③结合教育层次与培养目标的匹配理论,量化评估不同层次护生的成就动机,并酌情制定与之相对应的职业角色人格发展目标,以充分调动所有护士人才发展自我、造福社会的最大潜力。

诚然,高成就动机是相对的,它并非个体成才的唯一条件,如果一个人好高骛远而不能脚踏实地,成就动机再高也难以有所作为。成就动机只有与具体事业紧密联系,与相应职业角色相互匹配,"发动机"才能处于最佳工效状态,个体才能以出色业绩展现其聪明才智、效力社会并获得充分认可,满足自身的高成就动机。

(四) 社会智能与职业智能的匹配理论

"社会智能"指个体在社交或处世方面的能力,如人际关系能力、语言感染能力等。"职业智能",则指基于"社会智能"概念的衍生、特指个体对某职业环境应具备的社会适应能力,也可称"职业性社会智能"。为区别于"社会智能",以下将"职业性社会智能"简称为"职业智能"。

不同职业,对个体社会智能的要求不同。如对从事自然科学的个体之社会智能要求,即可低于社会科学工作者;以物质为主要工作对象的职业个体的社会智能标准,可低于以人为主要服务对象的职业人群。如某个体的社会智能偏低,未必影响其游刃有余于自然科学领域;但若其置身于复杂的人际氛围,他或许就无所适从、不知所措。如有些著名自然科学专家,因全身心投入科学研究而无暇顾及与他人交往,久而久之便可能出现人际沟通不适应等社会智能偏低的特征性行为。

个体社会智能的差异,也是人格的个性化发展结果,原本不必用同一标准逐一衡量。但若把社会智能与职业智能的内涵相联系,则可衍生为个体与职业适应的差异,且对个体的职业角色人格发展具重要影响。尤其是一些对社会智能要求较高的职业,社会智能过低者易产生其职业角色行为的不适应或职业角色人格形成的障碍。

护士职业需要从业个体终日围绕其特殊对象——健康丧失或心态失衡的患者而展开工作,频繁地周旋于复杂的人际交往中,对个体的社会智能要求较高。职业要求护士个体除具备擅长人际交往的能力,还需有建立、协调良好人际氛围的主导性,以尽可能降低非常态下患者的人际适应不良,避免人际关系紧张对患者身心的消极影响。护士的职业智能,隐含对其从业个体社会智能的较高标准。若护士个体的社会智能低于正常人群的平均水平,其职业角色人格的发展就会受抑;若某护士的社会智能显著偏低,便无法达到护士角色人格发展目标的最基本要求。

但个体的社会智能具有一定可塑性,其发展水平与个体的生活经历、社会实践等成正相关。况且,对15~18岁、涉世尚浅的护士个体设定过高的社会智能标准也不切合实际,通过职业教育、技能培训等途径可使之不断强化,职业要求护士个体的社会智能至少应高于社会人群的平均水平。

社会智能与职业智能的匹配理论,对护士职业角色人格发展的指导意义至少可体现为下述三点:①避免社会智能低下的个体入围护士职业。②对社会智能偏低的护士个体实施针对性、强化性职业行为训练,可促其职业角色人格的发展。③依据护士个体的社会智能差异,科学实施"人岗匹配",既有利于护士个体扬长避短,又可减少其因职业智能的差距而产生角色不适应行为。如门急诊单元、重症监护室等岗位,可优选社会智能较高的护士担纲。

二、护士角色人格的匹配模式

著名职业指导专家霍莱基于其"各种性格类型的人,都有其相对应的感兴趣、易适应的职业"等论点,发展了他的"性格类型-职业匹配模式"。以下护士角色人格匹配模式,则是借鉴霍莱的"性格类型-职业匹配模式"所形成。

护士角色人格匹配模式,依据护士的个体人格与其角色人格的匹配程度不同,主要可分为以下四种模式(表5-2,图5-1)。需要指出的是,无论护士个体的匹配属于哪种模式,并无优劣之分,仅反映其个体人格与其角色人格的匹配程度之差异。

表5-2 护士个体人格-角色人格匹配模式的基本特点

模式类型	个体人格与角色人格的匹配特点			待选人群符合率(%)
	相似程度	协调性	角色适应性	
重合匹配模式	很相似	很协调	很适应	5
基本匹配模式	较相似	较协调	较适应	80
少许匹配模式	少相似	难协调	难适应	10
完全不匹配模式	不相似	不协调	不适应	5

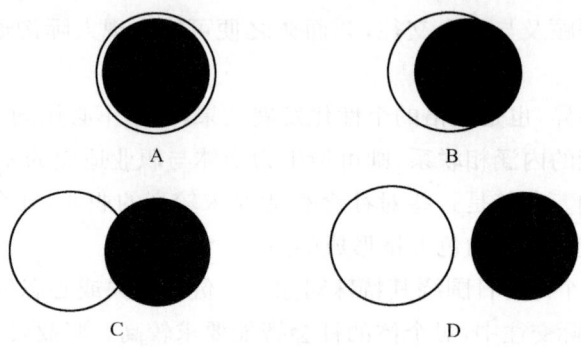

图5-1 护士个体人格-角色人格匹配模式图
A. 重合匹配模式; B. 基本匹配模式; C. 少许匹配模式; D. 完全不匹配模式

(一)重合匹配模式

该模式指个体人格特质与角色人格特质彼此重合,是最协调的匹配模式(图5-1A)。

符合该模式的个体,大多可在护士角色人格的形成和发展中获得满足体验和较大乐趣,扮演职业角色有"如鱼得水"之感,可通过职业行为最充分发挥其才智和天赋。如同人们评价某人的职业形象或行为时说"某人干这行太合适了""某人天生就是这块料"等,正是因为某人的个体人格特质与其从事职业的角色人格特质达到了较高统一。有关研究报道显示,此类个体约占护士群体的5%。

但符合此模式者,往往存在角色适应范围较窄的问题。如有人很适宜做内科护士,改做外科护士却始终难以胜任;有人数十年如一日,对上级分配的工作都能出色完成,连年被评为"优秀护士",可提升护士长后却陷入了窘境,最终因无法胜任管理岗位而卸任。可见,重合匹配模式并非最理想匹配模式。使用、培养该模式的护士,重在恰当的"对号入座",以充分发挥其个体积极性。

(二)基本匹配模式

该模式指个体人格特质与角色人格特质彼此接近,是较协调的匹配模式(图5-1B)。

符合该模式的个体,其个体人格与角色人格的匹配程度虽不及"重合"模式,却是较理想的护士人群。此类护士大多具有较强可塑性、灵活性,其获得角色适应性行为、实现职业角色化等基本无个体人格的阻碍,经过努力均可实现个体人格与护士角色人格的较完美匹配。符合该模式者约占护士群体的80%。

此类个体大多对角色的适应范围较大,无论转换什么岗位,均能较快适应且表现出色,护士骨干人才主要出自其中。此类个体是护士队伍的主力军,蕴藏着提高护士职业角色化水平的最大潜力。调动其积极性,最重要的在于其较好地认同护士职业的社会价值,一旦有了明确的发展目标,他们会心甘情愿地为之追求不息、奉献不止。

(三) 少许匹配模式

该模式指个体人格特质与角色人格特质略有相似,是难协调的匹配模式(图5-1C)。

符合该模式的个体,虽有积极适应职业角色的主观愿望并愿付诸努力,却常出现与职业角色难协调的不适应行为,有的甚至难以胜任护士角色。如少数个体护士在临床工作多年,既无职业态度的明显偏差,工作态度也较端正,但其专业素质始终滞留于较低水平,工作屡出破绽,常需他人"补台"。每当其工作失误、面对他人的指责和抱怨时,内心也深感懊恼,但其日后仍对减少工作失误感到力不从心。

符合该模式者,最终能否胜任护士角色,取决其个体人格的可塑性、灵活性等。此类个体占护士群体的5%~10%。

(四) 完全不匹配模式

该模式指个体人格特质与角色人格特质彼此相斥,是不协调的匹配模式(图5-1D)。

符合该模式的个体,有的潜质很好,可能成为其他领域的出色人才,却难成为合格护士。如某本科护生的写作、演讲等才能出类拔萃,可她的典型"假小子"以及"马大哈"等人格特质倾向,却使其在临床实践中遭遇极大困扰,昔日文采飞扬的"佼佼者"竟成了护士队伍中的"无能之辈",几乎所有带教老师都认为她根本不适合做护士。此类"完全不匹配模式"的典型个案并非偶然现象,约占护士总数的5%。

符合该模式者,属于护士人才培养的误区,无论对本人或人才培养机构,都是极大的浪费。

(刘晓虹 郝玉芳 刘 玲)

思考题

1. "护士角色人格"与"角色人格"相区别的特定内涵是什么?
2. 区别"护士角色人格"与"护士职业心理品质"概念的意义何在?
3. 对"护士角色人格未来形象"有何评价、构想和建议?
4. 举例说明角色人格与个体人格的匹配理论对护士角色人格的形成和发展有何指导意义。
5. 举例说明教育层次与培养目标的匹配理论对护士角色人格的形成和发展有何指导意义。
6. 举例说明成就动机与择业动机的匹配理论对护士角色人格的形成和发展有何指导意义。
7. 举例说明社会智能与职业智能的匹配理论对护士角色人格的形成和发展有何指导意义。
8. 护士角色人格形成和发展的各影响因素之间有何内在联系?
9. 举例说明护士角色人格的要素特质对护士个体职业行为有何重要影响。
10. 护士角色人格的匹配模式对护士个体有何指导意义?

第六章

护士职业心理素质的自我教育与管理

教学目标

识记：1. 准确表述以下概念：优势教育　特色教育　分层教育　模拟教育　符合教育　职业承诺职业认同　心身耗竭综合征
2. 准确表述优化护士职业心理素质的自我教育途径。
3. 准确表述优化护士职业心理素质的自我管理过程。

理解：1. 简述职业教育与社会发展的关系、时代发展及其护理教育目标对护士职业心理素质的要求。
2. 简述优化护士职业心理素质的现实意义。
3. 简要概括以下自我教育途径的要点：优势教育　特色教育　分层教育　模拟教育　符合教育
4. 简述"优势教育""符合教育"与职业教育的关系。
5. 简述"特色教育"与护士角色人格要素特质的关系。
6. 比较"分层教育"受众的特点，理解职业定位与发展的内在联系。
7. 简述护士职业心理素质的自我管理原则及其反思。
8. 简述优化职业心理素质的自我管理策略及其意义。
9. 简述护士身心健康的内在影响因素及其反思。
10. 简述护士身心健康自我维护的对策及其意义。

应用：1. 结合专业学习或自身经历，就护士职业心理素质优化的自我教育提出见解。
2. 尝试结合专业学习或自身经历，就护士职业心理素质优化的自我管理提出见解。
3. 尝试结合专业学习或自身经历，分析护士身心健康自我维护的主要影响因素和应对策略。

　　本章主要从护生、护士自我教育与管理的视角，阐述护士角色人格的发展和完善（即护士职业心理素质的优化）。为便于解读，以下仍以众人熟知的概念"护士职业心理素质"替代"护士角色人格"作通俗表述。

第一节 护士职业心理素质与自我教育

护理教育目标在经历其历史发展、时代变迁后逐步确立,护士职业心理素质也被赋予具体内容;特别自20世纪初美国率先创立高等护理教育以来,护士职业心理素质被注入更丰富的内容和更深刻的内涵。我国恢复高等护理教育后,广大护士更增强了自身的职业生涯发展动机。近年来实践表明,高等护理教育对护士认同职业发展的新目标,具有至关重要的导向作用。职业教育越发达的国家和地区,护士的社会职能发挥得越充分,护士的职业认同越普遍,其职业心理素质水平也越高。

一、职业教育对护士职业心理素质的影响

职业教育区别于文化基础的义务教育、贯穿人生的终身教育的最显著之处,是其阶段性、目的性、限定性更强,一般几年内即完成某领域专门人才的培养并输入用人单位。职业教育更强调学有专长、学以致用,人才的职业心理素质优化即其核心成分。

(一) 职业教育目标与社会发展需求

职业教育对人才素质和培养目标的决定性作用,正如联合国教科文组织国际发展委员会20世纪70年代发布《教育世界的今天和明天》报告所指:"每一项教育行动,都指向某个目的的一个过程的一个部分,其目的受普遍的和最终的目的所制约;而普遍的和最终的目的,基本上又都由社会发展所确定。"因此,职业教育的人才培养目标,取决于社会发展对职业人才素质要求的总目标。不同的社会制度、历史阶段对职业人才素质的要求不同,决定职业教育的具体培养目标。任何职业人才的培养目标,都必须根据社会发展对职业人才需求的内涵变更,不断地调整和完善其教育思想、途径、方法,以确保所培养的职业人才具有鲜明的时代特征,最有效地发挥其职业的社会职能。如旅游餐饮等职业教育兴旺、机械维修等职业教育衰落,均为社会发展需求制约职业教育的有力见证;医学教育逐步取消专科层次的人才培养、护理教育攀至博士水平等,即依据社会发展的职业人才需求而变更职业教育目标内涵的必然结果。

(二) 护理教育目标与护士职业心理素质

各历史阶段的社会需求曾深刻影响护士的职业发展目标,中世纪护士所对应职业目标较暗淡,对护士职业心理素质有较多消极影响;当代及未来的职业发展新目标,则可激发护士优化职业心理素质的内在动力。随着发达国家和地区的高等护理教育普及,一批批高等教育培养的护士以出色的职业形象,赢得社会的充分赞许和广泛认可,其职业心理素质优化,亦呈现"水涨船高"的趋势;我国许多长期受职业价值困扰的护士,接受高等护理教育后即坚定其终身从事护士职业的信念,均足见职业教育对人才素质的引导作用。

我国的护士职业心理素质优化虽有长足进步,但与国际先进水平相比,以时代发展的较高标准衡量,尚存不小差距。如发达国家、地区的护士常有"跳槽"却鲜有改行,50多岁仍乐此不疲地工作在临床一线;我国护士则改行较多,临床一线护士低龄化较明显。其受制于我国高等护理教育起步晚、规模小、职业教育总体水平不高等,不少护士缺乏职业认同及职业心理素质优化的源动力。要缩小我国护理教育目标与国际先进水平的较大差距,除按规律逐步扩大高

等教育的办学规模,提升护士职业心理素质的教育水平乃当务之急。需要借鉴发达国家的先进学说和做法,形成符合国情的科学育人模式,切实发挥护理教育对职业心理素质优化的指南和促进作用。

二、优化职业心理素质的自我教育途径

我国护理教育的指导性纲领中,始终坚持把护士职业心理素质的优化教育置于首位。广大护理教育、管理工作者,以强烈的事业心和责任感,言传身教、身体力行、孜孜不倦地探索并实践此类教育。但其为之投入极大热情和艰苦努力的同时,却又常为教育的实际效果不达预期目标而深感困惑。传统观念、社会习俗对护士职业心理素质的负面影响尚未消除,伴随市场经济等时代发展的复杂因素,又对护士职业心理素质构成消极导向。实践证明,护士职业心理素质的优化教育,仅凭职业教育、管理工作者的良好愿望远不能及,必须主动顺应时代发展,密切关注实践效果,就职业教育的途径、模式等不断更新观念、开拓思路,促使我国护士职业心理素质的整体水平不断提升。

护士职业心理素质的优化,是涉及很多环节的系统工程,需护理教育、管理者和护士个体的共同参与,护理教育、管理者的一切努力均需通过护士个体得以展现。

自我教育,指受教育者根据社会标准及道德规范自觉地进行自我认识、自我评价、自我监控过程,从而有目的地调整自己行动的活动。本节主要从护士自我教育的视角,从以下五方面阐述职业心理素质的优化途径。

(一) 职业核心价值观的优势教育

职业核心价值观,乃护士职业心理素质的核心成分,是现代护士整体素质的首要成分,居护士职业心理素质的主导地位,具导向性、决定性作用。优化职业心理素质的自我教育,首先需确立自身的职业核心价值观,此在护士人才培养的通盘规划中占较大比重,强调其优势效用,故称"优势教育"。

回顾我国恢复高等护理教育 30 年历程,便可发现"优势教育"存在问题。早期培养的本科护士人才明显流失,即与其"优势教育"欠缺密切关联。如期间某高校本科护生"职业认知三阶段"的调查表明,随专业教学活动逐步深入,本科护生的消极职业认知却呈现日渐扩展、强化的趋势。有的护生则是专业知识积累越多,越觉得做护士"大材小用",临近毕业欲变换职业的本科生过半,明显有悖于我国发展高等护理教育的初衷。高层次人才的"优势教育"存在较明显薄弱环节,本科护生存有程度不同的"重知识、轻素质"倾向。此外,我国的专科层次护士同样存在职业核心价值观的优势教育问题,不能恰当认同职业价值者绝非个别。加强护士职业核心价值观的自我教育,可从以下四个方面入手。

1. **确立核心价值** 护士角色人格要素特质的第一条即"忠于职守与爱心",体现护士职业的核心价值观是"救死扶伤,传递关爱"。然而职业价值观与个体的人生观密切关联,奉行"与人康乐,于己康乐"的护生或护士,可较快确立并逐渐稳固其职业核心价值观;而更多关注名利得失、切身利益的护生或护士,则较难确立且不易稳固其职业核心价值观。因此,确立职业的核心价值观,是优化护士心理素质的前提、其自我教育的起点。

确立职业的核心价值,对于步入职业生涯初始阶段的护生,大多会经历一个从朦胧、彷徨

到清晰、坚定的过程。尽管其间教育机构、教师、辅导员均特别注重其职业核心价值的强化教育，但真正内化为护生的理念和行为则更多依靠其自我教育。护生的自我教育主动与否，恰是其确立职业核心价值的差异所在。

主动自我教育的护生，接受职业价值观教育时多有积极呼应，更愿深入思考，可促其确立核心价值。如她们为南丁格尔出身贵族却献身护理深受触动；她们从"提灯女神"的卓越人生感悟其职业魅力；她们立志尽其一生续写南丁格尔的辉煌业绩。至此，她们便为确立其职业核心价值迈出了可喜的第一步。诚然，确立职业的核心价值绝非一蹴而就，特别在职业生涯前期，还会有各种因素干扰护士确立其核心价值。若能尽早将其对职业的理性认知与亲身体验相结合，有助其稳固职业核心价值。

2. 深入职业实践　护生尽早、经常进临床，已成为我国近年来护士人才培养的普遍做法，除全面提高护生的专业能力、增进其职业情感，也为其确立职业核心价值观提供了好平台。18～20岁的护生正值其人生观、价值观成型阶段，些许懵懂、充满好奇、不乏新鲜感的他们步入职业实践领域后，感同身受患者的病痛缠绕和身心需求，耳濡目染那些整日奔波、疲惫不堪却依然面带微笑且热忱服务的一线护士，其职业价值观也可随之净化、升华。诸多事实表明，职业榜样的言传身教，对护生确立其核心价值观具有潜移默化的作用。如本科护生感言："每次去临床都给我不同的感受，其实只要我们愿意，可为患者做的事情很多。临床实践让我体验到，护士是在帮助、服务于他人，他人的感激和赞赏是我们职业价值的体现。通过临床见习改变了我的想法，将支持我走完、走好从事护理这条路。"众多临床护士以真诚关爱促进患者身心健康的良好职业形象，如同映照护生未来职业发展的一面镜子，激励其追求其理想的职业目标。

但同期、同样的临床实践经历，对护生职业核心价值的影响却可呈显著差异，无疑与其自我教育的能动性密切相关。仅在临床实践过程中"走马观花"的护生，很难对其确立职业核心价值达成积极影响；在临床实践中就其见闻作细致观察、深刻反思的护生，便会从看似平常的现象中解读其深邃的实质，进而促使其职业核心价值得以确立、升华。

护生可结合不同阶段的临床实践，在专业教师、临床护士指导下撰写其理解职业核心价值的反思日记，记录自身确立职业核心价值的心路历程。无论其清晰或困惑、断然或迟疑、接受或排斥、坚定或徘徊，都是护生日后乃至整个职业生涯发展的宝贵财富，有助其确立职业核心价值。

3. 领悟职业内涵　相关的理论教育与临床实践，只是为护生确立其职业核心价值提供理性思考和感性认知的引导，护生对职业内涵的领悟程度与其确认核心价值紧密关联，同样取决其自我教育的能动性。

较深刻领悟职业内涵，包括主动遵从"从业是个体社会化发展之必由之路"的人生规律；明晰"就业是人类满足其'自我实现'社会欲求"的充分条件；奉行"职业只有社会分工不同、绝无高低贵贱之分"的价值取向；直面"人生就业之必然性与择业之偶然性"的社会现实；悦纳"珍惜与职业的缘分且倾情投入，快乐分享职业回馈"的哲学理念；认同"切莫拘泥职业现状，更多放眼职业前景"的目标定位等。

教育、管理者为引导护生较深入领悟职业内涵，除全程不间断展开日常宣教，还很好把握护生入学初始、"护士节"、毕业典礼等重要契机，或邀请业界英模、学科精英与护生交流其职业投入及人生获益,或组织护生为主体的自我体验式活动强化护生的职业核心价值。如邀请获得南丁格尔奖或全国"三八"红旗手的护士与护生对话,可提升护生的职业荣誉感;我国知名护理专家从普通护士到学科带头人的职业经历,或可对谋求较高人生价值的护生构成震撼性冲击,激发其职业成就动机。此外,毕业典礼的授帽仪式可让护生受到心灵的洗礼;护生自行扮演、再现南丁格尔的生平,则令"演员、观众"均为之动容,刻骨铭心。

自我教育能动性较强的护生,善于从各类主题活动中汲取精华、拓展思路,尝试多视角解读其职业价值(即所从事职业在当下及久远对社会、他人、家人及自己的意义),便可更多地领悟职业的发展内涵,不致因一时的职业困境而茫然,甚至义无反顾、更坚定认同其职业核心价值。

4. 关注职业发展　任何职业的发展均与时代变迁息息相关,更与每个职业人的作为紧紧相系且相辅相成。诸多从业个体或许都期盼其所隶属职业是"时代宠儿",欲以职业优越感满足其自尊需要,甘愿终身从事其职业并在其生涯中有所作为、大展身手。由此可见,职业发展关乎其业内个体的职业认同。

近百年来,全球性高等护理教育极大地提升了护士职业心理素质,护士职业的社会职能随社会发展不断增强;但护士职业的社会地位提升尚有赖每个护士的尽心竭力、更多作为,再由此形成"促进人类健康事业与提升职业社会地位"的良性循环和共赢局面。

既往,护理教育、管理者始终强调职业发展新趋势对护生确立核心价值的引导作用,且付诸各种形式,但效果并不理想的主要原因之一,是护生与之呼应不够。护生在校期间,大多对其职业发展的动向关注不足或不以为然,或尚未认同其所学专业,或认为"正式做护士再关注不晚",很少以职业发展目标激励自己,在确立职业核心价值的过程中常陷入困境。

自我教育能动性较强的护生,能以"与职业发展共成长"的"主人翁"态度,纵向、动态地关注职业发展的过程及趋势,较深入理解历代同道为之拼搏、铸就辉煌的职业精神,较深切感受职业"由小到大、由弱到强"的苦尽甘来,进而激励自身有所作为的使命感和能动性,并促进职业核心价值的确立。

(二) 角色人格要素特质的特色教育

特色教育,指护士职业心理素质优化应紧紧围绕支配护士职业行为模式的要素特质展开。基于护士角色人格要素特质的主要内容及其可测性,特色教育需遵循因人而异的"补缺原则",尤其是角色人格要素特质存在明显缺陷的护生或护士,需接受针对性的职业行为培训,以较顺利形成及稳固护士角色人格的要素特质。

如某个体的情绪稳定性较差,一遇突发事件即极度紧张、手忙脚乱,其较突出特质缺陷所致职业行为,既可造成特定情境中患者身心的巨大压力,又不利其自身身心健康及职业心理素质培养。其所接受的特色教育,就需针对其情绪稳定性差的特质,由施教者为其拟定一套"紧张放松"的系统化训练方案并经常、反复练习,逐步掌握适合他的紧张放松技巧,直至其在高度紧张的应激情境中能较好达成情绪的自我调控。再如某个体的社会适应能力较弱,因工作需要变动岗位后持续处于较强应激状态,很长时间仍难胜任新角色。其所需特色教育,即为换岗前的适用性强化培训。施教者可针对其可能发生的角色不适应行为及其原因,设置些新岗位的虚拟情境,再酌情给予建设性指导意见或针对性培训,助其尽快适应、胜任新岗位角色。诚然，特色教育的效果，同样取决于个体的主观能动性。

自我教育能动性较强的个体，善于在特定情境下或与他人互动中审视、比较自己的角色行为，觉察其与角色人格要素特质的符合度，主动就其自身不足寻求指导、接受针对性强化培训，可更好地胜任职业角色。

(三) 依据培养对象特点的分层教育

分层教育，指护士职业心理素质优化，还须遵循受教育者的年龄特点规律、职业培养目标，采取分层教育的方式。我国护理教育的对象，从以往单一层次的中专扩展到现今的多层次（从职专到博士），受教育者的年龄跨度从 15～18 岁增至 15～40 岁及以上，倘若职业教育不区分层次地"一刀切"，易致护士的职业心理素质优化受挫。分层教育是顺应护理教育发展新思路，强调根据受教育者的具体培养目标，确定其职业心理素质优化的方案，指导不同层次受教育者顺利实现其职业角色人格的发展目标。以下仅以本科、职专的分层教育为例，阐述受教育者的自我教育。

1. **本科护生的自我教育**　本科及以上受教育者，具有心理发展较成熟、知识面较宽、成就动机较强、有独立见解等特点，宜更多采取"自我激励"的方式，激发其拓展我国护理事业责无旁贷的使命感，更有利其确立职业核心价值观。但高学历个体从事护士职业通常更多遭遇社会偏见，比职专生更容易产生职业核心价值困惑。本科护生若能认清自身优劣势而扬长避短，便可在其职业生涯中获得较大成就感，在与职业发展共命运的同时，升华其职业核心价值并达成自我实现。

如早年获得"医学学士"学位的四年制本科护生，自知所持学位文凭与同期毕业的六年制医学本科生存在显著差异。与其转去医学领域的其他成熟学科做"追随者"，不如驻留年轻而前景广阔的护理学科，更有机会成为护士学科的佼佼者。事实已证明，早年转行的本科护生功成名就者微乎其微，而早年选择留在护士队伍的本科毕业生，多已成为护理学科的"栋梁材"，其个体成就动机在学科快速发展中得以彰显，已撑起我国护理学科带头人队伍的半壁江山。

前车之鉴，无疑是现今本科护生职业生涯发展起始阶段最具说服力的"教科书"。就此展开的自我教育，主要是护生需结合自身特点，顺应学科发展趋势，恰当定位其职业生涯起点。20 多年前，凤毛麟角的本科护生一毕业即可应聘高校教师或担纲管理、科研等要务；如今成批护理学硕士、博士毕业生当仁不让地占据当年本科护生积聚的"领地"的同时，也让本科护生对其职业发展多了憧憬和选择。作为本科护生，既要看到我国每年有成千上万本科护生毕业加入护士队伍的形势，又要了解我国护理人力资源严重短缺、与国际先进水平相差甚远的现状，以恰当定位坚实自己的职业生涯初始阶段。

2. **职专护生的自我教育**　职专护生指我国现行办学体制的中专、高职护生，他们入学时多为初中毕业，年仅 15～16 岁。相比本科护生，职专护生具有心理发展尚不成熟、受教育程度及成就动机略低、观念与行为易受他人左右等特点。故职专护生的职业发展目标不宜定位过高，因本科及以上高层次职业发展目标，不仅难对其产生激励作用，反而易使其感到高不可攀而萌生望而却步的职业困惑。近几年职业教育的实践证实，护生依据自身成就动机水平定位其职业发展目标，比盲目高攀更有利其职业心理素质优化。

既往有些护生一面附和"护士工作平凡、伟大"的高调，一面又遭遇对护士职业持偏见者的说三道四，内心很容易产生职业认知的冲突和困惑。以致有护生一味抱怨社会的"不公正评价"，视而不见其职业所拥有优越条件，很少反思"自己造福社会多少？社会又给自己多少回报？"甚至有护生误以为"护士为社会奉献很大，所得回报却太少"，陷入职业发展困境而难以自拔。

有教师基于职专护生的特点，尝试引导其与社会其他行业、受教育程度近似的同龄人作职业比较，授课中让百余名职专护生在护士、空服员两类职业中择其一作为未来职业定向，结果他们一边倒地选择了"护士"。追问其理由，护生的回答竟是："做护士可为自己和家人握有稳定、终身受用的优质医疗资源"；"做护士可避免遭遇看病难、看病贵之困境"……这份现实感，就足以使许多职专护生百倍地珍惜其所选择、令诸多同龄待业青年羡慕不已的职业，无疑亦有利其职业角色人格的发展和完善。

（四）可操作性系统训练的模拟教育

模拟教育，指有些职业角色行为的可塑性较强，可通过系统训练加以强化，并可利用适宜职业角色行为对护士职业心理素质的积极反馈，促其角色人格要素特质的形成和发展。因此，可操作性模拟教育是职业心理素质优化的重要组成。

发达国家、地区的职业行为模拟教育开展得很早且普遍，有些职业培训机构已把护生职业行为的规范化模拟训练作为职业教育必修课。护生正式进入护理情境前，一般需通过反复的模拟化角色扮演，矫正其与护士职业行为规范不符的某些日常习惯，强化其达成较适宜职业行为。如利用现场摄像等方式直接观察、随时调控护生模拟"护患沟通"的角色形象及行为方式，通过反复、规范的模拟训练，使护生较熟练掌握护患沟通的常用技巧、得体职业行为。近年来，我国业已较普遍开展此类可操作性强且卓有成效的职业行为培训。可操作性系统模拟训练主要用于以下方面。

1. **职业仪容的强化训练** 主要涉及护生的职业微笑、得体装束、大方衣着等培训，重在以护士的表情、形体等获得职业心理素质的积极反馈。

2. **言谈举止的规范训练** 主要帮助护生熟练掌握与他人交往的礼貌姿态、语言技巧、距离保持、与不同患者相处的基本原则及变通方式等，帮助少数护士个体防范"职业禁忌"的言谈举止。

3. **情绪调控的技巧训练** 重在教会护生保持良好心境、适度表达情绪反应等，指导护生通过反复强化、切身体验，熟练掌握、适时应用较适合自己的情绪调控技术，如针对紧张的放松技巧、针对焦躁的平息意念、针对冲动的转移对策等。

4. **模拟情境的适应性训练** 指教师人为设置一些日后最可能造成护生困惑甚至职业心理受挫的模拟化社会情境，帮助护生增强适应各种复杂环境的应变能力，较好把握未来职业场景的处置方法等。

需要指出的是，选择以上训练内容、方式、途径等，均需以护士自身的职业特质缺陷或角色行为反馈为依据，无需人人过场。培训前若能与受训者取得共识，其训练则易获得佳效。

（五）现实形象与理想目标的符合教育

护士角色现实形象与其理想目标的距离，也是易致护生职业价值困惑的常见重要原因。传统的职业教育，多注重护士职业的理想目标教育，较少关注现实职业形象对护生职业心理素质的多重影响。如常有护理师生反映,护生在校 2~3 年间经反复强化的职业态度教育,心目中基本形成的职业理想目标,往往进入实习阶段即迅速"褪色"。有些护生对职业现实形象与其理想目标的差距毫无心理准备,顿感其追求职业理想目标的积极性受挫,甚至陷入"理想目标破灭"的困境,十分不利其职业心理素质优化。有教育者提出,应高度重视并致力于解决兼顾现实、理想职业形象的符合教育,至少可从以下两方面着手。

1. 职业理想目标教育需兼顾职业现实形象　护生在其前期专业理论学习阶段的职业目标教育,大多能在教师引导下较充分了解护士职业培养目标的理想模式,但对护士职业的现实形象则知之甚少。护生对职业理想目标满怀憧憬,却几乎不了解护士职业现状的差强人意,更缺乏应对"理想与现实职业目标反差"的心理准备。若护生在前期学习阶段能较清晰了解护士的理想、现实两种职业形象及其彼此间距离,主动听取教师或参与分析导致两种形象距离的可能因素,再以主人翁姿态思考自身如何付诸努力促进职业现实形象趋近理想目标。如有教师曾尝试让对护士职业近乎全然不知的一年级本科护生去临床观察护士的职业言行,再结合理论授课要求学生写出主题为"印象中、眼睛里、理想中护士(护士的昨天、今天与明天)"的习文,即收到较理想教育效果(见本章的附 1 至附 4)。此举较好地激发了护生完善现实职业形象的使命感,且帮助护生初步建立了应对"职业形象反差"的较充分心理准备。

2. 职业现实形象施教需趋向职业理想目标　职业现实形象的施教,主要在护生的临床见习、实习阶段展开,耳闻目睹的近距离体验,远比对课堂理论授课给予护生职业心理素质的影响更直接、更深刻,是优化护生职业心理素质的关键阶段。此间,护生若能积极呼应教师为之所做各种探索和努力,便可弱化职业现实形象的不尽如人意之处对其职业核心价值观的消极影响。如为护生优选临床实践场所、职业心理素质优良的临床带教老师等,都是为护生优化职业心理素质营造较理想职业氛围和示范言传身教的职业榜样。前期专业理论学习与后期职业临床实践彼此呼应,可增强护生趋近职业理想目标的自信心;带教老师的循循善诱、充分理解,可激发护生追求理想职业境界,激发护生优化其职业心理素质的能动性。

附1:"护士职业心理素质自我教育"的活动内容与形式
（某院校示例）

(1) 职业行为的养成教育。
(2) 献爱心志愿者活动。
(3) 5·12 国际护士节:着重护生的职业体验教育。
(4) 职业成才论坛:主要包括素质拓展全攻略、健康心理·精彩人生、成功推销自己、美学指导、职业生涯设计及确立等。活动形式为辩论赛、演讲比赛、讲座。
(5) 职业自我教育周:沟通技能(重要职业技能)展示、职业角色扮演、专题征文、演讲大赛等。
(6) 团体心理训练:主要采用游戏、讨论等活泼形式达到提高学生心理素质的目的。通过自信心训练、人际交往能力训练、个性探索训练、心灵盟约 4 个环节为护生提供释放压力、重新认识自我和他人的机会。(一、二年级学生)
(7) 专题招标活动:大学生健康观、行为方式等调查、护士压力源、爱心活动对护生职业价

值观影响等题项。(二年级学生)

(8) 毕业班主题班会:"我们与职业共成长,明天会更好"。

(9) 编制护生职业自我教育的读本、院刊,记录学生活动的素材。

注:为鼓励学生积极参加各项活动及保证质量,除上述第一项,其余活动全部项目化,校方提供资金支持,学生撰写活动的总结和感想,计入学生的社会实践学分。

附2:护士的昨天、今天和明天
(学生习文摘录)

……

在我的印象中,护士只负责打针、发药等简单的工作,但她们又是美丽、繁忙和平凡的。我热爱她们、感激她们,同时也为她们感到些许惋惜。《护理心理学》课程刻意安排的现场见习,使我看到了现实中的护士。经过一番观察、访问,我发现护士形象已脱离了人们的传统印象,她们依然美丽而忙碌,但她们所做的一切绝不平凡。她们不是刻板地为患者实施各种操作,而是带有浓浓的人情味……现在,我才认识到,做一名合格护士是那么不简单!

实践课使我对护士有了更深入的了解,收获很大。我庆幸能看到护士工作的真实情况,让我深切体会到护理工作真的很重要!护士的现代角色功能让我看到护理工作内涵之丰富,我开始慢慢地接受并喜欢上了把微笑挂在嘴角的护士。我相信,随着更多高素质人才投身护理队伍,护士职业将具有更大的发展空间。

……

附3:让护理人的职业光环闪烁起来
(教师文摘,作者:刘晓虹,1997)

一直以来,有多少护理人常为自己的职业光环不够耀眼而甚为不满,有多少护理人为自己在平凡岗位难创辉煌业绩而心有不甘。然而这种"不满"和"不甘",正是护理人塑造美好职业形象的希望所在。不满,酝酿着变革;不甘,孕育着创新!不满,催促着奋进;不甘,充满着机遇!

……不满,实际上是护理人不甘落后的一种积极心态。

尽管护理学科比起已有显赫学术地位的成熟学科,因为年轻而有些微不足道,但这恰恰是护理学科能得以飞跃发展的前提所在。护理人从自身发展中获得以下更深切的领悟:护理领域的空白虽然多了一点,却可以让护理人潜心构思和精心设计最新最美的学科发展蓝图;水平尽管低了一些,但或许更有利于众多护士姐妹建立起超越平凡和重塑自我的自尊形象;起步尽管晚了一些,却可以催促护理人在求变创新中形成突飞猛进的学科态势;成果固然少了一些,却可以激发护理人采撷科技良种的强烈愿望并为护理学科的百花齐放默默奉献;底子纵然薄了一些,但在那低洼之处建造起的"摩天大厦",岂不更显她的雄伟英姿!

时代发展赋予护理人万般重托,也赐予护理人建功立业的宝贵机遇;人类健康寄予护理人无限厚望,也给予护理人大有作为的广阔领域。

然而,闪烁的职业光环下面衬托着深刻内涵,更有赖于每一个护理人的努力。护理人美好、生动的职业形象,须以丰富学识为依托,须以不懈追求来充实,须以顽强搏击去升华。

没有播种季节的艰辛耕耘,就不会有收获季节的喜悦满仓。我们坚信,有老一辈护理人的老骥伏枥,志在千里;有中青年护理人的承前启后,继往开来;有成千上万未来护理人的凌云壮志,发愤图强,不久的将来,我们将会以丰硕果实、骄人业绩、卓越贡献、美好形象向世人展现护理人辉煌事业的独特风韵。

附4:护理人的畅想
(作者:刘晓虹　王智慧,1996)

每当提起护理人,人们总爱把她们与打针发药相连;

每当颂扬护理人,人们总是讴歌她们的平凡伟大;

每当描绘护理人,人们总把她们喻作白衣天使;

每当评价护理人,人们总说她们是生命的守护神……

是的,人们的描绘、评价和颂扬,曾经编织了多少纯情少女的梦,

人们的描绘、评价和颂扬,曾经激励着多少护理人为他人把爱心奉献……

然而,朋友,这就是您所了解的护理人吗?

那么,我想告诉您,其实您对当今护理人的了解还太少,太少……

看啊!护理人的队伍向我们走来了。

怎么?您不认识他们吗?这是护理队伍的领头人啊!从学校到医院,他们带领着护理人与传统观念挑战,胆识过人,卧薪尝胆,昔日的天方夜谭在他们这里梦想成真。或许,当全国第一个护理人的硕士课程班在他们手中诞生时,还有人不以为然,可当您得知已经有多名同行获得硕士学位时,您还能不为护理人有这样的领头人而由衷地赞叹吗?

瞧,护理人队伍中那些手捧国家发明奖、科技进步奖、优秀教学成果奖、发明专利、政府特贴等一本本大红烫金证书的专家学者,是应聘来给护士讲学的吗?为什么是清一色的女性?

怎么,您不熟悉她们吗?她们是护理学科的带头人啊!她们敢为人先,勇于开拓,瞄准前沿,奋力拼搏,她们以学者风范,实现了一个个零的突破;她们以专家水准,使学科建设上了一层层台阶。她们勤于探索,自行研制了一系列教学模型;她们著书立说,出版发行了一本本学术专著;她们潜心学术研究,一次次登上了国际学术交流的讲坛;她们创造了当今护理人的辉煌业绩。

朋友,我还要骄傲地告诉您,高等护理教育,已使当今的护理人如虎添翼,大专、本科、硕士、博士等高层次护士人才在护理教育、管理、科研、临床中正显英雄本色。她们以其卓有成效的工作业绩,赢得了世人的刮目相看;她们以其举足轻重的职业角色,获得了社会的充分认可。

面对21世纪人类健康需求的严峻挑战,护理人深知任重而道远,更为所从事的职业备感自豪。在护理人这支庞大的女子交响乐团齐心协奏的未来畅想曲中,您是否听到了那一个个与时代主旋律强烈共鸣的美妙音符?

护理人是一群充满爱心、崇尚奉献的优秀女性。她们那柔弱的双肩,足以扛起人类健康的擎天柱;她们那博爱的胸襟,足以抚慰遍天下的病痛和忧伤。

护理人是一群学识渊博、勇于开拓的知识女性。她们坚实的脚步,将踏着人类进步的发展

节奏,快速飞奔;她们敏捷的思维,会紧随科技浪潮的汹涌波涛,搏击不息。

护理人是一群诲人不倦、循循善诱的成熟女性。她们那园丁般的匠心,欲把人类的健康之花修整得争奇斗艳;她们那师长般的教诲,能为男女老少的身心保健提供启蒙良方。

护理人是一群技能高超、驾驭生命的职业女性。她们妙手回春,用精湛的技艺为人们化解病痛;用睿智和机敏,从死神和病魔手中夺回了多少宝贵的生命。

护理人是一群独具慧眼、巧夺天工的智慧女性。她们能用美学的构思,为人们营造利于健康的优美环境;擅用独到的眼光,为人们设计优化心境的温馨氛围。

护理人是一群善解人意、化解心结的艺术女性。她们能用微笑和体恤,为遭遇挫折的人们注入新的生机;能用镇定的目光,平息求助者的慌乱并送去无限希望。

护理人是一群志向远大、永不气馁的杰出女性,
她们超越平凡,要用朵朵奇葩向人们证实护理人的魅力;
她们拼搏进取,要用累累硕果向人们展现护理人的才华。
请听吧,护理人这支庞大的女子交响乐团,
将以我们细腻的表现手法,
将以我们出色的演奏技能,
将以我们美好的职业形象,
为人类的生命乐章不断增添新的辉煌。
这,就是我们护理人,
这,才是新时代的护理人!

第二节 护士职业心理素质与自我管理

职业心理素质发展伴随个体从业生涯全过程,护生完成全日制职业教育后,其职业心理素质优化的外在动力便转至职业管理。职业管理相对于职业教育,对护士职业心理素质的影响更深入、更持久。仅以护士接受全日制教育数年与其从业数十年相比,时间跨度的悬殊,即可知职业管理对护士职业心理素质影响之深。职业管理同样涉及社会、组织、个体多个层面,但护士自身的主观能动性则是其职业心理素质优化的根本所在。本节主要阐述护士职业心理素质的自我管理。

一、自我管理及其相关原则

(一) 自我管理的概念

1. 自我管理是过程 指个体主动调控和管理自我的心理活动、行为过程;其实质是自我监控。自我管理作为管理行为的过程,涉及管理的过程、方法和内容等。

2. 自我管理是能力 指个体对其生理、心理和行为各方面的自我认识、自我感受、自我料理、自主学习、自我监督、自我控制、自我完善等能力。个体的自我管理能力,随其年龄增长、知识学历提高和社会阅历丰富而逐步提升。个体的自我管理能力虽可受制于自身及环境等因素,不同个体存在强弱的明显差异,但其提升空间较大,可通过自主学习、自我监督、自我控制

和自我完善得以增强。

(二) 护士职业心理素质的自我管理原则

一旦步入职业,护士的职业心理素质优化,即伴随其职业生涯始终,虽然各人的目标有高低、进程有长短、路径有曲直,但凡达成基本要求,需遵循以下共性化原则。

1. **恰当定位原则** 每个个体都有自己的从业目标,且因人而异。或许有人穷其整个职业人生,苦苦寻觅其最理想职业发展目标,却不知答案如此简单,即"做最适合自己"的职业定位。任何职业人群的庞大队伍,人才配置永远是"金字塔"般框架,底部宽大夯实,顶层高耸入云。既往、如今、未来,这种承继多年、最科学合理的人才结构必将绵延久远。

首先,护士的恰当职业定位是需与本专业的人才培养目标趋于一致,即与其自身成就动机水平、受教育程度相符;即个体的职业发展需与其自身投入成正相关。如职专学历者初中毕业后学习3~5年即可入职护士;硕士学历者则需高中3年、本科4~5年、研究生3年再入职护士。仅就业起步,后者较前者晚了5~7年,足见二者职业投入等差异悬殊,后者的职业发展定位即理所当然地高于前者。诚然,护士获取高学历路径有多种选择,凭借自身努力,职专学历的护士也有机会获得博士学位。其次,护士的恰当职业定位还取决个体从业后的职业投入程度。若工作8小时之余不再更多投入职业者,不宜谋求其职业生涯的高发展目标,否则极易导致其职业心态的偏差,不利其职业心理素质优化。若工作8小时之余对职业投入很多的护士,其谋求职业生涯高发展目标的机会也更多。历来"金字塔"顶尖的护士,都是全身心、成倍于他人地投入职业,历经了许多常人无法体验的艰辛,一步步接近其职业发展高峰的。

2. **恪尽职守原则** 个体是否喜欢所司职业,只是其职业发展的充分条件;无论就职哪个岗位都能恪尽职守,才是个体职业发展的必备条件。或许从业者因境界差异,大多做不到发自内心地热爱其所司职业;或许从业者因工作性质不同,其具体岗位对职业的重要性不同。但恪尽职守,却是每个职业人的最基本守则,也是每个社会个体都必须遵从的生存法则。看似最不起眼的"螺丝钉"之松动,都可能影响庞大社会机器的运转。虽说"360行,行行出状元",但真正受众人追捧的职业屈指可数,职业与个体的志趣不符,绝非不尽职守的理由。在当今愈演愈烈的严峻人才竞争背景下,最先被淘汰的当属不能恪尽职守之辈。

人生历程与职业为伍,是个体的基本社会需求,也是个体社会化发展的必由之路。正如法国雕塑家罗丹所言:"工作就是人生的价值、人生的欢乐,就是幸福之所在"。职业不仅可为个体提供成长、发展的空间,还可为谋求"自我实现"的人们提供展示才智的舞台。从业虽是绝大多数个体的人生必然之举;但择业却有很大偶然性,大多不以个体的兴趣或意向为转移。

如前所述,恪尽职守对护士职业有特别的意义,直接与人类健康事业息息相关。自觉遵从恪尽职守原则的护士,不仅可顺利实现其职业发展目标,还可从自身顺利发展的职业生涯中获得激励,不断加深其职业情感,使之职业心理素质得以优化。护士的恪尽职守,大多体现为"救死扶伤、传递关爱"的助人形式,护士帮助他人的同时也得到他人感激等积极回馈。他人的"性命所托"和"情感回报"等,可促使护士增强其职业责任感和助人愉悦感,进而不断加大其职业投入,直至与职业感情笃深,难以割舍。

3. **自省领悟原则** 职业心理素质的自我管理水平,还取决于个体能否时常自省其制定的职业发展目标及其执行情况,能否不断地领悟职业心理素质的较深内涵。

自省指个体"通过自我意识省察自己言行的过程",是人们自我意识能动性的表现,也是行之有效的德行修养方法。在此,主要指个体的职业自省,但其受制于个体的自我意识水平。如"自知之明"既体现个体自我意识成熟,也有助于个体经职业自省确立其职业心理素质优化的目标。又如个体选择闪烁光环的某些职业(教师、军人等)前,通常会自省能否适应其角色;一旦确定并进入上述职业,则会常常自省如何尽快胜任其角色。

领悟,即领会和理解,前者指"了解、认识事物并有所体会";后者指"逐步认识事物的联系、关系直至认识其本质及规律的思维活动,且包括直接理解和间接理解"。古人曰:"读书作文,以领悟为上。无所领悟,虽十年八年归于无益;有所领悟,虽一刻两刻可以有功。"个体领悟其职业心理素质内涵亦然,有者,短短数年,其职业心理素质优化即可长足进步;无者,从业数十年,仍未了解其职业心理素质的真谛,亦难以提升其职业心理素质。

人们把护士誉为"天使",意指护士职业心理素质蕴含"天使情怀"。遵从自省领悟原则的护士,通常会就此反思自身职业言行是否符合世人赞誉,以其对护士职业心理素质内涵的较深刻理解,自觉地调整职业言行使之趋近人们的期望;且在其以"爱心、忠于职守、高度负责、同情"等特质演绎"天使"较完美形象的同时,还可更深入地领悟护士职业心理素质优化的意义——既满足人类健康事业需求,又彰显自身重要社会价值。

4. 互助共赢原则　任何职业群体,均由许多个体组成,职业人群所面对发展目标,必然贯穿每个职业个体的从业全程,且其群体与个体交互影响,相互作用。因此,优化职业心理素质,既是某职业人群的共同发展目标,又是其职业个体的各自发展目标。但个体的能量终究是相对的势单力薄,形成共识的群体能量则不可估量;个体谋求职业发展需汲取其职业群体的源动力,诸多个体的良好职业发展也促其群体提升职业整体水平。

职业心理素质的自我管理过程,也是职业的群体与其个体间互动与互助、彼此支撑与促进的过程。某个体遭遇其职业心理素质自我管理困境时,需要所在群体的强力支持和有效援助;个体走出困境的过程和结果又可反哺于群体,为其他个体提供可分享的体验和有益借鉴。

仅以某科室护士团队为例,如果团队领头人具有优良职业心理素质且在其团队享有很高威望,她就会以其职业心理素质的言传身教深刻地影响与她共事的每个团队成员,带领整个团队成员逐渐趋向职业心理素质优化的较高发展目标,此即职业心理素质自我管理过程中个体对群体的影响。同理,如果该团队多数成员均具有良好职业心理素质且团队的凝聚力很强,加入这个团队的新成员便会受到良好群体氛围的影响,可较快地确立其职业心理素质优化的目标,此即职业心理素质自我管理过程中群体对个体的影响。

二、优化职业心理素质的自我管理策略

优化职业心理素质的自我管理,起始于个体接受职业教育之初,贯穿于个体的职业生涯全程,既要夯实基础,还需不断加固。自我管理策略比自我管理原则更强调可操作性,主要涉及以下方面。

(一) 珍视人生机缘

职业心理素质自我管理的首选策略,就是基于就业必然性和择业偶然性,珍视自身与职业

的缘分。

芸芸众生，千百行当，不妨将个体在其就业的必由之路上与某个职业的结合，解读为一种人生机缘。珍视且擅长把握人生机缘者，便可倾情投入其中，为自己拓展一片开发潜能、施展才华的空间，赢得社会的充分认可和普遍尊重，获得自身的成就动机、自我实现需求的极大满足。如南丁格尔奖章获得者，都是珍视、主动把握其与职业机缘的范例。或许他们从业之初，并未曾企及其职业人生多么辉煌，其成功秘诀，就是脚踏实地从职业的点滴做起，即使身处职业发展困境，依然无怨无悔地投身其中。反之，始终排斥、抱怨其所司职业者，或备感"怀才不遇"，或"这山望着那山高"，难以静心思考或拓展其职业发展空间，其职业投入显著不足，又怎获得社会的认可和尊重？

珍视和把握职业机缘，需要职业个体的主动领悟和积极思考。如某资深护理教师曾向其学生设问："请估算国人一生的就职时间在其人生历程所占比例？"一时间，"30%～60%"的推测不绝于耳。然而，当学生面对教师给出的详尽计算公式(图 6-1)，发现每个人真正从事职业的时间不过是其漫长人生的"≤10%"左右时不禁愕然。此时，主动领悟、积极思考的学生便十分感慨地说："个体的就职时间相较其漫漫人生实在太短暂！为择业朝三暮四者必将一事无成！我们的职业人生若想有所作为，就应好好珍惜与职业的缘分！"

```
· 365-(52×2+11)=250(天)
· 250(天)×33/38(年)=8 250/9 500(天)
· 8(小时)×8 250/9 500(天)=66 000/76 000(小时)
· 66 000 小时/24=2 750/3 166.666(天)
· 2 750/3 167(天)/365(天)=？(年/"岁")
累计就职时间
男性=8.675 799 08(年)    女性=7.564 246 753(年)
```
注：平均 22 岁就业，女 55 岁、男 60 岁退休，去除国定假日、双休日

图 6-1 人生就职时间计算公式

(二) 设定成长目标

有无设定职业目标的个体，其精神面貌、拼搏精神、承受能力、个人心态、人际关系、生活态度等均可呈现显著差别。毕业多年后同学聚会上若各自分析其职业发展及原因，即可明显地感受到"早定职业生涯目标并坚定不移地为之奋斗，20 年后才不会后悔！"之说不无道理。设想两个护理本科同班同学，初始即设定职业发展目标者，通常有明确学习动机和积极学习行为，随其年资增长和学业积累，对职业的理解和情感日渐笃深，可为其日后职业人生奠定良好基础；未设定职业发展目标甚至在整学习过程中朝三暮四者，必然缺乏学习专业的源动力，敷衍或厌倦的学习行为最终可致其学无所成，在职业人生起步阶段原地踏步，远远落后于设定职业目标者。

优化护士职业心理素质的自我管理，是有机展开、不断修改、动态管理的循环过程，个体不断反思，经常分析其自我管理的存在问题，制定并酌情调整或修正方案。从实际效果出发，才能确保其在自我管理中逐步成长。此过程包括以下五个步骤(图 6-2)。

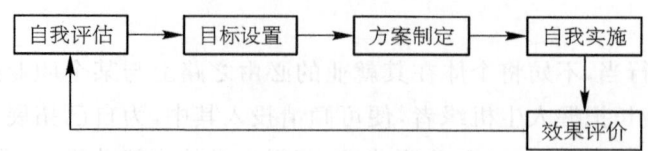

图6-2 优化护士职业心理素质的自我管理过程

1. **自我评估** 此为自我管理第一步,个体首先应较深入、全面评价其职业心理素质状况,结合自身已具备或有欠缺的具体环节,把握教育或管理机构所提供资源(发展、提升职业心理素质的信息或路径),为恰如其分制定最适合的自我管理目标提供依据。

2. **目标设置** 此步骤须因人而异,个体可据其自我评价结果,设置切实可行的职业心理自我管理目标。如不同年资护士的社会适应性水平受制于其职业经历,相应的自我管理目标即不同;又如个体有各自的优劣势,其自我管理侧重点亦不同。设置目标可采用逆向思维法和阶段目标法,即先确定总体目标,再把目标分至长期、中期和短期等不同阶段。长期目标指最终追寻的结果;中期目标指整个职业生涯的中途目标;短期目标指近期内可实现目标。

3. **方案制定** 实现自我管理目标,还需为自己度身定做相应的方案。针对自身职业心理素质薄弱环节制定的自我管理方案,有望帮助个体尽可能接近其预期目标。如某护士的人际沟通能力与职业要求存在较大差距,就需根据其理念、方式、行为等环节制定改进方案,为其提供具体实践的指导。

4. **自我实施** 此乃护士职业心理素质自我管理过程的最关键环节,正可谓"心动不如行动",若不能真正付诸行动,目标、方案再好也毫无意义。自我管理的实施内容很多且贯穿整个职业生涯,包括护士个体主动适应职业角色、营造良好职业氛围、注重自身潜能开发、参与各种有益其职业心理素质的活动等。

5. **效果评价** 经过一段职业心理素质自我管理的实践,成效如何?方案得当与否?有否达成预期目标?下一步如何行动?一系列问题均需通过效果评价,小结其成功经验、发现其存在问题,以达成自我管理的显著绩效。

(三) 信守职业承诺

此指个体基于职业认同追求职业成就的动机强度,体现为职业的动机或事业心。职业承诺的对立面是变换职业,有研究显示职业承诺与离职倾向呈显著负相关。

1. **相关概念**

(1) 职业承诺(occupation commitment):指基于对职业的情感反应所产生的个体与其职业间的心理联系,反映对职业认同和投入的态度。职业承诺的涵义具双向性,既包括个体期望从职业中得到什么,也包括个体愿为职业付出什么。

有研究显示,护士职业承诺有包括护士对职业的情感承诺、规范承诺、经济成本承诺、情感代价承诺和机会承诺五个方面。究其承诺产生的深层原因,又可将其分为主动承诺与被动承诺。其中,主动承诺包括情感承诺和规范承诺,指护士基于对职业的主观认知和感受而产生的承诺;被动承诺包括经济成本承诺、情感代价承诺和机会承诺,指护士迫于外在条件或损失而产生的承诺。

(2) 职业认同(professional identity):指人们对职业活动的性质、内容、社会价值及个人意义等熟悉和认可的程度。职业认同是职业人的自我概念,一般在长期从事某职业活动的过程中,人们对其职业认可而形成,是人们尽力做好本职工作、达成组织目标的心理基础,也是自我意识在职业领域逐渐发展的过程。

2. 相关策略　了解职业承诺与职业认同的概念、内涵及其二者关联,便可理解相应自我管理策略的意义。有研究证实,个体心理特点与职业要求相符、个人价值观与职业环境相符的条件下,就职个体将体现更深的职业兴趣和情感。若对职业缺乏认同及承诺、随时打算离职业而去的个体,其职业心理素质的自我管理便无从谈起。

(1) 理性职业认同:指护士个体若理性地分析职业给自身、家庭及友邻提供的医疗资源保障、就业岗位与收入较稳定、工作环境较适宜等各种有利条件,对职业持恰当认知评价,便有利其调动职业心理素质自我管理的主观能动性,进而主动应对职业压力、排遣职业倦怠,以其对职业的承诺和投入,感知职业的回馈和褒奖。

(2) 强化主动承诺:指个体能基于其职业认同,侧重对护士职业的情感承诺和规范承诺。主动承诺职业者,遵守职业规范的意识更强,职业投入更多,与职业的情感联结更深,也更珍惜所司职业。

护士了解自身的职业期待、信守其职业承诺,一方面有利其减轻职业压力的负面影响,改善其职业态度,促其优化职业心理素质;另一方面可助其感受因职业行为满足他人需求、赢得他人尊重等体现自身社会价值的积极体验。所谓"有投入才能有产出",承诺并在职业生涯中有所作为者,通常也是从职业生涯获得回馈最多者。有人指出,"人与人的差别,是除去工作、睡眠的两个八小时的第三个八小时造成的。"的确,无论从事什么职业,最终成为职业精英、骨干者,大多是相对于他人对职业有更多承诺、付出的个体。

(四) 借助外部资源

自我管理概念所涵盖的自我学习、自我完善,并非指个体在其职业生涯中独自前行,而是主张人们充分利用一切有助于自身职业发展的外部资源,达成职业心理素质自我管理的理想目标。借助外部资源,主要可从以下两方面着手。

1. 乐与他人分享　指个体通过与更多同行交流各自的职业感知、体验等方式,获得职业心理素质自我管理的新理念、新思路等。当某个体陷入职业困惑无法应对时,若能主动地将其困扰暴露给同行,并以灵活、开放的心态接受同行的分析和建议,其困惑便有望很快化解。当某个体有一些特别经历,对职业的解读有了显著区别于既往的新视角、新境界时,若主动将其心路历程与更多同行分享,可能对他人的职业认同形成积极的深刻影响。如执行 SARS 患者救治、参加汶川地震救援队、埃博拉国际救援医疗队等特殊任务的护士对生命意义的深刻体验,无疑可促其对职业境界、价值的领悟和升华,不仅令自己受用一生,还可为他人提供启迪。又如有些护士有机会参与较高层次专业培训或较大规模学术交流而受益颇多,得以重新解读、深入理解乃至充分认同职业的价值,其理念更新、思路拓展的过程既可引领自身的职业生涯方向,也可通过分享为他人的职业认同提供借鉴。

2. 寻求有益支持　指个体寻求有益其职业生涯发展的各方面资源,使之职业心理素质自我管理的效益更高。该策略也体现"互助共赢原则",是个体与个体、个体与团队之间彼此支撑和相互促进的需要。如某个体对其职业发展感到彷徨、踟蹰时,若主动寻求那些对职业发展持明确方向、坚定态度的同行帮助,易获得"悦纳职业"等积极引导,有益其职业心理素质的自我管理;反之,则可能被"抱怨职业"所误导,阻碍其职业心理素质的自我管理。此外,有益支持还源于护士职业以外,如其他医务人员的理解和鼓励、服务对象及其亲属的认可与接纳、社会褒奖及专业咨询机构的指导。但特别需要指出的是,各方面资源并非"天上掉馅饼",需靠护士以自身的职业作为才能谋取和赢得。如美国的护士以其作为连续多年在民众满意度的行业评比中名列前茅,很值得我国同行深思和借鉴。

第三节 护士身心健康的自我维护

护士人群的身心健康水平对人类健康事业、人们生活质量的重要影响已毋庸置疑,它也是护士职业心理素质的基础。维护护士人群的身心健康,不仅是护理教育者、管理者具有的共识,也需要护士个体积极参与其中,如寻求自我调适、自我引导等相关策略;毕竟护士身心健康维护的具体实施者、受益者是护士个体。本节主要从护士自身的视角,阐述与职业因素相关的护士身心健康维护等共性问题。

一、护士身心健康状况分析

国内外调查研究表明,护士人群的身心状况并不乐观,危害护士人群身心健康的潜在影响普遍存在。以下主要简介国内外相关研究。

(一) 护士身心状况的国际性研究

多年来,美、日等国学者通过对医护人员的身心状况调查,1974年由美国心理学家 Freudenberger H. J. 首次将"职业倦怠(burnout)"作为一个术语,专指某些行业中的从业人员面对过度的工作要求时,所产生的身体和情绪的极度疲劳状态,即"过分努力去达到一些个人或社会的不切实际的期望"之结果。美国社会心理学家 Maslash(1982)就职业倦怠诠释如下:"它是一种因心理能量在长期奉献给别人的过程中被索取过多,而产生的以极度的情感耗竭、人情味缺乏(去人格化)和个人成就感降低的心理状态,并且表现为自卑、厌恶工作、失去同情心等"。美国学者 Maslach 提出定义,已被美国卫生界人士普遍接受。他们针对护士身心状况分析时指出:"尽管护士有体谅患者、进行周到护理的满腔热情,但这种热情因某种原因(曾)被长期禁锢(压抑、逐渐衰减),以致丧失了热情,护理变得表面化、机械式,出现不能对患者的生活质量提高给予帮助的现象。"

1981年美国学者 Maslach 研制出"职业倦怠问卷"(Maslach burnout inventory, MBI)以来,该问卷已成为全球使用最广泛的倦怠测评工具,引起了有关人士的普遍关注。各国学者以 MBI 为研究工具,就护士的职业倦怠状况开展了一系列调查研究,研究范围由本土化拓展至跨文化的比较研究,发现不仅精神病院、人工透析等特殊岗位的护士,保健护士、助产士等也有倦怠现象。

有证据显示,护士是职业倦怠的高发人群。如国外相关研究表明,疲劳综合征的发生率护士为1.1%普通人群仅0.2%,前者是后者的5.5倍。欧洲两次流行病学调查也表明,受职业倦怠影响的护士约25%。美国学者调查显示,护理管理者中半数以上体验低水平工作倦怠,

1/3 则经历高水平工作倦怠。日本学者 2008 年对本国 19 家医院 5 956 名护士(涵盖 302 个临床科室)调查表明,56% 的护士产生了高职业倦怠,其分析认为,主要原因是其护士队伍年轻、缺少工作经验、医护间人际关系不良。

美国 1998~2008 年使用 MBI 对全球 8 个国家 646 所医院的 54 738 名护士进行的一项国际性调查研究显示,护士职业倦怠呈现全球化趋势(表 6-1)。以 M 氏常模为参照标准,美国、加拿大、英国、德国及新西兰护士均达到中度职业倦怠;俄罗斯及亚美尼亚护士呈轻度职业倦怠。

表 6-1 各国护士的职业倦怠情况(%)

职业情况	美国	加拿大	英国	德国	新西兰	日本	俄罗斯	亚美尼亚
情感耗竭(EE)	22.0	20.4	19.7	14.4	19.8	25.0	15.1	8.4
去人格化(DP)	9.4	8.3	8.9	7.4	8.3	12.4	3.6	3.7
个人成就感(PA)	37.0	37.2	35.8	37.1	37.9	24.3	20.4	21.9

(二) 护士身心状况的国内研究

近几年我国关于护士身心状况的研究,已紧扣其"职业倦怠"展开,涉及研究人群广泛。有学者调查 120 名院前急救护士显示,具有中至重度的情感耗竭、去人格化、个人无成就感的护士分别占 69.7%、55.6%、57.6%。一项 149 名产科护士的调查表明,具有轻、中、重度职业倦怠的护士检出率分别为 29.5%、30.2%、12.8%。另有调查我国一沿海城市某三甲医院 778 名护士的结果显示,护士职业倦怠的阳性检出率达 58.9%,其中急诊、ICU 护士的职业倦怠阳性检出率高达 75.5%。一项某城市各级医院 1 320 名护士的调查显示,其职业倦怠发生率为 62.8%。相比上述世界各国的数据,我国护士的职业倦怠状况似乎更严重,且呈现泛化的趋势。相关研究结果表明,高强度职业倦怠易导致部分护士的身心失衡或健康失调。持续存在较高强度的职业倦怠,必将严重损害护士的身心健康,进而引发一系列护理质量问题,如有研究报告,职业倦怠程度越严重的护士,其对患者的安全性感知较低,容易引发安全事故和医疗纠纷。一项对 200 名本科护士的调查表明,较高强度倦怠的护士,其工作效率明显低下。典型个案的分析也证实,部分护士的职业心理素质偏差,与其身心状况欠佳有关。职业倦怠可致护士组织承诺与工作满意度降低,引发个体离职行为的现象常有发生,故其也是影响护士队伍稳定性的重要因素。

二、护士身心健康与其职业心理主导需求

"需要-情绪-健康"模式所涵盖的心理学原理,已就需要与健康的内在联系阐述得十分透彻,护士身心健康与其职业需求的相互联系,则是基础理论在本学科领域的延伸和具体化。

根据护士的角色特殊性和个体差异性,护士的身心健康维护不仅需要护理管理者和教育者的积极引导,更重要的是护士作为独立个体,需着眼于其职业心理的主导需求,探讨其身心健康维护的最佳途径,包括自身职业心理素质的优化等。职业心理主导需求的相应满足和及时调整,有益于护士较好地应对职业倦怠和工作压力,保持身心健康,优化其职业心理素质,更

充分地调动其服务人类健康事业的内在积极性,最终达成身心健康与职业心理"双赢"的较理想状态。

(一) 认清自身的职业心理需求

护士职业心理的主导需求,主要包括精神、物质两方面。但个体职业心理需求的不同层次,又使得两大类需求的内容丰富多彩。不同的科室、年龄、学历层次、职业经历等差异,都是导致个体职业心理需求千差万别的直接原因,不同个体的职业目标、职业期望不同。如以职业发展目标需求为例,有的护士渴望学业的深造;有的护士想做专业技术能手;有的护士则无甚职业目标,奉行"顺其自然"法则。护士职业心理需求的差异除上述外在因素,个体的成就动机、兴趣爱好、能力特长等主观因素不同,同样可形成其多层面、多方位、多样化的职业心理需求。护士可经自我反思,认清自身的职业发展主导需求,合理定位职业目标,便可获得职业发展的动力,朝着预定的职业目标不断前行,也有利其身心健康维护。

(二) 调整自身的职业心理需求

护士的职业心理需求虽具有个体差异,但并非每个护士的职业心理需求都能随时得到较充分满足。面对"需求与满足"的冲突时,护士维护自身身心健康的有效策略之一,是适度调整其职业心理需求。如以在职护士继续学历教育的职业需求为例,多名护士同时申请因科室工作需要一时不能满足所有申请者时,擅长适度调整者大多能平静地面对科室安排,不会因求学不成而产生强烈挫折感,对其维护身心健康有益;若一味强调自身职业需求满足而无法接受科室安排者,则可能深陷"需求与满足"的冲突困境难以自拔,乃至损害其身心健康。下文将较详尽阐述具体调整对策。

三、护士身心健康自我维护的内因及策略

护士作为"健康维护者",一旦自身的身心健康出现偏差,又何谈帮助他人恢复或保持身心健康? 如某护士因心理失衡而焦躁时,很难心平气和、和颜悦色地对待与之互动的患者,甚至不经意间造成患者身心的医源性创伤。一旦引发护患冲突,对护士自身的身心健康亦颇为不利。了解护士身心健康自我维护的主要影响因素并掌握相应对策,具有重要指导意义。

(一) 护士身心健康自我维护的现状与影响因素

1. 护士身心健康的自我维护现状　较长时期以来,护士队伍中出现一些不愿长期从事临床工作的倾向,显著增加了护士职业管理的难度。尽管随着医疗设施不断更新,医院工作环境及条件等明显改善,护士工作的体力消耗逐年下降,相当一部分护士却从心理上明显提前了"不上夜班、脱离临床"的年龄坎儿。有人甚至以为"35岁不上夜班、40岁离开临床"天经地义,年富力强的护士常抱怨"上夜班、干临床太苦太累"……其中有些护士,以贤妻良母角色承担繁重家务时却忍辱负重,毫无怨言。或许同一个体两种角色行为的较大反差,提示其较充分认同自己的家庭角色,对职业角色却认同不足。由此可见,某些护士的职业行为倾向,提示其存在职业心理需求及其身心健康的偏差。

2. 护士身心健康的内在影响因素　但凡论及护士身心健康的影响,人们较多聚焦其职业风险、工作压力、世俗偏见等外在因素,但"外部因素"涉及国情、职业价值观等诸多复杂的社会文化背景,均不在职业个体的掌控中。事实表明,过度关注"外部因素",对维护护士身心健康

于事无补。倘若改换视角,更多着眼于护士身心健康的"内在影响因素",或许对增进护士人群的身心健康更有益。

正如有学者指出:"人们身陷困境时,容易把注意力集中在一些无法控制或己所不欲的因素上。倘若能转而注意一些本人可控的因素,则可使困境得以改观,自己的处境会越来越好。""这份心态,不仅可以帮助人们突破困境,还可以更多地把握成功机会。"

某些护士长期处于身心健康不佳状况,正是其陷入了归因的困境,如一味地抱怨社会或他人对自己所从事职业的评价"有失公允"或对之"关注不足",却在"身心健康不佳"的困境中越陷越深。护士身心健康的内在影响因素主要包括以下三方面。

(1)职业心态:大量研究报道表明,职业心态偏差所致"身心健康不佳",并非某个职业所特有,而是涉及多个职业领域的普遍现象;个体一旦加入职业群体,就意味着他将承受激烈社会竞争所致的巨大压力。

国内外相关研究均表明,护士存在程度不同的身心健康不佳,即"心身耗竭综合征(burn out syndrome)",主要源于个体的职业心态偏差。此外,国内外关于护士身心存在程度不同的倦怠状态等研究也表明,职业认同是影响护士身心健康的决定因素。

职业心态有三种境界:①劳作,谋生的手段。②从业,尽责的渠道。③事业,人生的乐趣。从业人群的职业境界有高低,且与其身心健康密切关联。但护士等特殊职业人群的职业心态不仅仅关乎境界,也不只是涉及自身身心健康,更重要的是直接关系其特殊工作对象的切身利益。如教师的教书育人、医护人员的救死扶伤、警察的治安执法等,均与更广大人群的身心健康息息相关,尤应得到密切关注和高度重视。

(2)认知评价:指个体对遇到的生活事件的性质、程度和可能的危害情况作出估计。此为当代多种应激理论模式共同强调的重要概念,是社会生活事件导致应激反应的关键中介因素。个体对生活事件的认知评价,直接关系其心身反应强度和应对效用,是个体适应、应对各种压力源的重要影响因素。

若将社会上对护士职业所持世俗偏见视作护士时常面对的压力源或应激情境,不同个体可因其认知评价产生不同强度的应激反应,且与其身心健康水平密切关联。如同样面对世俗偏见,护士A将其视为职业人生的重大挫折,便可备感受挫并引发职业倦怠等身心失衡;护士B将其评价为"非业内人士不了解自己所从事职业"且不以为然并淡然置之,便不易身陷职业倦怠等消极身心影响。再如同样遭遇护患冲突,护士甲将其认知评价为自身职业历程的积淀,以高姿态面对患者的冲动,既有利于问题解决,也有益双方的身心健康,还有助自身获得职业成就感;护士乙将其认知评价为患者存心找茬,无法自制地与患者争执,既不利于问题解决,还可能殃及双方的身心健康。

(3)人际适应:我国著名心理学家丁瓒指出,人类的心理适应,最主要的就是对人际关系的适应;任何心理的病态,都是由人际关系不适应所致。各类职业群体中,人们对上司、同事、工作对象是否满意,各种人际关系是否融洽,能否与他人协调合作,都可能影响个体的身心状态和工作效率,继而关联其身心健康。

人际适应良好者,通常朋友多,人际关系和谐;常与他人充分交流,可帮助个体应对激烈竞争的职场压力,有益身心健康;人际适应不良者,则易与他人冲突,遭遇职场压力时不得不独自应对,很容易积蓄和放大心理压力,不利于问题的及时化解,还易诱发严重的心理障碍。

职业要求护士具有良好人际沟通的主导性,不掺杂个人好恶、无条件地适应职业范畴的各种人际环境。无论与同事、患者及其亲属,无论与熟悉或陌生的人们交往,无论是否符合个人意愿,都必须与他人共建良好人际关系。人际适应好的护士,可最大限度地与他人共享人际合作的资源,赢得他人对其职业的理解和尊重,达成双方身心健康"共赢"的理想目标;人际适应不良的护士,则易引发他人对其职业的误解或质疑,陷入人际冲突的泥沼,甚至不经意地损及双方的身心健康。

(二) 护士身心健康的自我维护对策

护理学科发展的"主战场"是临床,护士的职业心态与其专业技能的成熟、稳定,均需经历较长过程。40岁上下,正值个体职业心态趋向成熟和完善的阶段,是护士人才创质量、出效益的黄金时期,也是护士人才以其年富力强当骨干、"挑大梁"的最佳时期。任何职业的发展,都有其人才成长规律,都视丰富实践积累为其专业的宝贵财富。若35~40岁精兵强将都纷纷撤离"主战场",护士人才队伍如何形成合理梯次?护士队伍的整体水平如何提高?护士职业的社会职能又如何得以充分体现?针对此,首先需解决护士的职业心态调控和身心健康自我维护,其相应对策如下。

1. 纵横职业比较,优化职业心态　纵向职业比较,指与国外同行的比较;横向职业比较,指与其他职业人群的比较。

随着国际交流不断扩大,我国同行有机会更多地关注国外同业者的境况。一方面,我国有些护士比较美国等发达国家同业者的较高福利待遇而对自身境遇不满;另一方面,也了解到国外同业者在其收入显著低于该国其他职业(医生、律师等)的同时,其民众信任度却连续数年名列前茅,高于医生、律师等高收入职业人群?倘若把收入作为衡量职业境遇的重要参照系,按照"人比人"的逻辑,国外同业者究竟靠什么赢得广大民众信任?且听一位资深的美国护理学者如是说:"我们护士每天只做两件事,一是想方设法让患者活着;二是想方设法让患者活着时快乐。"如此职业心态,饱含着他们对自身所从事职业的充分认同和无比自豪,其职业身心健康维护,无疑是积极、高效的,值得我国同行借鉴。

随着社会不断进步、时代快速发展,有的职业萎缩,有的职业兴旺,但"职业无贵贱,行行出状元"则是永恒不变的真理。护士队伍中总有人把论地位、比待遇的参照系锁定当今社会的优势职业人群,越比越觉得落差大,越易导致身心失衡。若护士人群尝试"向下社会比较",把比较视角多一些指向与本职业学历层次、年龄等相近的其他职业人群,便会了解"职业风险或疲溃"绝非护士职业的专利,高风险、不稳定、低回报人群职业倦怠等隐忧,远高于护士职业。

如一位普通的出租车司机以"开车送客是职业,见义勇为当事业"的职业心态立足本职,效力社会,赢得了社会大众的充分认可和很高褒奖。护士若从中获得启示和借鉴,以"治病救人是职业,播撒关爱当事业"主宰其职业心态,便可增进其职业认同和身心健康,更多赢得社会大众对护士职业的信任和尊重。

2. 维护职业自尊,积极认知评价　其实众人皆知护士职业的重要价值,传统观念中"护士社会地位低"之说已逐渐被现代文明唾弃,持世俗偏见者仅为少数,并不足以构成对护士身心健康的威胁。值得反思的却是,护士个体如何维护职业自尊,以真诚交流消除他人对护士职业的误解,并引导其与护士形成"积极职业评价"的共识。

近年有学者在我国护士中做过上万人次的现场调查,面对"近邻或亲友有因您做护士而不敬重您的请举手"的提问,几乎无人举手回应。由此可见,最熟悉、邻近护士的亲友均不认同那些评价护士职业的非主流传统偏见。倘若护士自己都不能理直气壮地维护所从事职业的自尊,又何谈赢得他人的理解和敬重?一位精神科护士说:"看着我们精心护理的患者一天天康复;看着那些曾被社会抛弃的精神病患者又能重新回归社会,重新去创造自己的人生价值;我心满意足了,我为自己是一名护士而骄傲、自豪!"想必在如此维护职业自尊的护士面前,任何对护士职业抱有偏见的人都会汗颜!

人与动物的最大区别之一,是有"选择的自由"。人们或许无法决定其所司职业及其所处环境,无法选择职业对象及他人对其职业的态度;却可以选择积极评价其所从事职业,选择积极的工作态度及行为。每每步入职业岗位,人们就面临积极或消极、快乐或沮丧的选择。珍惜与职业的缘分,才能快乐地感受职业的回馈。其实,对职业持积极认知,首先受益的是护士的身心健康;随之,持积极职业心态的护士造福于患者及他人的身心需求,他人受益再促进护士身心健康水平的提升。如此循环往复,护士便可与患者和谐、持久地置身于健康促进氛围,易达成患者安康修复、护士快乐工作的"双赢"目标。

3. 开发自身潜能,主动人际适应　著名的美国心理学家马斯洛长期研究获得结论:心情愉悦且精神振奋的状态下,个体的潜能、创造力常可最大限度地调动和发挥;个体的身心更健康,更少抑郁等消极情绪,故其成就阈值更高,更具有自信心。

专业学习只是个体潜能开发的基础铺垫,职业生涯则可为个体的潜能开发提供更广阔的空间。只要个体意识到的自身潜能并在职业实践中积极自主地开发,其潜能才能得以最大限度地展现。

主动人际适应,有利于个体潜能的充分发展,是个体身心健康的重要标志。护士职业,注定了个体每天需面对复杂的人际关系,易导致不同程度的身心偏差。为避免人际适应不良所致负面身心效应,护士可从以下四方面付诸开发自身潜能的行动。

(1) 解读职业获益,促进心理调适:《2007年:中国社会形势分析与预测》指出,"看病难,看病贵""就业率偏低,失业率偏高"是目前我国面临的最突出社会问题。护士作为医疗群体的一部分,关注自身"社会地位低、工作压力大、收入较少"等问题的同时,是否曾关注职业带给自己的切身利益?在此不妨解读一些护士的职业获益:就业前景广阔,从业者一般不会失业;当今全球护士普遍短缺的背景下,护士的收入稳中有升;护士还可"近水楼台"地为其家人、亲友持有宝贵甚至优质的医疗资源等。在"看病难,看病贵""就业、失业"等民生问题短期内难以解决的状况下,护士职业实在不失为诸多女性的上佳选择。据我国某省2009年对多所高校毕业生的就业情况统计显示,专科护士就业率超过90%,本科护士就业率甚至达100%,且多数护生在中等以上的城市就业。仅此与同学历的医疗专业学生的严峻就业形势相比,护士的职业优势显而易见。

(2) 主动人际沟通,营造和谐氛围:良好人际氛围,是人才潜能得以最大发挥的先决条件。鉴于人际关系对护士身心健康的重要影响,在医疗机构内部,护士宜经常主动与医生、其他护士、药师等医疗卫生人员交流情感,相互了解、相互支持、相互协作、默契配合等,营造和谐的人际氛围和职业环境。在医疗机构外部,护士还需与患者、患者亲属等有效沟通,达成护患关系的"双赢"——既满足患者获得适宜身心状态的需求,又有益护士的身心健康维护。某些职业角色适应过程中不顺的护士,需借助职业群体的热情帮助和真诚支持,还需在与服务对象互动中不断获得认可,逐步获得稳定、积极的职业心态,达到较高水平的身心健康。具体做法包括,定期参加集体性娱乐活动,如集体外出旅游或自娱自乐的文体活动等轻松、愉快的场合,可促进人们彼此交流感情,有益形成和谐人际关系,保持良好身心状态。

（3）学习放松技巧,运用减压举措：放松训练既是简便、易行的个体干预方法,也是常见、有效的心理调节方法。它通过将注意力集中在呼吸、运动、声音、想象等形式,降低个体对周围环境的感应,以减低交感神经的活动,让肌肉松弛,达到心理放松。放松训练可即时缓解个体的负性情绪,协助个体宣泄心理压力、缓解紧张情绪并维持平衡的心态。如有心理学家提出："离开现场小憩一会,做些较剧烈的身体运动,与朋友、同事交谈是解除心理压力的最常用、最有效办法。"具体做法因人而异,护士个体可选择若干适合自己的减压方法,经常练习并较熟练掌握,以随时应对有碍自身健康的不良情绪反应。

（4）酌情身心评估,寻求专业支持：护士既可自行评估其职业心态现况,也可借助身心健康普查和定期复查等途径,及时掌握自身的身心健康信息,力求把倦怠等身心健康问题限制在最小范围、控制在最低程度。必要时约请专职咨询专家,接受一对一的身心健康咨询。在心理咨询业为社会大众提供广泛健康指导的当今,护士等专职健康工作者的心理咨询尤为重要。若护士群体普遍具有积极、稳定的职业心态,其本身即为社会大众身心健康的良好咨询氛围。

（刘晓虹　王　琳　曹晓翼　胡　菁）

思考题

1. 如何加强护士职业核心价值观的自我教育？
2. 积极探索护士职业心理素质自我教育新途径的现实意义何在？
3. 如何理解"职业态度与价值观的优势教育"是优化护士职业心理素质的重中之重？
4. 比较"分层教育"受众特点的意义何在？恰当职业定位与发展的内在联系？
5. "现实形象与理想目标的符合教育"为何影响护生或护士？请举例说明或提出1～2个可操作提案。
6. 结合实例谈谈对护士职业心理素质自我管理原则的理解或评析。
7. 结合自身体验谈谈优化职业心理素质的自我管理策略及其意义。
8. 结合本人见闻评析护士身心健康的内在影响因素。
9. 评析护士身心健康自我维护的对策及其对护士个体职业发展的意义。
10. 如何解读美国护士每天只做两件事："一是想方设法让患者活着；二是想方设法让患者活着时快乐"？美国护士的"两件事"对我国护士有何借鉴？
11. 尝试结合自身体验,谈谈护士职业认同和职业承诺对护士职业心理素质优化的意义。

第七章

社会认知与人际关系

教学目标

识记： 1. 准确表述以下概念：社会认知　第一印象　首因效应　近因效应　晕轮效应　价值效应　社会刻板效应心理方位　人际吸引　人际关系
2. 准确表述人际关系心理方位的影响因素。
3. 准确表述人际吸引的主要增进因素。
4. 准确表述阻碍人际吸引的个体人格特征。

理解： 1. 举例说明社会认知的特征。
2. 简要概括5种导致社会认知偏差的社会心理规律的特点。
3. 简述各种心理方位类型的特征。
4. 举例说明人际关系的状态（从人际间完全无关到关系亲密）。
5. 比较不同程度的情感卷入状态。
6. 举例说明人际关系的主要影响因素。

应用： 1. 应用相关理论，结合自身人际关系现状，归纳若干有益、有碍之处，并制定完善对策。
2. 以"二人相识相知"为主线，串述其人际关系的建立与发展。
3. 应用社会认知的原理，阐述如何与他人形成、发展良好的人际关系。

第一节　社会认知

人的社会属性使之有一种认识他人的强烈倾向，如只是马路上匆匆一瞥，就可能猜测某路人"他是什么人？"有时听到一个名字，也会凭想象预测他/她的性别、体型等，甚至勾画出此人的大致模样。两人初次相见，只需一瞬间，就可相互形成彼此的印象。随着接触增多，互动双方彼此的印象会更全面、更丰富，且其印象决定之后彼此的人际行为和关系。个体如何形成对他人的印象或认识？此类认识的可靠或准确程度多大？了解上述问题是理解人际关系的基础，属于社会心理学的社会认知范畴。

一、社会认知的概念及特征

（一）社会认知的概念

社会认知（social cognition），亦被称为社会知觉（social perception）或者人际知觉

(interpersonal perception),指个体对他人的心理状态、行为动机和意向作出推测与判断的过程,包括感知、判断、推测和评价等一系列心理过程。社会认知是个体行为的基础,个体的社会行为是其在社会认知过程中作出各种裁决的结果。

社会认知与认知心理学主要关注个体的认知发展过程等不同,更强调研究社会背景下人们的认知过程。社会认知的具体对象包括三方面:①对个人的认知,包括对自己和他人各种心理活动、行为(如知觉、注意、记忆、推测、情感、动机、行为等)及价值观、个性品质等的认知。②对人际间相互关系的认知,如对友谊、冲突、服从等关系的认知。③对群体内部或群体之间各种人际关系的认知。

(二) 社会认知的特征

综合社会心理学的研究,社会认知过程的主要特点可概括如下。

1. **知觉信息的选择性** 人际交往中,每个人通过其外表、神态、言语和行为等,时刻向他人传递自己丰富多彩的信息;但通常信息接收者并非对他人所有信息进行加工才形成对其的印象。如与某人初次交往,或许吸引他人并令其产生良好印象的是他的外表或风度,随着双方交往渐深,他人则更多地关注其人品或性格,外表则渐被忽略。再如老师评价某学生,有的注重其学业成绩,有的则看重其品格。个体对知觉信息的选择性,因个体的经验、兴趣、态度、文化背景等差异而不同。

社会心理学家阿希曾做过一项经典实验,他分别给 A、B 两组大学生两种描写人格特征的形容词表(表 7-1),同样列有七种品质,除把 A 组词表中的"热情"换成 B 组词表中的"冷酷",其余词汇不变。然后要求两组大学生根据词表描述一个人,发现两组的描述有实质性差异。此结果说明,个体的某些品质更易被选择并对其印象形成具有关键作用。

表 7-1 阿希的人格特征形容词表

组别	词汇
A	聪明、熟练、勤奋、热情、坚决、实干、谨慎
B	聪明、熟练、勤奋、冷酷、坚决、实干、谨慎

我国台湾学者杨国枢发现,中国人较重视伦理道德的评价,人际交往中,更易知觉与"善良诚朴-阴险(或冲动)浮夸"有关的行为举止,并在对他人评价中起关键作用;西方的研究则发现,"热情-冷淡"对人们知觉信息具有核心作用。

2. **认知过程的互动性** 社会认知过程中,认知者一方获得他人知觉信息时,被认知者一方并非消极被动的,他可能通过自己的装束、语言、表情及动作等呈现,影响或改变认知者一方对自己的印象。社会心理学称此类刻意控制他人对自己形成各种印象的过程为印象整饰,印象整饰现象充分说明,社会认知是认知者与被认知者之间的双向互动过程。

细观人们的日常生活,印象整饰比比皆是。出席宴会前,人们大多会刻意打扮、修饰;演员、歌星台前台后的包装;护士的规范化职业言行等,皆属印象整饰。社会生活中印象整饰比比皆是,正如美国社会学家欧文·戈夫曼在其名著《日常生活中的自我表演》中所指:人生是个大舞台,人与人之间的社会互动犹如演员相互配合的演戏,人们按社会剧本的需要(即社会期望的需要)扮演各自的角色。

印象整饰普遍存在于人类交往及其互动过程中,但它并不意味着人类社会行为的本质虚伪。因为印象整饰本身并无好坏之分,关键在于人们运用其目的何在。积极、成功的印象整饰,可用以建立真诚的人际关系,使人际间的交往和互动顺利有效。例如,护士通过体态语言的训练,以其良好形象展现在患者面前,即为成功、积极的印象整饰,有助于增进护患关系。印象整饰的消极面,在于其直接涉及对他人的印象控制,如有人可运用此法掩饰自己的真实情感趋向或情绪反应而令他人难以揣摩。故印象整饰也可增加人们认识他人的难度,如有的癌症患者自杀前故作平静,恰是其运用印象整饰瞒过了亲友及医护人员。

3. 印象形成的一致性　指人们对他人的总体印象,多基于很有限的信息资料所形成。人们往往根据其所获零散信息资料,形成对他人特征的一致性印象。特别是评价他人好坏,如通常某个人不会被他人认知为"既好又坏、既诚实又虚伪、既热情又冷酷"。这就使得人们即使所获得他人信息有对立,也倾向于将其视作一致的认知对象。观察者多忽视、歪曲某些信息资料,或重新整合信息资料,以减少或消除不一致性。

社会心理学家卢钦斯在一项实验中,编辑了两段情境的相反文字作为实验材料,内容是描写一名学生吉姆的两个生活片段。分别描述吉姆是个"热情而外向的人""冷淡而内向的人"。卢钦斯把两段文字以两种组合呈现给两组被试者。①先给被试者看"热情而外向"的文字材料,随后再出示"冷淡而内向"的文字材料;②先给被试者出示"冷淡而内向"的文字材料,再出示相反描述的文字材料。结果,被试者大都易忽视主试者后出示的材料,评价吉姆"友好"或"不友好"。一组大部分被试者评价吉姆"友好";另一组大部分被试者则评价吉姆"不友好"。

二、社会认知偏差及其影响因素

人们对人的认知,较其对物的认知复杂得多。人们对物的认知很少发生偏差,如不会把一棵大树看成一株小草。但人们对他人的认知却不同,不同个体对同一人的评价可截然不同:有人认为某人诚实、可靠、为人热情;其他人却觉得其虚伪、敷衍、城府颇深。社会生活中人们认知他人的显著差异比比皆是,其根本原因在于,认知他人不只是停留于其外表、性别、言谈举止等外显行为,还可透过某人的外显行为推测其内心世界。由此可知,个体的社会认知过程受制于个体主观经验、社会心理因素等,可致其对他人的认知发生各种偏差,此即社会认知偏差。深入了解社会认知偏差的影响因素,十分有益于人们反观自身的人际交往和人际关系。

人们对他人的认知受制于许多复杂因素,如认知者的既往经验、价值观念、情感态度等,认知对象的个体魅力、知名度、自我表演等,且认知活动的具体情境等都会对人们的社会认知过程造成影响。从社会心理学的角度看,社会认知偏差并非通常意义上由知识与经验的缺乏所致错误,而是某些特殊社会心理规律作用的结果。

(一) 首因效应

首因效应(primary effect)指在社会认知过程中,最先的印象对人的认知具有极其重要的影响,即"先入为主"的效果。所谓首因,即指首次或最先的印象,即人们日常生活中说的第一印象(first impression)。第一印象指个体第一次与他人接触时,根据对方的外表、神态、言谈、行为所得的综合性判断。若某人在初次会面时即给他人留下良好的第一印象,此印象即会在很长一段时间内影响他人对其日后一系列心理与行为的解释。

社会心理学家琼斯曾做过一个"首因效应"的实验,他先让两名学生(假被试)都答对30道试题中的一半,其中一位学生答对的题目大多出现在前15题,另一位学生答对的题目大多出现在后15道题。然后让一些被试者评价两位学生的答卷:两人相比,谁聪明些?同时要求被试者估计两位学生各做对了多少题?结果显示,多数被试者认为第一位学生较聪明些,并估计其答对题的平均数为20.6道;认为第二位学生不如第一位学生聪明,估计其正确答题的均数为12.5道。此即首因效应所致结果,由此可见首因效应对形成第一印象的重要影响。

因此,初次与人交往中,尽量展现自己的优点,发挥自己的长处,有利于在他人心中留下好的印象。例如患者根据护士的外貌、衣着、谈吐、对患者的态度等有限信息,可形成对护士的第一印象;求职应征者的第一次面试,更是给人留下良好第一印象的关键时刻。

对他人第一印象的形成,主要根据是他人的表面特征。虽有俗语曰:"人不可貌相",但形成对他人的第一印象,确有偏重外表而忽视内涵的倾向。此外,观察者本人的经验、兴趣、态度、背景等因素,也会无形地影响其对他人第一印象的形成。心理学研究发现,以下两方面因素对第一印象形成的影响不同。

1. 被观察者的特征

(1) 外表因素:尽管不主张评价他人时"以貌取人",但心理学研究表明,外表因素是影响第一印象的最重要原因。对建立第一印象起作用的外表因素,主要包括个体的相貌、身材、表情、服饰、姿势、性别等,且其外表特征在人际交往的最初几分钟就被对方注意,并使之就此判断一个人。

曾有心理学家把一名小学五年级学生的资料卡复印许多张,分别贴上不同相貌的相片,然后请多位五年级教师根据相片与资料卡的文字记录,推测学生能力的高低。结果发现,教师不约而同地评价相貌好的学生智力较高。人际交往中,一个人穿着整洁通常会给人留下良好的印象;一个人站有站相、坐有坐相,会赢得很多人的赞赏,而那些公众视野中不修边幅者,常易遭人拒绝。

诚然,外表除指容颜,还包括一个人的表情、态度、着装、语言、举止等给他人的总体印象。"全身上下,只有你的表情最重要",是美国人莱德纳·戈德曼在其《第一印象》书中总结的"黄金定律"。面部表情在信息传递中的作用非常重要,研究表明,一个信息完整地传递给对方,55%靠面部表情。展现微笑、热情的外表,总是能给人留下良好的第一印象。

(2) 性格因素:与人初次接触获得第一印象,除根据对方的仪表、相貌、风度等外表特征,人们还会注意对方言谈举止所体现的性格特征(含蓄或豪放、拘谨或随意等)。特别是通过交谈所获对方的性格、兴趣、观念、态度等信息,也可使人们对其形成第一印象发挥重要作用。

虽然人们形成第一印象易偏重外表而忽略内涵,有些片面,尤其仅凭他人外表所形成印象常出现偏差,但这恰是人类社会认知的心理规律。了解其将有助于人们在社会交往中主动运用第一印象原理,赢得他人对自身的良好印象。

2. 观察者的因素 不同观察者可因兴趣、态度、经验、背景等差异,存在自身知觉他人信息的选择性。即所谓"青菜萝卜各有所爱",可致使不同观察者对同一人形成的第一印象存在差异。知晓观察者形成第一印象的差异,可提示人们初步评价他人时,应反观自己,管理者尤应如此。

正如我国一句俗语:良好的开端是成功的一半。人际交往中,良好的第一印象有助于人们成功。国外有本论及第一印象的心理学书籍,其副标题即为:The Four Minutes Sell。此标题看似有些夸张,但在充满竞争、讲究效率的现代社会里,特别是商界,短短4分钟的交往,就可能形成良好的第一印象,赢得对方的信任,决定交易的成功。在临床护理实践中,良好的第一印象,可使护士在短短几分钟内赢得患者的好感甚至信任,并可对其日后建立和发展良好护患关系具有事半功倍的作用。

(二) 近因效应

近因即指最近的印象,近因效应(recency effect)指社会认知过程中最新获得认知对象的信息对人们形成其印象起主要作用的因素。最近的印象对人的认知具有重要影响,如朋友之间,有时仅为一件小事发生冲突,成为"鸡犬相闻,老死不相往来"的对头。仅因新近交往留下的不良印象,竟可压倒之前的所有好印象,此即近因效应影响人们社会认知的作用。

社会认知中既存在首因效应,又存在近因效应,社会心理学家对这一对看似矛盾的因素有多种解释。有人认为,涉及某人的两种信息连续被人感知时,人们多倾向于采信前一种信息,并对其印象深刻,首因效应起主要作用;当涉及某人的两种信息间断被人感知时,近因效应起主要作用。另有人指出,与陌生人交往时,首因效应起较大作用;与熟人交往时,近因效应起较大作用。总之,同一社会认知过程中近因效应或首因效应的作用大小,依认知者的个性特征和价值取向、认知对象的特点及认知情境等主客观条件而定。

(三) 价值效应

此效应是美国社会心理学家怀斯纳为解释首因效应与近因效应之间矛盾的实验中发现的社会认知效应,指认知主体的价值观影响其对认知对象的评价。他认为首因效应和近因效应在社会认知过程中的作用大小,取决于认知主体的价值系统。如果认知主体把首先得到的信息看成是有价值、有意义的,则会出现首因效应;反之,如果把最近得到的信息看成是有价值的,则会出现近因效应。

(四) 晕轮效应

此效应又称光环效应(halo effect),指人们对一个人的某种人格特征形成好或坏的印象后,还倾向于据此推论该人的其他特征,就像大风天气前夜月亮周围的大圆环(称月晕或晕轮),是月亮光的扩大化或泛化,故称晕轮效应。人际间最初的倾向性印象,就像光环罩在认知对象身上,以致认知对象的其余品质也受到光环照映而折射出相同色彩。如人们对某人的外表产生良好印象后,更易对此人的个性品质倾向于作出肯定性评价。我国的两个成语"爱屋及乌"和"厌恶和尚,恨及袈裟",即很精辟地概括了晕轮效应对人们社会认知的影响。

晕轮效应在生活中较常见,例如,人们总愿相信一个优秀人物的各方面都很优秀;人们对待好朋友,总愿将其所有行为作出好的解释;人们对待其"冤家对头",总感其所有行为举止都看不顺眼;热恋情侣的"情人眼里出西施"等现象,都是晕轮效应的作用。

苏联学者博达列夫曾做过一个晕轮效应的有趣实验,他向两组大学生被试分别出示同一个人的相片。出示相片前,他向第一组被试说:相片上的人是个恶贯满盈的罪犯;而告诉第二组被试:此人是个大科学家;然后让两组被试描述相片上的人。第一组被试的描述是:"深陷的眼窝,显示他内心的仇恨;突出的下巴,意味着他将沿着罪恶道路走到底的决心。"第二组被试的描述是:"深陷的双眼,反映他的思想深度,突出的下巴,体现他在科学研究道路上克服困难的意志力。"同样是"深陷的眼窝、突出的下巴",两组大学生却受其晕轮效应的影响而作出如此不同的判断。

晕轮效应,其实是个人主观推论之泛化、扩张的结果。对他人的认知中,一个人的优点或缺点一旦成为光环被夸大,其缺点或优点即隐退到光环之下被遮挡,易导致人们对他人社会认知的偏差。

(五) 社会刻板印象

社会刻板印象(social stereotype),指人们对某社会群体形成的概括且固定的看法。即人们的社会认知偏差,不仅发生于对个体的认知,也发生于对一类人或一群人的认知。如人们常说:江浙人精明灵活;山东人豪爽正直;知识分子文质彬彬;女性温柔体贴等对某类人概括而笼统的看法,均为社会刻板印象。但其只看到共性而忽略个性的倾向,恰是人们产生社会偏见的重要原因。

社会刻板印象形成的基础,是人们的职业、地区、性别、年龄等因素。人们形成社会刻板印象,一般通过两条途径:①直接途径,直接与某些人或某群体接触后,将其某些人格特征加以概括化和固定化;②间接途径,依据他人介绍、大众传媒报道等间接资料形成。现实生活中,多数社会刻板印象的形成源自间接途径。

社会刻板印象,对人的社会认知有积极、消极两方面的影响。积极方面:刻板印象有助于简化人们的认识过程,其本身包含一些合理、真实的成分,或多或少反映认知对象的实际状况,可为人们迅速适应社会生活环境提供一定便利。消极方面:刻板印象可给人们的社会认知、人际交往造成不良影响,因其一经形成便具有较高稳定性,易使人们的认知僵化,阻碍人们接受新事物,甚至难以随已有变化而改变。人际交往中,刻板印象易导致人们对他人的偏见。如性别歧视、种族偏见等社会现象,均为刻板印象的消极影响。

第二节 人际关系的心理方位

一、心理方位的定义及简析

心理方位(mentality position)指人际交往双方在互动时,心理上的主导性和权威性的程度,是衡量人际间心理关系的最基本指标。

心理方位是人际关系心理学的基本概念,主要包括心理差位、心理等位两种关系状况。若甲乙两人发生人际互动时,他们在心理关系上分别处于上、下位(如甲上、乙下),处在心理上位的一方在双方人际交往中的主导性和权威性,即明显地高于处在心理下位的另一方。此时两人的心理方位关系,称心理差位关系,如师生关系、主雇关系、父子关系等。若两人发生人际互动时,彼此间没有心理上下位之分,两人的心理方位关系则称心理等位关系,如朋友关系、邻居关系、同事关系等。

二、心理方位的相对差位及其强度等级

(一) 心理方位的相对差位

可根据心理方位相对差位的程度不同,将其分为以下四等,每个等级又可区分为顺、逆两个方向,顺向者居上位,逆向者则为下位,此以逆向差位阐述如下。

1. **微弱差位** 指一方较尊重另一方的意见,却可根据自己的主观意愿决定照办或不照办;若有不同看法,能向对方直率地提出,甚至当即反向操作。

2. **中强差位** 指一方对另一方的意见尊重且能照办,若持不同观点常以委婉方式提出;当对方仍坚持己见时,则按其吩咐执行,但会保持自己的不同看法。

3. **显著差位** 指一方对另一方的指令立刻照办,即使有不同看法也不敢当面提出,执行的同时可能背后犯嘀咕。

4. **超强差位** 指一方绝对服从另一方的意见,甚至盲从,完全没有怀疑。

(二) 心理方位的强度等级

心理方位的不同强度等级,主要体现出的指标差异,见表7-2。

表7-2 人际关系的心理方位等级评定表

心理方位		互动行为指标	
类别	强度等级	互动行为的权威强度	互动行为的反应模式
超强顺差位	+4	居高临下,令对方顶礼膜拜	谈笑风生,呼风唤雨
显著顺差位	+3	赫赫有名,动一发而牵全局	习于前呼后拥,趾高气扬
中强顺差位	+2	在一定范围发号施令	恃才傲物,指手划脚
微弱顺差位	+1	略占上风,相对优势	软硬兼施,多采用协商方式
等位	0	平起平坐,彼此不卑不亢	相敬如宾,和平共处
微弱逆差位	−1	选择性听从吩咐	讨价还价,酌情应对
中强逆差位	−2	服从听命,但保留不同观点	表面服从,心存不满
显著逆差位	−3	小心翼翼,唯恐不慎有所得罪	唯命是从,敢怒不敢言
超强逆差位	−4	心惊胆战,五体投地般恭敬	逆来顺受,从不质疑

三、心理方位的基本类型

以下可从心理方位关系的确定方式、表现形式、确立时间的不同视角将其分为三种类型,且每种类型的心理方位关系均有其相应特征。

(一) 依据心理方位关系确定方式的分类及特征

1. **法定权威型** 指两人心理方位关系的确定是源自外力,但上位者不一定获得下位者的心理认可。如两个人的资历相同,甲成为乙的上司(心理上位)源自上级部门的任命,但不一定得到乙发自内心的认可,乙在工作中必须服从甲的领导,心里却不一定对甲心悦诚服。

2. **精神权威型** 指两人心理方位关系的确定是源自内在,一旦确立,即可获得交往双方共同的心理认可。如甲乙双方彼此间已达成较深入了解,下位方愿把上位方视作自己的良师益友,表里如一地对其表示敬重和遵从。

3. **法定权威型与精神权威型的相关性及其特征** 主要体现在以下三方面。

（1）在某个群体中，人际间法定权威型的心理方位关系，并不一定同时具有精神权威型的心理方位关系；反之亦然。

（2）若法定权威型心理顺差位的强度大于精神权威型心理顺差位的强度，处于法定权威型心理方位关系中的上位一方，其法定权威功能的发挥程度、实际效用会有所降低。

（3）若两人间原本是法定权威型心理顺差位关系，但其实际是精神权威型心理逆差位关系，原本在法定权威型关系中处于心理上位的一方反而处于实际的心理下位。如父母在对其青少年子女日常教育过程中若方法不当，就会招致子女的反感或抗争，久之，父母还可能丧失原已在子女心目中建立的威信，从父母与子女的法定权威型关系的上位角色变成精神权威型关系的下位角色。

通过表7-3可较系统了解上述两种心理差位的内在联系。

表7-3 法定权威型心理差位关系与精神权威型心理差位关系的相关性比较

法定权威型心理差位	精神权威型心理差位	实际心理差位
有	无	不确定
有	有	有
无	有	有
顺差位大	顺差位小	小
顺差位小	顺差位大	大
顺差位	逆差位	上位变下位

（二）依据心理方位关系表现形式的分类及特征

1. **外显型** 指两人心理方位关系的外在表现很明显，旁观者无需过问，一看即明，其社会角色的行为具有明显的心理上位、下位之分。他们彼此间互动的一个眼神、一个手势，让人一看即知这两人中一个是领导，另一个是随从；那两人中一个是老师，另一个是学生等。且双方均能公开认可彼此的心理差位，如某人主动向别人介绍："这是我的老板，我得听他的。""在家里，我们是妇唱夫随"等。

2. **内隐型** 指两人心理方位关系的外在表现不明显，使旁观者难以区分其社会角色行为的上位和下位。此类关系主要有两种情况，一种是处于上位一方为在众人面前维护下位一方的自尊，有意掩饰自己上位一方的身份，如某妻子在丈夫的朋友面前极力表现出"夫唱妇随"，实际两人在家里却恰恰相反。另一种则是处于下位一方由于某种原因，不愿公开认可其与上位一方之间实际存在的心理差位，有时甚至在意识层中予以否认。如有的男性极力否认自己在家里"妇唱夫随"的心理差位，生怕被他人嘲笑。

3. **外显型与内隐型的相关性及其特征** 主要体现在以下两方面。

（1）非正式小群体中，若其成员大多具有高自尊、高自我评价等人格特征以及排斥心理上位者的倾向时，某人若想取得该群体的实际心理上位，他在与其他群体成员之间建立心理顺差位关系时，内隐型比外显型更有利，也更能维持其群体结构的稳定，防止群体的涣散或解体。

（2）正式大群体的领袖层中，低能量的高位领袖与高能量的低位领袖（三国演义中的刘备与诸葛亮即为此类典型），若要在维持其法定权威型心理方位关系不变的情况下达到最有效的协调和管理,必须同时建立彼此间外显型顺差位心理关系和内隐型逆差位心理关系。如皇帝与宰相,"草包司令"与"高参"等,有些资深临床护士与其年轻护士长之间的心理方位关系也具有此类特征。

(三) 依据心理方位关系确立时间的分类及特征

1. **始定位型** 指两人的心理方位关系确立在双方人际互动行为的开始阶段,随着交往日渐深入后,或由始至终地认可并维护彼此间的心理差位关系,或逐步否认并改变彼此间的原有心理差位关系。此类心理方位关系的建立,常受一些外显的人际互动行为的影响。例如,有人乍看有几分威严或优势,很容易在人际关系建立初期获得心理上位;有人含而不露,外表看上去很不起眼,则可能在人际互动初期处于心理下位,一些广为流传的领袖人物因衣着朴素而被值勤卫兵盘问、阻拦的趣闻即属此类典型实例。

2. **渐定位型** 指两人的心理方位关系在双方人际互动行为的进程中逐渐确立,一旦确立,一般无特殊原因不会有太大改变。如两人在一段较长期、不分上下位的人际互动后,彼此间渐形成心理差位,经过一段强化即可成为其固定模式。如夫妻间有"夫唱妇随",也有"妇唱夫随",一旦形成,他与她的心理差位关系便会被所有亲朋好友的认可。

3. **始定位型与渐定位型的相关性及其特征** 一般认为,始定位型心理方位关系较易发生改变,特别是较易出现原上位变下位的状况。如某些"外秀内拙"的人最初给别人的印象不错,可获得与他人间心理方位关系的上位。但随着双方了解的不断深入,其"绣花枕头"的秉性则会使他丧失原有上位而变成下位。但通常由下位变上位的情况极少,因其变化需要许多促变因素。如人们总有些"趋上避下"的心态,"避下"的心态可使人们放弃更多了解对方的机会。"趋上"心态虽可促使双方的互动频繁,但始定上位者的优势可能因双方关系的亲近而逐步减弱。

渐定位型上位关系,多基于始定位型等位关系,某人若想在群体中取得稳固、实际的心理上位,一般不宜在人际互动行为的初始阶段即谋求始定位的上位。

四、人际关系的心理方位的影响因素

(一) 原始的心理方位

此指一个人在长期扮演某种社会角色的过程中,使自己在所属群体中心理方位得到反复强化而形成一种定势的心理方位,也称定势心理方位。当他与原属群体之外的其他人组成新的人际结构时,其原有的人际心理方位会不自觉地带入其中,并以其定势作用直接影响自己与他人的互动行为以及构成新的心理方位关系。如一对夫妻组成紧密人际联结体的过程中,他和她在原有社会角色中形成的心理方位必然对两人的心理方位关系产生定势,相对地保持着各自的上位或下位。如丈夫因长期从事秘书或助理工作,已习惯于与其上司间形成显著逆差位关系;妻子一直担任小学班主任,则与其数十名学生之间形成其超强顺差位关系。当两人将其习惯的职业角色心理方位带进家庭人际组合后,便会很自然地形成妻子相对上位、丈夫相对下位的心理方位关系,此即人们的原始心理方位对其后人际关系的影响。

(二) 知识与智能因素

指个体的知识面及智能水平与其人际关系的心理方位呈正相关,即知识面越宽、智能水平越高的个体,越容易在群体人际结构的心理方位关系中获得上位。如在某个具有博士、硕士、学士学位的三人团队中,仅就知识层次而言,博士通常是该人际结构的心理方位上位者。

(三) 人格因素

指个体的人格倾向性对其形成人际关系心理方位的作用。一般具有支配型人格倾向的个体,多居人际关系的心理上位;顺从型人格倾向者,多处人际关系的心理下位;中间型人格倾向者,则相对于对方的人格倾向,成为"支配型"个体的下位,或是"顺从型"个体的上位,与同为"中间型"个体则形成等位。

(四) 生理因素

主要指不同个体的形体、年龄等差异。一般形体高大者易占据人际关系结构的心理上位;看上去更成熟的年长者易占据人际关系结构的心理上位等,此影响因素多在人际关系的形成初期发挥较多作用。

(五) 社会地位因素

主要指个体的"社会效标效应",即社会地位越高的个体,越易在与他人形成的人际关系结构中获得心理上位。特别是一些人受社会地位尊卑等传统观念的影响,他们确立人际关系的心理方位时,常发生以"貌"取人的情况。如有人为方便地达到某种目的,向他人炫耀自身优势,以获得支配他人的心理上位。

(六) 利益因素

此因素的影响多发生于一些短暂、松散的人际结构中,主要受制于交往双方的利益"供求"关系,当一个人有求于另一个人时,求人者即处于心理下位,被求者则获得心理上位。一旦人际间的利益关系消失,该因素对人际关系心理方位的影响也随之消失。如在购买某种紧俏商品的买卖关系中,买方便可只因有求于卖方,暂时使自己处于心理下位,视对方为心理上位。待买卖关系结束后,彼此间的心理上下位关系便不复存在。

第三节 人际吸引及其影响因素

人际吸引(interpersonal attraction),指人与人之间由彼此注意、欣赏、倾慕等心理上的好感,进而彼此接近以建立感情关系的历程。人际吸引是人们相互间建立感情关系的第一步,若一个人缺乏吸引他人之处,则不易引起他人对自己的注意;若两人彼此间不能相互吸引,就不可能进一步建立亲密的感情关系。心理学家经研究发现,人际吸引的影响因素主要包括增进因素和阻碍因素两方面。

一、人际吸引的主要增进因素

人际吸引的增进因素,尽管各家学说、论点不尽一致,但主要内容都包括以下几点。

(一) 接近且接纳

指人与人之间因在生活空间里彼此接近,而有助于建立良好人际关系的因素。这也是人与人之间最自然的一种接触,如同学、战友、同事、邻居以及同行的旅客等,由于接近机会多而相识,因相识而为彼此吸引提供了基本条件,进而发展为友谊、爱情等也十分常见。心理学家把这种人们由空间上接近而产生人际吸引的现象称为接近性(proximity)。为证实接近性对人际关系的实际影响,美国心理学家费斯丁格(Festinger,1950)经对一些大学生进行较深入研究后发现,他们所交的新朋友几乎都符合以下四个接近性特征:①是其近邻。②是同层楼住着的。③是信箱靠近的。④是共用同一个走道的。由此可认为,常见面是那些大学生建立友谊的重要因素之一。人们常说的"远亲不如近邻",也是接近性因素影响人际关系的体现。接近性被视为人际吸引的必要条件,即指人与人之间若完全没有由客观环境所提供的接近机会,彼此的相互吸引便无从谈起。但随着人们在网络世界畅游,或许又赋予接近性因素许多新的内涵。

但同时需指出,接近性并非人际吸引的充分条件,即有接近机会的人们,并不一定都能产生彼此间的吸引力,人们甚至有时还会因为相互间过于接近而彼此生厌。因此,人们在生活空间接近的条件下,若想进一步建立彼此间的良好人际关系,还受制其能否相互接纳对方。此处所指接纳(acceptance),主要指接纳对方的思想、观念、态度、信仰等,具体可表现为不仅对对方的言行举止产生兴趣,而且能给予真诚的赞许。与接近不同之处在于,接纳主要受人们的主观动机支配。设想若没有主动与对方交往的较强动机,即使两个长期在同一屋檐下朝夕相处的老同事,也可能一直停留在客观环境为其构成的接近条件中,相互间的关系难以深入发展;而两个偶然接近的"新相识",却可因彼此间主动地接纳对方,很快成为感情笃深的亲密朋友。

接近与接纳二者既紧密联系,又有所区别。接近是接纳的必要前提,接纳却是促使接近由量变到质变的关键。倘若没有接纳,接近永远也无法走向人与人之间的较深入沟通,更谈不上成为彼此相知、相濡以沫的莫逆之交。

(二) 相似或相补

以心理学术语描述概念,相似性(similarity)指在才智等方面相似的人易彼此吸引,并会对其建立良好人际关系产生重要影响;相补性(complementarity)指两个性情截然不同的人,可因彼此能在某些方面互相弥补,而发展成为一种和谐的人际关系。若用人们熟悉的两句成语比喻这对人际吸引因素或许更形象,即把相似比作"惺惺相惜";把相补喻作"刚柔相济"。

人与人之间的相似之处很多,如年龄、籍贯、职业、学历、兴趣、爱好、信仰、经济收入、社会地位、态度、价值观等。人们常因自己与他人在某些方面的相似而产生"同命相连"的情感,或感到彼此投缘,或认可门当户对,继而发展成为情投意合的人生知己。以心理学观点看,相似有益于人际交往的主要原因有两点:一是双方具有相似的兴趣与态度,他们可通过经常参加同类社会活动等机会,增加彼此的沟通;二是信仰、态度、价值观念等相似的人们,他们对一些问题的看法易产生见解的共鸣较强或"知音难遇"的感触,进而相互吸引渐成知己。

相补性之所以成为人际吸引的增进因素,主要是因为当一方的需要恰好与其对另一方的期望值成为互补关系时,彼此间就会产生一种强烈的吸引力。如较常见的男女之间刚柔相济的自然互补;再如许多人具有"以他人所长补己之短"的希冀,较容易被一些可与自己互补的人所吸引而产生好感。如脾气暴躁者,通常更容易与脾气温和者相处;粗心大意的人喜欢与细致严谨的人交友;依赖性强者,较倾向于与独立性强者一起决策等。

相关研究表明,相补性因素增进人际吸引,多发生在感情深厚的朋友,特别是异性朋友或夫妻之间。美国社会心理学家克克霍夫（Kerckhoff，1962）等研究已建立恋爱关系的大学生后发现，推动短期的伴侣关系，双方相互吸引的主要动力是相似的价值观念；而驱使长期伴侣发展更密切关系的动力，则主要是双方需要的互补。

（三）外貌的辐射作用

大量研究表明，外貌魅力可引发人际间明显的"辐射效应"，使人们对高魅力者的判断具有明显倾向性。戴恩（Dion K.）及其同事在实验室向大学生被试者出示3张外表吸引力不同的照片，并请他们对照片上的3个人就其27项特质打分，并预测其未来幸福程度。结果表明：多数被试者对外貌好者给予较高的评价与预测，他们认为外貌好的人一般都聪明、有趣、独立、会交际、能干等。人际群体中，最先受到关注者常是同等条件下具有外貌吸引力的人。但值得指出的是，若人们意识到有魅力的人为达其某些目的滥用其美貌时，反倒倾向于对其实施严厉"制裁"。

外貌的辐射作用，主要体现在人际交往的初始阶段，待双方进一步了解后，交往双方的个性品质将起主导作用。

（四）性格与能力

性格与能力不仅关系个体的心理发展，还可影响其与他人建立人际关系。诸多实践表明，个体的良好性格和较强能力，是其人际交往中引人注意、令人欣赏的重要条件，而由此建立的良好人际关系，又是其个体事业成功的首要因素。一个人若具有诚恳、坦率、幽默等性格特征，他在人际交往中就容易对他人产生较强吸引力或赢得别人赞赏；某人若在某方面才华出众，或学业名列前茅，或竞技比赛夺冠等，都会引起众人的羡慕眼光和由衷欣赏，形成人际间"众星捧月"般的吸引力。

但性格好与能力强相比，前者更具有持久、稳定的人际吸引力。心理学家研究发现，最为人欣赏者，并非全能型人才，而是既有能力又有些缺点的人。阿朗逊（Aronson）等1980年的实验研究即证实了上述观点。根据心理学家的解释，当人们与看上去完美无缺的人相处时，总难免产生"己不如人"的不安心情，如言行举止过于拘谨等，以致失去与对方交往的兴趣；当人们发现才华出众的人也有和自己一样的缺点时，则会因看到对方身上具有的平凡一面而产生彼此接近的亲密感，更增强其与对方交往的动机。

然而，由人际吸引产生人际交往，再由人际交往建立亲密的人际关系，均取决于交往双方的意愿。若有些人只是单方面地被别人所吸引，而在与对方接近时却不具备吸引对方的条件，彼此间亦无法建立良好的人际关系。

二、阻碍人际吸引的个体人格特征

社会心理学家认为，在人际交往及建立人际关系的过程中，某些个体的人格特征可能成为其人际吸引的阻碍因素，甚至影响其与他人正常交往，常使自己处于紧张的人际关系状态。较常见的阻碍人际吸引的人格特征如下。

（一）自我为中心的人格特征

指有些人在与他人交往时，凡事只考虑、关注自己的利益或需要，常忽视对方的需要、利益、感受等。如从不在意、关心他人的悲欢，不尊重对方的意见；与他人交往的主要动机是有利于自己,甚至把他人当作炫耀自己具有"招之即来、挥之即去"人际优势的背景等。自我为中心人格特征所致一系列人际行为,均易引起他人的反感,以致破坏彼此间的人际关系。

(二) 自以为是的人格特征

指有些人虽然自身能力很强,但若他与人相处中仅以此作为自己的人际吸引资本,反而削弱其对他人的吸引力。自以为是者易忽略他人的存在,不能接受、包容他人的批评或建议,总是在群体中过于夸大自己的作用,过于苛求他人或将自己的意见强加于人等,常使自己陷于人际关系的紧张氛围。

(三) 恃强凌弱的人格特征

指有些人一方面过于惧怕权威,如过分取悦和服从强于自己的人;另一方面又轻视"弱者",如对自以为不及自己的人过于冷漠和霸道等。这种被人们称为"势利眼"的个体,常常不由自主地随着自己所交往对象的身份、地位等变化而趋炎附势,不断地改变着自己的人际态度,到头来反而令人生厌,使自己身陷人际关系的困境。

(四) 过于计较的人格特征

指有些人与他人交往时总爱把眼前的既得利益作为前提条件,过多地计较个人得失,常以想占便宜怕吃亏的倾向主导着自己的人际行为模式。此类个体与他人相处中处处算计着自己的利益和好处,给他人提供帮助后总盘算着他人有否回报,最终难以稳固或损害其与他人已建立的良好人际关系。

(五) 疑人或妒才的人格特征

指有些人看问题偏激,或自我防御意识很强,对其人际关系过于敏感,极易对他人怀有猜忌和敌对情绪,并常流露于其人际行为中。此类个体常担心其他有能力者对自己的发展构成威胁,在与其人际交往中处处设防,很难与他人坦诚相待,不利其与他人建立互利共赢的人际关系。

(六) 缺乏自信的人格特征

指有些人在人际交往中过分自卑、过分依赖他人、过分在乎他人对自己的评价等,与人交往中缺乏主见,很少坦诚自己的观点和立场,常常"人云亦云"随大流,因而不具有对他人的人际吸引力。此类个体的特征或恰可反衬"人际吸引促进因素"中的能力强者对他人更具吸引力的论点,一个不认可自己的人,通常不具有获得他人认可的人际吸引力。

第四节 人 际 关 系

一、人际关系的概念

人际关系(interpersonal relationship)指人与人交感互动时存在于人际间的关系,是社会人群中因交往而构成相互联系的社会关系,人际关系是对双方都产生影响的一种心理性联结。如亲属关系、朋友关系、学友(同学)关系、师生关系、雇佣关系、战友关系、同事关系、领导与被领导关系等,都是社会心理学范畴的人际关系。人际关系对每个人的情绪、生活、工作的影响很大,甚至对人际群体的组织气氛、组织沟通、组织运作、组织效率、个人与组织的关系均有极大影响。

人际关系反映个体或团体寻求社会需要满足的心理状态，人际关系的变化和发展，决定于人际互动双方的社会需要满足程度。若互动双方在人际交往中都能获得各自社会需要的满足，彼此间才能发生并保持接近的心理关系，产生友好的情感；相反，若人际互动中一方有对另一方的不友好、不真诚等行为，就会引起另一方的不满，彼此间则出现疏远、甚至敌对的心理关系。不论是亲密关系、疏远关系或敌对关系，都是反映人际间心理距离的人际关系。

不同的人际关系可引发人们不同的情绪体验。人与人之间的心理距离越近，双方在交往中越易感心情舒畅，无所不谈。如在一个和睦的人际群体里，每个成员之间相互关心、体贴，彼此间感情很融洽，置身于该群体中的人们就会因心理距离近而备感温暖。若人际群体间因发生矛盾与冲突可致其成员心理上距离很大，彼此间都会产生不满、厌恶、愤怒、敌意等消极情绪体验，对人们身心健康有不良影响，严重者还会发生心理失常等。

一定的人际关系，总会表现出相应的人际行为模式，即指人际关系中一方的人际行为会引起另一方相应的人际行为。一般认为，一方的积极人际行为，可引起另一方积极的人际行为反应；一方的消极人际行为，也可导致另一方消极的人际行为反应，此即人际关系行为模式的基本规律。故在人际交往中，热情友好地对待他人，常能获得良好人际关系的愉快体验。

二、人际关系的状态

整个人际关系的发展过程中，人与人之间的相互关联状态从完全无关到关系亲密，需经历一系列变化。以下人际关系状态（图7-1），既可反映人与人之间的心理距离，也可呈现人际关系发展的一般规律。

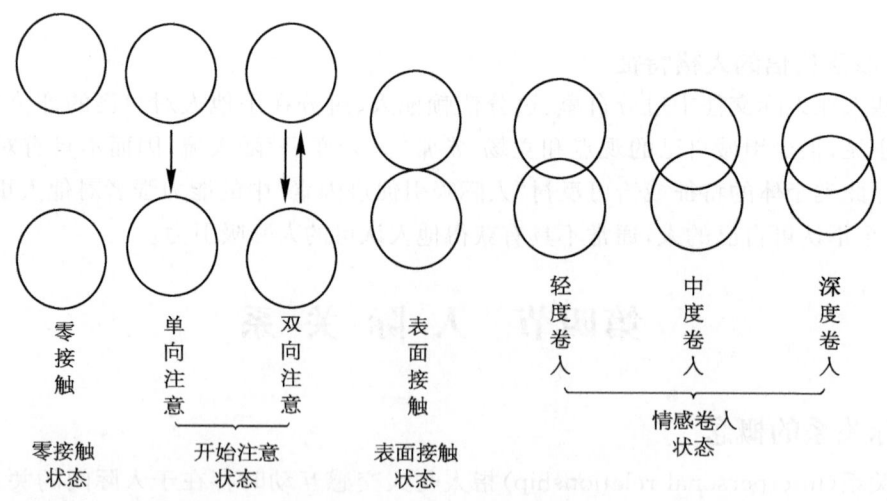

图7-1 人际关系的状态

（一）零接触状态

此状态指人际双方互不相识，甚至相互间均未注意到对方的存在，彼此完全无关，无任何感情联结。心理距离为零。

（二） 开始注意状态

此状态依据人际双方有否相互关注，又分为以下两种。

1. 单向注意状态 此状态指人际交往中有一方开始注意到对方的存在，想了解对方是谁，或通过其他途径或线索，初步了解到对方是谁，但彼此间尚无任何接触。

2. 双向注意状态 此状态指人际交往中双方均注意到对方的存在，或彼此都已获得对方的初步印象，但双方仍无彼此的直接接触。

（三） 表面接触状态

此状态指人际交往中一方或双方受对方吸引，主动接近对方，开始通过直接交谈等方式构成表面接触的人际关联。虽然此状态几乎无情感卷入，只是极表面的人际关系，却对双方能否更深入地发展人际关系至关重要。此时，双方所形成的"第一印象"，往往决定其人际关系的继续发展或终止。如许多人一起共事多年，彼此间交往只是见面点头，即可认为其人际关系仅停滞于表面接触状态。实际上，每个人的日常生活中，都会与很多人保持着这种关系。

（四） 情感卷入状态

此状态指人际交往中双方已开始彼此的情感交流。随着双方沟通的深入和扩展，双方也逐渐发现其共同的心理领域，且将其共同领域作为双方情感关系的基础，彼此间发现得越多，其情感联系也越深刻、越稳固，心理距离也越近。心理学家按照其情感融合的相对程度，又将此类人际关系状态分为以下三种。

1. 轻度卷入状态 指交往双方彼此所发现的共同心理领域较小，彼此沟通的范围仅局限于个人情趣、爱好等较浅的层次。此时，双方的情感联系仍处在较低水平，心理距离较远。

2. 中度卷入状态 指交往双方彼此间已发现较大的共同心理领域，相互间情感的融合范围也相应扩大。如开始把对方视为知己，愿与对方分享讯息、意见和感情等。沟通的范围也深入到自我的人际关系和自我概念等较深层次。

3. 深度卷入状态 指交往双方感知的共同心理领域更大，心理距离很近，已达到感情上相互依赖的程度。如当一方遇到快乐或痛苦，总想立刻与对方同乐共忧，近似一种"你中有我，我中有你"的境界。此时，彼此交流的话题也可涉及个人的隐私。通常情况下，人们只能同极少数人达到如此深度的人际关系状态，如性别相同者会成为"莫逆之交"，性别不同者则发展为爱情等；但也有些人一生与他人关系浅淡，从未与任何人达到如此状态的人际关系。

情感卷入程度，可表明人际间的心理距离远近和人际关系深度。心理学家发现，交往双方自我暴露（self-disclosure）的程度，可作为衡量其情感卷入深度的标志。在社会生活中，人们对陌生人、熟人和亲密朋友，其自我暴露的深度、广度明显不同。对陌生人，人们自我暴露的深度和广度极为有限，交流只涉及非亲密性话题；对熟人，人们自我暴露的深度和广度会有所增加，但只在小范围内涉及亲密话题；对亲密朋友，彼此间交流最广泛、充分，几乎无话不谈。

社会心理学家研究发现，人们自我暴露的程度由浅入深可分为四个层次。第一层次属于个人的情趣爱好方面，如饮食、偏好、日常情趣、娱乐活动的选择等。第二层次属于个人态度方面，如对某人的看法、对某事的态度等。第三层次属于自我的人际关系状况和自我概念方面，如与父母的关系、自己的夫妻关系、亲子关系，或自己的缺点、优点等。人际交往中，涉及该层次的话题,说明交往双方已有较深的情感卷入。第四层次属于个人隐私方面,如自己的某些不能为社会普遍接受的经验、念头、行为,自己的某些不为他人所知的缺陷等。第四层次的自我暴露,为人们最深层次的秘密,只有达到深度的情感卷入,交往双方才可能涉及其个人隐私的暴露。

三、人际关系的建立与发展

良好的人际关系,是每个生活在社会中的个体保持身心健康、开发个人内在潜能的基本需求。我国古训强调的"天时不如地利,地利不如人和",即"天时地利人和"三要素涵盖了人们通向成功之路的一切。天时是成功之路的伯乐、机遇;地利是成功之路的环境、条件;人和(良好人际关系)是成功之路的综合实力及关键所在。与之异曲同工的是,美国卡内基大学所做一万名人才成功案例分析的结果显示,诸项成功因素中,良好人际关系占据85%的绝对优势,而人才的智慧、专门技术等仅占15%。

良好人际关系的建立与发展,一般需经历以下由浅入深的四个阶段,四个阶段与人际关系状态的关系如图7-2所示。

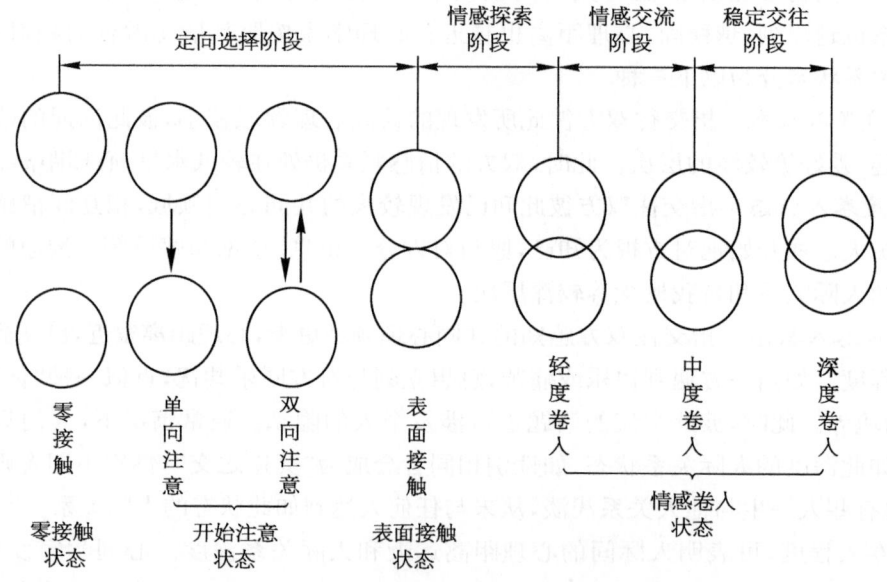

图 7-2 人际关系的建立与发展阶段

(一) 定向选择阶段

此阶段包括个体对交往对象的注意、认同和初步沟通等多种形式的心理活动。在纷繁的大千世界里,人们不可能与每个有过往的人都建立起良好人际关系,必须按照自身的原则选择与自己建立良好心理关系的对象。如有人交友选择"门当户对",有人交友考虑"志同道合"等。注意、认同虽然都属于选择,但注意多是个体凭直觉作出的非理性选择,如常见的"以貌取人"现象;认同则多为个体经过考察和思考后作出的理性选择,如人们对某人的"金玉其表、败絮其中"的评价,即一种反向的认同形式。

初步沟通指人们选定自己的交往对象后,采取的试图与之建立某种人际联系的实际行动,也是试图建立更深刻人际关系的一种尝试。

人际关系的定向选择阶段,其时间跨度的长短不一。如有人与他人一见如故,相见恨晚,双方的定向选择阶段便可能一次完成;有人与他人交往却需经历漫长的过程。此阶段的人际关系仍停留在人际交往的表面接触状态。

(二) 情感探索阶段

此阶段指交往双方开始探索自己的哪些方面能与对方建立共同情感联系的过程。此时,双方的交往已不满足停留于一般意义的正式交往模式,随着双方发现其共同情感领域,彼此的沟通内容更广泛,并开始有一定程度的情感投入,但此时其人际关系的安全感尚未充分建立,交往双方处于情感的轻度卷入状态。

(三) 感情交流阶段

此阶段标志着双方的人际关系已出现实质性变化,双方已确立其人际关系安全感,彼此间沟通涉及更深、更广的领域,已有较深的情感陷入。此阶段,双方的人际行为已不拘泥于正式场合中交往模式的各种规则,人们可相互提供建议或评价性反馈信息,彼此以诚相待,给予对方由衷的赞赏和中肯的提醒等。

(四) 稳定交往阶段

此阶段指人际交往双方的心理相容性进一步增加,彼此沟通的内容也更深刻、广泛。其"稳定"概念,指基于关系发展的一种动态的稳定,因其依据"不进则退"的法则,停滞不前的"稳定"并非真正意义的稳定。此时,人们可允许对方进入自己内心深层的情感世界,分享自己的生活空间和财产等。一般认为,在人们的实际生活中,能达到如此情感层次的人际关系者仅限于至交、爱侣等极少数亲密的人际结构。大多数人的"稳定"交往关系只是相对保持在感情交流阶段,并不能得到继续深入的发展。

四、人际关系的影响因素

人际关系的建立与发展,是包括四个阶段的动态过程。人际交往中,只有各阶段均能顺利完成,交往双方才能建立起良好人际关系。在人际关系建立和发展的不同阶段,影响人际关系的关键因素各不相同。如在人际交往的初期,"第一印象"至关重要,因为它可决定人际关系的继续或终止。本节主要介绍影响人际关系深入发展的因素,一般认为主要涉及以下三方面。

(一) 个性品质

个性品质是影响人际关系建立与发展的相对稳定的重要因素。大量社会心理学研究表明,个体的个性品质,时刻对人们的交往发生深刻影响。人际交往中,每个人的言行举止无不是其个性的展现。一个以自我为中心的人,唯我独尊,为人处事常以自己的需要和兴趣为重心,只关心自己的利益得失,最终会在人际交往中使自己陷入孤立无援的窘境,令他人避而远之。在生活中,常有一些人与他人交往时总是格格不入、冲突不断,其人际关系之所以如此糟糕,主要是受制其自私自利、多疑、虚伪、自我为中心等个性品质的缺陷。

社会心理学家安得森曾系统地研究个性品质对人际关系的影响，较全面地揭示了受他人欢迎、可对人际关系产生积极影响的个性特征；易令人厌弃、可对人际关系产生消极影响的个性特征。其结果见表7-4，从该表中可基本了解对人际关系产生不同性质影响的主要个性品质。

表7-4　影响人际关系的主要个性品质

最积极品质	中间品质	最消极品质
真诚	固执	古怪
诚实	刻板	不友好
理解	大胆	敌意
忠诚	谨慎	饶舌
真实	易激动	自私
可信	文静	粗鲁
智慧	冲动	自负
可信赖	好斗	贪婪
有思想	腼腆	不真诚
体贴	易动情	不善良
热情	羞怯	不可信
善良	天真	恶毒
友好	不明朗	虚假
快乐	好动	令人讨厌
不自私	空想	不老实
幽默	追求物欲	冷落
负责	反叛	邪恶
开朗	孤独	装假
信任	依赖他人	说谎

注：箭头方向表示受人欢迎程度逐渐递减。

我国心理学家以大学生为对象，研究了影响大学生人际关系的个性特征，结果见表7-5和表7-6。

表7-5　大学生中受欢迎者的个性特征

个 性 特 征	受欢迎者的比例(%)
1. 尊重、关心他人，富于同情心	100
2. 热心班集体活动，工作可靠、负责	94
3. 持重、耐心、忠厚老实	94
4. 热情、开朗、喜欢交往、待人真诚	92
5. 聪慧、爱独立思考、成绩优良、乐于助人	89
6. 独立、谦逊	89
7. 兴趣与爱好广泛	51
8. 有审美眼光和幽默感	38
9. 温文尔雅、端庄、仪表美	12

表 7-6　大学生中受排斥者的个性特征

个 性 特 征	受排斥者的比例(%)
1. 自我中心、不考虑他人处境和利益、嫉妒心理	100
2. 对班集体的工作缺乏责任感、敷衍、浮夸、不诚实	90
3. 虚伪、固执、吹毛求疵	90
4. 不尊重他人,操纵欲、支配欲强	81
5. 淡漠、孤僻	81
6. 敌意、猜疑	78
7. 行为古怪、喜怒无常、粗鲁、神经质	70
8. 狂妄自大、自命不凡	69
9. 成绩好但不肯助人或小看他人	63
10. 自我期望值极高、小气、对人际关系过分敏感	54
11. 势利、巴结领导	54
12. 学习不努力、无纪律、不求上进	43
13. 兴趣贫乏	32
14. 生活放荡	14

从以上两表中可见,与西方心理学家的研究结果相比,我国学者所得人际关系方面的研究结果,更强调与个体道德行为相关的个性特征。

护患交往中,护士若具有高度的责任心、同情他人、情绪稳定、良好的社会适应性和自控能力等个性品质,较易形成良好的护患关系。

(二) 自我意识水平

指一个人对自身社会形象、身心状态和人际关系状况的判断。自我意识水平低者,既缺乏对自己的准确评价;也缺乏对他人行为举止的准确理解和判断的能力。

通常认为,个体的自我意识水平低,是其人际关系不良的主要障碍。自我意识水平低者,因其自我概念水平与他人所感受其形象之间存在明显差异,故其言行常常偏离人们的期望。如有人明明能力一般,却"自我感觉太好",总觉得自己的所思所言所行都正确,自以为处处比他人高明,常嘲笑他人的缺点和错误,总把自己置身于他人之上,总想谋求他人的赞扬、夸奖,而将他人对其的批评、劝告拒之千里。这种人在生活中很少与他人换位思考或顾及他人利益,故从根本上破坏了人际交往的基本原则,故其人际关系很糟,最终落得郁郁寡欢,孤芳自赏。与之相反,另有人对自己评价过低,总觉得自己事事不如他人,封闭自我,常回避与他人交往,也严重影响其与他人建立人际关系,长和发展此以往,还可导致社交恐惧症。

此外,自我意识水平低者,在人际交往中,会对他人的言行产生偏见或误解,如把他人的真诚劝告当成挑剔;把他人的友好帮助当同情或怜悯;把他人的善意批评当成对自己的蔑视和否定,故其也无法与他人建立良好的人际关系。

个体自我意识水平的高低,不仅直接影响其与他人的关系,而且不利其改变自己的人际行为。认识自我,是超越自我的前提。自我意识水平低者,往往将其面对的不良人际关系归因于他人或外部环境的作用,却不知根本原因在其自己的不足。因此,此类个体欲改变其不良的人际关系,首先需学会正确地分析自我,达成较高水平的自我概念。

(三) 社交技巧

社交技巧,可谓个体建立、发展良好人际关系过程中的要素。凡人际关系的成功者,大都具有较高的社交技巧。若说个性品质和自我意识水平,是建立良好人际关系的基础;社交技巧则是建立良好人际关系的手段和方法,是构筑成功人际关系网络不可或缺的条件。

缺乏社交技巧者,在人际交往中,常以其不恰当的行为表达自己或解决人际矛盾。如与他人交谈过程中,不擅长倾听,且常不自觉地打断对方谈话;又如与人互动过程中难抑自己的情绪冲动,甚至不分场合地跟人大发雷霆;再如与人交往过程中,很少给他人以赞美,动辄指责他人等缺乏社交技巧的表现,都是导致其人际关系不良的重要原因。

涉世之初者缺乏社交技巧,常直接源于其相关知识和经验不足。但个体的社交技巧可通过训练获得,加之其随着涉世渐深,可积累较多为人处世的经验,不至像个性品质那么禀性难移。社交技巧体现在人际交往的每个环节,其内容极为广泛,如倾听的技巧、谈话的艺术、印象整饰、主动交往、恰当表达自己的观点等。心理学的社交技巧训练方法极为丰富,如敏感性训练、角色扮演、同感练习等,可酌情助力缺乏社交技巧者改善自身不足,与他人建立、发展良好人际关系。

(刘晓虹　叶旭春)

思考题

1. 如何利用"第一印象"与他人建立良好人际关系?
2. 如何识别、避免社会认知偏差对人际关系发展过程的误导?
3. 根据人际关系心理方位的分类论述,可建议管理者选择怎样的心理方位?为什么?
4. 人际交往的不同阶段分别对应哪些人际吸引的增进因素?为什么?
5. 您与父母、同学、老师、挚友、陌路人的人际关系分别处于哪个阶段?其标志是什么?彼此的差异何在?
6. 人际关系状态与个体身心需求有何关系?为什么?
7. 与他人建立与发展人际关系的过程中,哪些人或事给你留下了深刻印象?请描述其特征性品质或环节。
8. 有人说"人际关系决定个体的业绩大小",您认同吗?请陈述理由。

第八章

护患关系与护患沟通

教学目标

识记： 1. 准确表述以下概念：护患关系　共同参与模式　沟通　非语言沟通
2. 准确表述护患关系的特征。
3. 准确表述沟通的特点。

理解： 1. 比较护患关系与一般人际关系的差异。
2. 举例说明护患关系的建立、发展过程。
3. 比较3种护患关系行为模式的主要特征、适用范围和主体作用。
4. 简析"美国人类学家爱德华·霍尔所做人与人之间的空间距离分类"对护患沟通的借鉴意义。
5. 简析"相互理解＝表情(55％)＋语调(38％)＋语言(7％)"的含义。
6. 举例说明护患沟通的影响因素。
7. 理解护患沟通中护士善用非语言行为的技巧。
8. 理解建立良好护患关系的关键环节。
9. 理解常见护患冲突类型及其本质。

应用： 1. 两人一组（分别扮演护士、患者）演绎护患沟通过程，体验、领会护患关系特征，并以书面形式报告心得。
2. 应用相关理论，指导"建立、发展护患关系"的模拟演练，并就其练习作出书面小结。
3. 运用本章知识，采用角色扮演和情境设问的方法，分组练习（2～4人一组）沟通技巧。

　　护患关系是护理领域人际关系的核心内容，建立、发展良好的护患关系有助于患者达成其促进、维持和恢复适宜身心状态的目标，也有助于护士的身心健康和职业发展。护患沟通是护士与患者彼此间传递信息、交换意见、表达思想及情感的基本保障。护患间的沟通及相互作用是建立护患关系的基础和必要路径；护患关系又总是体现在护患间的沟通和相互作用中。建立和发展良好的护患关系，确保有效的护患沟通，对促进护理活动的顺利运行、满足患者的健康需求具有十分重要的意义。

第一节 护患关系概述

一、护患关系的概念和特征

护患关系(nurse-patient relationship)指护士与患者在特定环境中交感互动所形成的特殊人际关系,是护士、患者为达到医疗护理等共同目标发生的互动过程。相对于一般人际关系,护患关系的特殊性主要体现为以下四方面。

(一) 职业关系

此关系指护士按照职业行为要求与患者有效沟通所建立的特定人际关系。护士与患者的人际交往是其职业行为,故护患关系具有一定的强制性,与友谊、爱情一类自发、非强制性、非规范性的人际关系有显著差异。后者的建立与发展,多以交往双方彼此的共同需要和相互吸引为基础。护患关系则不同,无论护患双方有否相互吸引,患者的年龄、身份、职业、素质如何,护士都需按照职业要求与患者建立并保持良好的护患关系。尤其基于整体护理模式,建立良好的护患关系,更是护士的重要职责和基本义务。

(二) 信任关系

此关系指护患之间建立相互尊重、设身处地和彼此信赖的关系。信任关系是护士顺利完成护理工作的前提,护患情感联系的衡量标准,需区别于友谊、爱情等人际关系,应服从护理工作的目的、性质和任务,需避免个人情感的过度卷入。其主要有三点理由。

(1) 可致护士与患者情感的高度互动,一旦护士或患者一方出现情绪变化,易致对方产生相应的情绪波动,既可影响护士的理性活动或干扰护士的工作常态,也可致患者的情绪困扰不利其身心。

(2) 极易导致护患之间出现不合时宜的情感交流,把原本恰当的职业关系导向不符合职业规范的友情、爱情等功利性人际关系。

(3) 可能涉及患者健康之外的其他需求,易与护士的超负荷常规工作任务冲突,还耗费护士相当的时间和精力,甚至影响护理工作的总体效益。但有时需要护士给予临终患者、婴幼患儿等特殊患者较多的情感卷入。

(三) 群群关系

此关系指护方群体与患方群体之间的关系,护方群体包括护理管理者、责任护士、护工等;患方群体包括患者及其家属。衡量护患关系,不仅看护士个体与其所负责患者个体的关系如何,还要评估护方群体与患方群体之间的关系。

临床护理过程中,护方群体中任一个体对患者的态度、责任心等,都会影响患者对护理工作质量的整体感受和对护方群体的总体评价。若一位患者对其先前所遭遇个别护士的冷漠、责备等记忆犹新,尽管其之后再得到其他护士的友善对待,他却将其归因为自己很幸运地遇到素质好的个别护士,而不是全体护士的职业素质高。由此可见,良好的护患关系,不仅要求护士与其所负责患者之间建立良好护患关系;还要求护方全体成员对所有患者及其家属一视同仁,设身处地为患方着想,并真诚地帮助他们。

(四) 治疗关系

此关系指护士作为患者就医的帮助者,有责任尽力使其护理工作达到积极、建设性的效果,发挥其治疗的增效作用。治疗性护患关系,对患者群体具有双重影响。护患关系良好,有助于减轻或消除患者源自环境、诊疗过程及疾病本身的压力,有助其诊治疾病、推进康复进程,达成其身心适宜状态。护患关系紧张,可加重患者的心理负担,引发患者的情绪恶化,甚至严重影响其治疗、康复。因此,护患关系是一种有目标、需谨慎执行、特殊的治疗性关系,护士的素质、专业知识和技术均可影响治疗性关系的发展。

二、护患关系的建立与发展过程

护患关系的建立与发展,旨在满足患者的身心需要,源动力并非护患间的相互吸引。护患关系的形成过程中,护士需处于相对主动地位,护士的行为对护患关系的建立与发展具决定性作用。护患关系的建立、发展过程不同于一般的际关系。良好护患关系的建立与发展,大体可分为以下三个阶段。

(一) 熟悉——取得良好"第一印象"阶段

此阶段指患者入院初期。此期,护患交往的内容主要包括三方面:①护患间彼此认识,如让患者知道其责任护士是谁、护士如何称呼患者等。②介绍护理单元,如介绍科室的人员和环境结构、家属探视和陪护制度、饮食安排、病房设施的使用等。③收集患者的相关资料,此阶段护士与患者及家属初步交往过程中所展现的仪表、言行、态度等,决定患者对护士"第一印象"的评价。

护患关系属于短暂型人际关系,第一印象直接影响护患间信任关系的形成。良好的第一印象可明显缩短双方建立信任关系的时间,起到事半功倍的作用。

(二) 工作——获得相互信任的阶段

此阶段指护士开始执行护理计划至患者出院前。此期,护患交往主要围绕护理程序的实施而展开。护士在此阶段工作中所显现的态度、责任心、基本技能等,是获得患者信任的关键。护患的信任关系呈动态发展,护士先前已获得患者的信任还可能因之后沟通不当而丢失。因此,护士除努力建立并还要维持其与患者的信任关系,为顺利完成护理计划所必需。

(三) 终止——留下满意评价阶段

此阶段指患者出院或责任护士休假(或调离)时。此期,护士应与患者及家属共同回顾患者住院治疗期间所取得身心进展,收集患者对医院环境、护理质量等反馈意见,并向患者详尽交代其出院后注意事项;或向患者说明责任护士离开的原因,以优质护理服务使患者及家属留下满意评价。

三、护患关系的行为模式

护患关系的行为模式,可据其主要特征、适用范围、护士的主体作用等不同,分为以下三种(表8-1)。

表8-1 三种护患关系行为模式的比较

模式	护士角色	适用范围	主体作用
主动-被动	"保护者"	昏迷、婴幼儿等	"为患者做些什么"
指导-合作	"指导者"	创伤恢复期等	"教会患者做些什么"
共同-参与	"同盟者"	慢性疾病等	"让患者选择做些什么"

（一）主动-被动模式

1. 主要特征　护士具绝对主动地位和不容置疑的权威性，通常以"保护者"的角色形象出现在患者面前，为患者提供必要的支持和帮助；患者则处于完全被动的地位，一切听任护士的处置和安排，基本不具备发挥自身主观能动性的能力。

2. 适用范围　该模式适用于护士与昏迷、休克、严重创伤、婴幼儿、精神病发作期等患者之间建立的护患关系。由于此类患者尚未形成或因故已失去正常的思维能力或确切的表述能力，除完全服从护士，他们别无选择。

3. 主体作用　"为患者做些什么"。此模式要求护士以其较强工作责任心、善解人意的同情心等主动为患者提供全面的扶持和帮助，使良好的护患关系成为此类患者抵御病痛、获得适宜身心状态的主要精神支柱。

（二）指导-合作模式

1. 主要特征　护士具有相对的主动地位和一定强度的权威性，但必须基于其已取得患者充分信任及良好合作。护士通常以"指导者"的角色形象出现在患者面前，为患者提供必要的指导和咨询；患者则处于相对被动的地位，根据自己对护士的信任程度有选择地接受护士的指导和建议，依据自身主观能动性的高低，对护士指导的合作程度不同。

2. 适用范围　该模式适用于护士与急危重症患者、重病初愈的恢复期患者、手术及创伤恢复中的患者等之间建立的护患关系。此类患者虽然神志清楚，但因较严重疾病状态限制其发挥自身能力，他们的康复需求强烈却常感力不从心，对护士的依赖性较强，有时甚至出现过度依赖或"退行"的行为。

3. 主体作用　"教会患者做些什么"。此模式要求护士以良好职业素质、积极职业心态和良好角色形象等赢得患者的充分信任，取得患者的密切配合，以实现护士专业化指导及咨询的最大效能，让默契的护患关系成为此类患者增强信心、提高生活质量的重要精神力量。

（三）共同参与模式

1. 主要特征　护士与患者基于其平等的人际关系，共同发挥各自的主动性。护士的主动性较突出地体现在引导患者的主观能动性等，通常以"同盟者"的角色形象出现在患者面前，为患者提供积极的建议和合理方案；患者也能主动参与其疾病过程，有较强的康复意识并付诸行动，多能主动与护士沟通，寻求并随时采纳护士给予的各种合理化建议等。

2. 适用范围　该模式适用于护士与各类慢性躯体疾病患者、心身疾病患者、精神疾病缓解期的患者等之间建立的护患关系。此类患者基本保持其能力的常态，他们的参与意识较强，但其受制于自身疾病知识、人格特征等主客观因素的影响，可产生一些不恰当的患者角色行为，需在护士的循循善诱和积极影响下，逐步形成对其疾病过程的适宜行为方式，较好地发挥其抗衡疾病的主观能动性。

3. 主体作用 "让患者选择做些什么"。此模式是"责任制护理""整体护理"的核心模式，不仅要求护士有丰富的知识结构，能为患者设计个性化、多层面、较优质的护理计划和方案；还要求护士具有建立良好护患关系的较强主导性及增进人际吸引的职业魅力，能与不同层次患者实现最充分的人际沟通。再以护患双方的相互支持、精诚合作等，营造全面促进患者达成适宜身心状态的良好人际氛围。

第二节 护患沟通

沟通是人际交往的最主要形式。护患关系的建立与发展，需在沟通过程中实现，有效沟通有助于建立良好的护患关系；缺乏沟通或无效沟通可导致护患间形同陌路或发生冲突。理解沟通的含义，掌握沟通的技巧，对增进护患的有效沟通非常重要。

一、沟通的概念和过程

沟通（communication）指人与人之间的信息交流过程，是人类社会交往的基本形式。人际沟通与人际交往的差别在于，人际交往既包括信息交流，也包括物质交换。故护患交往中，护士应避免与患者之间的物质交换，以下仅重点阐述沟通。

沟通发生前，信息（message）一般指存在于信息发出者头脑里的一些观念、思想、知识等。信息发出者要将其信息传递给信息接受者，首先必须把信息转换为信号形式（编码，encoding），如语言、文字、图形等；再通过媒介物（通道，channel）传送至信息接受者；由信息接受者将其接收到的信号转译回返（解码，decoding）；此时信息就从一个人传给了另一个人。此外，信息接受者需通过反馈把信息返回给信息发出者，以便其核实接受者是否理解他发出的信息，沟通可否继续。

图 8-1 为沟通过程模型，包括七个要素：①信息发出者。②信息，连接各个部分。③编码。④通道。⑤解码。⑥信息接收者。⑦反馈。此外，沟通过程易受环境因素、心理社会因素等各种因素的干扰。

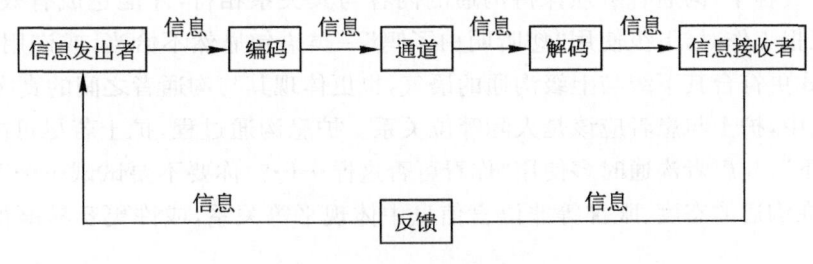

图 8-1 护患沟通模式图

二、沟通的特点

一般认为，人际沟通具有以下四个特点。

(一) 人际沟通不以人的意志为转移

有人以为,只要我不与别人说话,不把自己的心思告诉别人,就不会发生人际沟通,别人就无法了解我。此观念其实是错的,只要在人的感觉能力可及范围内,人与人之间会自然地产生相互作用,无论双方的意愿如何,谁都无法阻止人际沟通,除非能使他人感觉不到某人的存在。

下面先剖析一个真实、典型、来自临床的护患沟通案例。

【案例纪实】

某医院妇科病房收治的两位女患者,一位是城市教师,一位是郊区农民,后者常有成群家属探视,且其家属常有大声说话、抽烟或随地吐痰等不雅言行。相比之下,护士虽不满那位农村女患者及其家属的不文明行为,但为避免直接指出可能引发护患间冲突而始终保持着克制。一段时间后,她反而常常指责护士对她不热情,动辄情绪激动,甚至骂骂咧咧,其家属也跟着患者指责护士。

案例分析:患者对护士所现敌意行为,由其不满和愤怒引起。但她的愤怒可能源于其所感知的"医护人员的不公平对待"或病痛本身等而向某护士宣泄。后经护士长了解到,该患者认为护士常对她爱理不理,给她脸色看,以致她恼羞成怒。对患者一视同仁,是护患沟通应遵循的重要原则,但真正做到却不太容易。尤其当不同患者的文化素质、生活习惯存在较大差异,有些护士会不自主地不满素质较低、生活习惯较差的患者,一旦其不满溢于言表,或居高临下地使脸色,便容易伤害患者自尊,引发冲突。

沟通对策:护士应积极引导有不良习惯的患者遵守病室制度、维护病室环境,尽可能采用温和、商量式口吻,保护患者自尊,切不可漠然视之或盛气凌人地指责,以避免护患间的矛盾和冲突。

此案例表明,临床工作中,有的护士为避免与患者冲突,索性在患者面前保持缄默,以为这样做即可避免、防止冲突。但事实上,其职业行为传递给患者的信息或是冷漠,极易导致患者不满。护患互动过程中,尽管双方无语言交流,但护士的表情、举止等非语言沟通形式同样向患者传递其丰富的沟通信息。

(二) 沟通的内容必须与其关系相符

任何一种沟通信息,无论是语词或非语词的,在传递特定内容的同时,还提示沟通者之间的关系。沟通过程中,沟通者必须保持沟通的内容与其关系相符,才能达成有效沟通。例如,下级向上级汇报工作时,下级使用"您听明白了吗"一类语句显然不恰当,或许用"我说清楚了吗"等表述方式更符合其下级与上级沟通的语气,也更体现其与沟通者之间的真实关系。

护患关系中,护士与患者应该是人际等位关系。护患沟通过程,护士若尽可能避免职业角色的"居高临下",与患者沟通时多使用"你看可否这样……?你要不要试试……"等协商式、建议式用语,并在沟通的态度、眼神等非语言信息中体现平等关系,或许更容易赢得患者的信任与合作。

(三) 沟通是循环往复的动态过程

人际沟通以信息发出者发出信息为起始,但并不以信息接受者接收信息为结束,信息接受者通过反馈即维持沟通的循环往复。整个人际沟通过程中,双方互为信息发布的主体。当甲方为信息发出者、乙方为信息接受者时,甲方是主体,乙方是客体;反之,乙方反馈甲方的同时即转换为信息发出者、甲方即为信息接收者时,乙方则成主体。一般沟通状态下,人际间的主客体关系总处在动态变化中,沟通双方均可对有效沟通发挥重要作用。护患沟通中,护士给予患者身心康复指导的同时,应特别注意患者对其指导或建议的反馈,再基于患者的反馈调整与其沟通的内容或策略,以较好发挥护患沟通的效用。

(四) 沟通是整体信息的交流

沟通看似只是人际间简单的信息交流,根据对方发出的语词或非语词信号理解他人的意图。其实人们的任何沟通行为,均基于其整个个性背景,传递一个人的整体信息。沟通过程中,人们说一句话、做一个动作,或者去理解别人的一句话、一个动作,投入的是整个身心,反映其个性的整体特征。如人们有时关注某人说话的"潜台词""听话听音"等,都是依据沟通的这个特点。

护患沟通过程中,护士的言谈举止、表情姿势等不限于传递信息,还展现护士对患者的态度、责任心等,反映护士的整个职业风貌。

三、沟通的方式

根据沟通过程中所运用的符号系统不同,沟通方式可分为语言沟通和非语言沟通。

(一) 语言沟通

指人们借助于语言符号实现的沟通。语言沟通是人类的社会交往中,人们最广泛使用、其他任何方式不可替代的沟通方式,它使人们的沟通不受时空的限制。随着互联网技术的发展、普及,人类的语言沟通更是跨越时空、遍及全球。临床上护士收集患者相关资料、了解患者需要、实施护理计划,都离不开护患间的语言沟通。语言沟通又分为口头沟通和书面沟通。

口头沟通包括交谈、讨论、开会、讲课、打电话等日常生活中最常见的沟通形式。人际互动过程中,口头沟通可较直接、迅速地交流完整的信息,且可及时获得对方的反馈并据其调整沟通过程。多数情况下,人际间的口头沟通采用面对面或一对一的方式,但受一定时空限制。如两人在时差数小时、十多小时的两地通话,就需要选择双方都适宜的时间段。口头沟通时除传递语词信息,信息发出者散发的其他非语言信息(表情、姿势、辅助语言等)也有助于他人理解其沟通内容。口头沟通,是所有沟通形式中最有效、最富影响力的沟通形式。

书面沟通指人们借助于书面文字材料实现的沟通方式,如通知、广告、文件、书籍杂志等书面沟通。书面沟通可传递较复杂、完整的信息,不受时空限制,但通常对方的信息反馈多相对延时。如当今被人们普遍使用的 Email、微信等书面沟通形式,信息接收者不一定在信息发出者期盼的最短时限内给予反馈,这就需要信息发出者预留给信息接收者反馈的时间,以确保其沟通渠道较好发挥作用。在临床,一些患者因疾病或诊疗等原因不能发声时,护患间的书面沟通即是非常有效的替代方式。如与气管插管的重症患者或聋哑患者沟通,护士便可采用书面形式并借助患者的手势等,及时了解患者的状况、满足其需求。

(二) 非语言沟通

指人们借助于姿势、表情、动作、空间距离等非语言符号实现的沟通。虽然语言是人类最重要、最便捷的沟通工具,但语言并非唯一。非语言符号在人际沟通中同样具有非常重要的意义,一位专门研究非语言沟通的学者曾提出以下公式:

$$相互理解 = 表情(55\%) + 语调(38\%) + 语言(7\%)$$

此公式提示，非语言信息在人与人之间情感、态度的传递过程中扮演着最重要角色。护患沟通过程中，患者的非语言行为包含着丰富的信息，它有助于护士了解患者真实的感觉和需要。同样，护士在此过程中所展示的非语言行为也可为患者提供丰富信息，如反映护士对患者是否尊重、理解、体贴和友好等，对建立良好护患关系起着极其重要的作用。

多数学者倾向于采用非语言符号分类法：将非语言符号分为无声的动姿、无声的静姿、有声的辅助语言与类语言三类。

1. **无声的动姿**　主要包括面部表情、点头、姿势转换、手势以及拍打、拥抱等身体接触方式，眼神的运用也属于无声(非语言行为)的动姿。

人类的面部表情十分丰富，可准确地传递成千上万种不同的情绪状态。人际沟通中，面部表情散发的信息，更容易为他人所觉察和理解，它是人们判断对方情绪状态的最有效途径。但面部表情又可以被掩饰，可随意为人们的意志所控制。

眼神的运用，相对于面部表情更具真实性，目光被视为最能反映一个人内心真实体验的非语言行为。如人们或许能做出与其内心状态不一致的面部表情，但却无法随意控制自己的目光。如一个人口是心非地表达其内心体验时，常常回避与其沟通者对视。

触摸，是人际沟通中以无声动姿表现情感的重要方式。护患沟通中，护士在适当的时机或范围内，对某些特殊患者采用拍拍肩、拉拉手等触摸行为，可使患者感受到护士给予的支持、鼓励和关注。

2. **无声的静姿**　主要指人们坐立时的姿势和彼此的空间距离。

人际沟通中，沟通双方的站姿、坐姿可体现双方的关系，也展示个人的情感状态。例如，与上司谈话，下属的坐姿大多显得拘谨，腰板挺直，身体稍稍前倾；上司的姿势则相对放松，身体后靠椅背等。一位美国社会心理学家曾观察不同职业地位者在会议上的姿势，发现职业地位较高者多采取舒适而随便的坐姿，反映其无意识在公众场合流露出的优越感；职业地位较低者的坐姿却显得有些紧张，或许也反映其对职业地位较高者的敬畏。

人际交往中，双方的空间距离往往反映彼此的亲密程度。美国人类学家爱德华·霍尔将日常生活中人与人之间的空间距离分为下列四类(表8-2)。在临床工作中，护士可根据患者的不同特点或病情需要等选择与患者之间的适当距离，避免不恰当距离给患者造成心理压力。

表8-2　人际距离的等级及亲密程度

距离类别	距离范围	人际场合
亲密距离	7.62～30.48 cm(3～12英寸)	与情侣、孩子、家人之间
个人距离	30.48～91.44 cm(12～36英寸)	与朋友之间
社交距离	121.92～243.84 cm(4～8英尺)	正式社交活动、外交会议
公众距离	243.84 cm(8英尺)以上	公共场所的人际互动

3. **有声的辅助语言和类语言**　辅助语言包括声音的音调、音量、节奏、停顿、沉默等；类语

言则指呻吟、叹息、叫喊等有声而无固定意义的声音。

人际沟通过程中,辅助语言和类语言的作用十分重要。说话者的音调不同,同一句话的语义就可能迥然不同。其实在人际互动中,"对方怎么说"事实上比"对方说什么"更重要。护患沟通中,护士说话的语调、语气,常是患者借以判断护士对其态度的重要线索。因此,护士以柔声细语给予患者的建议,往往比其粗声大气的命令式口吻更容易被患者接受。

四、护患沟通的目的

阅读以下案例,有助于了解、熟悉护患沟通的目的。

【案例纪实】

美国一位叫艾玛的护士在其"准确捕捉信息,让患者敞开心扉"的心得中写道:"珍妮是急诊科转来的患者,见到她那天我正上12小时的夜班,当时她在病房里已几个小时……珍妮今年31岁,因自发性气胸行胸腔插管并因此住过好几次医院。

"……我每次与患者第一次见面,都会讲些笑话调节气氛,让她感觉轻松一点。我介绍自己时说:'我是你的责任护士,恐怕今天一整夜你都要和我黏在一起喽。'以往其他患者听我这么说,往往会露出笑容,甚至笑出声,这是一种建立亲善关系的简单有效途径,由此可发展彼此的信任。但这次与以往不同,珍妮对我的幽默无动于衷。遇到此类沉默寡言的患者,我会在作护理评估时进一步探究原因,我问她感觉如何?是否舒适?边询问、边测量患者的生命体征。有的患者十分内向,因此我总是把竭力营造一个适合患者的温馨情感空间,作为评估的一部分。

"……我扶珍妮坐起来时,惊讶地发现她的背部伤痕是一条凸起的青色肿块,从她的左肩胛上部一直延伸到腋下,恰好在胸导管插入点的上部。我追问珍妮是怎么回事,她说那条伤痕是家人帮她处理胸导管时不当心造成的。

"离开珍妮后,她的那条伤痕却让我困惑不已。我将此意外发现与同事一起讨论,并揣摩着这伤痕究竟是珍妮胸部的家庭物理治疗不当,还是家庭暴力事件?珍妮曾有严重酗酒史(而且这一点她从不听劝告)。考虑到珍妮家中还有子女及其他亲属,大家一致认为请社会服务机构援助为妥。但珍妮拒绝社会机构介入其护理,不止一次地拒绝面谈,她的这种敏感很容易理解,因为社会机构的介入,势必会引起社会保险部门的注意。

"……珍妮的治疗效果也不甚满意,治疗其气胸的插管拔除后,又因病情加重不得已重插。珍妮变得易怒、激动不安,她不仅挑剔治疗护理措施,还总是威胁要离开医院,让人无法接近、安慰她。尽管珍妮因焦虑而脾气时好时坏,但她还能按疾病诊治需要做X线检查、配合其他治疗项目计划。随后她表现出明显的抑郁症状,我们不得不请精神科医生为她会诊。此时,她已在医院里住了几周,但我却觉察到随着时间延伸,珍妮对我逐渐亲热起来,尤其是当她大声抱怨'他们'是否知道怎样能治好她的病时。我了解珍妮的怀疑源自许多方面,如曾有另一个非裔美籍人问我:是否因为珍妮是非裔,她的治疗受种族关系影响而较差。我面对此类询问,尽可能保持中立,把自己作为一个会说话的信箱任由珍妮发泄其心中的不快。因为珍妮自感无能为力,对情况毫无把握,她需要支持。我总是给她解释每项治疗及其原由,还努力诱导她说出内心的焦虑;我尽力主张她理解其任何治疗手段,不断地在情感上支持、帮助、劝慰她,直到她出院回家。

"珍妮与我们相处了一个多月,出院前她终于接受了寻求社会机构帮助、解决其酗酒问题的建议。"

通过此案例可知:护患沟通贯穿护理过程始终,其根本目的是达成患者的适宜身心状态。临床护理工作中,护患沟通的具体目的主要有以下三方面。

(一) 收集资料

护理工作离不开收集患者的各种资料,护士除通过常规临床检查获得患者身体状况的资料,还需了解患者的社会背景、心理状况、相关需求以及患者对医疗、护理工作的反馈等,获取其资料必须通过沟通实现。如交谈、填写调查问卷、观察患者的行为举止等途径,离开了沟通或无效沟通,难以获得必需的资料或患者的真实情况。

(二) 建立和完善护患关系

护患关系的质量,取决于护患沟通的效果。良好的护患关系,可使患者体验到的护士的友好态度、尊重、体贴等,增强患者对护士的信任及合作。有效的护患沟通与良好护患关系相辅相成,前者是后者的前提;后者既是前者的结局,又可促使前者不断向前推进。

(三) 治疗或辅助治疗

有效沟通所建立的良好护患关系本身就具有对患者的治疗作用,它通过满足患者的需要、令患者心情舒畅、机体功能增强等发挥治疗效用。护患沟通也是护士影响患者的重要手段,护士可通过调整或改变患者的疾病认知、情绪和心态,指导患者配合其治疗或辅助治疗。如过度焦虑是手术患者术中状态、术后康复的不利影响因素,换位思考、循循善诱等有效的护患沟通,或可帮助患者缓解其超常态压力。

五、护患沟通的影响因素

护患沟通过程中,实现有效沟通并非易如反掌,主要存在以下有效护患沟通的影响因素。

(一) 信息编码

信息编码得当与否,直接关系护患沟通的效果。临床护理工作中的信息编码不当,主要表现在三方面。①护士较多使用专业词汇或患者不熟悉的术语,如"虚恭"等。②护士所表达内容的含义不够清晰,如"明日检查前,您必须禁食",患者面对相同发音的表述,很可能把"禁食"理解成"进食"。③护士使用当地方言而他乡患者不易理解的用语,鉴于我国不同地域的方言太多,护士与患者沟通时应尽可能讲普通话。总之,护士正式与患者沟通前,应明确沟通内容,了解患者背景,选择恰当信息内容,通俗解释其必须使用的专业术语等。

(二) 态度

护患沟通的目的除简要地传递信息,更主要是护士通过沟通了解患者的真实感受,积极影响患者的健康理念等。护士能否被患者接纳和信任,关键在于护士在护患沟通对患者所呈现的态度。护士热情友好的态度,有助于护患沟通不断深入;护士若持较冷漠、强势的态度,其护患沟通中则易遭遇患者的拒绝。

(三) 知识

此为影响护患沟通的最一般背景因素,护士若缺乏必备的知识,可致护患沟通的各个环节出现障碍。例如知识丰富或不足,均可影响护士的信息表达或患者对护士所表达信息的理解。尤其是随着现代护理观念的进步,护患沟通已从原本一般意义的信息传递,发展为具有治疗性目的的沟通。欲使护患沟通达到治疗效用,护士需具有医学、护理学、心理学、社会学等综合性知识。如对心身疾病患者,护士除实施临床护理,还应让患者了解与疾病相关的社会心理因素,学会应对技巧。若护士缺乏健康教育等相关知识,其护患沟通便无法达此目的。

(四) 沟通技巧

护士具备沟通技巧,是使护患沟通迅速、顺利完成的要件;缺乏沟通技巧者可使其护患沟通的障碍重重。若护士与患者交谈时东张西望,或常打断患者说话,或在患者伤心痛哭、情绪波动时缺少适当反应等不当沟通行为,均可阻碍护患沟通的深入。娴熟的沟通技巧,则可对护患沟通全程起着加速与催化的作用。

(五) 社会文化背景

临床患者来自社会各个阶层,他们的社会角色、观念和风俗习惯等不同。虽然其入院后的共同角色是患者,但他们的社会文化等背景因素仍会无形地影响护患沟通。如社会地位较高的患者,可能在言谈举止中表现出优越感、支配欲;有的患者可因对护士存有偏见,对待医生与护士的态度有明显反差,以致挫伤护士的自尊,影响护士与之沟通的积极性。此外,我国的多民族国情,还要求护士对不同民族患者的文化风俗习惯有更多尊重、理解和谅解,重视其差异,就可增进护患间的有效沟通。

第三节 护患关系的调控

护患关系的调控是一项系统工程,它需要管理者、教育者和护士个人三方面共同为之努力。本节主要从护士个人的角度,阐述如何与患者建立良好护患关系。

一、培养良好的个性品质

护士的个性品质,会表现在其护患沟通的一言一行、一举一动中。大量研究表明,护患沟通中游刃有余的护士多具有以下良好的个性品质。

(一) 尊重

尊重不仅是一种态度,也是一种价值观,即维护人的尊严,重视每个人的人格。主要体现为护士对所有患者一视同仁,能容忍或接受患者的不同观念、习惯等。尊重、包容患者,是护士赢得患者好感、获得患者信任的重要因素。尊重患者的护士,也会赢得患者的尊重。

患者来自不同的文化背景、社会阶层,他们的社会角色、信仰和习惯等不同。无论是学者、公务员、企业家,或是学生、市民、民工,他们的地位和修养高或低,都应受到理解和尊重,护士切不可以世俗偏见仰视优待或轻视冷落某患者。即使对个别文化层次较低、卫生习惯不良等患者,护士也要尽可能尊重其风俗习惯,维护其自尊,耐心引导其服从公共秩序及规则。但尊重患者并非纵容或听之任之,对个别不可理喻、言行有损于他人的患者,必要时可采取合理、非对抗性方式劝导并制止。

（二）体贴

体贴指护士关爱患者的表现，主要体现为护士能理解或共情患者的痛苦感受，设身处地为患者着想，关注和满足患者的需要。护士的体贴能带给患者温暖，易使患者产生好感、亲近感，甚至感动。成语"体贴入微"即指体贴常显现在人际互动的细小情节或言行举止中，如护士为睡熟的患者拉上窗帘、盖好被子等。体贴患者既容易做到，有时仅需护士的举手之劳；但有时又不易做好，体贴要求护士以爱心、悉心地觉察并随时满足患者身心之必需。

（三）真诚

真诚指护士真心诚意帮助患者的一种态度，如护士能坦诚地向患者表明给予或不给予其需求满足的理由，以适当方式表达其内心的真实感受，以其真诚赢得患者的信任和理解。

临床护理工作中，护士常面对患者提出的各种要求，有与其健康相关的，也有些额外要求；有些合理，也有些不合理。凡与患者康复有关、合理的要求，护士应尽可能给予较充分满足；若与患者康复无关、不合理的要求，护士也应坦诚地告知其不能给予满足及其理由。例如，急性阑尾炎患者术后3天仍不肯下床活动，要求护士像家人般陪伴在侧，随时照顾其饮食起居等，其中某些需求明显与该患者的护理目标（如术后早期活动有利患者康复）相悖。对此，护士应坦诚地与患者交流，告知其早期活动的健康促进作用并积极引导患者的康复需求。护士的真诚态度及晓之以理，不仅可获得患者的理解，更能赢得患者的信任。如临床护理过程中，护士遇到个别患者不配合护理，甚至提出些不合理要求，可能引发其内心不悦、恼火甚至愤怒。此时，护士既不宜直接与患者冲突，亦无需强压自己的感受，或可用语言委婉、如实地表达如下："你这样做，想知道我的感受吗？我的确很生气，但这事关系你自己的康复，你再想一想应该怎么做好吗？"

（四）责任心

责任心指护士对工作的态度，是护士获得患者信任的最基本条件。护理工作关系患者的生命与健康，护士的责任心具体体现为恪尽职守、珍视生命、对工作高度负责、对患者的病情变化快速反应、对自己的工作失误勇于担当等。临床护理实践中，护士从各种专业技术操作到全方位给予患者人文关怀，都体现其责任心及其服务质量。

综上可知，护士良好的个性品质，是其建立良好护患关系的根本途径。护士个性品质与其人际沟通技巧相辅相成，才能最大程度地赢得患者及其家属的信任，才能胜任其良好护患关系主导者的角色。

二、掌握有效沟通的技巧

有效沟通的技巧，是呈现护士良好个性品质的沟通方式。护士掌握有效沟通的技巧，除较完美地展示其良好的个性品质，还可以借以建立的良好护患关系促进自身成长，借力"三人行必有我师"，不断完善自身的个性品质。

护患沟通技巧的实用性和可操作性很强，且因护患沟通的具体目标有所不同。欲使护患沟通达到全面促进患者身心状态的目的，护士需系统掌握以下护患沟通技巧。

（一）学会倾听

护患沟通的倾听，不只是护士听患者的语言措辞，更需通过患者的表情、动作等非语言行为，真正理解患者想表述的内容，聆听患者的切身感受。但人际沟通过程中做到有效倾听并非易事，如有统计表明，仅 10% 的听者能做到有效倾听。护患沟通过程中护士欲达成有效倾听，须注重以下技巧。

1. **聚精会神** 护士倾听患者述说时应避免看表或手机，或以东张西望、心不在焉等行为干扰患者的倾诉。

2. **距离适当** 护士倾听患者述说时的距离、姿势等均可影响其倾听的效果，与患者间隔的远近适中、倾听时体态自如、与患者保持眼神的交流等，都有助于护士达成有效倾听。

3. **不轻易插话** 护士倾听患者述说时，需有一定的耐性，切不可动辄打断患者的述说，以免中断患者的思绪，丢失原本可以获得的患者第一手资讯。

4. **适当反应** 护士倾听患者述说时，可轻声地以"嗯""是"或点头等，表示自己正倾听患者所述的内容，并有兴趣继续听他往下说。

5. **细读患者的潜台词** 护士倾听患者述说时，还要仔细观察其非语言行为所包含的丰富信息，抑或是患者不便直言的"潜台词"等。如有的患者说"我很担心"时，其面部表情、语调常可反映其情绪反应的强度（紧张、惶恐等）。读懂患者的"潜台词"，有助于护士掌握患者的真实想法或情感。

总之，用心倾听，是护士关注和尊重患者的表现，有助于护患间保持彼此信任、合作的关系。

（二）善用非语言行为

善用非语言行为是护患沟通过程中护士影响患者的有效手段之一，护患沟通中患者判断护士的态度，主要源自护士的非语言行为。护士擅长运用非语言行为，是确保其有效沟通的关键环节，主要体现为以下几方面。

1. **面部表情** 依据"面部表情是沟通双方判断对方态度、情绪的主要线索"等人际沟通原理，护士在护患沟通中合理地控制其面部表情，可增进护患沟通的效用。如微笑虽是护士热情关爱患者的基本表情，常在护患沟通中发挥重要作用；但若患者正因伤心而潸然泪下时，护士就要酌情调整为更适宜的面部表情，让患者感知到护士能与其同忧共乐。有效的护患沟通，要求护士学会在各种场合恰当地运用面部表情。只要护士的面部表情与患者的情绪体验趋于一致，患者就会因护士的共情而欣慰。

2. **目光接触** 护患沟通过程中护士与患者的目光接触，可产生许多积极的效应。如护士镇定的目光，可给恐慌的患者带去安全感；护士热情的目光，可使孤独的患者感受到关爱；护士鼓励的目光，可助沮丧的患者重建自信；护士专注的目光，可给自卑的患者带去尊重等。

3. **身体姿势** 护患沟通过程中护士得体的身体姿势，包括手势、静止体态和运动体态，如步态轻盈，身手敏捷等，可给患者以饱满热情、充满活力等健康形象。护士运用手势时尤其要注重患者的习惯风俗，避免失礼性举止。

4. **沟通距离** 护患沟通的距离，需根据患者的性别、年龄等因人而异。如护士与老年患者或患儿的沟通距离可近些，以示尊重或亲密；但年轻护士与同龄异性患者沟通距离则不宜太近,以免造成对方的误解。

5. 触摸　必要、适宜的触摸行为,也是积极、有效的护患沟通方式。触摸可满足某些患者的特殊需要,使患者感受护士的情感支持与关注。如儿科护士常抚摸婴幼患儿,可消除其"皮肤饥饿"(指1~2岁的婴幼儿若因故持续不能得到适当抚摸和搂抱,可出现食欲不振、发育不良、智力衰退、行为失调等身心发展的问题,甚至对其日后的人格发展造成阻碍),使之产生安全感和促进身心的良好发展。又如,护士定期给长年卧床不起的患者一些抚触,会使其愉快、舒适,体会到人间真情,因而提升生存质量。

(三) 善于交谈

交谈虽是临床护士收集资料、建立关系、解决问题的最主要方式和基本能力,但欲达成有效的护患沟通,则需护士掌握以下交谈要点。

1. 充分准备　交谈是有目的、有主题的谈话,不同于随意的聊天。护患沟通中,护士应尽量避免与患者长时间随便、漫无边际、无主题的聊天式闲谈。与患者交谈前,护士应明确交谈目的,确定初步的交谈主题,选择适当地点,同时了解患者的基本背景资料。交谈前的充分准备,有助于护士控制护患的交谈过程,引导患者围绕主题顺利达成交谈目的。

2. 提问方式　简介两种方式。

(1) 开放式提问:常运用"什么""怎么""为什么"等方式发问,此方式可让患者较充分地自由发挥,有助于护士获得患者的较详尽资讯。

(2) 封闭式提问:可让患者用"是""不是"等肯定或否定的词语回答护士的提问。护士与患者交谈过程中,何时运用开放式提问,何时运用封闭式提问,应酌情而定。通常欲了解患者的基本情况,多采用开放式提问;欲核实或澄清患者的某些反应,可使用封闭式提问。

此外,护士宜拟定简明、通俗、易懂的交谈主题;不宜在一次提问中含有多个问题或使用患者不懂的术语。

3. 认真倾听　护士在患者交谈过程中应认真倾听患者的述说,以表示对患者的尊重,使其得到鼓励。

4. 恰当反应　与患者交谈过程中,护士的反应非常重要,它是使护患沟通达到目的的关键因素。恰当反应的主要技巧如下。

(1) 复述:即护士重复患者所述的部分或全部内容。复述可让患者知晓护士已听到他所述内容,可起到鼓励和引导患者进一步阐明其所述本意的作用,还可协助患者较确切表达其想法和感受。

例:患者:"一看到丈夫疲惫的样子,我就觉得内疚。"
　　护士:"你觉得对不起你的丈夫,是吗?"

(2) 澄清:指护士弄清患者的模棱两可、含糊不清、不够完整的陈述,同时也试图获得患者的更多信息。澄清的常用语句为:"我不完全明白你所说的,能否告诉我……""你的意思是……"等。

例:患者:"我觉得很累。"
　　护士:"你说很累是指全身无力,还是心理压力大。"

(3) 沉默:即护士以沉默给患者一点思考和体会的时间,抑或"沉默是金"。有时护士的沉默甚至比交谈更令患者感到舒适与温暖,尤其是患者勾起伤心事时,护士若保持一段沉默,患者会感到护士很能体会其心情,真诚地听取其想法、尊重其感受。

(4) 同感(empathy):也译作"移情、共情"。指交谈的一方能深入到互动对方的精神世界,能从对方内心的参照系去体验对方的感受和体验,并能准确地向对方表达己方对他的理解。同感是一种技术水平较高的沟通技巧,较难操作。但若护士能学习、掌握同感技术,或可使护患关系较具治疗作用。

例:患者:"真没有想到自己会患上绝症。"
　　护士:"……这突如其来的打击令你无法接受?我明白你内心很痛苦,不愿接受,却又无可奈何?希望这不是真的,但又有些绝望?"

(5) 善用非语言行为:上文已作较详尽阐述。

5. 小结　护患交谈结束前,护士把患者所述主要内容复述一遍,以核实其理解准确与否,并为下次交谈做好铺垫。

6. 记录　每次护患交谈后,护士做好记录非常必要,但最好不在交谈过程中记录,以免影响护士的倾听和理解,或给患者造成压力,影响护患交谈的深入。

三、把握关键环节

护患关系本属短暂的人际关系,随着医疗技术迅速发展,医院病房床位周转加快,护患沟通的时间更短暂。短暂时间里欲建立良好的护患关系,需把握以下四个环节。

(一) 注重"第一印象"

鉴于良好的第一印象对建立良好护患关系具有事半功倍的效用,护患沟通初期,护士可注重从以下四方面建立其在患者心目中的良好第一印象。

1. 自我介绍　主动向患者介绍自己的姓名、职务或身份。

2. 记住患者姓名,选择恰当称呼　临床工作中,常有护士用床号称呼患者,易引发患者的反感。护士宜根据患者的个人背景选择恰当称呼,如"老师、师傅、同志、先生、女士"等,其原则是称呼与患者的身份接近、有礼貌。一般情况下,不宜称呼患者的职位,如"某局长、部长",因称呼患者的职位,不利其角色转变,或易给护士造成心理压力,还可使其他患者误解护士"未予其平等相待"等。

3. 介绍护理单元　护士为患者介绍科室的环境结构、病房设备的使用、饮食安排、探视陪护制度等,可缓解患者因医院环境、人员等陌生所致焦虑、惶恐,可使患者感受到温馨、亲切及护士的热情周到。

4. 注意外在形象　护士的仪表、举止、表情等外在形象,对其在患者眼里的第一印象至关重要,护士与患者沟通时,应力求仪表端正、举止大方、服饰整洁、微笑、语调轻柔。

(二) 重视"最后印象"

商业经营遵循社会心理学的近因效应原理,秉承让顾客"乘兴而来,满意而归"的理念。护患关系的发展过程中,良好的最后印象同样重要,它如同为护患关系画上个完满句号,可使患者及家属留下满意评价。护士欲赢得完满的最后印象,需做到以下几点。

1. 小结与嘱咐　通知患者出院时,护士应与患者共同回顾其康复进展,让患者清楚了解其疾病近况，必要时从患者角度解释其出院的理由，让患者及家属愉快离院；届时向患者及家属详细嘱咐患者出院后的各项注意事项，有条件的医院科室可留下患者的联系电话，实施相关延伸服务。

2. 收集反馈意见　护士主动征询患者及家属对医疗、护理质量的反馈意见，既是更好增进医院服务质量的手段，也体现护士对患者的尊重。

3. 致谢与祝愿　按照现代医患关系模式，患者如期康复取决于医、护、患的共同努力与合作。护士若以真诚态度向患者致谢并给予真诚祝愿，可让患者及家属切身体验到医护人员的人文关怀。

4. 容留与相送　有些患者一旦接受出院安排后便显现局促不安，特别是等待家人接其回去的时段里多有些无所适从，担心因自己的滞留影响到医院处置病床，生怕陷入"人走茶凉"的尴尬境遇等。此时护士若其以包容态度安抚患者的心绪，切实做到善始善终，直至把患者送到病室门口，所展现"以患者为中心"的言行，必定给患者及家属留下完满的最后印象。

(三) 融入"心理关怀"

【案例纪实】

某医院急诊"留观室"的某间病室收治了4位患者，两位护士轮班，她们除负责该病室，还兼顾着其他病室患者的工作，任务非常繁重。护士小李总是面带微笑，每次进病室为患者换液体，总要看看其他患者的输液情况，并提醒患者或家属及时按呼叫器。小李看见某个患者睡着了，她就请其一旁的患者或家属帮忙呼叫，尽量不惊扰患者。小李为患者量体温或测血压后，总不忘简短地询问患者的感觉，或解答患者的一些疑问。护士小张则很少在患者面前微笑，成天绷着脸，执行操作过程中几乎很少主动与患者交流。有时输液的患者按了呼叫器，小张未及时赶到，患者或家属即对其报以埋怨、指责或面色阴沉，但此类情形在护士小李值班时却从未遇见。

为什么小李、小张两位护士花同样的时间在病室、同样服务于患者，得到的患者反馈却截然不同呢？

与患者做个换位思考就不难得到答案：即护士小李在她的常规护理服务中融入了对患者的心理关怀。心理学理论提示，人际关系并不会因人际间接触多而自然增进，而更多与双方态度和情感的投入相关。尽管两位护士的工作时间、强度（护患间接触）无甚差别，且患者认为常规护理服务是护士的分内职责；患者对护士印象的差异，更多来自其感受护士的言谈举止所传递态度及情感的投入。护士在常规护理服务中融入对患者的心理关怀，也是其有效沟通的"小窍门"。如走进病房时面带温馨的微笑，量血压时予以患者关切的询问，对患者的疑惑或担心给予耐心解释等，均可使护士赢得患者的好感与信任。

(四) 化解"护患冲突"

一天当某护士满面春风地走进病房，却因一件小事与患者发生冲突，顿时令其感觉晴朗天空瞬间阴云密布。相信每个护士都不希望发生此类事件，但有时护患冲突却很难避免，如同夏季的雷雨突如其来。护患冲突乃护患关系的杀手，激烈冲突可将已建立的良好护患关系毁于一旦。因此，每个护士都应具备迅速处理护患冲突的能力。

如同一切人际冲突是人际交往过程的必然产物，护患冲突也是护患交往过程的产物，是影响护患关系健康发展的一种客观状态。发展和维护良好的护患关系,首先要析出护患冲突的主要症结,以便为有的放矢地调控护患关系提供指南。

了解护患冲突的具体内容前,不妨先体验以下护患冲突的情境。

[发生在护士工作站的一幕]

患者:某护士,刚才你发药时我不在,我去厕所了。

护士:[未抬头看患者,只顾干手头的事]你没看到我正忙着呢,等着!一会儿我给你送去。[自言自语:发药时间到处乱跑,真麻烦!]

患者:[沉默片刻,转身回病房]

[此后,护士忙于写交班报告,转抄医嘱记录,完全忘了答应患者送药之事]

患者:[再次来到护士工作站]某护士,晚上的药怎么还不给我?

护士:[不耐烦地]等会儿,你没看见我忙到现在?[小声嘟囔:真烦!添什么乱!]

患者:我已经等了1个多小时了!你再忙,也不能耽误我吃药啊!

护士:你说什么?谁耽误你吃药了?责任弄弄清楚,发药时间你为什么乱窜?

患者:我乱窜?你这小护士,怎么这么说话……

[两人你一句,我一句,越吵越激烈]

案例分析:这是一起典型的护患冲突场景。护患冲突,归根结底源于"需要与满足"的这对矛盾中,但若将其具体分析,还可因护患冲突的影响因素、行为表现等,以不同形式呈现于护患关系的发展过程中。

护患冲突一般经历如下过程:①一方不满(通过言行举止表现)。②另一方不满(感知到对方的言行后作出相应反应)。③双方恼怒、泄愤(双方的情绪因彼此指责或刺伤被强化而升级)。④争吵或过激行为(情绪失控)。⑤冲突双方被隔离。冲突源于不满,因愤怒、冲动而升级。

此案例中,明显因为护士过于强调工作忙,未及时将药补发给患者,特别是未及时兑现"一会儿我给你送去"等给患者的承诺,当患者一再催促时未查找自身原因却流露对患者的不满,态度不冷静、言辞不友好,护士是引发此例护患冲突的主责方。

调控对策:护士应铭记,避免护患人际冲突是护士的职责,遇事先从自身查找原因,即使面对情绪失控而出言不逊的患者所致护患间冲突,护士也应冷静、理性地处置。

护士了解临床常见的护患冲突,有助其预先制定相应的处置方案,及时化解时有发生的护患冲突。

1. **护患冲突的常见类型** 引发护患冲突的因素很多,但均可归结于患者"需要与满足"的冲突,最常见为以下几类。

(1) 期望与现实的冲突:"白衣天使"的美誉在社会上广泛流传,许多患者以此勾画较理想的护士职业形象和角色行为,相应地产生对护士职业素质的较高期望值。有患者常把对护士群体形象的较完美社会知觉形成其主观"定势",并以此衡量现实中所面对的每个护士,用较高标准要求客观上难以理想化的护士个体。当有些患者认为个别护士的职业行为与其过高期望值距离较大时,就会产生不满、抱怨等,即出现程度不同的护患冲突。有患者表现为对护患关系的冷漠;有患者对个别护士采取不合作态度;还有患者可出现较冲动甚至过激的言行指向。

与此同时，若有个别护士不了解患者的过度期望或不予以适度引导，或完全不寻找自身可能存在的引发护患间冲突的原因，甚至显现完全对立的情绪，认定患者过于苛求、挑剔等，或可导致更激烈的护患冲突。

(2) 休闲与忙碌的冲突：护士一旦步入岗位，大多需成天应对其服务于患者的大量繁琐、庞杂事务，特别是随着优质护理服务不断推进，护士数量相对于患者的不足更显突出。常常是几名护士除负责几十名患者的常规护理，还需随时应对一些特别的突发性事务，其忙碌程度非同一般。患者则相对处于专心治病养身、看似"休闲"的状态。但疾病带给患者的较大压力不可能使其真正的清闲，有患者几乎把全部注意力集中于自身疾病，对外界许多事物则视而不见。有患者急于解除自身病痛，无暇顾及他人处境等。当个别患者的急需恰与护士的工作安排冲突时，一方面患者可因其急需未得到及时解决对护士产生不满，指责护士不尽责；另一方面个别护士也可因其身陷疲惫、忙累对患者失去耐心，抱怨患者不体谅。此时是否导致或加剧护患冲突的关键是护士，若护士自恃有理而不能宽待身心失衡的患者，其护患冲突便一触即发。以上护士发药的案例，即此类护患冲突的典型体现。

(3) 伤残与健康的冲突：患者与护士的交往时，因自身丧失健康的自卑、沮丧与其羡慕、嫉妒他人健全体魄的对立情感，常可引起他们内心的激烈冲突。特别是躯体严重伤残的患者，更易在与其形成较鲜明对照、身手敏捷的护士面前自惭形秽，个别患者甚至难以自控地将其伤残的恼怒迁移到与其最频繁接触的护士身上。如当某患者陷入病痛（主要是心理重负）不能自拔时，情绪极为冲动，对护士的任何善意劝说、耐心解释充耳不闻，反而产生逆向的认知或行为，包括拒绝护士为其实施护理计划等。此时，护士若不能识别患者正处于激情状态，欲强行为其实施护理计划，则可能出现护患双方各执一词、互不相让的紧张气氛，甚至引发较激烈护患冲突。

(4) 外行与内行的冲突：此类冲突，一般先由患者关切自身疾病的转归所引发，也是护患间发生冲突的常见原因。患者的强烈康复愿望趋使其欲全面了解自己疾病诊治、护理过程的每个细节，亲自过问所有与自己相关的治疗、护理方案，更对诊治新技术充满好奇心和疑惑感，凡事都要"打破砂锅问到底"，时常缠着护士索求答案。因患方对疾病知识了解不多，对专业理论更是外行，所提问题常是护士眼中较零碎、简单、无关紧要的"枝节"问题；护士则因职业角色的长此以往、司空见惯而习以为常，有时不能设身处地体谅患者渴望康复的急切心情，对患者的反复提问缺乏耐心，或懒于解释，或简单敷衍等，即易引发此类护患冲突。

(5) 依赖与独立的冲突：此类冲突较多发生在患者的疾病恢复期。患者经过较长病程，已逐步适应其部分社会、家庭责任被解除的患者行为，有的则形成疾病角色习惯化，对医护人员的依赖心理显著增强，有些患者甚至在其躯体已基本康复的同时呈现回归社会角色的心理障碍。此间，护士则需遵循现代医学模式，依据奥瑞姆的"自护理论"等，努力担负起帮助患者重建自信、增强独立意识、提高社会适应能力的重要职责，促使患者获得心理与躯体同步康复的最适宜身心状态。解决此类冲突，主要在于护士对患者的较大耐心和正确引导。若护士不能就其疾病角色习惯化与患者充分沟通，其助力患者良好适应的良苦用心不仅难被患者接受，反而可致患者产生误解，导致护患冲突。

(6) 偏见与价值的冲突：来自社会各层次的患者，对护士职业价值的认同难免受其自身社会、心理、文化等因素影响。当今护士职业的社会职能已发生的深刻变化,远未彻底改变一些人长期受传统习俗根深蒂固的影响,对护士职业始终抱有偏见。有些患者很少与护士交往,对护士职业缺乏了解,只据其道听途说片面地评价护士,甚至把对护士职业的社会偏见带入护患交往,话语中常流露其对护士职业的曲解。而长期受职业价值困惑的部分护士,对他人对护士职业的消极评价特别敏锐、反感,很容易就此与患者当面发生争执,导致护患冲突。

(7) 制度与己欲的冲突:医院为更有序地保障患者的诊疗秩序,制定了各种管理制度,但服务于患者的制度却难免与患者的个人愿望相冲突。如医院的探视、陪护制度,常与某些患者及家人的意愿相抵触。护士作为医院管理制度的主要执行者,较易成为患者不满医院规章、制度的焦点。特别是当班护士易感到两头受压的苦恼,一面是患者及家属的不满,另一面是管理者的要求,若处置不当,易招致护患冲突。

2. 护患冲突的处置技巧　面对护患冲突,护士需冷静分析其冲突的起因。我国有句俗语:"一个杯子碰不响,两个杯子响丁当。"任何冲突的发生,总有双方的原因。即使冲突的起因最先或主要源自患者,但护士作为护患关系的主导者,也应从责任与义务的角度,体谅、理解患者不稳定的心态与情绪,切忌以"受伤者"的心态应对患者的一时冲动等。化解常见护患冲突,主要可运用以下技巧。

(1) 深呼吸法:此法的具体操作包括腹式呼吸法、冷却呼吸法、风箱呼吸法、蜂鸣呼吸法等多种,但基本要领一致。即先慢慢用鼻孔吸气,直至胸腔得以最大限度地扩张。此过程一般需持续5秒;接着屏住呼吸5秒后再慢慢吐气;经过一段时间练习,可将屏气时间增至10秒甚至更长。每组间隔1~2秒,每天练习10分钟。坚持练习,直到一想到"深呼吸放松"的概念就能立刻做到并感觉放松为止。

冲突的处理最忌讳情绪激动、不冷静,而深呼吸恰是最有效控制情绪激动的方法之一。当个体感知被他人激怒时,马上运用深呼吸法,可达快速控制情绪的效果。

(2) 换位思考:此指人际沟通过程中互动双方发生冲突时,彼此能以对方的立场思考问题。换位思考以诚信为基础,以沟通为桥梁,是一种利他心态的触发介质。

换位思考对护士促进护患关系、化解护患冲突同样十分有益。护士与患者互动时若善于多从患者角度思考,理解患者的感受,了解患者的需求,便可更多地想患者所想,急患者所急,真正维护患者的利益,促使护患关系的和谐发展。上述"发药"案例中的护士,若能与患者换位思考,暂时放下手中的事(并非抢救其他患者等紧要关口),及时给患者补发药;若确实是一时走不开,先和颜悦色地解释,请患者理解或体谅(多数患者会通情达理),之后尽早给患者补发药,即可完全避免此类冲突。

(3) 转移法:此指个体为达到减轻、消除不良心境所采用的一类转移行为,旨在通过转移原先的关注点等方式,达到心态平衡。此即以建立新的认知行为而分散、转移原有心境、情绪的一种方法,且可因人而异、有效地宣泄不良情绪。如有人为发泄内心不满而疯狂购物或暴饮暴食,或可助其以适合自己的特有方式达成心态的相对平衡。

患者运用转移法本身,对平衡、恢复其适宜身心状态有益。有些患者转移其不良情绪时,较易直接把护士作为其宣泄对象,但患者不满的对象并非真正指向护士,护士切不可针锋相对,或可尝试转移患者的不满。如某天中午,一护士独自在工作站值班,一位患者因对医院饮食不满,把饭菜往护士面前重重一放,恼怒地说:"你们只知道赚钱,根本不管我们死活!"显然该患者是把其对医院膳食的不满转向护士发泄,若护士感到委屈并直接回应患者:"关我什么事,你找膳食科去。"很可能起到火上浇油、更加激怒患者的作用,导致护患间激烈冲突。若此时护士冷静分析后心平气和地对患者说:"对不起,这饭菜可能不合您的胃口,我一定替您向膳食科反映,让他们提高伙食质量,谢谢您的意见!"护士的大度既可让患者感受到被尊重,也可促其自省发泄怒火弄错了对象,心生对护士的歉意,逐渐平和其冲动。护士若能利用日常工作之余,主动掌握消遣转移法、优势转移法、欢娱转移法等常用转移法,有利其随时宣泄、释放各类人际冲突所致不良情绪,维护其身心健康。

(4) 冷处理法:指矛盾激化、冲突双方失控时,先将矛盾控制住并暂时搁置,待冲突双方冷静后,再解决矛盾的方法。心理学研究证实,人处于极度兴奋或极度愤怒时,其"智商"(情商)趋于零,失去理智便无法自控其行为;一旦人们情绪稳定、理智恢复后,又往往为自己一时冲动酿成严重后果而追悔莫及。若人们在矛盾激化、双方的理智失控时急于求成,以"快刀斩乱麻""针尖对麦芒"的方式解决冲突,往往事与愿违、适得其反。

患者有时可因疾病所致情绪不稳定对与之互动最多的护士发火,如肝脏疾病患者、癌症患者等。此时护士宜采取冷处理方式,暂时搁置与患者的争议,待患者冷静后,耐心分析、解释其情绪不稳定的原因和后果,通常可有效避免再次发生同类冲突。

总之,能恰当处理或避免护患冲突,是护士良好职业心理素质的体现,也是其较强人际沟通能力的展现。

(刘晓虹　叶旭春)

> **思考题**
>
> 1. 如何在护患沟通过程中体现护患关系的特征?
> 2. 假如你作为责任护士,如何在某患者住院期间与其建立与发展良好的护患关系?
> 3. 针对糖尿病患者宜选用何种护患关系的行为模式?为什么?
> 4. 针对急性心肌梗死患者宜选用何种护患关系的行为模式?为什么?
> 5. 针对精神疾病发作期的患者宜选用何种护患关系的行为模式?为什么?
> 6. 举例说明如何在护患关系的发展过程中体现人际沟通的特点。
> 7. 如何在护患沟通中体现护士的"尊重、体贴、真诚、责任心"等良好品质?试举例说明。
> 8. 如何进行有效的护患沟通?逐一说明常用沟通技巧的功效。
> 9. 能否避免或及时化解常见护患冲突?其关键何在?请尝试结合亲身经历谈谈自己化解人际冲突的对策。

第九章

患者心理的共性规律

教学目标

识记：
1. 准确表述以下概念：患者角色　就医行为　恐惧　抑郁　愤怒　焦虑
2. 准确表述患者角色的权利与义务、行为特征。
3. 准确表述患者就医行为的影响因素。
4. 准确表述患者需要的主要内容。

理解：
1. 理解5种患者角色模式的表现形式。
2. 比较"患者就医行为"与"患者求医行为"概念的差异。
3. 比较3种患者就医行为的类型。
4. 举例说明诸因素如何影响患者的就医行为。
5. 理解患者心理需要的基本特点及其表现。
6. 阐述患者心理活动与其疾病严重程度的关系。
7. 阐述患者心理活动与其年龄特点的关系。
8. 阐述患者心理活动与其疾病治疗方式的关系。

应用：
1. 能指导患者顺利实现角色转换，正确行使其权利与义务。
2. 能依据患者就医行为的影响因素，引导患者的适宜就医行为，纠正患者的不当就医行为。
3. 能参照患者心理需要的共性化特征，体察和满足患者个体的主导需求，化解其主导需要引发的动机冲突。
4. 能依据患者心理反应的若干规律，指导患者调控其不良的心理反应。

患者作为一种特定状态、相对弱势的阶段性社会角色，其心理现象与个体正常状态下、其他社会角色的心理活动相比，另有其角色共性、个体特征的基本规律。患者也是护理心理学最重点关注的护理对象，本章及第十章将分别阐述患者心理现象的共性规律和个性特征。

第一节　患者与患者角色

一、患者角色

患者角色(sick role)，又称患者身份，是一种处于患病状态中同时兼有就医要求、医疗行为的特殊社会角色。一个人被宣布患病后即获得患者角色,其原社会角色便被患者角色部分或全部替代,即患者可因患病减轻或不承担工作重任、家务劳动,获得医疗服务及同事、家人的照顾等。

(一) 患者角色的权利与义务

患者角色如同任何社会角色,有其相应的行为模式,被赋予角色的权利与义务。鉴于其他专业教材已充分阐述其详尽条款,本教材考虑专业课程学习的连续性,仅简介其相关条款。

1. **患者角色的权利**　主要涉及五方面:①享有医疗服务的权利。②得到尊重的权利。③免除或部分免除社会责任的权利。④享有保护个人隐私的权利。⑤享有对疾病诊治的知情同意权。

2. **患者角色的义务**　尽管患者角色是个体因患病而转换的另一种特殊社会角色,但患者仍必须对其家人、社会等承担以下四方面的义务:①主动寻求诊治。②积极配合诊治。③遵守医院规章制度,支付医疗费用。④减缓疾病传播。

(二) 患者角色的行为特征

患者角色的行为特征,主要指患者在其特定情境中经常表现出、具有相似或共同特征的行为。

1. **原有角色退位**　指个体的"患者角色"获得其所有角色中优势或主导地位后,其原有角色退至次要、服从的地位。即患者为诊治疾病不得不迫使原有社会角色暂时退居其次,甚至完全以患者角色取代原有角色。如某超大企业老总原本每日工作安排得很满,穿梭于开会、会客、签约等活动中扮演着多种角色,突发急病后就不得不暂时搁置所有商务活动及角色,服从其急症患者的角色要求。

2. **自制能力减弱**　患者常被人们视为遭遇不幸、需要同情与呵护的弱势人群。个体一旦获得患者身份,即可获得源自各方的更多关注、体谅、包容等,或可使部分患者觉得理所当然。加之患病所致身心失衡、情绪多变等,易使患者产生对医护人员、亲友的依赖,自主能力及情绪自我调控水平下降等。如某位一向健康、秉承自立的年轻人在一次户外活动中不慎重伤,急诊入院后面对完全陌生的医院环境,可能因倍感无助而无法自制地与他人冲突。

3. **求助愿望增强**　个体无论健康时多么自尊、好强、独立,遇事不求人,但疾病状态下很少有人能独自排遣病痛,故求助他人的愿望显著增强。如有患者因对自己的病症一无所知,易陷入茫然和恐慌,急切盼望他人助其排忧解难,表现为主观夸大困难或困境,怀疑自己解决问题的能力,过度企盼他人相助等。

4. **康复动机强烈**　面对疾病所致身心危害和损伤,强烈的康复动机易致患者"病急乱投医",道听途说地选择康复捷径,结果却"欲速则不达"。

5. **合作意愿加强**　进入患者角色,归属新的人际群体、取得他人理解与支持等需要,均可强化患者的人际合作意愿;历经患者角色者,则视良好人际合作作为其身心康复的适宜氛围,多数患者愿积极配合医护人员诊治其病症。

(三) 患者角色模式

个体从其他社会角色转化为患者的特定角色过程中,会有角色适应、适应不良两种类型。角色适应,指患者与患者角色的期望基本符合,如承认患病,积极接受治疗,主动采取各种措施促进达成自身的身心适宜状态,康复后能较快从患者角色回归其原本的社会角色。患者角色适应不良,指患者不能顺利地完成角色转变,不利其达成身心适宜状态的进程。以下几种患者的角色适应不良主要模式,需要临床护士予以重点关注。

1. **角色行为冲突** 指个体适应患者角色过程中,与其病前各种角色发生心理冲突所致行为不协调。此类患者虽自知有病需要就医,却因其他社会角色责任或利益影响其行使患者角色的权利、义务。如有人因公务繁忙无法安心就医;有人因不愿拖累家人中断其疾病诊治;有人怀疑自己染有传染性疾病需就医,又担心确诊后遭人嫌弃而长期回避就医;有人发现心脏疾患时适逢其参与晋升或选拔考核,担心前程受阻而拖延就医。

2. **角色行为缺如** 指个体未能进入患者角色,虽被医生确认患病,但本人执意否认,根本不意识或不愿承认自己患病等现象。如有人因经济拮据、不能承受高额医疗费用等未进入患者角色;有人因缺乏疾病的基本常识,突然急症却盲目自信其既往健康,对大面积心肌梗死等凶险结局全然不知,仍咬牙坚持否认其患者角色。此类患者易忽略自身疾病的严重程度或后果,仅凭主观感觉行事,即使医护人员提醒也不以为然。

3. **角色行为减退** 指个体进入患者角色后,因家庭生活、工作环境变化而迫使其淡出患者角色的现象。如获悉家庭生活中的突发事件或重大变故、工作岗位变动等信息,均可致患者角色减退。有患者大病未愈便急于摆脱患者角色,甚至参与不符合其身心状态的超负荷活动,可致疾病转归受挫等。

4. **角色行为强化** 指个体进入患者角色后因过度认同疾病状态而致其"患者角色行为固着",对其康复后回归原社会角色忧心忡忡等现象。如过度关注自身所患疾病、依赖医疗机构的帮助、要求亲友照顾等;不愿承认病情好转或痊愈;对脱离医护人员呵护、重返社会角色缺乏信心等。其中某些个体为逃避社会角色的责任、义务,或为获得某些切身利益而采取称病模式,如被他人不慎碰撞后虽无大碍,却夸大伤情以索取对方经济赔偿等。

5. **角色行为异常** 指患者角色适应不良的一种特殊模式,多见于慢性病或晚期重症的患者。患者无法承受患病或不治之症的挫折和压力,对患者角色感到厌倦、悲观、绝望,并伴有行为异常,如冷漠、拒绝治疗等,甚至以自杀的极端手段解脱其病痛之苦。慢性重症疾病患者就医住院期间时有发生的自杀现象,即与此类角色不适应密切关联,已引起医院管理部门的高度重视和严加防范。

二、患者的就医行为

"患者的就医行为",长期被表述为"患者的求医行为",虽一字之差,却体现截然不同的理念。随着时代发展,"以患者为中心"已成为最核心的医疗理念,医疗机构及医护人员正以"服务患者需求"的职业言行赢得众多患者信任,在日益激烈的医疗市场竞争中获得先机与优势。了解患者就医行为的常见类型、影响因素,是医护人员为患者提供优质服务的前提。

(一) 患者就医行为的基本类型

就医行为,指个体感到身体不适、有"病感"或出现某种症状,主动请求医疗机构或医护人员给予其帮助的行为。患者的就医行为大致可分为以下三种基本类型。

1. **主动就医行为** 指人们觉察到自己的"病感"或经他人提示并认同自己有病时,主动前往医疗机构或要求家人陪伴其就医的行为,该行为在就医人群中占绝大多数。

2. **被动就医行为**　指患者无法和(或)无能力作出其就医决定、实施就医行为,而需由他人帮助或代为就医的行为。如婴幼患儿、处于休克或昏迷危重患者等,必须获得家长、亲友或医护人员的帮助才能实现其就医行为。

3. **强制就医行为**　指个体虽自知患有对本人生命形成威胁或对社会、公众形成危害的严重疾病,却无"病感"或就医动机,甚至讳疾忌医而被他人强制送医的行为。如严重急性呼吸综合征(SARS)流行期间有人染病而拒绝就医,就必须对其采取强制就医行为,以免延误其疾病诊治时机并殃及他人健康;又如某严重抑郁症患者拒绝就医于精神疾病专科,他人若不强行将其送医,很可能发生患者自杀的悲剧。

患者的就医动机和行为,事关其能否与医护人员密切合作、积极参与其疾病诊治。一般认为,被动就医或被强制就医者的疾病诊治主观能动性及与医护人员的合作程度,均不如主动就医者。了解并区分患者的就医行为,可指导医护人员对患者实施针对性导医行为,确保每个患者获得及时、恰当的疾病诊治。

(二) 患者就医行为的影响因素

了解、熟悉患者就医行为的影响因素,对医护人员引导患者的适当就医行为具有重要参考价值和实践意义,患者就医行为的主要影响因素如下。

1. **疾病认知**　指患者对自身疾病的认知恰当与否,是影响其就医行为的最主要原因。患者对其疾病的严重程度、预后及发展进程等信息的掌握程度,是其疾病认知的主要内涵。通常,"病情严重但预后良好"的疾病认知,可促使患者主动积极就医;"病情较轻,或预后不良,或康复进程漫长"等疾病认知,则易导致患者及亲属的消极就医行为。

2. **就医条件**　主要指患者所就医场所的行医理念、医疗设施、医疗水平、交通状况等与患者的就医期望吻合与否,也是引发患者相应就医动机、行为的前提。一般患者就医场所的行医理念越贴近患者期望,医疗设施越先进,医疗水平越高,通往医疗机构的交通条件越便捷,就越易激发患者的就医动机,促成患者的就医行为。

3. **就医经历**　指患者的就医经历对其后续的就医行为可产生继发性影响,尤以其首次或突发重症状况的就医经历,对患者日后的就医行为影响较大。患者的就医经历,主要与其对曾就医的医疗机构及医护人员职业行为等满意度有关。既往就医满意度高者,日后大多持积极的就医动机及其行为;既往就医经历有较强挫折感者,易致其日后的消极就医行为。

4. **就医经费**　主要指患者因支付医疗费用数额、自身所承担就医经费的比例、诊治付费的认同度等对其日后就医行为的影响。通常,有医疗保险、无需承担高额医疗经费、诊治收费认同度高的患者,日后的就医行为较主动;无医疗保险、需自行承担高额费用、对所支付诊治费用认同低的患者,其就医行为大多较被动。

5. **社会支持**　主要指患者就医期间,所感受到亲友及单位等对其的态度、自身的工作待遇及职业发展目标等可影响患者日后的就医行为。一般情况下,感受到亲友、同事、所在单位等关注和支持的患者,有利促成其日后的主动就医行为;反之,则不利。但需要指出的是,患者本人的较高职业发展目标及繁忙的工作安排等,则易阻碍其就医行为。

6. **个体人格**　指影响患者就医行为的性格倾向、病痛体验、生存动机等个体人格因素。一个人乐观开朗与否、病痛体验是否敏感、生存动机是否强烈等,均可影响其就医行为。通常,生存动机强烈者、病痛体验较敏感者、对疾病预后乐观自信者等,其就医行为大多比较积极;反之,易致其消极就医行为模式。

此外,人们的就医行为还受其社会经济状况影响,家庭经济优裕、社会地位较高的患者更关注自身的健康状况,且就医相对较便利,其就医率较高;社会经济地位较低的贫困人群更易受"看病难、看病贵"等现实情境的困扰,易被动就医。

以上患者就医行为的影响因素,通常不是孤立或单一地起作用,而是各种因素交织或叠加,共同影响患者的就医行为,且对千差万别个体的就医行为所产生影响的性质和程度也不尽相同。

第二节 患者的心理需要

患者除具有常人的心理需要,还有其特殊角色背景的心理需要,其特点、内容主要有如下规律。

一、患者心理需要的基本特点

患者的心理需要,既基于人类需要的对象性、独特性、制约性、相关性等一般特征,又因患者的特定角色及其特殊情境,其需要的主导地位和指向性等可与健康人群显著不同,主要具有以下共性化特征。

(一) 患者心理需要的错综复杂性

人类的心理需求原本即多维的复杂结构,时常由多个层次、内容并存交错,且随境而迁。疾病的特殊状态下,疾病行为、患者角色等引发的多种心理活动,可致患者的心理需要更加错综复杂。患者因病痛困扰、与亲人分离、置身于陌生群体、面对特殊氛围、担忧疾病预后等,可在短时期内同时迸发此前从未感知的多种较高强度心理需要。即使健康个体同时面对多个较高强度心理需要,都不可避免地产生其激烈的内心冲突。身心失衡的患者,同时面对其错综复杂的心理需要,抑或更易致其需要所促发内在动机的多重趋避式冲突,继而致其身心状况遭遇较大挫折。如一位不慎误吞活动性假牙致食管黏膜损伤而急诊住院的患者,也将其此遭遇归结为"生死考验",且随之引发一系列心理需要的冲突及挫折(详见本章附后案例)。

(二) 患者心理需要的不可预料性

平素健康的个体进入患者角色后,其日常需要的内涵可随之发生较大改变,一些平时从未意识到的需要,突然上升至其此间需要的重心地位时,或可使患者因始料不及而遭遇较强挫折。如健康个体通常很少刻意关注其衣食住行等循环往复的日常需要,成为患者后才意识到基本需要与其健康的息息相关;患病后部分或全部丧失日常自理能力的患者,才能等深刻体验"平日习以为常、易如反掌的生活小事,突然间竟成无法独自解决的难题"等苦涩滋味。再如平素体魄强健、行动自如的成年患者,突然因严重病残整日卧于病榻,往往较难适应凡事必须求助他人照顾的窘境,包括进食需他人协助,排泄并处置排泄物需他人帮助,全部生活内容都被局限于两平方米的病床,想自理却力不从心……突发疾病不得不处处依赖他人的处境,可令原本强烈自尊的患者无比难堪,无法预料的心理需要易致患者的内心激烈冲突、行为不知所措等。

(三) 患者心理需要的不稳定性

患者心理需要的上述两个特征,还可引发患者心理需要的不稳定性。患者心理需要随其身心动态而不断变化,其主导地位也随之时常变更等。如当医护人员为满足某患者解除病痛的首位需要尽心竭力时,该患者却因担心诊疗处置可能造成其不良反应而致安全需要上升为其整个需要结构的主导地位;尽管冠心病患者接受冠脉支架置放后长期服用抗凝药是其需要的不二选择,仍有相当一部分患者成天为其服用抗凝药物可能导致出血倾向等陷入担忧等需要反复变换的困境。再如某患者因病情明显好转而将其"归属和爱的需要"上升至自身心理需要的主导地位;一旦其病情再次出现反复时,其健康需求又成其心理需要的主宰。

二、 患者心理需要的主要内容

患者的心理需要既有因人而异的独特性,也有此类人群相似的共同性。无论男女老幼、病情轻重,其共性需要的内容主要涉及以下几点。

(一) 恢复健康的需要

当人们因伤病致其丧失部分组织器官、某种躯体功能或卧床不起时,才益发感到保持健康状态的重要。诊治过程中,患者较多将注意力集中于他人的强健体魄或健全功能,恢复健康几乎成为患者的第一需要。

有患者十分关注其病程的每个细微变化,稍有不适或病情反复,就情绪低沉,寝食难安,急切康复的需求可致其康复动机强烈出现康复行为偏差等。如随着围生期保健知识日益普及,我国城镇等区域的产妇,除定期接受产前检查,临产前均需住院在医护人员确保母婴平安的专业化指导或协助下完成其分娩,同时以其非疾病状态经历患者角色的短期体验。某产妇自然分娩后康复愿望迫切,食欲甚佳却缺乏产后饮食的基本常识,在其家人"大补、增加营养"的鼓动下,24小时内吃了35只鸡蛋后发生"氮质血症",尿蛋白出现"++++",险些酿成终身病患。此典型实例足以表明,患者的康复需求与其康复进程息息相关,关注此类因素所致的安全隐患,同样是医护人员的分内职责。

(二) 保障安全的需要

人们的安全需要常与其自我保护能力成负相关,即个体的自我保护能力越差,其安全需要越强烈。患者除疾病状态致自我保护能力较差,还需面对完全无法自行把控的院内交叉感染、药品的不良反应、手术或特殊检查所致意外等疾病诊治各环节潜伏的诸多安全隐患,均可显著增强患者保障自身安全的需求。如患者凭借其医疗知识的一知半解,常会在其接受诊治时顾及"肌内注射会否伤及坐骨神经""静脉输液时空气会否进入血管""手术有否生命危险"等问题。若不能从医护人员处获得及时、确定的承诺,患者可能持续处于焦躁难安的警觉状态,均可对其身心状态造成不利影响。又如某患者因食管黏膜损伤需接受胃管放置,置管前患者曾反复询问护士这种操作"是否致痛?"护士因忽略其食管黏膜损伤的特殊情况,想当然地按照惯例答复道:"不痛!"但实际插管时患者却感到"疼痛难忍",便将其与众不同的痛觉视为威胁安全的信号,中止了护士的置管操作。直到经验丰富的护士长给予他令人信服的解释,满足其保障安全的需要,才使之化解疑虑,平静地面对治疗。事后该患者深有感触地说:"护士若能消除患者的一些疑虑,并不亚于给患者服一剂良药。"

(三) 角色适应的需要

正如前述患者的几种角色不适应行为,均由此需要的内容所致。即使健康个体,乍到人地两生的新环境,也会有诸多不适应,或水土不服,或寝食难安。那些慕名择医、异地就医的患者,除面对与健康人相似的适应问题,还需适应从未体验的新角色,更易因适应不良而损害健康。患者住进医院,不只是单一地面对陌生环境,还需与素昧平生、同样身心失衡状态的其他患者朝夕相处。来自天南海北、饮食与睡眠习惯迥然不同的患者及陪护亲属共居一室,医院作息制度与众多个体的日常起居习惯完全不符等,与个体原有的角色行为模式大相径庭,均需其逐一调整、适应。此外,随着我国家庭结构日渐由大到小、家居条件日趋优越,有的患者对多人一屋的住宿环境、相对狭小的拥挤空间、统一要求的作息时间等难以适应。若医护人员不能予以其及时指导和有效引疏导,任由其持续处于不适应状态,患者之间可能引发人际冲突,患者自身可能加重身心失衡等。一般认为,患者全面适应医院生活的过程越短,越有益其身心康复。

(四) 群体归属的需要

个体取得患者身份前,因其社会角色均具多重性,他们可从多方面获得满足其归属和爱的需要。但患者角色的特殊性,却可使个体的原有社会角色陡然丧失,离开朝夕相处的至亲,告别默契合作的伙伴,缺席畅叙友情的聚会等,疾病状态下的患者可强烈地感到孤立无援,比任何时候更需要他人的情感支持。住院患者多产生更强烈的归属动机,需要得到新人际群体的接纳、认可,需与病友"同病相怜""患难与共",需从同伴处寻求精神寄托,需在温馨、和谐的人际氛围中排遣孤独,驱除"被遗弃"等心理阴影,重建与病痛抗争的信心。有调查显示,患者渴望亲属陪伴的最主要原因是为获得情感等精神需要的满足,若患者能与医护人员、病友建立和谐的人际关系,对其亲属陪伴的需求强度即可明显降低。

(五) 寻求安抚的需要

病痛常可使人们更多表现其情感脆弱的一面,即使平素看似独立坚强的个体,也会在病痛的特定状态下难以自控地显露其脆弱,此即"患者等于弱者",特别渴望他人的同情、安慰。如许多病痛缠身的患者,突出地表现为情绪易激惹、任性、爱哭、行为幼稚、心理承受能力显著下降等。病残所致不适、对疾病预后的担忧、忧虑诊治过程中的安全隐患,均可令患者的情绪跌宕起伏,尤其在乎甚至计较他人对自己的态度,期盼所有医护人员和亲友,都能对其抱以和颜悦色、体贴入微,及时为其分忧解难。医护人员若能了解、体谅患者的此类需要,或可主动防范与患者互动过程中不经意间引起其较大冲突与挫折的某些言行。

(六) 获取信息的需要

此需要主要受患者了解自身疾病诊治相关信息的动机驱使。如患者需了解医院各项制度、所患疾病的治疗方案和处置程序,需掌握自身所患疾病的诊疗知识,了解所在医疗机构医护人员的专业水平、工作能力等。也有患者关注医护人员的个人兴趣、爱好等信息,并尝试以此作为其密切医护患关系的渠道,以保障其康复等切身利益。如需接受手术治疗的患者最关注"谁主刀""主刀医生的医术是否高明""如何让主刀医生高度重视自己"……他们千方百计地捕捉一切相关信息,以确保其手术万无一失。此外,患者的信息需要,还可导致患者间以讹传讹,甚至对其身心康复产生消极导向。针对此,医护人员可酌情给予患者相关疾病知识等专题宣教,帮助其较全面掌握准确、可靠的信息。

(七) 接受刺激的需要

患者一旦从病痛磨难中解脱,其需要的主导地位,即从原本最关注的"健康、安全"等转至寻求新鲜刺激等,且良性刺激对康复期患者身心状态确有积极影响。医院的生活环境,相对于精彩纷呈的社会环境显得寂静而单调。患者的日常生活,始终围绕其饮食、睡眠、治疗"三部曲"循环往复,且因活动空间受限、范围狭窄、内容枯燥等,患者多有"度日如年"之感。长此以往,不利于患者的身心状态,甚至压抑患者的健康潜能。此外,患者曾因病重而减退的追求新异、探索、活动等兴趣,会随着患者从重病中脱险而日渐恢复,逐渐表现其对新异刺激的较强需求。如有的患者耐不住寂寞而彼此打闹,从制造恶作剧中寻求刺激和乐趣;有的患者因与人开玩笑过头引发人际冲突等。以后医护人员了解患者的此类需要,可将其引导至有益其身心状态的方向。如为患者提供报刊,组织患者参与趣味性或公益性活动,既可满足患者追求刺激的主导需要,也可为其重返社会角色建立相应的心理准备。

(八) 赢得尊重的需要

此为人类特有的高层次需要,并不随患者原有社会角色的转换或退位而减弱。患者的尊重需要,主要围绕其解除病痛的主线,有人甚至出于某动机强化其尊重需求。如有患者转换新角色后,仍自居其原有社会角色的优越地位,以期在其疾病诊治过程中得到医护人员的特别关照;有的患者则不愿把原有社会角色带入新角色群体,唯恐自身处于相对劣势而被医护人员忽略。某市多家医院对"患者称呼"的大样本调查表明,原社会角色地位优越的患者,赞成医护人员用"某老总""某经理"等原职务的称谓;原无甚社会角色地位优势的患者,则认为医护人员以"床号"称呼所有患者更体现"一视同仁"。需要指出的是,尽管少数患者因自身需要而赞同用"床号"之称谓,但更多患者的自尊需要,却不认同"床号"之称谓。有患者指出:"当今世上仅两种人被叫号,犯人用囚号,患者用床号,易让人产生不愉快的联想……"

第三节 患者的心理反应及其规律

此"患者"概念,指医生和患者共同认可、真正意义上的患者,主要指被确定患有躯体疾病、在非精神科医疗机构接受疾病诊治的人们。其心理反应的主要形式及其规律如下。

一、患者心理反应的概念

患者心理反应,又称"患者心理现象"或"患者心理活动",一般指个体在取得患者身份期间,围绕"患者"特定概念而展开的认知、情绪、行为等心理活动。简言之,患者心理反应,指个体因患者的特定角色产生的一系列心理现象。其实患者心理反应的影响因素,并不仅仅限于疾病本身,还涉及社会、心理、文化等多方面因素。了解患者的心理反应及其形式,重在掌握一般规律,在为其评估、干预中举一反三。因篇幅所限,本教材重点阐述患者因疾病本身所致心理反应。

平素健康、心境平和、从不担忧的人们,一旦进入疾病状态,会突然间像变了个人,表现为精神不振、心烦意乱、忧心忡忡等。个体因疾病导致的明显情绪变化,即具有典型意义的患者心理反应。

患者因疾病认知所致心理反应,主要取决其对自身疾病的认知恰当与否,且与患者能否保持良好身心状态密切相关。恰当的疾病认知,有助于患者保持自身条件下的较好身心状态;疾病认知的偏差,却可能使遭受严重病痛的患者"雪上加霜"。现代心理学研究表明,"情绪紧张和焦虑,可降低有机体抵抗细菌和其他致病因素的能力"。有关调查亦证实,同为晚期癌症患者,持恰当疾病认知者的存活时间数倍于疾病认知有偏差者。

二、患者心理反应的主要形式

此处患者心理反应的主要形式(常见负性情绪状态)不同于本教材第四章所涉及概念,主要指对患者身心健康产生消极影响的负性情绪状态。凯农等学者指出,任何易致焦虑、忧郁、恐惧、愤怒等负性情绪反应的因素,都可能对个体身心健康造成干扰。疾病作为较高强度、易致负性情绪状态的因素,对患者身心的消极影响显而易见。大量临床报道表明,患者在疾病过程中所产生的焦虑、忧郁、恐惧、愤怒等主要负性情绪反应,可持续对患者的身心健康造成消极影响。如一位30多岁的肺结核患者,因高度怀疑自己患有恶性肿瘤,持续地深陷在莫名的恐惧、焦虑中,整日悲天悯人,不久便因抑郁而亡。相反,许多恶性肿瘤患者,则因能较好地调整自己的情绪状态,始终保持良好心境,临床治愈率显著提高,生存时间延长。

患者的负性情绪反应,如同许多临床疾病的共有症状、体征(发热、腹痛、恶心、呕吐等),都不属于特异性反应。而且人们的负性情绪反应所涉及范围更广,无论患者的疾病严重程度如何,几乎所有患者都无法避免;何况健康人群亦有不良情绪反应。

了解患者常见负性情绪反应的基本表现形式,可掌握患者在疾病过程中不良身心状态的一般规律。根据患者心理活动的共性特征,其"常见负性情绪反应"主要包括以下几方面。

(一) 恐惧

患者易产生恐惧感,主要是因其意识到存在危险,却又缺乏独自应对危险情境的能力;患者力不从心的内心冲突,又可加剧其恐惧感。恐惧感可致患者总是处于惶惶不可终日的境地,不仅严重影响其身心修复,甚至可对患者造成致命性危害。如急性心肌梗死患者的极度恐惧即属于致命性打击,可能成为导致其病情恶化的直接诱因。

此外,患者的恐惧,还可能干扰或延误其疾病诊治。如某溃疡病患者因对其手术极度恐惧,术前过度受惊吓而发生虚脱。又如有人经观察发现,许多患者躺在手术台上因恐惧而四肢颤抖,以致医护人员术前为其静脉穿刺时遭遇操作困难。

(二) 抑郁

相关研究表明,身患重病、长期受疼痛折磨或病后久治不愈,易导致患者的严重抑郁反应,抑郁反应又常是促发患者萌生轻生意念或自杀行为的直接推手。

医护人员若密切观察患者的行为,大多能及时察觉其抑郁的状态及程度,如轻者自诉脑力迟钝、四肢乏力、无精打采、懒于参加各种活动;或表现为多愁善感、终日以泪洗面等。重者除上述表现更典型、明显，患者常深陷情绪"沼泽"不能自拔，欲以自杀了结此生的意念更强烈等。但也有个别患者抑郁反应严重、行为表现不明显，其自杀前兆易被他人所疏忽，最终出人意料地发生悲剧。因此，医护人员尤应高度重视和密切关注身染重疾但沉默少语的患者。

患者是否发生抑郁反应，与其自身的素质、年龄等因素有一定相关。有报道称，因自身素质易产生抑郁反应的个体，人过中年后其抑郁倾向会更加明显。

（三）愤怒

"怒大伤身"乃众所周知的不争事实，生活中被"活活气死"者并非鲜见。现代医学研究表明，当个体处于愤怒状态且出现"冲动高峰"时，体内大量释放促肾上腺皮质激素，并与血液中白细胞"拥抱结合"，使白细胞杀灭致病微生物的能力大大减弱，机体免疫功能下降，以致各种病原体侵袭人体时，白细胞无法以"人体卫士"之威力予以强有力还击，人们的患病概率即显著增高。

美国生理学家爱尔玛所做"心理状态对健康的影响"的研究表明，愤怒是最大危害人们健康的负性情绪反应。其研究发现，愤怒时人体内会分泌毒素，爱尔玛便收集人们愤怒状态的呼出气体，将其制作成并命名为"生气水"后注入大鼠体内，不出几分钟大鼠就死了。研究人员指出，愤怒时机体的生理反应十分剧烈，其分泌物的成分比其他任何情绪反应都更复杂、更具毒性。

愤怒与其他负性情绪反应的显著区别在于，它既有溢于言表、易被察觉等特点，又有作用迅速、危害直接、恶性循环等特性。特别是高血压病、心或脑动脉硬化的患者，其盛怒之下发生猝死的概率最高，故其易怒的反应及其应对，特别需要得到医护人员的高度关注和即时疏导。

（四）焦虑

焦虑虽是人们日常生活中普遍存在的一种保护性反应，且适度焦虑有益于个体更好地适应变化，有利于个体通过自我调节保持身心平衡等。但若个体发生两极的焦虑反应（过度焦虑或焦虑缺失），则可对其身心造成不良影响。特别是因病痛而身心状况欠佳的患者，当其出现烦躁不安、失眠、颤抖、呼吸急促等急性焦虑反应的症状时，常自认患有严重疾患，随之而至的过度焦虑可使其上述症状加剧，犹如"雪上加霜"，构成恶性循环，需要医护人员给予其密切关注和即时调控。

焦虑的生理反应，以交感神经系统激活为主，如疲乏、失眠、腹泻、恶心、呕吐、厌食、多汗、心悸、胸闷等反应，患者常有"透不过气""心好像要跳出来"等主诉。有些患者为缓解内心紧张，常伴有异常行为反应，如来回踱步、坐立不定，难以自控地重复着无意识或刻板的小动作，如咬手指甲、搓手握拳、反复摆弄某种物品、不停地用敲击发出声响等，有的患者沉默不语、面容紧绷、愁眉不展，有的患者则反复向医护人员询问与其自身健康有关的某个问题。

三、患者心理反应的若干规律

（一）患者心理反应与疾病严重程度

患者心理反应与其疾病严重程度的相关性主要有以下特征。

1. **患者的心理反应强度与其"疾病认知"严重程度成正相关** 疾病本身的轻重缓急、痛苦程度等，对患者心理反应均有直接影响。但患者"病痛程度"的体验，通常具有较强的主观色彩，即患者所感知的疾病严重程度，与其疾病的实际严重程度并不一定相符。患者的病痛体验强或弱，更主要取决其对自身疾病的认知强度。

患者对其疾病的认知强度，具体表现为其对疾病信息的敏感性和耐受性。一般认为，对疾病信息的敏感性强且耐受性差的患者，总是过高估计其疾病严重程度。如某些具有疑病倾向而并无任何实际病痛的患者，易轻信江湖巫医对其疾病严重程度的恐吓之说，对其"莫须有"的疾病诊断极度恐慌。又如某些高度敏感的冠心病早期患者，虽经医生诊断为"心脏功能尚好"，并被告知："当下完全具有正常人的工作和生活能力，只要适当控制饮食，注意劳逸结合等。"他却仍然整天卧床不起，对其体力因"废用性减退"所致乏力、气短、心悸等现象感到极度恐惧。相反，对疾病信息的敏感性差且耐受性强的患者，总是较低地估计其疾病严重程度。如某人虽患有威胁生命的严重疾病，但因未发生"病感"而固执地自认为身体一向很好，即不会产生由疾病所致的心理反应。如某胃癌患者耐受性强且敏感性差，虽早已有明显的胃部不适，却自认是偶然现象并十分大意，很随意地自服一些对症处理的药物，迟迟不去医院诊治，直至其疾病晚期发生各种严重并发症后，才为其已丧失宝贵的治疗时机而痛悔不已。

2. **患者的心理反应强度与其疾病实际严重程度成正相关** 不同个体对疾病认知程度的显著差异，主要受其个性心理特质等影响。此处所指"患者心理反应与其疾病的实际严重程度成正相关"，乃人之常情，也是患者心理反应的另一个基本规律，即指那些平日乐观、开朗且自制力较强的个体自知身患重病后，同样会因其疾病的严重后果而产生复杂心理活动或激烈内心冲突。虽然他们大多能冷静地面对现实，一般不会有过激情绪反应或极端冲动行为，但他们同样会对其疾病所致一系列严重后果产生恐惧感。理由很简单，因为任何一个具有正常心理活动的个体，都不会对其可能面对的"死亡威胁"无动于衷。包括个别没有"病感"的患者在内，当其在家人强制下就医并自知其病情严重后，一般都不会再拒绝就医，相反会产生一种悔之晚矣的感叹。

(二) 患者心理反应与年龄特点

此指体现在个体从幼稚走向成熟的心理发展过程中，因疾病而产生心理反应的一般规律，但不包括高龄老人的"退行性"心理反应。

患者的心理反应也遵循个体心理发展的基本规律，因不同年龄阶段而产生的患者心理反应，主要具有以下特征(表9-1)。

表9-1 患者的年龄与其心理特点

人群年龄段	心理反应或其主要表现
婴幼儿	哭、闹
儿童	短暂、朦胧的恐惧和悲伤
青少年	年轻气盛、易冲动
中、壮年	强烈内心冲突
高龄老人	"退行"、直白、幼稚

1. **患者心理反应的复杂性与其年龄增长成正相关** 婴幼患儿除因疾病所致不适而哭闹不止，基本不具备产生其他认知等复杂心理现象的能力。诸如婴幼患儿所表现的依恋母亲、"皮

肤饥饿"等心理现象,并非患儿疾病过程中的特有心理活动,即使将正常婴幼儿与其母亲分离,他们同样会产生不安全感等心理恐慌,显然后者不属于婴幼患儿对疾病的特有心理反应。

随着个体自我意识水平的发展,患儿形成主体与客体的概念后,便逐渐有了自我保护意识和对死亡的恐惧。但此时疾病对儿童造成的健康危机感,大多还比较抽象、含糊,故患儿因疾病所致心理反应也比较单纯。如低龄患儿看到同龄人患重病死去时,可能会以为小伙伴睡着了;稍微年长的患儿,可能会有偶然、短暂的恐惧或伤感,并出现相应的行为反应,但他们仍无法真正理解"死"的概念,儿童天性中的无忧无虑很快又得以恢复。多数情况下,患儿凭借其对当时身体状态的尚好感觉而保持着纯真和快乐。此外,由于患儿的社会化水平很低,他们大多不懂得因其疾病严重后果对其父母等长辈的影响,不太关注父母及他人对其的态度,更不会有类似成人的牵挂或担忧。

在青少年向成年过渡的年龄阶段,患者因疾病而产生的心理活动逐渐变得复杂。他们开始懂得关注自己的疾病预后,重视自身的健康问题,会根据已有疾病知识作各种推测、担忧未来等。但大多数未婚的年轻患者因疾病而产生的心理活动,基本围绕着自己与疾病这个中心,一般也不会太复杂。

疾病过程中心理反应最复杂的患者,是处在青壮年阶段的人们。家庭、社会等特别角色,往往使其对疾病不良后果所致各种影响考虑得特别多,疾病使其产生的内心冲突尤其激烈,他们自身因疾病所承受的心理压力也特别大。尤其是事业上"如日中天"或距成功仅"一步之遥"的患者,常常难以自拔地陷入"要事业还是要健康"等激烈心理冲突中。尚有年幼子女的重病患者(如接受心脏换瓣手术的患者),他们既有为抚养孩子而求生的强烈愿望,又有担心发生意外而撇下孩子的极度恐惧;他们既有为根治病痛不惜一切代价的坚定决心,又有无法排遣对可能发生"人财两空"的情况惶恐不安等。此类强大心理压力和激烈内心冲突,有时可能成为青壮年患者身心状况急转直下的直接原因。

老年患者,尤其是高龄老年患者,其在疾病过程中的心理反应似乎比中、壮年患者又单纯许多。当他们自以为基本完成其对家庭和社会应尽的人生义务时,通常能较平静地对待病痛,其人生的遗憾和牵挂也相对较少。虽然当今人们都有健康长寿、安享晚年的良好愿望,但多数患者有"年龄越大越能坦然面对不良疾病预后"的心理活动规律。如对疾病治疗过程可能存在的风险,老年患者比中年患者更有心理准备。随着现代人健康水平的普遍提高,老年患者已不再满足于多活几年,显现其更注重生活质量的趋势。如七八十岁的老年患者,主动要求接受手术等具有较大风险的疾病治疗方式以解除其病痛者越来越多,一次次突破人们理念中手术治疗的年龄禁区,百岁耄耋老人接受有创医疗诊治亦非鲜见。这一方面表明相当一部分老年患者对其疾病认知及健康观念已发生很大变化,渴望拥有更加自理、自在的晚年;另一方面也说明老年患者对其生命的自我价值观念更加超脱,越来越认同"赖活不如好死"的价值观念。

2. **患者心理反应的外显性与其年龄增长成负相关** 患者心理反应的外显性,即患者对疾病的外在情绪表达。个体的情绪稳定性、自控能力或掩饰能力,都呈现其"心理反应的外显性与其年龄增长成负相关"的一般规律。

患者的年龄越小,其心理反应的外在表现就与其内心体验越相符。通常患儿总是用最直接的情绪表现形式,如哭闹等易被他人识别的外显行为,表达其病痛的主观体验。但同龄患儿因疾病所致心理反应的具体表达方式，又可因患儿的个性特征而有所不同，性格外向的患儿总是比性格内向的患儿更直接地表达其内心体验，提示儿科的医护人员或可更多关注性格内向的患儿。

随着个体的社会化发展和自我意识等不断成熟，人们开始学习适应社会、按照社会化标准规范自己的行为后，逐渐形成维护自身形象等自我保护的心理现象，学会了根据他人评价调节自身行为等。能掩饰内心的真实情感，是个体心理发展到一定阶段的标志。从人们公认"孩子最真实"的不争事实中，也可了解"年龄越小，情绪反应的掩饰性越差"的心理活动基本规律。但毕竟患者情绪反应的外显程度，还与其动机、个性特征、对疾病的承受能力等许多因素有关。在"患者心理反应的外显性与其年龄增长成负相关"的基本规律中，老年患者有其例外，尤其一些高龄老年患者可因其自身已发生"退行性"心理现象，出现"稚童"般随心所欲地表达其情绪反应等心理活动特点。

（三）患者心理反应与疾病治疗方式

患者心理反应与其疾病治疗方式的关联，类似其与疾病严重程度认知的反应特征，主要与疾病诊治方式是否对患者造成创伤或损害以及对患者疾病转归的利弊影响程度有关，同样也有实际的诊治风险和认知的诊治风险两方面。

1. **患者的心理反应强度与其疾病治疗方式的认知危险程度成正相关** 患者对其疾病治疗方式的认知危险程度，与其疾病等知识背景有一定相关。来自实践的报道表明，对其疾病治疗方式的危险程度估计过高的患者，本人正在做或曾经是医务工作者的占其中相当一部分。特别在其发生急症或接受有一定风险的治疗时，他们更易过多地联想曾经直接或间接经历过的最严重不良预后，因而由疾病治疗方式所致心理反应的强度也特别高。如某中年女性医务工作者，因其下腹部良性包块接受风险不大的专科常规手术。因她始终极度担忧手术过程中可能发生的各种意外，整个手术过程都处于高度亢奋的紧张状态。她情绪激动且痛阈显著偏低，对手术治疗过程呈明显不合作状态，迫使麻醉师不断为其追加药量，致其术中麻醉用药接近其自身饱和浓度。术后患者自认已闯过所有风险关，加之其术前、术中高度亢奋所致身心疲惫，她被动地放松其持续紧绷的情绪状态。恰巧此时该患者的机体应激能力已趋向衰竭，患者体内蓄积的较高浓度药效迅速扩散致其由呼吸抑制而死亡。这虽然只是个别现象，但该典型实例却可进一步说明，患者的心理反应的强度，既可因其对疾病治疗方式的"认知"危险程度所致，也可对其疾病治疗方式的实际危险程度发生反作用。

2. **患者的心理反应强度与其疾病治疗方式的实际危险程度成正相关** 此类问题不难理解，疾病治疗的部位、难度、方式等直接关系其危险程度。通常情况下，局部麻醉下微创手术的危险程度远远低于全身麻醉下大型有创术式。目前在临床医学实践中，患者接受任何治疗前，主管医生都会根据患者知情同意等相关法规，向患者及亲属详细交代治疗过程中可能发生的各种风险或意外，并要求患者亲属签字以示认同。如以主刀医生与患者之间的术前谈话为例，无论患者将接受的手术大或小、复杂或简单，患者或亲属通常都签署同一版式知情同意书。于是，无论接受单纯性阑尾炎手术的患者或是接受心脏换瓣手术的患者，同样都要面对"可能发生麻醉意外而心脏骤停，可能出现术中大出血，可能发生术后感染"等一系列令其难以认同的术前交代。尽管这两类手术风险截然不同的患者，对其疾病治疗方式的认知危险程度均受到相似"术前交代"的影响,但他们因手术风险所致的心理反应强度绝不可能等同。手术前夜,将接受单纯性阑尾炎手术的患者可能若无其事、安睡如常;将接受心脏换瓣手术的患者,则可据其自身疾病严重程度的推测,或经其他途径了解其疾病治疗方式的较大风险,相应地产生一系列复杂心理活动,可能因对手术风险的担忧而彻夜难眠,其不适宜身心状态可能影响其整个围术期,不利其术后恢复,他们需要得到医护人员的更多关注和心理慰藉。

但当下普遍采用的术前通话中对患者交代手术风险的方式和措辞,可能使部分疾病实际程度不重的患者却陷入"疾病认知"的严重程度困境中,知情同意的告知反倒使患者心理承受不必要的重负。术前医护人员若能采取较婉转的方式向患者告知,即可使患者对其治疗风险建立必要的心理准备,又不致引发患者较高强度的不良心理反应,或可确保患者以其最适宜身心状态,较好地配合医护人员,顺利渡过其手术关。

【典型案例及分析】一位患者的点滴感受

此案例由北京大学北大医院护校前校长陈素坤老师提供,每段文字后括号内的"要点解析"为本章著者所述。该案例非常鲜明地反映了患者心理的共性规律,很有代表性。也许有人会认为:"该患者不过是假牙滑入食管,如此体验太小题大做!"其实,患者的情绪反应,正是源自其需要满足与否的体验、个体的主观认知评价。如同上文所述"患者的心理反应强度与其疾病治疗方式的实际危险程度成正相关",患者的主观认知不可能以医护人员的司空见惯、习以为常作参照系,而完全在于其切身体验。一个疏于与医院打交道的患者,面对一连串"第一次",其心理反应的跌宕起伏当在情理之中。

凶吉未卜

人们一旦住上医院,就意味着从正常生活的轨道上被甩出去了,而将人们推到了一个更加严峻的生活角度去对待一切,即便是健康时的平凡小事,也都归结到"活"还是"死"这样一个哲理中去了……我由于偶然不慎,误将假牙吞入,疼痛不已,随即急诊入院……我心急如焚地期待着尽快手术,同时反复思索着:手术能成功吗?会不会遇到万一呢?也许弄不好很快就到另一个"极乐世界"去了……愿上帝保佑我能遇上一个认真负责又医术高明的大夫。这种凶吉未卜的忧虑,一直到我被完全麻醉后,才消失殆尽。

要点解析:①较充分体现了突发事件所引发患者内心的激烈冲突。②患者一边期待手术治疗,一边担忧手术治疗的结果,置身于趋避式冲突。③患者的健康需要、安全需要同时占据其需要的主导地位。

充满希望

苏醒后,获悉异物已顺利取出,随之我心里的一块石头落地,尽管伤口很痛,但毕竟脱离了危险,而转入护理治疗阶段,于是跟护士打交道的机会多了。当然无非是打针、吃药,而我最怕的大概就算打针了,特别是静脉"点滴"(指输液)。由于初次接触,心中多少带些恐惧,特别是有些护士,一针要扎上好几次,扎得我鲜血直流时,我更觉得发怵。诚然痛不痛已不是主要问题,而更多的担心是会不会出现什么危险?会不会留下什么后遗症?

尽管患者对医学可能不甚了解,但也并非全然不知,大概也就是这种朦胧,往往导致往坏处联想,造成情绪上的紧张:静脉会不会进空气啊?肌内注射会不会超出规定区域啊?有些护士往往限于机械地工作,而对患者的思虑和要求不大注意。

由于许多护士轮番上阵,即便是一般患者,时间长了也能悟出哪些护士技艺比较高明,相应地产生信任感,无疑也是患者心中最受欢迎的。当然减少痛苦、尽快出院,这是患者的一种希望。

要点解析:①脱离了危险、基本满足了安全需要的患者,生平第一次面对静脉注射,因为缺乏必要的诊疗信息又出现一连串对其安全的疑问。②患者的紧张情绪源于其对医学知识的一知半解,反映其对疾病诊疗信息的需求。③患者以其切身感受中肯地给护士提出了优化工作质量的建议。医护人员耳熟能详的诊疗过程,在外行的患者眼里却全然是陌生与未知,其无助和忧虑可想而知。

幻 想 破 灭

一周后,我自觉许多异常症状逐步消失,真高兴马上会出院了,但经透视后发现我食管仍有问题,这就意味着:出院幻想破灭了。我将要再继续住上相当一段时间。我泄气了,悲观的情绪占了上风,有时甚至失去了治疗的勇气。这一突变不能不算一个挫折,而对我更大的挫折,莫过于插鼻饲管了。从直观上感觉,从鼻中插管到胃里(护士喻作"吞面条"),是十分可怕的,因为它改变了进食的正常渠道。由于先有了心结,也是造成我后来紧张的一个原因。

尽管我事先问过一些护士:"插鼻饲管痛不痛?"她们都说:"不痛。"但实际操作中,我实在难以忍受,无法抑制地痛哭流涕(过后回忆,真有些失态)。我越发怀疑人家不痛而我却觉得这样痛,会不会有什么意外呢?无奈只好将管子拔出。好在经验丰富的护士长给我作了必要的说明和解释,消除了我许多疑虑,加上她熟练的技术,终于顺利完成了插管。我似乎觉得,在"华山自古一条路"的情况下,她救了我一条命似的。在我看来,若能消除患者的一些疑虑,并不亚于给他们服一帖良药。

要点解析:①从"充满希望"转而"幻想破灭",患者经历了心境的大喜、大悲,紧接着又遭遇插鼻饲管的不顺利而产生较强的挫折感,反映其需要的不可预料性和不稳定性。②"一些护士的回答"显然只是惯常推论,恰恰忽略了该患者食管黏膜被其脱落假牙划伤的特定情形,从而导致患者的安全需要强度又一次显著提升及其安全危机引发的不合作。③护士长的高明之处并非都归结为她的熟练技术,最令患者心悦诚服的是其耐心解释和详细说明。当患者了解自己的痛感与众不同是因其食管黏膜损伤而非任何意外时,疑虑便烟消云散,对插管的配合也默契了。"若能消除患者的一些疑虑,并不亚于给他们服一帖良药"之感叹,并非对护士的苛求,却代表着广大患者心底的期盼。

白 色 监 狱

两周过去了,我越发觉得在医院里的日子白天长夜更长,似乎就是地道的瑞士表,在这里也要运转得异乎慢了,日复一日,实在难熬。特别是本院,既无患者散步休息的活动场所,又严禁患者外出,犹如将患者禁锢在一个狭小的天地里,令人颇有丧失自由之感。尽管这种自由的获得,将取决于医护人员的治疗和患者病情的好转,如果硬要打个比喻的话,就像一座"白色监狱",所不同的无非我们(与犯人)属于两种性质的人,但在形式上不能不说有某种相似之处。

特别是在病情尚无眉目时,更觉得类似无期徒刑,心境是欠佳的。

而我们最大的享受,大概就是能够走到医院大门口,透过小小的门窗,看看来往的车辆和川流不息的行人,以此来联系外面那么颇有生机的世界,而这些作为一个常人是难以感受的。正如人们常看到小孩趴在窗前向外眺望时那种活蹦乱跳的举止和欢乐,作为一个成年人却难以想象和理解的一样。人,怎能脱离现实世界呢?

要点解析:①"度日如年""白色监狱""犯人""无期徒刑"……均为患者需要错综复杂的写照,他们既有倚靠医护人员保平安之需,又有自由被医院规章所限之恼。②患者需要被理解、被尊重,"患者与犯人在形式上有某种相似之处"之说并不仅指患者的活动范围受限,其另一种表述为:"世界上只有两种人被叫'号',犯人叫'囚号',患者叫'床号'"。③患者渴望医护人员可以跨越一般常人与孩童之间的沟壑,设身处地地走近其弱势群体的内心世界,给予其抚慰与关爱。

茶余饭后

尽管天地是狭小的,禁锢在这里的患者由于朝夕相处,逐渐也产生了一种特有的情谊,平日里除了一些小型的游艺活动外,就是天南海北的讨论。讨论中占相当比重的,大概就是对医护人员的评论了,这也许是同病相怜的缘故吧。说来说去,患者的共同希望,就是能为遇上艺高、胆大、心细的大夫和热情、和蔼、护理周全的护士而感到幸运,特别是对那些技艺超群的医护人员,患者传奇般地广为传诵,有的甚至像对江湖侠客般的爱慕和敬仰。患者对医护人员的感激是出自内心的,也是真挚的。

要点解析:①患者间的特有情谊源自其排遣孤寂、寻求支柱的归属需要。②天南海北的讨论、对医护人员的评论等均为患者信息需要和刺激需要的体现,任何患者积极的"现身说法",都可对其他患者抗衡病痛产生激励作用,有时甚至显著强于医护人员给予的支持、干预。

忐忑不安

一个月的医院生活显得格外漫长,但经过一个低潮之后,希望的火光又时隐时现,大夫终于给我预约了透视复查的时间,以检查食管恢复的情况。我当然盼望这一天早日到来,但心情是忐忑不安的,唯恐检查未愈而遭遇新的挫折,也许这就是患者的心理状态,似乎对悲观的因素想得更多一些,甚至检查结果是基本好转,可以从口中进食时,我仍然对此持慎重的态度,生怕乐极生悲。

要点解析:日夜企盼康复的患者因担忧复查结果而陷入忐忑不安,尚未检查却无端疑虑将再次遭遇挫折,明知检查结果良好却不敢轻易恢复"进食的正常渠道"……患者的心理活动如此匪夷所思,却又那么真情流露。

走向生活

作为一个即将出院的患者,经过一段偏离正常轨道的生活后,又要恢复到原来的运行轨迹,不能不说是令人高兴的,因为又要走向生活了。在此期间似乎不再觉得时间难熬,急于出院的心情亦有所淡漠。说也奇怪,当与人间隔离的无形幕布即将被揭开的时候,患者反倒对医院的生活有些留恋,其中包含着对医护人员的精心治疗和辛勤劳动所表示的深深的谢意,是他们为我重新生活创造了条件。我不禁有些喜形于色,因为生活并没有抛弃我,经历一段艰辛后,我更热爱生活。

要点解析:"不再急于出院、留恋医院生活……"常隐含着患者对离开医护人员呵护的些许惆怅,习惯了患者角色、医院生活的他们通常会有回归原有社会角色的再适应问题,特别是大病初愈的患者,出院前反而心理负荷加重,潜在的身心健康问题较多。

(刘晓虹　吴　菁　张爱华)

思考题

1. 患者顺利实现角色转换,正确行使其权利与义务的意义何在?
2. 患者角色的行为特征可供给护士哪些信息和提示?
3. 如何指导角色适应不良的患者适应患者角色?
4. 如何帮助各类就医行为患者?
5. 如何依据患者就医行为的影响因素,引导患者的主动、积极就医行为;改变患者的被动、消极就医行为?
6. 举例说明患者心理需要的错综复杂性及其后果。
7. 患者需要与常人需要有何异同?举例说明患者的安全需要、归属需要、尊重需要有哪些特定内涵?
8. 患者的负性情绪状态可对其身心造成怎样的影响?
9. 如何依据"患者的心理反应强度与其'疾病认知'严重程度成正相关"的规律缓解患者负性情绪反应的强度?
10. 如何依据"患者的心理反应强度与其对疾病治疗方式的认知危险程度成正相关"的规律缓解患者负性情绪反应的强度?
11. 如何依据"患者的心理反应的复杂性、外显性"等规律识别并缓解患者负性情绪反应的强度?

第十章

不同患者群体的心理反应特征

教学目标

识记： 1. 准确表述以下概念：特殊患者　急、危、重症患者　慢性疾病患者　情绪休克期　"赔偿"神经症
2. 准确表述急、危、重症患者心理反应的主要特点。
3. 准确表述癌症患者的心理反应所经历之过程。
4. 准确表述门诊患者的主要心理特点。

理解： 1. 比较患者心理的特异性反应与非特异性反应。
2. 归纳意外伤残对伤者身心的主要消极影响。
3. 评析癌症患者畏惧死亡的心理活动。
4. 比较器官移植患者的异体物质期心理反应与异体同化期心理反应的特点。
5. 举例表述临终患者的心理反应特点。
6. 阐述患者术前焦虑程度与其术后效果之间的"U"字形函数关系。
7. 举例表述慢性疾病患者的常见心理反应。
8. 举例表述急性突发性传染病、慢性迁延性传染病患者的常见心理反应。

应用： 1. 能针对急、危、重症患者心理反应的影响因素制定患者心理危机干预的对策。
2. 能依据意外创伤者的心理反应特点为其全面康复提供心理支持与辅导。
3. 制定一份癌症患者心理危机干预的程序和方案。
4. 为临终患者制定一份体现人文关怀的程序和方案。
5. 为器官移植患者制定心理支持、辅导的对策。

以两章的篇幅阐述患者的心理问题，符合本教材突出护理专业特色的主旨，也有益于帮助临床护士更系统、深入地了解患者的心理特点及其规律。本章基于前一章总体阐述的患者心理共性规律；较深入阐述临床各科共有、常见、不同或特殊患者群体的心理反应特征。

特别需要指出的是，患者的心理反应既有特异性的，也有非特异性的。如焦虑、抑郁、恐惧、愤怒等情绪状态即为患者的非特异性反应，类似发热、腹痛等临床四大非特异性症状，临床各科患者均可发生；而患者因急症、癌症、器官移植、意外伤残、临终等健康严重受损或生命遭遇威胁所致孤独、冷漠、厌世等强烈心理反应，类似疟疾的间歇热、伤寒的玫瑰疹等特异性症状或体征，则属于特异性心理反应。但这些特异性反应相对于某类患者群体，仍是其共性化心理反应，如临床不同的科室或不同系统疾病患者都有可能遭遇急症、癌症、器官移植、意外伤残、

临终等情形。了解某类患者群体的特异性心理反应,有助于护士实施患者心理干预时举一反三,也可提示护士即时地特别关注易发生心理危机患者中的弱势人群。

第一节 特殊患者的心理反应特征

特殊患者,主要指急、危、重症患者以及意外创伤患者、癌症患者、器官移植患者、临终患者等,病情严重或随时可能致残、致死等预后均可致此类患者的某些特有心理反应。各种患病人群、各临床科室均有此类患者,掌握其心理反应特征,无论遇到哪科患者,其心理评估、分析、干预的思路基本相似,可相互借鉴。

一、急、危、重症患者的心理反应

此类患者的心理反应,主要指意识处于清醒状态的急、危、重症患者的心理反应,需排除已丧失意识患者的异常心理反应。

随着现代医学的进步,临床救治急、危、重症患者的水平显著提高,挽回了许多濒临死亡患者的生命。但与此同时,急、危、重症患者的心理反应愈显突出,直接影响其"死而复生"后的病情稳定、疾病转归、生活质量等。密切关注急、危、重症患者的心理反应,旨在促进其身心的全面好转或康复。

(一) 心理反应的主要特点

1. 情绪冲动 因起病突然或病情凶险,急、危、重症患者大多伴有情绪冲动、理智不足等心理特点。他们高度紧张地关注其自身健康问题,对任何自认为可能危及其安康的细节都十分敏感、计较。如有的患者及其亲属无视必要的就诊秩序,一味强调自己应优先就诊的理由,动辄与医护人员或其他患者起冲突;有的患者一见到医护人员,就求助般大呼小叫,伴有纠缠医护人员的行为;有的患者激惹性明显增高,难以自控地计较细微小事,稍不遂愿便乱发脾气。

2. 认知狭窄 患急症就医,对许多患者尤其是危重患者,易致其典型的应激反应。在较强应激状态下,患者的认知范畴变得较狭窄,如其注意力较多局限于自身病情变化,很容易出现对周围其他事物判断的偏差等。如有的患者仅根据主观感受认识周围事物,不是与其他患者盲目攀比,就是认定医护人员对其重视不够或处置不当,甚至发生过激言行等。

3. 意志减弱 伴随着急、危、重症患者的健康、认知、情绪等各种变化,几乎每个患者都会不同程度地发生独立性下降、依赖性增强、自我约束力减弱等心理现象。一向很有主张的人会突然变得犹豫不决、优柔寡断;本身缺乏主见的人更易惊慌失措、乱了方寸。他们更多依赖于高明医生、现代化设施、先进救治手段等尽快解除病痛,却较少考虑如何发挥自身主观能动性。如有的患者对其病痛及必须反复实施的诊治手段缺乏耐受性,突出地表现为痛阈降低,有些成年人甚至出现孩童般哭闹等退行性幼稚行为;有的患者对周围一些难以排除的干扰性环境刺激过于敏感、反应偏激,有时会因各种医疗仪器、设施等发出的嗡嗡响声而焦躁不安、心烦意乱。

4. 心理反应复杂、敏感 此类患者的心理活动还因起病方式、年龄特征、性别差异、个体经历等不同而各具其特点。即使同为急、危、重症患者,急性起病者与慢性病急剧加重者的心理活动特点就有明显差异,如病情严重程度相似的患者中,女性的心理反应较男性更复杂、敏感;

意外受伤致残的患者中,自伤与他伤的不同伤因也使患者的心理反应截然不同等。因此,归纳急、危、重症患者的心理反应特点,既要掌握其共性规律,还要考虑其各类特征,基于综合分析,较准确评估此类患者的个体化心理状态。

(二) 心理反应的影响因素

如今凡有条件的医院,均普遍建立重症监护病房(ICU),集中收治急、危、重症患者。有调查显示,重症监护病房中患者发生不良心理反应的约占 50%,且其心理反应主要受以下几方面因素的影响。

1. **疾病所致**

(1) 疾病直接导致:来自 ICU 的报道表明,相当一部分急、危、重症患者,伴有不同程度的心理活动异常或精神异常,尤其是心、脑血管疾病患者,精神异常的发生率更高。这主要是患者的心功能代偿不良致继发性脑供血不足及脑缺氧或脑自身的病变所致,除临床表现为不同程度的谵妄,还会出现类似神经症的症状,如情绪不稳、莫名的恐惧、焦躁不安、易疲倦、萎靡不振、抑郁、睡眠障碍等。另外,疾病导致患者失去生活自理能力,可使患者产生抑郁的心境。

(2) 疾病认知导致:急、危、重症患者的疾病认知,主要受制其起病突然、病情变化快或病势凶险,因毫无心理准备,难以接受和适应严重病痛、短期内角色转变等,致其内心冲突激烈或惶恐不安。如心脏停搏患者的心理反应最典型,有人观察到这类患者在复苏后 1 个月内,常有记忆力差、噩梦多,唯恐心脏再次停搏或突然出现意外,独自一人时即有难以排遣的恐惧或焦虑,对医护人员和亲属的依赖性显著增强等。

2. **治疗所致** 指急、危、重症患者接受治疗的某些药物可影响其大脑功能,使之出现不良的心理反应。如治疗心律失常患者使用利多卡因时,若静脉滴注的速度达到 4 mg/分,多数患者可出现谵妄等精神症状;急症救治过程中所用吸氧管、气管插管、呼吸机、鼻饲管、持续性静脉通道、强迫性治疗体位等,也可使患者感到不适或某些感觉被阻断,诱发不良心理反应,如出现"生不如死"的厌倦感;呼吸功能衰竭的患者对气管切开、安放通气装置,常有紧张、不安之感,总感觉喉头阻塞、胸部重压、"气"不够用等。此类患者由于语言表达和身体活动受限,阻碍其向他人表达自己意愿或与他人交往,易致其安全感丧失甚至恐惧等。诊疗过程中,医护人员通常需询问或记录患者的许多个人问题,有时可能涉及患者内心深处的隐私,也可致患者因感被陌生人盘问而焦虑不安。

3. **病室环境所致**

(1) 感知超限:各医院收治急、危、重症患者的病室环境,或是规范化 ICU,或是专设的便于救治患者、放置各种抢救设施的特别病室。此类特殊病室环境,或繁忙、嘈杂,或冷清、静谧,都可能对急、危、重症患者造成较大的心理压力。繁忙、嘈杂的病室环境,如病室内放置各种急救设备和仪器、医护人员来回穿梭、不分昼夜的照明、其他患者呻吟不止等,均可扰乱患者的昼夜生物节律,致其因视、听觉等超负荷而发生高强度焦虑、烦躁不安、彻夜难眠等。

(2) 环境封闭:我国的 ICU 为控制感染、保持安静等,除酌情让患者亲属进入短暂停留,基本执行谢绝探视患者的规定。病室环境相对封闭,患者较长时间与外界、亲友隔离,极易产生孤独、失落等心理反应。

(3) 信息缺如:ICU 内,患者眼见医护人员成天穿梭于各种救护处置却无暇与其交流,亲眼目睹同室其他患者随时发生的临终情境或亡故后处置等却不便询问等,特定情境所致患者的信息缺失和茫然无措,均易引发其恐惧、忧郁、厌世等消极情绪反应。

(三) 心理反应的过程

1. *初期的恐惧、焦虑*　患者入住 ICU 后 1~2 天可呈现不同程度的紧张、恐惧、焦虑。如危重且清醒的患者进入 ICU 后,眼见自身躯体连接的监测导线、引流管、输液管等多达几条或十几条,耳闻监护仪器不断发出的噪声及报警鸣叫,亲历频繁检查、复杂治疗、反复操作、无亲人陪伴、病友每况愈下或死亡等,极易产生不良情绪反应。此外,医护人员的装束和紧张的工作气氛,也可增加患者的恐惧感;还有些患者受自其疾病本身、家庭、社会和经济的影响。3~4 天后,多数患者的初期恐惧和焦虑逐渐减轻。

2. *早期的否认*　患者入住 ICU 第二天即可出现否认的反应,第三、第四天达高峰。约 50% 的 ICU 患者运用否认的心理防御机制,有的因危急状态被控制而否认自己患有重病;有的虽自认患病,但否认入住 ICU 的必要性。否认的心理防御机制对患者具有一定保护作用,可遏制极度恐惧等对患者的更大伤害。一般情况下,患者以其否认应对可持续二三天,也有人可反复一两次。

3. *中期的孤独与忧郁*　一般指患者入住 ICU 第五天后出现的孤独、忧郁症状,约占 ICU 患者总数的 30%。此为患者失去工作能力、生活无力自理、失去社会活动能力、经济来源及发展前途等心理损失感所致反应,此期也是易使患者感到度日如年、颇受煎熬的阶段,或可影响患者配合治疗的耐性和康复的信心。

4. *后期的依赖或急躁*　此期有些患者经过精心治疗,病情明显好转、允许其离开 ICU 时,他们却因熟悉并习惯 ICU 环境、认同 ICU 对其生命安全有较大保障,而产生依赖监护仪或呼吸机等设施、害怕离开 ICU 的反应,如"呼吸机依赖综合征";有些患者则始终不习惯 ICU 的环境,希望有家人终日陪护,病情稍有好转尚不稳定便急于离开 ICU,烦躁情绪溢于言表。

二、意外创伤患者的心理反应

随着社会的现代化等高速发展,车祸、工伤等意外事故所致创伤亦随之呈上升趋势,创伤事件本身及其伴随的抢救过程、手术、疼痛、入住 ICU、康复锻炼、身体和形象改变、社会地位的变化等,均易引发意外创伤者(以下简称"伤者")特别是伤前身心健康的青壮年个体的严重心理创伤。意外事件致个体的生理功能与适应能力严重受损时,常可致其认知、情绪、行为等多方面的异常心理反应,直接关系伤者的创伤修复。若应对不当,可引发伤者的心理危机或影响其身心康复进程,甚至导致其心理疾患、永久性身心残障等。若伤者能在其伤后的每个关键阶段实现有效应对,则可顺利地达成其身心适宜状态,最终实现其创伤修复的较理想目标。此外,伤者的身心康复水平不仅关系其个人伤后数十年的生活质量,还与其家庭安定、社区和谐等息息相关。临床护士尤应关注此类伤者的心理反应特点并掌握其规律,以便为其实施心理干预提供依据。

(一) 创伤早期的心理反应

1. "情绪休克期"　意外创伤给个体造成的"打击",通常比罹患疾病更严重。特别在受伤早期,遭遇创伤者对毫无先兆、突如其来的意外伤害毫无心理准备,大多无法面对自己"瞬间由充满活力的健康人变成不能动弹、身不由己的伤残者"之现实。在此超强度应激源的作用下,伤者经短暂的应激或激情状态后,其心理防御机制濒临"崩溃",部分伤者可持续数天处于"情绪休克期"。情绪休克是一种超限抑制的心理防卫机制,"情绪休克"期间,伤者的反应阈值提高、反应速度变缓、反应强度减弱,对治疗的反应平淡等。如伤者可表现得异常平静或冷漠、表情漠然、寡言少语,任由医护人员救治,对各种医疗处置反应平淡、无动于衷等。这种心理反应有时可持续数天。"情绪休克"虽可减少伤者因焦虑和恐惧所致过度身心反应,一定程度上暂时对伤者起保护作用。但是,医护人员切不可被伤者看似"安静"的表面现象所迷惑,以较好地把握危机干预的恰当时机。

2. "情绪休克复苏期"——迷失　随着伤者从"情绪休克期"逐渐复苏,部分伤者在其躯体创伤日渐康复的同时,其心理创伤却趋于加重。当意外创伤所致死亡威胁一天天远离伤者时,伤者对创伤可能造成其终身残障的担忧却可显著增强。任何一个意外创伤前身体状况健全、完好的个体,都难以承受因"飞来横祸"使其成为躯体功能缺陷或失能的残障者的沉重打击。有些伤者伤后即陷入昏迷期,恢复意识的同时即面对截肢、损毁性器官被摘除等难以接受的状况。面对身体的伤残,想到日后生活将面临的困境,有些伤者可因无以应对而产生复杂的情绪反应。如他们既庆幸自己幸免于难,又哀叹自己遭此不测;时而心存感激,时而愤懑溢胸等。有的伤者突然变得性情怪僻、易激惹、好冲动,常常怨天尤人,无端发怒;有的伤者沮丧绝望,悔恨交集,整日沉默不语,厌世,甚至萌生轻生念头等。

(二) 创伤康复期的心理反应

意外创伤者的康复期因其具体状况需历经数月、数年乃至更长时间,其间伤者的心理反应亦不同,图 10-1 为意外创伤事件所致烧伤患者创伤后的心理康复历程,其他伤者与其有诸多相似之处,仅就此类人群的心理反应主要简述如下。

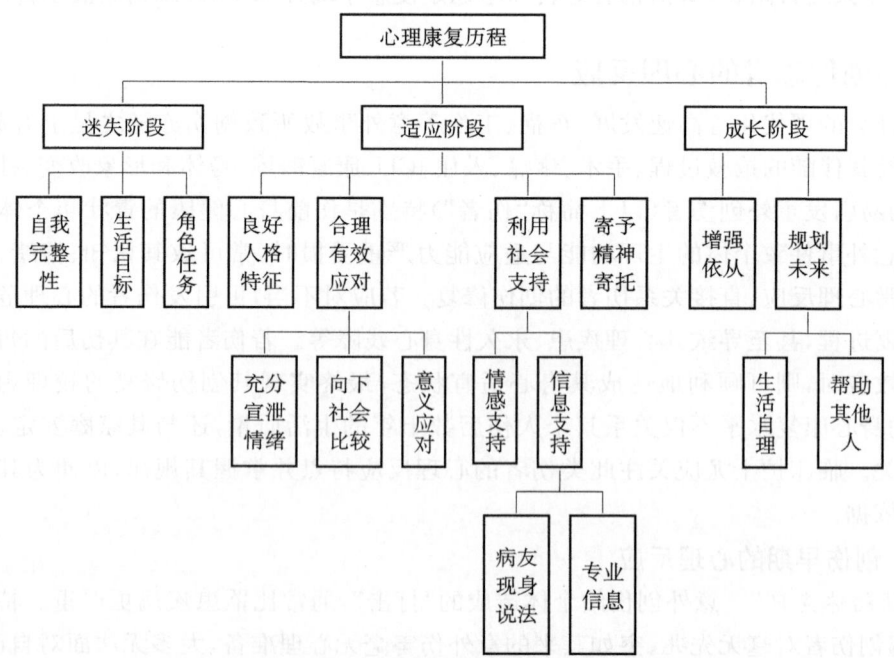

图 10-1　严重烧伤患者心理康复历程树形结构图

1. 创伤结局所致心理反应　　即指与伤者的创伤所致残障程度密切相关的不良心理反应。一般创伤后不遗留任何躯体功能残障者,因创伤所致心理失衡大多会随其身体状态的复原得以改善;因意外创伤造成其躯体功能永久性严重残障者,其心理承受力则可能被击垮。特别是面部毁容或肢体残缺的年轻未婚伤者,其负性心理反应最显著,有的伤者无法承受"面目全非"等残疾给其未来人生造成的重大挫折,对如何度过漫长且艰难的人生感到茫然,自暴自弃,结果导致"小残大废",使之并无大碍的局部残疾成其背负终身的沉重包袱。有的伤者则因丧失信心而放弃必需的功能锻炼,伤后的功能恢复及适应过程显著延长,身心康复的较好前景也遥遥无期。如一位因灼伤致面部严重瘢痕但并无实质性机体功能损害的未婚年轻伤者,创伤本身虽未对其躯体构成损毁性影响,但创伤遗留的面容改变却给他造成毁灭性的心理打击,他从此足不出户,成天在自卑、自闭、悲观、消极状态下消磨人生,其家人也因其心理致残而长期受累。

总之,凡因意外创伤遗留残障者,虽其残障程度轻重不一,但他们都无一例外地担忧其日后的生活及工作能力、社会适应等问题,且各自所伴随的心理反应直接影响其康复。如有些伤者对其伤残后功能恢复急于求成,操之过急,可因过度的功能锻炼,导致事与愿违的结局;另一些伤者却因害怕在康复运动中用力不当会加重伤残,迟迟不肯参与功能锻炼,以致错失身心康复的最佳时机。

2. 创伤后的适应和成长　　大部分伤者在其创伤修复过程中,能接受医护人员的积极引导,不断地尝试自我调整,愿与其他伤者互动交流,利用各种社会支持等,随其躯体逐步康复,伤者的心理也日渐适应,有的伤者则以积极乐观的认知应对获得其前所未有的人生体验(即创伤后成长)。伤者创伤后的适应和成长,受诸多因素的影响,如其伤前性格、伤后情绪反应、伤后其他应激事件、受伤期间所获社会支持等。经较长时间的适应过程,有些伤者逐渐接受了新的自我,他们以寻求其生活自理为基础,开始规划其因伤致残的人生,他们希冀自食其力的同时,也期盼能为家人乃至他人提供帮助,以证明自己的人生价值。如一位高位截瘫的伤者,仅凭其自主活动的上肢开设网店挣钱养家,他的自食其力即可体现其创伤后的良好适应,也可较好满足其自尊等社会需求。可见,伤者的创伤后适应和成长,有益其达成较完好的身心状态,有助其回归家庭和社会。但大多数伤者的身心康复,常常需要医护人员予以引导和鼓励。

3. 他伤所致心理反应　　指因他人肇事而致残障的伤者,易出现因索赔损失而迁延不愈的"赔偿"神经症(compensation neurosis)。有的伤者为从肇事方获得更多补偿,其"继发性获益"的心态不断被强化,创伤的康复进程明显拖延;有的伤者的伤痛、不适等主诉迟迟不见改观,有的伤者甚至夸大伤情体验等,以博得更多的同情和补偿,但他们并不知此时自己可能错过最佳康复契机或正面临"废用性"机体功能减退等康复危机。如有的伤者能自如行动却终日不肯动弹,长期卧床不起,任何事都依赖他人照料,最后可能发展为终身的"社会心理性残疾综合征",不仅给其家庭及社会造成很大拖累,日后伤者自己也会深感悔之晚矣。以下典型案例即为意外伤残者心路历程的真实记录。

【典型案例1】

30岁出头的林某,在一起他人主责的摩托车与大蓬货车相撞的事故中意外受伤,林某当即失去了意识,入院后因复合伤需接受急诊手术。他的主要伤情包括:左腕开放性骨折、左腕关节脱位、右手第五掌骨骨折、右手环指与小指的肌腱撕脱、右股骨骨折、右胫骨骨折等。他已在康复医院住了4个月，前2个月，他的右手因出现肌间隔综合征，需立刻切开减压、清除腕关节及手指掌面的坏死组织。

车祸4个月后，林某从当地康复医院出院，坐着轮椅，简单的日常生活尚不能自理，出院后准备继续门诊理疗和康复锻炼。车祸发生前，林某的社会、家庭角色是建筑工人、丈夫、3个学龄前孩子的父亲，他曾有酗酒等一些社会心理问题。此外，在林某住院疗伤期间，其父去世给了他很大的打击。

林某在接受康复锻炼的治疗中，面临着许多随时出现的挑战。他对医院的灯光和噪声很敏感，以至于他无法自控地很快、很大声地说话，充满恐惧感。他始终很担心他的未来、家庭和健康，不能自制地哭泣……

林某的右手只能做轻微活动，其手指、腕关节均因肌肉间隔综合征而挛缩，他的脊髓中枢与周围神经也被损伤，双上肢的活动均受到明显限制，动作很刻板、不协调。他在护士的指导和帮助下活动手指、腕关节及前臂，护士帮他展开其右手中指、腕关节，降低其左手的痛阈，旨在以规律的活动增加其协调性和力量。但此过程中，林某一旦感到焦虑和恐惧且不能自控，便主动寻求与其责任护士单独会面，谋求支持与帮助。

复合性创伤所致四肢严重伤残后躯体功能的恢复，对林某无疑是很大的挑战，但更大的挑战则是他情感支持的需求，他渴望更多获得医护人员的支持和关注。他比较急躁，情绪也容易波动，且易冲动，他对未来数十年人生乃至承担家庭重任的担心、恐惧感及疑虑，对他的身心康复均可构成一次次挑战。

或陷入"赔偿"神经症，或达成创伤后的适应和成长，林某面临其身心康复水平及其日后生活质量的抉择。

三、癌症患者的心理反应

长期以来，癌症一直以其治疗过程的极大痛楚、治疗结局的高病死率等致患者产生强烈的心理反应，尤其是癌症患者心理反应所涉面之大、持续时间之长、病情之复杂多变，或许可推各种疾病之首。尽管当今癌症的临床诊治技术不断进步，癌症患者的存活率和临床治愈率均显著提高，但每个新近发生癌症的患者大多仍因"死亡的威胁"而承受巨大的心理压力。癌症患者的消极心理反应，又恰是其身心状态和生命质量的"宿敌"。了解癌症患者的心理反应规律，是医护人员指导其获得最适宜身心状态的前提。

癌症患者的心理反应，虽可因个体的内、外因条件等差异，其表现形式及程度千差万别，但其所有消极心理反应都可归因于"畏惧死亡"的人之本能，或可视作癌症患者的常态化心理反应。正如某学者指出："一个人面对死亡而不怕死，那是一种不正常的心理反应。"癌症患者对死亡产生畏惧的心理活动本身，乃人之常情，并不一定是消极的。只要患者的反应适度，如渴望通过积极配合治疗延长其生命等心理活动，均对其身心状态有益。医护人员需密切关注和重点解决的，应是危及癌症患者身心和生命的消极心理反应，主要包括恐惧、否认、绝望等。在癌症患者疾病过程的各个阶段，其消极心理反应均有不同程度的体现。需要指出的是，此处所论及癌症患者的心理反应，不包括对其所患疾病实情全然不知的癌症患者的心理活动，设想一个人并不认为甚至根本不怀疑其患有癌症时,他又怎么会产生相对于癌症的心理反应呢?

(一) 癌症患者的早期心理反应

随着"癌症早期诊治可获显著疗效"的理念日益深入人心,癌症早期的临床治愈率显著提高,癌症早期患者一般能保持较乐观心境。他们大多经历一段短暂的较强心理反应后,很快便可产生积极配合治疗的主导心理需求。

有人调查乳腺癌早期患者发现,她们在得知其真实病情后,被突如其来"厄运"所"击垮"的患者不足 10%;产生较明显焦虑、忧郁等负性情绪反应的患者约 4%;其中半数左右的患者能冷静地接受患癌事实,并设法寻求最有效的治疗。但也有些癌症早期患者,因治病心切致动机冲突强烈,又可能陷入"病急乱投医"的误区。如患者一方面首选权威性医疗机构就医;一方面又极易采信其"道听途说",四处搜集各种"偏方""秘方"。有的患者甚至面对多种"治疗方案"犹豫不决、举棋不定,如他们担心自己体质差,扛不住化疗的不良反应;他们盲目地去尝试"疗效奇特"的"祖传秘方"等,结果却可能错失宝贵的治疗时机。

此间,大多癌症早期患者,虽不否认其所面对的"残酷现实",但又无时不在幻想着"奇迹"出现。他们或对手术等"根治疗法"抱有很高期望;或心存"侥幸"地企图通过各种重复检查,推翻先前已被确定为"癌症"的临床诊断。如某重点收治癌症患者的专科医院里,患者经接受若干次化疗后,分明对其所患疾病已十分清楚,但当别人问及其"患什么病"时,患者的回答却大多是:"长了个包块。"此现象被一位细心的医护人员发现后,她便访谈了数位一向比较乐观开朗的患者,发现患者不仅始终存有"幻想",还希望医护人员与其形成"知而不言"的默契。他们最不愿意从医护人员口中听到直截了当的"正式宣判":"你患的是癌症。"似乎只要一天未听到"权威宣判",他们就会有更多的生机和希望。这或许对于癌症患者,既是其谋求自我宽慰的心理应对方式,也是其与癌症抗争的不可或缺的强有力心理支持。

(二) 癌症晚期患者的心理反应

癌症晚期患者的心理反应,主要包括癌症患者病情反复时和癌症患者临终前的心理反应,多对患者的身心状态具负面影响。

经治疗缓解后又复发、病情时有反复的癌症患者,因其比早期更多地意识到自己所患疾病的不良预后,患者的心理反应也随之更加复杂多变。一方面,他们希望自己的病症再次得到缓解;另一方面,又难以排遣"病情恶化"的阴影,寝食难安。患者常产生很强的孤独感,内心介于期盼奇迹和陷入绝望的激烈冲突。同时,癌症治疗所致各种不良反应,也可对患者的心理构成很大压力。加之癌症治疗多具有破坏性,各种根治手术给患者的组织器官造成毁损性后果,特别是性器官恶性肿瘤的根治手术,对未婚的年轻患者或已婚中青年患者的打击尤其沉重。化疗药物引起脱发等有损患者外形等结局,也可致患者的不悦或恐慌等。

当患者自知所患病症治疗无望时,他们通常会经历短暂的否认、抗议或愤怒等偏激的情绪反应;接着便转入忧郁、紧张、恐惧等消极心境,并伴有明显的睡眠障碍等。此时,患者的就医行为掺杂较多的非理智因素,有更多的侥幸心理,对任何道听途说的偏方都不想放弃,甚至不惜铤而走险地想亲身尝试一下,有时甚至盲目地听信或采用对自身有害无益的民间巫术。

当癌症患者的病情趋于恶化、死亡逐渐逼近时,有些患者更易感到万念俱灰,厌世轻生,有的患者断然拒绝治疗,特别是性格过于内向的患者,更是郁郁寡欢、沉默寡言、痛不欲生。经历长期的病痛折磨,患者感到疲惫不堪,基本已认同癌症的不良预后,放弃了与癌症的抗争,表面平静,态度消极或敌视,缺乏配合癌症治疗过程的主观愿望。有些患者因难以忍受疾病晚期的癌性疼痛,希望以结束生命获得解脱。晚期癌症患者中,因不堪病痛折磨或陷入极度绝望自杀者并不鲜见,需特别引起医护人员的高度重视。

(三) 癌症患者的心理反应过程

有学者认为,无论癌症早期或晚期,无论癌症患者知情早或晚、病情轻或重,多数癌症患者的心理反应大致经历以下四个阶段,但不同患者各阶段反应的时间、强度、分期清晰度则因人而异。

1. **休克恐惧期** 多发生于患者突然自知其患癌之初,此期患者的心理反应比较剧烈,可有惊恐、心慌、眩晕、昏厥甚至木僵状态等表现,其中最常见的心理反应是恐惧。

2. **否认怀疑期** 当患者逐渐从剧烈情绪跌宕中恢复平静,便借助"否认"的心理防御机制应对其"癌症知情"所致紧张、痛苦体验。继而怀疑其癌症诊断的确定性,四处就医,企图寻求推翻其癌症诊断的可能证据。

3. **愤怒沮丧期** 当患者不得不面对所有会诊结论均支持其癌症诊断、无法实现其企盼奇迹的残酷现实时,其情绪反应会再度动荡起伏,患者可有心烦意乱、愤怒、攻击性行为等表现;有的患者同时伴有悲哀、沮丧、绝望等恶劣心境,严重者甚至有轻生念头和自杀行为。

4. **接受适应期** 随着病程继续推进,多数患者只能无奈地接受和适应罹患癌症的现实,一般较难恢复其患癌前的无忧心境。有的患者主动适应,以积极乐观主宰心情;有的患者被动适应,陷入慢性抑郁与痛苦体验难以自拔。

美国国立癌症研究所专家临床观察发现,癌症患者受其压抑、焦虑等消极情绪的长期折磨,可致原有心态扭曲。他们因暂时或长期丧失生活自理能力、无助甚至累及家庭与社会而产生自责与孤独感,此心态长期持续可致其行为怪僻。如有癌症患者把医护人员和亲属当作"出气筒",无休止地发牢骚,破坏他人心境;有的患者怨天尤人,一会儿责怪医生未予精心治疗,一会儿埋怨家人没能尽心照料,每每为小事大发雷霆、火冒三丈、任性挑剔。但有调查显示,癌症患者中敌对情绪者比抑郁情绪者的预后较好。有学者认为,倾听、包容患者的抱怨,可帮助患者学会用坦率方式表达其情感与需要,有益其预后及生活质量。以下两个典型案例如实记录了癌症患者的不同心路历程。

【典型案例 2】

某 60 余岁男性患者,经检查确诊为肺癌。先是惧怕,每日哭泣不止,认为:"10 个癌症 9 个埋,剩下 1 个不是癌。"自觉病情已不能医治,只有等待死亡;后又觉得自己不可能也不应该得癌,可能是医生诊断错误。自己一生兢兢业业、老老实实,从没有做过对不起别人、对不起社会的事情,癌症不可能发生在自己身上。自己刚刚退休几年,正想好好享受一下美好人生,且儿子至今还没结婚。化疗期间,该患者不是积极地配合治疗,而是胡思乱想,不敢正视现实,每日以泪洗面,放心不下子女、家庭,以为死亡将至,失去了生活信心,整天唉声叹气。不到一年,该患者病情迅速恶化,不治而亡。

该患者的病友认为:并非癌症直接夺走其生命,他是被自己对癌症的极度恐惧吓死的。

案例分析:该案例非常典型地展现了癌症患者的心理反应过程。

(1) 恐惧期:"先是惧怕癌症,每日哭泣不止,认为'10 个癌症 9 个埋,剩下 1 个不是癌。'觉得自己的病症已不能医治,只有等待死亡"。

(2) 否认怀疑期:"后又觉得自己不可能也不应该得癌,可能是医生诊断错误。自己一生兢兢业业、老老实实,从未做过对不起别人、对不起社会的事情,癌症不可能发生在自己身上"。

(3) 沮丧期:"胡思乱想,不敢正视现实,每日以泪洗面"。

(4) 接受适应期:"以为死亡将至,失去生活信心,整天唉声叹气"。

本案例中的患者在经历了恐惧、怀疑和沮丧之后,其最后陷入的是难以自拔的痛苦之中,如果有适度的心理干预和正确的引导,或许该患者的生命会延长,或许他可以在其生命的最后平静地离开。

【典型案例 3】

医生的一句"急性粒细胞白血病",让 28 岁的他陡然从美好人生跌入痛苦深渊。他无法接受残酷的现实,绝望、恐惧、痛苦、焦虑一齐袭向他,笼罩在他心头的天空是灰暗的,愁云怎么也挥之不散。他挣扎在"生命竟要结束在最绚丽时节"的愤怒与悲痛漩涡中。

几天后,他渐渐趋于平静,并一再告诫自己:既然灾难不可避免,不如勇敢地面对! 人固有一死,但生命价值却不能以生存时间的长短衡量,而是生存的质量。渐趋平衡的心态,帮助他建立了与疾病抗争的充分准备。此后在漫长的与死神抗争过程中,他先后 5 次接受手术治疗,曾连续发热 4 个月,但他始终不放弃希望,积极配合治疗。15 年过去了,回想闯过的那段"生死路",他自己也不敢相信,当初竟有如此顽强的意志! 他庆幸自己凭借顽强毅力,才创造出与病魔抗争 15 年,重返工作岗位 11 年,且连续 5 年全年出满勤的奇迹。

他的一位同事感慨地说:"没想到他会得那种病,没想到他还能活着回来,没想到他还能重新工作,没想到他仍能工作得那么出色。看来人无论处在怎样的境遇中,都不能放弃希望。"

案例分析:此案例中患者的心理变化较快,从恐惧期"绝望、恐惧、痛苦、焦虑一齐袭向他,笼罩在他心头的天空是灰暗的,愁云怎么也挥之不散",直接到了愤怒期"他挣扎在'生命竟要结束在最绚丽时节'的愤怒与悲痛漩涡中"。接受期该患者是主动适应,"几天后,他渐渐趋于平静,并一再告诫自己:既然灾难不可避免,不如勇敢地面对! 人固有一死,但生命价值却不能以生存时间的长短衡量,而是生存的质量。渐趋平衡的心态,帮助他建立了与疾病抗争的充分准备"。

上述两个典型个案,均可突出地反映癌症患者的心理因素与其疾病治疗过程、效果及预后的关系。就其肿瘤恶性程度,28 岁患者的恶性程度高于 60 余岁患者;就其癌症发展的年龄规律,年老者机体的新陈代谢速度相对缓慢,60 余岁患者控制其癌细胞扩散的年龄条件显著优于 28 岁的患者,结果却截然相反。

四、器官移植患者的心理反应

随着现代医学不断取得突破,器官移植的范围日益广泛、成功率越来越高,接受器官移植的患者日益增多,患者随之产生的心理问题亦愈显突出,给临床心理护理提出了亟待研究、解决的新课题。

用现代健康观念衡量,移植器官存活固然重要,但患者的生命质量和整个身心健康更重要。从临床医学的移植成功率看,"活的供体高于尸体"不言而喻,但值得密切关注的是,患者不良心理反应的发生率,与人们的预期恰恰相反,竟也是"活的供体高于尸体"。如有研究报告,接受亡故者供肾的患者,其不良心理反应发生率为31%;接受健在者供肾的患者,其不良心理反应发生率则为57%,后者的不良心理反应发生率近2倍于前者。该研究提示,医护人员必须从促进器官移植患者的整体健康角度出发,减轻其移植器官排异反应等后遗症的同时,更需重视此类患者不良心理反应的干预。

器官移植成功与否,除解决患者生理上的排异反应,还要帮助患者克服其心理障碍。由器官移植所致心理问题,不仅涉及器官接受者,也关联器官捐献者。如有些器官提供者并非自愿而是迫于某种压力,捐出器官后因担忧自身健康受损而陷入持续性情绪低沉,结果致其健康状况不佳。器官接受者的心理反应,更直接关系其器官移植成败以及日后生活质量。因此,无论器官提供者或器官接受者的心理反应,医护人员均应予以密切关注,尽可能降低器官接受者的自罪感等心理重负或心理排斥反应,以防前功尽弃,确保器官移植患者身心的共同康复。

以下所述器官移植患者的心理反应,主要指器官接受者的心理反应,较突出地体现在患者接受器官移植术后的三个阶段,后两个阶段关联密切,通常一并阐述。

(一) 异体物质期的心理反应

此期为器官移植术后初期,患者的心理反应主要包括罪恶感、排斥感等。

1. **罪恶感** 指接受器官者常有难以排遣的罪恶感。他们大多不能接受其所面对现实,即"延续自己的生命以损害他人健康为代价",即使知晓器官"供体"已亡故,仍觉其生存机会是基于他人死亡,易陷入极度的忧郁与自责。有的患者甚至无端地猜测自己的器官"供体"身份,为自己不得不依赖"不明来源的器官"生存而感到不安,有些产生严重罪恶感的患者,还可迅速导致其病情恶化或移植失败。

2. **排斥感** 指有的患者想到其体内的某个器官为他人所提供,就会产生强烈的异物感和排斥感。患者为其丧失原本个体的独特性和完整性悲伤不已,唯恐所移植的他人器官与其机体功能不协调,成天担心自己的生命会随时受到威胁。患者的异物感及其排斥程度,还受器官移植的受体与供体间人际情感关系的影响。若器官提供者健在且与器官接受者有矛盾或冲突,后者就会产生对前者的心理排斥,甚至拒绝接受其为自己提供器官。曾有报道,某患者接受肾脏移植后3个月内一直处于良好状态,当他有一天突然获悉自己的移植肾源自被他深恶痛绝的一位亲属后,立即陷入深深的忧郁,很快便因肾功能衰竭亡故。另据法国的一项调查表明,近年来人们由于心理的排斥,愿意接受器官移植的患者较以往减少近半。

(二) 异体同化期的心理反应

异体同化期还可细分为部分同化期和完全同化期两个阶段,患者的不良心理反应较前明显减轻。此间,器官接受者的身心基本趋于康复,他们四处走访、打听,希望详细了解器官提供者的一切,对器官提供者的全部历史、个性特征及其生活琐事等均有浓厚兴趣,有的患者犹如获得心爱物品,总想就其来龙去脉弄个水落石出。随之,器官接受者与异体器官提供者的部分同化或全部同化,便可通过其言谈举止加以表现。一旦某些器官接受者了解了器官提供者的详情,其心理活动即可明显地受到后者心理特征的影响,此即患者异体同化期心理反应的基本特点。有关临床报道表明,有的女性器官接受者接受男性供者的肾脏后,其心理活动特征可出现男性化倾向;也有男性器官接受者接受女性供者的肾脏后,心理活动特征出现女性化倾向。如一例美国的心肺移植患者接受移植成功后,既往许多生活习惯和心理活动特征即发生改变,且其几乎所有改变均与器官提供者生前的个性特征相符,呈现典型的异体同化反应。如这位女性患者接受他人器官前从不喝啤酒、从不光顾炸鸡店,较喜好红色和金色等,但她器官移植术后恢复之初,最想做的却是"要一杯啤酒";被允许自行驾车后便直奔肯德基快餐店,突然喜好起绿色和蓝色等。后经证实,"啤酒、炸鸡、蓝色、绿色"等,均为器官提供者鲜明的个体特征。

器官移植患者包括接受人工角膜移植、安装人工心脏起搏器或置换人工心脏瓣膜等治疗的患者在内,他们大多认为其器官功能或生命取决于医护人员、仪器、药物等,被动地接受各种治疗方案,期盼着"奇迹"的发生。他们的异体同化期心理反应,还包括其高度依赖医护人员、仪器、药物等。

肾移植作为器官移植的首创,尽管已日趋成熟,成功率趋高,但肾移植患者负性心理反应的发生率始终很高。如有调查显示,292 例肾移植患者中 94 人(32.2%)发生焦虑和忧郁为主的不良心理反应,7 名患者曾有自杀行为。又如加拿大学者对 40 多名患者 10 年的跟踪研究报告指出,肾移植后早期,患者的主要心理特征是欣快和再生感,且伴有"奇迹般康复"或彻底摆脱病痛等幻想;当患者得知日后仍需按期到医院检查全身健康状况和移植器官功能、观察和治疗各种并发症时,又因其"幻想"(过高预期)破灭而沮丧万分,以"得过且过"的心态作为其应对策略,被称为"得过且过综合征"。此类综合征,实际是器官移植患者适应与防御的心理反应,还可分为以下两类。①退缩性夸大样防御,即患者的意识中仅就移植器官部分的自我排斥有抑郁和焦虑,否定其对自身死亡威胁的抑郁和焦虑,此类型患者的身心预后较差。②进展性轻躁狂样防御,患者既对移植器官部分发生的排斥反应有抑郁和焦虑;也认可因关心自身整个生命所致抑郁、焦虑,此类型患者的身心预后良好。

大量临床资料表明,器官移植患者的心理反应,直接关系其病程及预后。若患者对其所移植器官的功能及其整个健康状况将面临威胁有一定心理准备,且能适度应对,其预后一般较好;若患者仅对移植器官的功能再次丧失有所准备,全然否认自己的生存威胁,其预后则较差。

五、临终患者的心理反应

临终指生命过程即将终结的阶段,大部分患者的临终过程呈渐进性,其间可长可短。患者的临终阶段,各种治疗已基本无效。临终患者因疾病的折磨,逐渐显现其身体各系统功能和社会功能丧失的征象,其生活已完全不能自理,全身器官功能衰竭,直至离世。护士是临终患者的主要照顾者,需了解其生理和心理特点,采取相应的护理措施,给予临终患者最大关怀,使之无憾或少些缺憾地走完其人生的最后旅程。临终患者通常经历以下五个心理反应阶段。

1. **否认期** 患者得知其病重将面临死亡,其心理反应是:"不,这不会是我,那不是真的!"以此极力否认、拒绝接受事实,他们以侥幸心理四处求医,希望是误诊。此反应是一种防卫机制,可减少不良信息对患者的刺激,使患者暂时躲避严峻现实的压迫感,面对死亡,有较多时间做自我调整。此期的长短因人而异,大部分患者会很快放弃否认,少数患者可持续否认直至死亡。

2. **愤怒期** 此期当患者无法再持续其否认时,常表现为生气与愤懑,产生"为什么是我,这不公平"的反应,有人将愤怒情绪向医护人员、朋友、家属等接近他的人发泄,或对医院的制度、治疗等表示不满，以弥补其内心不平。

3. 协议期　此期患者的愤怒反应渐平息，开始接受临终的事实。患者为尽量延长生命，提出许多承诺作为交换条件，如"请让我好起来，我一定……"的反应。此期患者变得和善，仍对其康复抱有希望，愿配合治疗。

4. 忧郁期　当患者自觉身体状况日趋恶化，协商已无法阻止死亡，可产生很强烈的失落感。"好吧，那就是我"，出现悲伤、退缩、情绪低落、沉默、哭泣等情绪反应，要求与亲朋好友见面，希望有他喜爱的人陪伴照顾。

5. 接受期　此为临终患者的心理反应最后阶段。经过一切努力、挣扎后，患者变得平静，如"好吧，既然是我，那就去面对吧"等反应，接受死亡将临的事实。此间患者喜欢独处，睡眠时间增加，情感减退，静候死亡降临。

上述五个心理反应阶段因人而异，有的可重合，有的可提前，有的可推后，也有的始终停留在否认期。以下典型个案即临终患者的心路历程纪实。

【典型案例4】

她年仅18岁便被诊断出患有一种罕见、被称为肉瘤的癌症，原发灶在左腹股沟，已转移到肺，她那恐惧的眼神令人难以忘却。她是父母唯一的女儿，病程历经4年，接受化疗使她的头发所剩无几，随着时间推移，她的病情日趋恶化。她恳切地问医生："我什么时候能好起来，什么时候可以过正常的生活？"

医生继续使用不同的化疗方案，可对她恶化的病症毫无效果。她变得更瘦、越来越苍白了，最重要的是越来越悲伤。她哭着告诉医护人员，她有多讨厌来医院。

她已不能独自行走，连上楼到自己卧室的力气都没了。此时，她的责任护士认为是与其家人商量其临终护理的时机了。

她的责任护士与其肿瘤医生会面，商量如何照顾她，何时提及"临终"。但此时，她的父母还难以接受女儿已走到生命终点的现实。责任护士除加倍照顾重病的她，开始慢慢地给她介绍临终护理，她与父母只能勉强地接受。她与她的家人都不愿意提及"死亡或临终"一类的话，他们希望能积极一些。

随后的几个月，她经历了从愤怒到悲伤的各种情感。她总是问："为什么是我？我身边的每个人都有好消息，都变得越来越好，何时轮到我呢？什么时候我的生活才会回来呢？我是多么厌倦生病啊！"那段日子她的责任护士尽量安慰她，试着逗她开心。有时可能成功，但大多时候都会失败。

她左腿的疼痛控制不住，痛得很厉害，人也很憔悴。最后，她的责任护士决定用物理疗法为她止痛……

她开始向她的责任护士敞开心扉，她说上帝一定有理由让她留这么长时间，而其他与她患同样病的人早就走了。她说她已厌倦了疼痛，想有正常的感觉，想穿她喜欢的衣服，想化妆……她的父母和朋友探望她时带了她喜欢的东西，她已经一个多月没吃什么东西了，却提出要吃一个奶酪面包，让周围的人都很惊讶。人们问她是否先吃一半，她却说："不，我要全部吃掉！"4天后，她平静地走了。

案例分析：此个案患者的病程较长，从案例中可感受到患者的极度悲伤，"她哭着告诉医护人员,她有多讨厌来医院。""为什么是我?我身边的每个人都有好消息,都变得越来越好,何时轮到我呢?什么时候我的生活才会回来呢?我是多么厌倦生病啊!"但患者最后还是接受了现实,"她开始向她的责任护士敞开心扉","她平静地走了"。

第二节　其他患者的心理反应特征

与特殊患者人群相比,以下所列患者群体的心理反应随其疾病相对轻、缓而略显微弱,对患者身心的危害程度也不及上述患者。但其共性问题同样涉及临床各科,掌握其规律有助于医护人员事半功倍地防治患者的心理危机,更有效地指导所有患者保持其身心健康。

一、门诊患者的心理反应

门诊患者的心理反应除与其就医行为的短暂性、临时性密切相关,很大程度上还受患者的疾病性质及其所处情境等影响。门诊患者的主要心理特点如下。

1. 茫然、期望　患者一旦置身于陌生而复杂的医院环境,犹如步入迷宫,不知去哪里挂号、检查、取药,一切都感觉茫然,不知所措,迫切期望有医护人员引导,以便及时就诊和治疗。

2. 慕名择医　有的患者不惜舍近求远、慕名而至,选择高明或熟悉的医生为其诊治,为争取有限的专家门诊额度,甚至不惜花费几小时排队挂号;或想方设法托熟人、找捷径等,均为门诊患者为其赢得优质医疗资源之心理特点的外在表现。

3. 争先就医　随着人们生活节奏加快,患者大都希望少耽搁时间、快速就医。置身人满为患的候诊大厅,加之疾病状态下患者的情绪易激惹,争先求医的言行,易引发患者间的激烈冲突。如诊察室门前的拥挤、分诊台前的反复询问、诊疗医生身边的围观等,都是引发患者彼此冲突的导火索。

4. 审时度医　患者经过较长时间候诊进入诊室后,都希望多占用些医生的时间,如有患者总把"看医生"的时间与其诊治质量相关联,且由此影响其就医的满意度。有些患者明知自身病情并不复杂,但看到医生很快结束自己的诊治,又觉得心里不踏实,生怕医生忽略其病情,有患者甚至当场流露其不满,易引发医患冲突。如常见有患者在医生为其处置完毕后,仍继续停留在医生身边问这问那,不停地申述其请求,以致影响医生转而为其他急于就诊的患者看病。

5. 求全、求新　此类心理反应较多发生于享有医疗保险的患者或某些疑病患者。有的患者期望一次就诊即可解决其所有问题,不管其病情需要与否,以为检查内容越全面越好,诊断方法越先进越好,用药越高级越好。有些患者在其求全、求新的心态支配下,若看到医生的诊治意见与其预期不符,便与医生纠缠不休。

二、手术患者的心理反应

随着医疗技术手段日新月异,手术的覆盖面愈加广泛,近乎无年龄禁忌,从刚出世的新生儿,到百岁的耄耋老者,均可列入手术适应证的对象;尤其是微创手术在内、外科基本无差别,已成为各类疾病的治疗方式。但无论何种手术,患者均可因手术成功而康复如初,也可因手术过程的任一环节意外而伤残,甚至死亡。即使是心脏起搏器的皮下植入,也可成为患者本人的较强烈应激事件,并令其对手术产生恐惧等心理反应。如上海某医院调查 83 名内科患者,其中 40 例(482%)表示"十分害怕手术"或"害怕手术"。患者明显的不良心理反应可直接影响其手术及预后,有时手术甚至可对某些患者构成精神威胁,致其手术后精神障碍。有调查显示,术前发生过情绪障碍者,术后半数出现并发症或适应不良。一般社会适应良好、术前仅轻度焦虑、较充分了解手术且有合理期望、对治疗充满信心、康复动机较强、智能良好者,均可预期其手术预后良好。

及时了解手术患者的心理特点,可为护士酌情采取相应措施,减轻患者的负性心理反应、帮助患者顺利渡过手术关及取得预期手术效果提供依据。以下着重介绍手术患者心理反应的影响因素及围手术期患者不同阶段的心理反应。

(一) 手术患者心理反应的影响因素

1. 年龄因素 有学者认为,年龄是影响手术患者心理反应的重要因素。临床经验表明,接受手术的老年患者、患儿更易发生不良心理反应。如患儿大多惧怕手术创口疼痛,术后均有较高强度的疼痛体验、适应障碍或与家人分隔所致分离性焦虑反应;老年患者则多为手术并发症、后遗症甚至死亡风险而忧心忡忡。有调查显示,65 岁以上的手术患者,约 50% 产生术后忧郁反应。此外,青壮年患者亦可因手术的安全性、无法预计的意外及不良后果而忐忑不安。

2. 社会因素 主要指可不同程度地影响手术患者心理反应的家庭、社会环境等。1985 年我国南方某省报道,女性节育术后发生精神障碍者 192 例,其中 66 例(34.4%)存在明显的社会心理因素;42 例(21.9%)与其亲人病故、经济受损、家庭不和、人际纠纷等密切关联。另有报道显示,60 例输卵管结扎者术后发生精神障碍,其中癔症 20 例(33.3%)、脑衰弱综合征 16 例(26.7%)、疑病症 12 例(20.0%)、精神障碍 6 例(10.0%)。有学者分析,女性节育术后的精神障碍高发,与其亲属的不认同、社会传统偏见呈显著相关。

3. 疾病因素 指手术的种类、方式等,对患者心理活动产生的影响。如接受体外循环的心脏手术患者,可因其术中脑缺氧致术后较高的谵妄发生率;女性患者接受乳腺癌根治术或生殖器官切除术后易产生忧郁反应;中年男性前列腺手术后患者,约 16% 发生性功能或性心理障碍;毁容整形的手术患者,术后若发生颜面损伤,可出现术后焦虑、忧郁反应或自主神经系统症状,并迁延持久,不易恢复。

(二) 围手术期不同阶段患者的心理反应

1. 术前患者的心理反应 国内学者研究发现,择期手术或病情稳定的患者,术前明显焦虑者约占 76%;紧急救治手术或病情严重者的术前焦虑约占 24%。术前焦虑的原因很多,国内资料提示如下。①担忧手术安全。患者可因不了解手术的安全性,特别是不了解麻醉的安全性,易致焦虑和恐惧。如甲状腺手术患者常因手术可能损伤喉返神经或喉上神经致后遗症而恐惧和焦虑不安。②担心手术效果。患者可因缺乏手术成功的信心而忧心忡忡,辗转难眠。此与其病情轻重相关,必须接受手术治疗的重病患者,此心理反应相对较弱;而择期手术或整形手术患者的心理反应则相对较强。③挑剔医护人员。手术患者大多会在术前关注其主刀医师或主管护士的年龄、技术和经验,并常为此焦虑不安。④惧怕伤口疼痛。患者较普遍因惧怕术中和术后创口疼痛而紧张、焦虑,且手术越小的患者越惧怕手术疼痛,或许与其创口、麻醉均较表浅相关。⑤其他原因,主要涉及手术患者的家庭关系、单位人际关系、治疗费用、日后工作、环境等。

患者术前焦虑水平的个体差异甚大,年龄、性别、职业及人格特征等均可对其产生一定影响。有研究认为,成年的年轻、女性、文化程度较高的患者,术前的焦虑反应较重;内向、不善言辞或有心理创伤史的患者,易因其多愁善感、触景生情或联想既往的不幸遭遇而致焦虑。护士评估患者术前焦虑水平时,可结合其个人背景的影响。

Janis(1958)提出,患者的术前焦虑程度与其术后效果存在"U"形函数关系,即术前焦虑水平很高或很低者,术后的心身反应大且恢复缓慢、预后不佳;术前焦虑水平适中者,术后效果最佳。专家认为,术前的恐惧和过度焦虑反应,可降低患者的痛阈,使其术中或术后感受的创痛更强烈,自觉手术效果不佳;术前焦虑水平过低的患者,源于其采取的回避和否认等心理应对机制,缺乏应有的心理准备,其经历手术后极易将手术所致实际痛苦体验视为严重打击;术前焦虑水平适中的患者,可恰当认知和充分准备手术及其造成的种种问题,能较好地适应手术、术后的各种情况,患者术后则感觉较好,躯体恢复亦较顺利。

2. 术后患者的心理反应　有研究认为,手术患者的高焦虑反应并不仅局限于手术前,也不终止于手术结束,许多患者术后仍有高水平焦虑体验。此外,某些患者术后还可能出现一系列病理心理反应,影响其手术预后。

患者术后常见病理心理反应有以下三种。①术后意识障碍,多在术后 2~5 天出现,患者可表现为意识混乱,术后 1~3 周消失,少数可继发抑郁;伤口疼痛、失血缺氧、代谢障碍、继发感染等生物因素均可诱发患者的术后意识障碍。②术后精神病症复发,常因患者心理压力过重且无法及时排遣所致。③术后抑郁状态,主要表现为患者的悲观失望、自我感觉欠佳、睡眠障碍、缺乏动力、兴趣丧失、自责、自杀意念,甚至出现自杀行为。

三、慢性病患者的心理反应

患者的病程超过 3 个月、症状已较固定即可视为慢性病患者。医学科学的进步,使许多急性、严重病症者经抢救得以生存,同时也使伴随不同后遗症的慢性患者显著增加。人类平均寿命延长,年迈体衰者的慢性病患病机会及绝对数也日趋增高,此乃当代疾病谱的显著特征。根据 WHO 的调查,一般人群中患慢性病造成一定程度的躯体或心理功能缺损而影响其社会适应者,约占人口的 8%。按此比例,我国的慢性病患者数已愈亿。当代医学尚无法完全治愈类风湿关节炎、糖尿病、冠心病等高发的慢性疾病,以致相当一部分人终身在慢性病痛中生存,慢性病已成为危害人们身心健康和生活质量的主要症结。

(一) 沮丧敏感

慢性疾病患者,常有"长痛不如短痛"之感,患者可因其疾病需长期治疗且经久不愈等持续地陷入沮丧、不安等心境。有的患者难耐长期病痛折磨,一再丧失其治疗疾病的信心,担心遭亲友嫌弃、邻里鄙视,自觉成了家人的累赘而自卑、精神不振。有的患者因反复多次住院,难以坚持工作,对原有角色地位有强烈的丧失感,甚至自觉周遭的人均与其作对,与家庭成员的关系也日趋紧张。总之,慢性疾病给患者的工作、经济、家庭、社交活动造成诸多不利,可使患者灰心丧气、孤独、失望;有的患者到处诉苦,凡事不如意即牢骚满腹、抱怨他人对其关心不够,动辄暴跳如雷等,都是其沮丧敏感的反应。

(二) 揣测多虑

疾病久治不愈或反复发作，可致患者渐生诸多疑虑，他们长年在猜测中度日，情绪起伏不定。病情稍有好转，便情绪高涨，病情稍有反复或出现新病症，即胡乱猜测是否又染上其他预后不良疾病，甚至无端怀疑患有不治之症。此类患者"久病成医"，接触医生多、知晓病种多、熟悉各种诊查结果与药物疗效等，不少患者经常翻阅与其所患疾病相关的书刊，大多一知半解其疾病的发生、发展和预后。如某慢性浅表性胃炎的女性患者因惧怕胃痛而不敢进食，随之日渐消瘦、全身无力，她便自认患癌，此生时日无多，还安排了后事，终日郁郁寡欢，健康每况愈下。揣测多虑严重影响患者的身心状况，可使原本预后良好的疾病迁延不愈，甚至恶化。

(三) 焦躁厌倦

因疗程漫长、病情反复变化等，慢性病患者大多需长时间、定期就医或住院接受系统规范的治疗。中青年患者或家庭经济拮据的患者，极易因其面临的职位危机、入不敷出等产生焦躁不安，随其病程迁延可出现失眠、烦躁、易怒等。有的患者警觉其躯体的微小变化，常提出过高的诊治要求，常责怪医护人员未予其尽心治疗，抱怨家人未精心照料等。患者挑剔、任性、易动感情，易将其焦躁情绪迁怒于他人。有的患者可因患病给家庭及他人造成重负，丧失治病的信心，丧失生活信念或消极厌世等，抑郁、自责、自卑、退缩，甚至自杀行为。临床实践证实，慢性患者人群的自杀率远高于其他患者和一般人群，尤其是慢性病老年患者，自叹风烛残年，经常想到死亡。某调查显示，50岁以上的慢性病患者中约33%有不同程度的厌世绝望感，是同批调查的中青年组患者(4%)的8.25倍。

(四) 依赖他人

指慢性病患者因长期依赖医护人员的治疗及他人照顾，可从其患者角色中"继发性获益"，易形成其患者角色的习惯化。此时慢性病患者角色的作用极易成为其身心康复的巨大障碍，妨碍其疾病的良好转归。尤以女性患者较明显，其自身的感情脆弱、依赖性强，加之体质弱、病程长，渴望他人给予更多关照，担忧离开医护人员的密切关注会加重病情等，以致其在疗效显著、病情稳定时无法同步达成适宜身心状态。

四、传染病患者的心理反应

传染病患者一旦被确诊，除遭受病痛，更需承受因传染病性质所致其精神需求的偌大缺失。如传染病隔离制度必然使患者的爱与归属、社会交往等高层次需要受限，可致患者心理的剧烈变化。传染病种类较多，仅对患者实施短期隔离的疾病(如痢疾)，不致形成对患者的明显压力。以下主要谈及易引发患者心理危机或失衡的急性突发性传染病、慢性迁延性传染病。

(一) 恐惧与愤懑

急性突发性传染病，最典型者莫过于2003年春季肆虐全球及我国的严重急性呼吸综合征(SARS)，该病以其传染性强、预后差、致病原因不明等特征，在人群中引起极大恐慌，更使SARS患者的身心雪上加霜，相当一部分患者在其病愈解除隔离后，却患上"SARS后抑郁症"。

SARS患者的恐惧，直接影响其就医行为，有患者即因惧怕被确诊SARS而迟迟不愿就医，直至延误救治其的宝贵时机，不治而亡。SARS的致死性和高度传染性所致社会恐慌，不可避免地给SARS患者的身心造成极大压力。据一线医护人员观察，几乎所有SARS患者都有不同程度的心理障碍。极少数SARS患者，因患病后极度绝望，终致心理崩溃，其机体免疫系统长时间难以恢复正常。有些患者或产生怨天尤人的愤懑情绪，或悔恨自己疏忽大意，或抱怨他人传染给自己，甚至以其不良情绪迁怒他人或其他事物，易激惹、动辄发脾气。如曾有SARS患者因不理解医院的各种隔离措施，情绪非常不稳定，甚至擅自拔除输液管拒绝治疗。

(二) 自卑与孤独

一旦进入传染病患者的角色，其心理、行为即与患者日常熟悉的人们划了一条鸿沟，其自我价值感突然失落，自觉令他人望而生畏、遭人嫌弃，自认倒霉，产生自卑、孤独等心理反应，甚至自暴自弃。如某SARS患者说："自从我得病后，家里人不敢来看我，朋友也不再与我联系，真的感到很孤独、很沮丧，好像被社会遗弃似的。"另一位SARS患者说："我入院时情绪低落，万念俱灰，很想一死了之……"我国台湾一位SARS患者则因不堪忍受与世隔绝般寂寞、遭他人歧视等以自杀了结此生。此外，许多传染病患者不愿正视其所患病种，如更愿把肺结核说成"肺炎"，把"肝炎"说成"胆道感染"等，都是其担心他人歧视、自我逃避的表现。

(三) 悲观与猜忌

许多传染性疾病因其病程长、难根治等特点，易致患者产生急躁、悲观、敏感、猜忌等负性心理反应。患者可因病情迁延、反复发作而烦躁、苦恼，日夜企盼灵丹妙药问世。有些患者治病心切，海绵吸水般搜集相关的治病信息。他们对周遭事物特别敏感，还经常揣度他人尤其是医生、护士谈话的含义。有的患者则因与配偶长期隔离或远离朋友、同事，易致其强烈的悲观、猜忌等。患者与他人相处过程中，别人不经意间的举手投足或某些个人卫生习惯，都可能成为其猜忌或自卑的引子。

（刘晓虹 吴 菁 胡 琛）

思考题

1. 举例说明特殊患者群体心理反应与其身心状态的关系。
2. 举例说明如何区别患者心理活动的特异性反应与非特异性反应。
3. 举例说明如何干预意外创伤者的消极心理反应。
4. 如何对待癌症患者的畏惧死亡、否认癌症诊断等现象？为什么？
5. 器官移植患者的心理反应与其器官移植成败有何关系？为什么？护士能为其提供什么帮助？
6. 护士的人文关怀该如何体现在临终患者心理反应的5个阶段？
7. 掌握门诊患者心理反应主要特点的意义何在。护士该如何应对其5个特点？
8. 如何对待患者的术前心理压力和术后心理反应？
9. 如何从心理学视角提高慢性疾病患者的身心健康水平和生活质量？
10. 急性突发性传染病、慢性迁延性传染病可能造成患者哪些心理反应？护士能为其提供什么帮助？

第十一章

护理领域的心理评估

教学目标

识记： 1. 准确表述以下概念：心理评估 临床心理评估 护理领域的临床心理评估 访谈法 量表法 心理测验 他评量表 自评量表 行为样本 标准情境 结果描述 测验工具 标准化测验 常模 信度 效度
2. 简述临床心理评估的主要功能、实践意义、实施原则、注意事项。
3. 简述观察法的设计、注意事项。
4. 简述访谈法的主要路径与访谈主题。
5. 简述心理测验的必备条件、标准化测验应具备的特征。
6. 简述量表的使用原则与注意事项。

理解： 1. 比较临床心理评估、护理领域的临床心理评估的概念。
2. 比较常用心理评估方法，评析各自的优缺点。
3. 比较自由式访谈与结构式访谈、五种提问方式。
4. 比较心理量表与心理测验。
5. 比较他评量表与自评量表。
6. 明了护士职业心理评定工具的研发依据。

应用： 1. 会使用2~3种症状评定量表，评估患者的心理状态或情绪反应。
2. 会使用"非精神科患者心理状态评估量表（MSSNS）"筛查、评估非精神疾病患者的心理反应状况。
3. 会使用"创伤后成长自评量表"，熟悉其与负性情绪评估工具的主要区别。
4. 以量表的选用原则为依据，分析本教材所提供症状评定量表，哪个量表最适用于非精神疾病患者？

本章主要以护理心理学的视角，阐述护理领域的心理测评，包括可供护士熟练掌握、普遍使用的临床心理评估理论、方法与技术；可供教育、管理者使用的护士职业心理测评工具。

第一节 临床心理评估概述

一、临床心理评估的基本概念

（一）心理评估

心理评估（psychological assessment）即依据心理学的理论和方法对人的心理现状及其水

平作出综合性评价、鉴定等,可视作过程、手段或技术。提及心理评估,人们便联想到心理测验或将二者等同。其实心理测验只是心理评估的手段之一,心理评估需综合运用观察法、访谈(调查)法、量表(测验)法等各种心理学方法,有时还需采用实验法。

(二) 临床心理评估

临床心理评估(clinical psychological assessment),特指将心理评估的通用理论与方法运用于临床、以临床患者为主要评估对象、可评定及甄别患者心理状态的一系列应用性评估手段和技术。

临床心理评估所涉及范畴、内容较心理评估的相对局限,更侧重个体身心健康及其影响因素。如临床心理评估较多关注与个体健康密切关联的人格特质倾向,较少关注个体的智力水平。临床心理评估较接近于临床疾病诊断,以判定、鉴别患者的心理问题或障碍及其心理特征为主。

(三) 护理领域的临床心理评估

护理领域的临床心理评估,遵循心理评估的原理、方法及原则,融合心理学、医学、护理学、社会学等综合知识技能的科学评估技术,是体现专业特色的最基础方法。此类临床心理评估,更限定其应用范围,即依据护理心理学的护理对象侧重点、排除精神异常人群、可由全体护士参与并熟练掌握、区别于医学心理学的临床心理评估。以下所述"临床心理评估",均指"护理领域的临床心理评估"。

二、临床心理评估的主要功能

临床心理评估类同所有护理评估,是整个护理过程不可或缺的重要环节、实施临床干预的重要依据。具体到临床心理护理,其评估有以下三方面的主要功能。

(一) 筛选干预对象

患者无论其病情轻重,都可因疾病产生不同程度的心理失衡、偏差或危机。有的患者反应适度,能自行或主动寻求援助而实现有效应对;有的患者负性情绪反应强烈且人格外倾,可即时通过言行宣泄其心理压力,有机会接受专业人员指导而达成心理平衡;有的患者负性情绪反应超强但人格内倾,外表平静内心却跌宕起伏、独自深陷痛楚、无法自拔……有的患者甚至因一念之差导致轻生。因此,以定性或定量的多种方法综合评估患者的心理状态,便可大致了解其心理失衡的轻重缓急,酌情拟定干预方案。此功能主要包括以下两方面。

1. 甄别重度心理危机　少数护士面对众多患者心理评估及干预的需求,是临床护理的极普遍现象。唯有便捷、快速、可操作性评估方式,方可凸显其价值和作用。如迅速甄别癌症患者群体中有自杀意念的个体,及时采取干预对策,便可在最短时间内化解其心理危机、可随时监测初次评估无异常、随疾病变化或遭遇各种生活事件的患者突发心理危机。

2. 区分心理干预等级　基于相应心理评估标准,区分患者心理反应的轻、中、重及对应的心理干预等级,可减少临床心理护理的盲目性,提高心理护理的效益。长期以来,广大临床护士未能区分患者的心理反应差异,一律予以泛泛的劝慰、疏导等,对轻度心理反应的患者似乎多余,对患者的严重心理危机却很难奏效。若护士依据患者的心理评估结果区分心理干预等级,可有所侧重地制定对策,更充分发挥心理护理对患者身心康复的效用。

（二）提供干预依据

临床心理评估不仅需把握患者的心理状态（心理反应的性质、强度），更需深入分析其影响因素（直接或间接原因）。各科疾病患者均可发生焦虑、抑郁、恐惧、愤怒等负性情绪，均非特异性心理反应，所致负性情绪的影响因素各不相同，且涉及范围很广。若经评估后确认疾病认知、就医环境、社会支持、人格特征等其中某因素对患者的心理危机具决定性影响时，便可为选择针对性心理干预策略提供依据。

评估患者负性情绪的影响因素，如同疾病诊治过程中查找病因，弄清患者的主要病因，才能拟定适宜治疗方案，有效缓解患者的病痛。同理，明确患者负性情绪的主要原因，才可能有的放矢地选择干预对策，有效降低患者的负性情绪反应强度、改善患者的不良心境。

（三）评估干预效果

临床心理评估的另一重要功能，是心理干预后的效果评估。显然，仅有患者心理危机的早期识别、原因分析，尚未完整体现临床心理评估的功能。实施心理干预后，患者的心理危机化解与否，如某癌症患者已完全打消其轻生念头，其言行或情绪一定会有所变化。若干预对策明显奏效，患者的负性情绪强度便会显著降低，可不再列作心理护理的重点关注对象；若干预对策针对性不强或力度不够，患者的负性情绪持续状态可对其身心健康构成更严重威胁，仍需列作心理护理的关注重点，并为其选择更适宜、有效的心理干预对策。

三、临床心理评估的实践意义

临床心理评估则是整个护理评估中不可或缺的重要组成，贯穿护理活动全过程，对促进患者身心适宜、和谐护患关系、提高整体护理质量等均具有重要的意义，简述如下。

（一）体现先进模式

"以患者为中心"、为患者提供全方位身心维护的整体护理理念虽早已普及，但其临床应用模式始终不尽如人意的症结之一，即临床心理评估的薄弱。如方法单一或不规范、操作随意或不深入、结果含糊或不可靠等问题长期困扰着临床护士，癌症等重症住院患者因心理危机所致自杀事件屡有发生。护士大多对及时把握重点患者的心理危机深感力不从心，亦无从谈及据其评估结果制定针对性心理干预方案，难以在临床实践中充分展现先进护理模式的优势。只有切实把临床心理评估引向规范操作、分析深入且结果可靠，才能真正实现对患者身心的全面维护、凸显新型护理模式的主旨。

（二）有益患者身心

新型医学模式已在我国运行20余年，但患者到院就诊，仍按惯例做一系列体格检查及生理指标监测；却未见将心理评估纳入临床医护常规。医护人员实施临床心理评估的主观性、随意性较大；少数医护人员对患者的心理危机毫无觉察，不经意的言行反加重患者的心理创伤，甚至酿成无可挽回的悲剧。

若把心理评估列入临床医护常规，作为患者疾病诊治的必需环节，或可强化医护人员关注患者心理状态的意识，评估结果还可提醒医护人员时刻关注患者的心理动态，防范不当言行对患者身心的不利影响，身体力行地促成患者身心的适宜状态。此外，对患者实施评估的过程，既可让患者感受护士的关心,又可促使患者宣泄其压力,对患者的身心十分有益。

(三) 促进护患沟通

临床心理评估要求护士以观察、访谈、量表法等途径,较系统评估患者的心理状态及其主要原因,再评估心理干预的效果等。各环节均需基于护患的充分接触、有效沟通,既可为护患沟通提供实质性内容,又可经评估过程辅佐护士走进患者的内心世界、融洽护患关系。

许多临床护士反映其虽有与患者最密切接触的空间,却缺乏与患者充分交流、有效沟通的时间或技巧。有的护士不善言辞,不知如何与患者沟通,很少主动与患者交流,以致患者很少有机会暴露其真实想法。临床心理评估的制度化、规范化及其可操作性,既可督促护士主动与患者互动,较快达成有效沟通,又可丰富护患沟通的内容、形式、途径,辅佐护士赢得患者的信任,成为患者身心康复的高威望指导者。

四、临床心理评估的实施原则

(一) 综合评估原则

不少临床护士误以为心理评估就是使用心理量表,却忽略了量表也有其主观性和局限性。结合多种方法的评估结果,更能体现量表评估的价值。心理量表与临床的实验诊断(如影像、超声检查)类似,一般不直接作出诊断,仅报告提示什么。如某患者的X线胸片呈现团状阴影,影像科通常只报告其阴影的部位及大小等特征,最终是肺结核或肺癌,须由临床医生综合患者的其他症状、体征后方可确诊。同理,心理评估需综合多种渠道所获信息,才能较准确评估患者的心理状态,识别其心理危机及影响因素。

临床心理评估的方法各有其侧重,如观察法可评估患者的表情动作;访谈法可通过患者的言行评估其心理活动;量表法可较集中评估患者的某种情绪反应,感知患者的主观体验等;故主张实施评估宜同时或交替使用2~3种方法。

(二) 动态实时原则

患者的心理活动随其疾病变化过程波动,任何阶段都可能发生心理失衡、心理危机,临床心理评估不可一蹴而就,必须贯彻"动态、实时"的原则。该原则与临床上动态监测患者各项生理指标的思路相似,如患者的某生理指标由异常转为正常后仍需多次复查;又如患者的某生理指标最初在正常范围,随后可因病情变化而出现异常。患者的心理活动同样起伏多变,如某患者欲接受择期手术,入院时自认其手术风险不大,评估显示其心理反应适度;随着手术日期临近,患者道听途说了夸大手术风险的传言,负性情绪反应可接踵而至,实时评估很可能显示患者的严重焦虑或恐惧。有事实表明,择期手术患者术前发生极度恐惧却未被察觉、未得有效干预而意外丧命的典型个案并非偶然。

动态、实时的评估,可随时甄别患者的心理危机,指导护士即时给予患者心理疏导或干预,帮助患者实现有效应对、避免其心理危机所致悲剧。

(三) 循序渐进原则

临床心理评估,可借鉴疾病诊疗路径,先简后繁、循序渐进地展开。如心血管疾病的诊断,通常先做心电图检查,发现心律失常者再做24小时动态心电监测、多普勒彩色超声心动图、冠状动脉造影等。临床心理评估,一般先确定患者有否威胁其身心的负性情绪状态,若其评估提示"严重抑郁或焦虑",再进一步评估该患者发生严重心理反应的主要原因。若患者经初步心理评估显示其无明显负性情绪反应,便无需进一步评估。奉行循序渐进的原则,可减少心理评估的盲目性,避免增加护士、患者的负担。

五、临床心理评估的注意事项

护理领域的临床心理评估范围相对较局限(主要是就医的非精神疾病患者),方法较简单,操作较便捷。具有执业资质的护士,均可大部或全部掌握。如以观察法、访谈法实施评估是护士的必修课、基本技能,大多可随其临床实践的不断积累而较熟练运用;使用量表评估虽需相关培训,但护士主要使用简便易行的情绪状态及原因、人格特质、生活事件、应对方式等量表,经短期规范化训练即可掌握。具体的评估将在相关章节详述,以下简述注意事项。

(一)赢得患者认同

指心理评估的结果真实、可靠还取决于患者的充分认同,设想若某患者不能对护士的访谈敞开心扉或答非所问,对护士要求其填写的量表敷衍或草率应付,其评估结果可能失去参考价值。护士应尽其所能让患者了解心理评估的积极意义,避免患者对其产生误解(如视其给护士帮忙),方可确保评估结果的真实性、可靠性。至于如何赢得患者认同,关键在于护士的沟通技巧。

(二)保护患者隐私

实施心理评估,可涉及患者的个人隐私,需要护士予以其保护。如某患者因躯干的文身瘢痕被个别护士看见后,担心更多人知晓而惴惴不安,需要护士为其守密;某患者发生心理危机与其个人感情密切相关,不吐如鲠在喉,护士或为其最合适的倾吐对象,倾吐后又担惊受怕,需护士承诺替其守密。量表法所测结果有时涉及患者人格特质等私密性评价,要求护士严格遵循心理评估的职业操守,妥善保管患者的个人资料。

(三)尊重患者权益

临床心理评估需要患者的知情同意和自愿参与,以维护患者权益为前提。如某患者因心绪起伏拒绝量表评估,护士不宜流露任何不满或不屑,且当即表示理解,暂缓对其实施评估。同时还应予以更多关注,先以观察法评估患者的表情、动作等情绪状态,发现异常及时干预。护士的善解人意、密切关注,可使患者深感自身权益得以维护,还可激发其与护士主动合作。

第二节 临床心理评估的常用方法

护理领域临床心理评估的常用方法,包括观察法、访谈法和量表法等心理学方法,本节侧重于临床心理评估的视角,多以"护士、患者"替代"观察者与被观察者、访谈者与接受访谈者、评估者与被评估者"等常规术语。

一、观察法

此法属于定性或半定量的心理评估方法。护士直接或间接观察患者个别的、代表性的行为,推论其行为活动所反映的心理特征,是临床心理评估的常用方法。

(一) 观察法的特点

1. 结果较客观真实　观察法多用于患者行为发生的当时、当地,可使护士观察到患者自然的表情动作、行为方式所表征的心理反应,甚至患者试图掩饰的部分情绪状态,随时获得患者身心状态的基本、真实资料。护士还可用观察法验证、评价患者及其亲属等提供或心理测评所获相关信息,且观察法的多次评估结果不易重复。

2. 患者可不受干扰　观察法无需患者作任何配合,尤其适用于卧床不起、言谈举止力不从心的重症患者,可弥补其他评估方法不便实施等不足。

3. 简便、快捷、易操作　观察法的最大优点是不受时间、场景、条件的限制,一般无需特别安排时间,可随时、随地从患者的举手投足中采集信息,如护士可边操作、边观察患者的情绪反应。观察法不要求患者必须具备一定的语言能力、文化程度,适用于婴幼儿、发育迟缓儿童、聋哑人和语言障碍者等特殊人群。

4. 受评估者水平制约　观察法的评估结果,相当程度上受制于护士个体的临床经验和专业水平。如新护士初到临床的观察视野较局限,易被患者的某些表面假象所蒙蔽;经验丰富的高年资护士则观察视野开阔,能识别患者外在行为的潜台词及其实质。护士的洞察力、综合分析能力,对观察法的评估影响很大。

(二) 观察法的设计

观察的设计,将直接影响观察的成效、结果的科学性和客观性。设计观察方案,需注重以下几方面。

1. 确定观察的目标行为　患者行为的观察可包括其仪表、身体状况、言谈举止、气质特征、性格向性、疾病认知及态度、应对方式和应变能力等,但护士不宜谋求一次把患者的所有行为均列为观察目标,以免顾此失彼,达不到观察目的。

以临床心理评估为主旨的观察,必须紧扣可表征患者心理状态的行为特征,可观察患者的单个行为,也可观察其某类被分解行为。应给每个准备观察的目标行为明确的操作性定义,以便准确地观察和记录。有些行为易于觉察,如患者不由自主地重复搓手常是其高度紧张的表征;有些行为不易觉察,如有患者看似闭目养神,实质却内心激烈冲突。通常,若上述两种行为对其心理评估具同等意义,可优先选择易觉察行为作为观察的目标行为。

2. 选择适宜的观察方式　确定观察目标行为后,选择连续性或轮换性观察,是否采用隐蔽性观察等,均需与所设计观察目标相呼应。如连续性观察适于对少数患者或单个行为的严密细微观察;轮换性观察则可用于多个患者同类问题的综合归纳观察;采用隐蔽性观察,则为防止患者觉察后抵触或迎合护士的观察活动等。

3. 设定明确的观察指标　包括确定观察期、观察次数、间隔时间、总持续时间等指标。若观察期需跨越若干天,则每天观察的时间、数次应一致;若需一天内多次观察,应分布在不同时段,以便较全面观察患者不同情境、不同时段的行为特点及其规律。直接观察的时间,一般每次持续10～30分钟,若需延长连续观察时间,可通过录像、录音等间接手段观测。每次观察的具体时间,需依据影响目标行为的时间因素确定。

4. 观察资料的记录方法　与临床心理评估密切相关的常用记录方法如下。

(1) 叙述性记录：为常用的观察记录法。可采用笔记、录音、录像等，或联合使用各类方法，也可按时间顺序编制成简易观察记录表。此法不仅便于记录所观察行为，还可兼顾推理判断。如记录"某某半小时内反复如厕5次"（描述性记录），同时加注"某某针对紧张情绪反应采取了行为应对"（推理性记录）。

(2) 事件性记录：记录一次观察期内目标行为或事件的发生频率，又称事件样本。患者在疾病诊疗过程中，经常遭遇一些特殊事件，不同程度地干扰其心理活动及行为。如病情突然加重、需接受高风险诊疗方式、诊疗需支付超预算的高额费用等事件接踵而至于同一患者时，必须记录其特殊事件的概况以及对患者行为的影响。

(三) 观察法的注意事项

研究者为使行为观察结果较具客观性、准确性和科学性，归纳行为观察的注意事项如下。

(1) 确定观察的目标行为（单个行为或被分解的某类行为）。
(2) 明确界定可能影响目标行为的各种因素。
(3) 确定并记录每天观察的次数、时间和地点。
(4) 记录被观察者的行为如何被周围环境影响。
(5) 注意被观察者的行为如何被他人的言语、非言语因素所改变。
(6) 尽快记录某一事件的发生（间隔性记录时例外）。
(7) 叙述或记录中，详尽记录被观察者叙说重要内容的表达方式、说话时的周围情况。
(8) 记录事件发生的全过程。
(9) 尽可能客观、完整和准确观察事件或目标行为。
(10) 观察记录中使用日常语言，少用术语。
(11) 采用描述式记录目标行为时避免使用解释方式。
(12) 注意他人对被观察者行为的反应。
(13) 观察者需认知、评价其在被观察者心目中的整体印象及其可能对观察结果产生的影响。
(14) 观察和评估过程中，观察者要经常意识自身"角色"，特别是自己的感觉和反应。
(15) 观察者需自控，不对与目标行为关系不大的特殊行为和突发事件表现兴趣。
(16) 对与观察者年龄或文化背景悬殊者的结果分析应尽可能从被观察者的角度理解其行为。
(17) 合理探索和解释所观察行为的产生原因。

二、访谈法

此法的应用范围及功能更广泛，同属定性或半定量的心理评估方法，是心理咨询、心理治疗的基本技术，也是护患沟通的必备技能。以下紧扣临床心理评估的主题阐述访谈法。

(一) 访谈的路径与主题

心理评估为主旨的访谈，同样可分布于患者诊疗过程的任何时段，不同时段的访谈路径及主题需灵活掌握，主要可涵盖以下方面。

1. **患者的主观表述** 护士倾听患者的主观表述，大体可了解的信息包括：患者的疾病认知及相关常识的掌握程度、当前主导需求、疾病态度、患者角色的适应程度、对医疗环境及其人文环境（医护人员、其他患者对患者所形成氛围）的评价、对亲友等社会支持系统的期望、诊疗费用的考量、常用应对方式等。护士从患者的主观表述中，可大体了解其心理活动特点：性格内向或外向、态度积极或消极、情绪乐观或悲观、体验夸张或忽略、认知得当或失当、期望适度或过度、应对有效或无效等。特别是伴有心理危机者，护士可直接从患者表述中获知其严重心理反应的影响因素。

2. 患者的客观他评　患者亲属、其他医务人员、相邻患者对某患者的评价，也可为护士的访谈评估提供重要信息。特别是典型内倾人格的患者，多羞于向他人披露其内心活动，凡事只与最亲近的家人窃窃私语。此类患者亲属或是护士评估患者的最适宜访谈对象，其提供的信息可间接帮助护士评估患者的心理。如遇某患者对护士的访谈有所顾忌而欲言又止或保持沉默，但其重重心事终会以某种方式流露，或被相邻患者或其他人察觉。因此，把访谈路径扩展至患者周围人群的客观他评，可获得更多有价值信息。

3. 患者的个人背景　访谈还涉及患者的生长地、文化背景、经济能力、婚姻状态、成长经历、心理或精神疾病史、家庭结构模式，主要家庭成员的心理或精神健康状况、职业、与患者的关系等信息。访谈患者的个人背景，便可大体了解：患者的某些行为方式是一贯或一时的，患者的神经质倾向有否家族性，患者的过度自我关注是否与其家庭角色有关，患者从家庭成员等处所获社会支持的力度，患者就医经费的主要来源等。相关访谈结果均可为分析患者心理失衡的原因、制定针对性干预对策提供实证性依据。

（二）访谈的内容

为弥补观察、访谈的不足，有临床工作者提出一种半定式方法。访谈者可据其需要编制半定式访谈检查表。Gart G. Marnat 认为，一个疾病史的半定式访谈表至少应涵盖以下方面的问题（表 11-1）。

表 11-1　半定式的访谈内容

有关障碍（问题）的情况		
对问题的描述	强度和时间长度	首次发作
以前的处理	发生频度的变化	为解决问题做了些什么
诱因及其结果	正规的处理	
家庭背景		
社会经济水平	文化背景	父母职业
父母目前健康状况	情绪和疾病史	家庭关系
婚姻状态	生长地（城市/农村）	家族结构
个人史		
1. 婴儿		
发展里程碑	早期疾病史	家庭气氛
大小便训练	与父母接触的密切程度	
2. 儿童		
在学校的适应性	与同学的关系	学业成绩
与父母的关系	爱好/活动/兴趣	生活的重要改变

(续表)

3. 青少年		
"儿童"标题下的各项内容均应包括		出现有关法律、性、药瘾行为否
出现这些行为的时间		青春发育期的反应
4. 成年和中年		
专业和职业	婚姻情况	人际关系
疾病和情绪变化史	生活目标的满意度	与父母的关系
5. 老年		
疾病史	对于能力下降的反应	自我的完整性
经济收入的稳定性		
其他		
自我概念(喜欢/厌恶)	躯体化症状(头痛、胃病等)	
最幸福和悲伤的记忆	最早记忆引起愉快和悲伤的事件	
害怕	值得注意的梦和再现的梦	

根据表11-1,访谈者可自编一些问题,检查各方面的情况。如了解被访者的情况可设计如下提问。

(1) 你现在存在哪些主要问题或麻烦?
(2) 你能描述一下这些问题最重要的方面吗?
(3) 你的这些困难是什么时候开始出现的?
(4) 它经常发生吗?
(5) 这些问题发生后还经常变化吗?
(6) 出现这些问题后还有别的方面的相继改变吗?

(三) 访谈的类型

按访谈的结构分类,心理评估的访谈形式可分为以下几种。

1. **结构式访谈** 即封闭型访谈,根据特定目的预先设定谈话的结构、程序并限定谈话内容,效率较高。

2. **自由式访谈** 即开放式谈话,患者较少受约束,能自由地表述见解,交谈气氛较轻松。

3. **半结构式访谈** 即护士事先准备粗略的访谈提纲,根据评估的内容向患者提问,同时也允许患者积极参与。

(四) 访谈的技巧

护士对访谈具主导与决定性作用,故熟练掌握访谈技巧,与患者建立良好关系,是确保访谈成功的关键。以下简介具体访谈技术。

1. **措辞** 包括以适宜称谓尊称患者、简要说明访谈目的、对患者的合作致谢等;访谈用词应通俗易懂,尽量避免方言或少用专业术语,以舒缓语气引导患者的默契配合。

2. **提问** 可根据提问要点归纳为五种提问方式(表11-2),其中开放性提问的使用频度最高。

表11-2 提问方式类别

提问方式	要点	举例
开放性	患者自由回答,但有限定范围	能告诉我……的原因吗?
促进性	鼓励患者流畅对答	您能更详尽地描述当时的情况吗?
阐明式	鼓励患者予以解释、扩充	我推测您会觉得这件事……怎么样?
对质式	询问不一致问题	我是否误解了您所说的……
直接式	适用于关系和睦的患者澄清具体问题	您刚才对他说了些什么?

3. 记录 采用何种记录方式,均需获得患者认同,可酌情使用音像记录或笔录,并向患者承诺不播散其私密资料。

4. 倾听 诚恳、专心、耐心地倾听患者的表述,才能抓住其问题的关键。倾听时需把握距离、姿态、举止和应答4个要素。适宜的角度、距离,身体稍前倾的姿势,适时点头、微笑、注视,简短的赞许性话语等,均可体现护士对患者的接纳、肯定、关注、鼓励等情感,使患者感受其真诚关怀。此外,访谈时护士除需关注患者"说什么",还可通过患者的声音、表情和姿势等注重其"如何说";从患者的"话外音"觉察其尚未表述的"潜台词"以获得实质性信息(表11-3)。

表11-3 非言语行为及其意义解释

非言语行为	可能表明的意义
1. 直接的目光接触	人际交往的准备就绪或意愿、关注
2. 注视或固定在某人或物上	面对挑战、全神贯注、刻板或焦虑
3. 双唇紧闭	应激、决心、愤怒、敌意
4. 左右摇头	不同意、不允许、无信心
5. 坐在椅子上无精打采或离开访问者	悲观、与访问者观点不一致、不愿继续讨论
6. 发抖、双手反复搓动不安	焦虑、愤怒
7. 脚敲打地板	无耐心、焦虑
8. 耳语	难以泄露的秘密
9. 沉默不语	不愿意、全神贯注
10. 手心出汗、呼吸浅、瞳孔扩大、脸色苍白、脸红、皮疹	害怕、正性觉醒(兴奋、感兴趣)、负性情绪(焦虑、窘迫)、药物中毒

5. 回应 指访谈过程中护士对患者言行所做的言语反应和非言语反应。护士的反应不仅直接影响患者的谈话方式和内容,也可在一定程度上限定访谈的整体结构和运行节奏。回应的主要方式如下。

(1) 认可:指护士表示已听见患者所说的话,且希望对方继续说。表示认可也包括两类行为:①言语行为,如"嗯""是吗""很好"等。②非言语行为,如点头、微笑、鼓励的目光等。

(2) 鼓励:指护士察觉患者似乎有顾虑、不知其所说内容是否符合访谈要求时,需给予适当的鼓励和支持。

(3) 适当的自我暴露:访谈中有时患者会询问护士的兴趣、星相等私人问题,此时护士若能适当地自我暴露或可拉近其与患者的距离。若访谈形式仅局限于刻板的一问一答,会使患者十分紧张，没有足够的心理空间进行自我探索。若护士能描述自身经验，或可促使患者更积极地探索自己的内心。

三、量表法

量表法指选择通用、标准的心理量表(psychological scale)测评患者的心理状态，也是心理测验的常用方法。量表由一些经过严格选择、较准确、较可靠反映人的某些心理特点的问题或操作任务所组成；临床心理评估使用最多的是心理卫生评定量表(rating scales in mental health)。相关内容详见本章第三、第四节。

第三节　心　理　测　验

一、心理测验的定义

心理测验(psychological test)指在标准情境下，客观分析和描述个体行为样本的一类方法。该定义包括四点含义。

1. 行为样本(behavior sample)　通常人的心理活动必有其相应的行为表征，心理测验正是通过测量人的行为间接地反映其心理活动的规律及特征。编制任何一种心理测验都不可能包罗万象，必须考虑行为样本(亦称测题或条目、项目)的代表性。欲获得具代表性的行为样本，必须控制其行为的影响因素，采用复杂的测量学方法筛选行为样本。

2. 标准情境　指用同样的刺激方式引起受试者的反应，即测验的实施条件、程序、时段、操作时间、计分方法、结果判断标准等基本一致。

3. 结果描述　指根据测验计分，描述结果的含义，主要有两种方法。①数量化描述，即大多数心理测验的描述方法，如 IQ 分值、SCL-90 计分等，均可根据具体分值解释其含义。②分范畴描述，多用于定性测验，如主题统觉测验，即根据受试者的释图判定其有否变态人格倾向。通常数量化描述也可对应分范畴描述，如根据得分高低描述为正常或异常。

4. 测验工具　指对应于各种心理测验的工具或器材，类似尺、天平等标准化测量器具。测验工具多以"套"论，每套工具均应包括测验材料和使用手册；使用手册含如何施测、计分及描述结果等较详尽说明，并交代测验目的、性质及其信度、效度等。

二、常用心理测验的类别

数年前已出版的心理测验即达 5 000 余种，而且还在不断增加，但临床常用的仅百余种。心理测验的分类方法很多，按测验材料性质，可分为文字(问卷)测验与非文字(操作)测验；按测验方式，可分为团体测验和个别测验；按测验材料的意义是否肯定、回答有否限制，分为常规测验与投射测验等。近年来计算机辅助心理测验(computer-assisted tests)推广运用已成趋势，以直接上机测试替代纸笔式传统测验，特别是自动分析测验结果的计算机编程使既往某些复杂测验更简单而通用。如一份 MMPI 测试，过去必须由专业人员耗时半天以上处理、分析结果，如今使用心理测验分析软件可即时报告结果，明显节省了测试的人力、精力等。

以下仅介绍按照测验的目的、功能分类的心理测验。

1. 能力测验　此类测验包括智力测验(韦式智力量表)、心理发展量表(儿童发展量表)、适应行为量表(社会适应能力量表)及特殊能力测验等,是心理测验的一大类别。

2. 人格测验　此类测验是另一大门类,其数量超过能力测验,主要测评个体的一般人格特征和病理人格特征,如卡特尔16项人格问卷(16PF)、艾森克人格问卷(EPQ)、大五人格量表(BFI)、罗夏墨迹测验、主题统觉测验(TAT)、明尼苏达多项人格调查表(MMPI)等。

3. 神经心理测验　指用于评估正常人和脑损伤患者的脑神经功能(主要是高级神经功能)状态的心理测验,对脑功能评定、脑损伤的康复及疗效评估具有重要价值。

4. 心理健康测验　指用于判断个体心理健康状况的标准化测评工具,评估对象多为患者和健康人群。

5. 职业咨询测验　此类测验是近数十年来发展最迅速、使用范围最广、用于职业人才选拔及个体就业指导的测评工具。为使其评估结果较全面、可靠,常需联合使用能力、人格测验的工具。如选拔飞行员、宇航员等,既要优选其人格特征,又要严把其能力关,以确保所选人才出色地胜任其职业角色。常用工具包括职业兴趣问卷、性格向性测验、认知决策能力测验等。

三、标准化心理测验的基本特征

标准化测验(standardized test)指通过一套标准程序设计测验内容、制定评分标准、固定实施方法、具备主要的心理测量学(psychometrics)技术指标、达到国际公认的心理测验。标准化测验的主要技术指标如下。

(一) 常模

常模(norm)指某种由标准化样本测试结果计算获得、供比较的标准量数。此结果正确与否,很大程度上取决于样本的代表性。

1. 样本　指标准化常模样本。为保证常模样本的代表性,取样时需考虑样本的年龄范围、性别、地区、教育程度、职业等影响该测验结果的主要因素;再根据人口资料中相关因素的构成比,采用随机抽样方法获得常模样本。若样本源自全国,可制定全国常模;若样本源自某区域,则建立区域性常模。临床评定量表的常模样本取样,还需考虑疾病诊断、病程及治疗等情况。

2. 常模形式　大致有如下几种。

(1) 均数:是常模的普通形式,以标准化样本的平均值表示,临床量表多采用此形式。某受试者所得分值(粗分或称原始分)与均数相比较,才能确定其得分高低。

(2) 标准分(standard score):针对原始分的意义十分有限、不具可比性等,以标准分为常模,是比较差异的较好手段。标准分的形式很多,但其共同点是基于统计学正态分布理论的衍化(如Z分、T分)。采用标准分作为常模形式的基本条件,是测验分数在常模样本中呈正态分布。

(3) 百分位(percentile rank, PR):此类常模比标准分更通用,无须统计学概念便可理解。一般得分排列为差者在下,好者在上,计出样本分数的各百分位范围。如将受试者成绩与常模比较，若相当百分位 50(P50)，表明该受试者成绩相当于标准化样本的第 50 位，即样本中约 50% 的成绩低于他，另有约 50% 的成绩高于他。若相当百分位 25(P25)，表明样本中约 25% 的成绩低于他，另有约 75% 的成绩高于他，以此类推。

(4) 划界分(cut-off score)：此类常模多用于筛选测验和临床评定量表，如高考录取分数线即为划界分。"抑郁自评量表"(SDS)采用划界分标准为：总分≤40 分示无抑郁症状，＞40 分示可能存在抑郁。若某量表对所测查问题很敏感，表明所设立划界分有效，患者被划入假阴性范围的比例很少甚至没有，正常人被划为假阳性者也很少或没有；若量表不敏感，则假阳性或假阴性的概率均会增加。

除上述通用常模形式，还有其他性质的常模，如年龄常模（按年龄组建立，儿童和老年人量表中常用）、区域常模和各种疾病诊断常模等。此外，论可比性，常模越特异越有效；论适应性，则以通用常模更普遍适用。

(二) 信度

信度(reliability)指测验分数的可靠性程度，以信度系数(coefficient)表示。其数值为 $-1\sim+1$，绝对值越接近 1.0，表明误差越小，测得结果越可信；绝对值越接近 0，表明误差越大，测得结果越不可信。通常能力测验的信度要求≥0.80；人格测验的信度要求≥0.70。

测量学的测量信度，即指估计误差(error variance)占测验分数总方差的比例，编制测验或实施测验中均可产生，主要包括三种。①内容抽样误差，即编制测验筛选有代表性行为样本的抽样误差。②时间抽样误差，即同一受试者在不同时间接受同一测验测查时产生的误差。③评分者误差，即同一份评分结果由掌握评分标准差异的人评分所产生的差异。可采用不同计算方法估计不同的误差，主要有如下几种。

1. 分半信度(split-half reliability) 将一套测验的各项目按难度排序，再按项目的奇、偶数序号分成两半，对其所测结果进行相关分析，用于评价内容抽样误差。

2. γ 系数(γ coefficient) 用于评价测验内容抽样误差和项目内容的异质性。

3. 正副本相关 有的测验同时编制平行的正副本，将同组受试者的两套结果进行相关分析，也是评价测验内容误差的一种量数。

4. 重测信度(test-retest reliability) 对同组受试者在不同时间做同一套测验所得结果进行相关分析，评价时间抽样误差。

5. 评分者 一致性检验用于评价不同评分者之间产生的评分误差。

(三) 效度

效度(validity)指测验结果的有效性。判断某心理测验工具是否有效，需看其是否测查到欲测内容以及达到何种程度？是否达成测验编制的目的？若某智力测验的结果表明其较准确测得受试者智力水平，该测验的效度则好；反之则不好。效度检验也有多种方法，具体如下。

1. 内容关联效度(content-related validity) 用于系统评估测验项目反映所测量内容的程度，即测验项目与欲测量内容的相符程度、测验的行为取样代表所测量心理功能及代表程度，通常以专家评审的方法判断，主要在设计项目时考虑该指标。

2. 效标关联效度(criterion-related validity) 用于检验所编制测验是否能有效预测受试

者在特定情境中的行为表现,其关键在合理选择效标,即测验结果与其他标准比较,如智力测验多选学业成绩作效标,临床评定量表常选临床诊断作效标。

3. 结构关联效度(construct-related validity)　反映编制测验所依据理论的程度。如编制智力测验,必有相关智力理论,至于某测验所依据智力理论的程度,可用结构效度检验。因素分析是结构效度检验的最常用方法。

(四) 标准化测验

心理测验可分为标准化和非标准化测验。标准化指测验的编制、实施、计分及测验结果解释程序的一致性,标准化测验在临床心理学实践中使用更广泛。非标准化测验多用于科研及部分有经验的心理治疗、咨询工作者的临床实践。为使不同被试者所测得分具有可比性,所有被试者的测验条件(基线资料)都必须相同。同样情境的测验中,唯一的自变量是正在受测试个体的能力或人格特征。标准化心理测验应具备以下特征。

1. 实施和计分方法的标准化　①标准化材料,指测验题的印刷和成批生产的器具均保证物理性能的一致。②操作手册,包含一套详细实施程序,清楚地介绍指导语、实施步骤、时限、起止点、提问的变通方式、如何处理测验时出现的问题和注意事项等,统一清晰的计分原则和标准,加减分的原则与标准,原始分转换为标准分的方法和一套方便实用的转换表等。有的标准化测验为便于分析解释结果,还可附加一些有用的统计表。

2. 常模样本的标准化　常模作为供心理测验结果比较的量度,其标准化程度尤为重要。标准化测验要求常模样本的代表性很好,能充分反映所测量范围、人群的构成,对明显影响所测心理特质的各人口学变量均要适当处理。如鉴于不同年龄人群的能力发展水平不同,个性特征也存在明显差异,能力、个性测验的标准化常按年龄范畴分设常模;又如受教育情况、职业背景等因素与智力有明显关联,智力测验的常模样本,必须能代表诸因素在自然人群中的分布。标准化心理测验均有常模,但有常模的心理测验并不一定都是标准化测验。

3. 测量学分析资料标准化　心理测验必须提供测验的信度、效度等重要测量学资料,便于使用者通过其技术参数了解某测验的可靠性、有效性的程度与范围,并借助其分析测验结果,作出准确、恰当的判断。

四、心理测验的注意事项

(一) 测验方法的选择

1. 充分了解测验的结构与功能　每种测验都有其特殊功能,需慎重考虑对受试者所采用测验。测验前,首先详细阅读测验手册及有关资料,了解该测验的结构理论、主要功能和用途,以判断该测验能否达成目的、受试者是否适用该测验及顺利完成该测验的要求和能力。

2. 详细了解测验的常模与范围　每种测验均有其应用目的、适用常模范围。任何常模都不可能普适于"全民",仅"代表"部分人,不同人群各自常模。除按照测验目的选择适当量表,还需注意量表常模的适用范围,如常模的年龄、性别、区域范围及受教育程度等。通常,施测对象越符合常模样本的特征,其结果的准确性越高。测验若用于常模尚未覆盖的少数民族或特殊人群,可能产生明显的测验偏倚,导致错误结论,需特别注意。一般无常模的心理测验,其参考价值较局限,不适于临床心理诊断。但例外的是,心理治疗家常利用投射测验了解受测者潜意识的内容,以便实施精神分析治疗。

3. 仔细研究测验的信度 尽管理论上认为测验的信度越高越好,实际应用中≥0.80的信度系数即可认为够"高",但不宜一概而论,因测验内部条目的一致性随条目数量而增加。许多研究者认为,比较不同群体样本的测验,其信度达0.70即足够;若用于临床同一受测者的不同特质比较,测验信度应≥0.80;对智力量表等条目较多的测验,其信度宜≥0.90。

4. 广泛收集和研究测验的效度 资料测验的效度检验结果大多用相关系数表示,但效度的判断标准并非相关系数越高越好,而应"恰当"。如某新测验与同类另一测验的相关系数太高(如≥0.90),则说明新测验只是同类测验的"翻版"。目前尚未就效度的判断标准的适宜水平形成一致看法,一般认为,同类测验的相关系数在0.6~0.8较合适;如学业成绩常作为智力测验的效标,二者的相关系数以0.4~0.6较合适。

5. 慎用负性情绪的自评工具 越来越多的临床实践表明,诸多伤病人群在遭遇意外创伤或病痛缠身的状态下,虽伴有值得临床医护人员密切关注的焦虑、抑郁等负性情绪反应,又常因医护人员让其填写SAS、SDS等自评量表陷入困扰,如SDS中某题项"我认为我死了别人会生活得好些"的表述,很可能令患者原本低落的情绪"雪上加霜"。故使用此类评估工具必须考虑患者的感受,避免造成患者心理的"二次创伤"。随着积极心理学的理论、工具等发展,近年已研发出"创伤后成长评定量表"等一批对伤病人群具有合理认知、积极应对导向的测评工具,有助于引导伤病人群走出其心境的低谷,或在一定程度上可替代负性情绪的自评工具。

(二) 主试者的要求

主试者需具备相关心理学知识,具有健康人格,且经心理测验的专门训练。测验中应遵循下列要求。

1. 负责与守密 认真负责、严格守密、保证测验内容不外泄等,是心理测验工作者必须遵守的职业准则,必须对受试者负起道义的责任。因有些测验内容涉及受试者的家庭关系、内心矛盾、私生活等个人隐私,切不可有意无意地将其传播,损害受试者的尊严,甚至致其对主试者的不信任或仇视等更严重后果。此外,为避免心理测验失控,勿随意将测验工具交给无资质人员使用。

2. 周密测试准备 详尽了解各类测验的目的、适用年龄范围、优缺点及实施方法,确保正确选用;每次施测前,重温并充分掌握其测验方法、程序、指导语,忌临时翻阅;备好测验材料及必要工具,以免短缺或临时寻找;按标准化方法步骤、规范化指导语施测并严格计分,以便与同一测验的其他主试者所得结果比较。

3. 建立良好关系 主试者应设法调动受试者对测验的兴趣、尽力配合、诚实坦率,以确保答案可靠。除了解受试者一般情况,还需了解其疾病诊断、病情、精神状况及其他特点(冲动行为、自杀企图等)。热情、耐心地对待受试者,鼓励其努力完成测验;测验过程中关注受试者的反应速度、情绪等,以获取额外信息。测验全程受试者应全神贯注、精神饱满、积极热情、情绪稳定,但若其不合作或操作笨拙迟钝,主试者均不宜显现同意、赞许、反对或轻视等表情。

4. 合理解释结果 一般只告知测验结果的解释、综合性描述评定,不主张将详尽结果告知被试者或家属，人格测验的解释需特别慎重，不可轻率给出心理或精神疾病的诊断，以免导致受试者的心理重负。此外，需由具资质的专业人员恰当解释、说明测验结果，并就其可能出现的问题提供咨询帮助。心理测验结果仅反映受试者在特定情境下的状况，虽有一定预测性，但基于自然环境中人们经常的行为特征与其测验的表现不完全一致，需动态观测其测验结果。如重视收集受试者的一般背景资料、既往史、当下的症状与表现，以便作出较准确、全面的判断。

（三）受试者的要求

测验前需确认受试者意识清楚且情绪稳定，使之了解测验目的，熟悉测验程序，自愿参与测验，态度认真，尽力合作，集中精力完成测验，最大限度地表现其最实际状态。施测宜选择受试者身体、精神较轻松舒适的时段，避免在其进餐前、休息时施测。若测验时间较长，应事先告知受试者有所准备；若受试者有视觉或听觉障碍，需备齐辅助工具。

（四）施测环境

除要求环境安静、适当的光线和通风、无噪声和其他干扰，还要注重自然，室内陈设不宜复杂，以免受试者置身复杂环境中产生紧张情绪或好奇心等影响测验结果。受试儿童则最好在其熟悉的家庭、托儿所等环境施测，以使其在平常状态下完成测验。此外，应放置方便、舒适的座位，避免无关人员在场向受试者做"好""不错"等影响测验结果的提示；还需有条不紊地将测验用材料存放在最方便施测处。

五、人格测验简介

本章仅就与护理心理学研究侧重点相关的人格测验工具作一简介。

评估个体人格的技术和方法，包括观察、访谈、行为评定量表、问卷法和投射测验等。最常用的人格测验是问卷法和投射法，问卷法多为自测量表；常用投射测验有罗夏墨迹测验和主题统觉测验等。护理心理学研究常用的人格测验工具包括艾森克人格问卷、Y-G性格测验等，以下简介其结构及意义。

（一）艾森克人格问卷

艾森克人格问卷（Eysenck personality questionaire，EPQ）由英国 Eysenck H. J. 根据其人格三个维度的理论，于1975年基于其1952年、1964年两个版本增加而成，在国际上广泛应用。EPQ 成人问卷适用于16岁以上人群，儿童问卷适用于7～15岁儿童。我国普遍使用龚耀先修订版（成人、儿童卷均为88项）、陈仲庚修订版（成人卷85项）；钱铭怡修订成人版本命名为"艾森克问卷简式量表中国版（EPQRSA）"48项，由四个量表组成，具体如下。

1. 内外向维度（intraversion-extraversion，E 量表）　测查内向和外向人格特征。高分反映外向人格特征，具有热情、好交际、喜聚会、易冲动、喜欢变化、渴望刺激、冒险等特征；低分反映内向人格特征，具有好静、稳重、不喜欢刺激、不善言谈、不爱与人交往、深思熟虑、谨慎严肃等特征。

2. 神经质维度（neuroticism，N 量表）　也称情绪性，测查个体的情绪稳定性。高分反映个体易焦虑、担忧、闷闷不乐、对刺激有较强烈情绪反应、有时出现不理智行为等。

3. 精神质维度（psychoticism，P 量表）　也称倔强性，测查与精神病理有关的人格特征。

高分可能具有孤独、缺乏同情心、不关心他人、难以适应外部环境、好攻击、与别人不友好等特征；也可能具有极其与众不同的人格特征。

4. 掩饰量表（lie，L 量表） 测查被试者的掩饰、假托或自身的隐蔽性，也可测量某些稳定的人格特征，如朴实、遵从社会习俗等。高分可能反映被试者过分夸大自身优点、企图给人好印象等。当 L 量表得分高时，若 L 量表与 N 量表相关也高，则说明被试的掩饰性高；若 L 量表与 N 量表相关低，则说明被试者掩饰性低。

EPQ 结果采用标准 T 分表示，除根据各维度 T 分高低判断人格倾向和特征，还可用 E 量表与 N 量表结合，以 E 为横轴，N 为纵轴，构成 4 种人格特征：外向不稳定（胆汁质）、外向稳定（多血质）、内向稳定（黏液质）、内向不稳定（抑郁质）。各型之间还有移行型（图 11-1）。

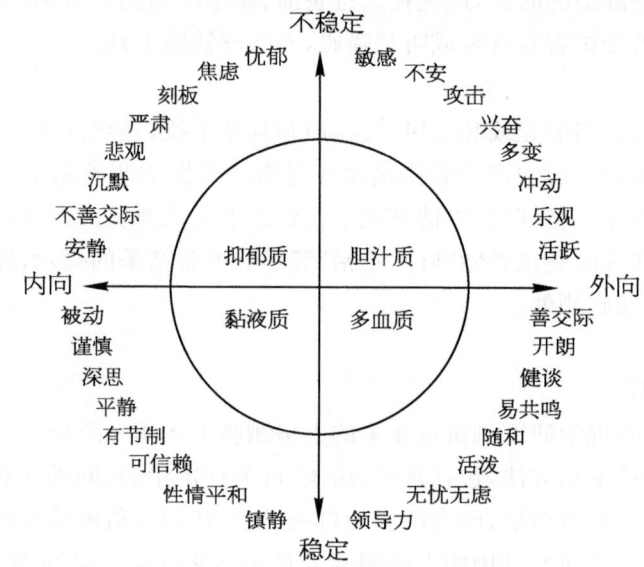

图 11-1 艾森克个性维度图

EPQ 为自陈量表，实施方便，有时也可作团体测验，是我国临床应用最广泛的人格测验。但其条目较少，反映的信息量也相对较少，反映的人格特征类型有限。

（二）Y-G 性格测验

Y-G 性格测验，最初由美国心理学家吉尔福特编制，后由日本心理学家矢田部等进一步修订而成性格测验量表，该测验由矢田部、吉尔福特两人姓氏的首个字母"Y"和"G"命名。我国从 1983 年开始引进、修订 Y-G 性格测验，全国六大区域取样 4 000 多人，多为高中以上文化程度，被试者包括汉族和少数民族。修订后的测验工具已广泛运用于科研、人才就业指导、人才选拔及培训、青少年心理咨询、司法分析等领域。

Y-G 性格测验为问卷式量表，共 120 个条目，采用选择"是""否""?"（不确定或介于"是"与"否"之间）的三分法作答。使用事先计算出 12 个分量表的原始分（12 个分量表各代表 1 种性格特质），再将其计入剖面图，得出标准分，即可据其分析个体的性格。

Y-G 性格测验所测 12 种性格特质的得分高低，反映个体性格倾向及行为特征的差异。12 种性格特质的含义及高低分特征见表 11-4。

表 11-4　12 种性格特质的基本含义及高低分特征

特质分类		行为特征	
符号	基本含义	高分	低分
D	抑郁性	忧郁、悲观、缺乏兴趣、常感疲劳无精神、有罪恶感	乐观、满足、感到充实、有精神、无任何担心
C	情绪性	情绪变化明显、气量小、易惊慌、常担心或放不下小事	心情平静安定、不易惊慌或担心小事
I	自卑感	缺乏自信、自我评价过低、畏首畏尾、优柔寡断	积极、充满自信、心情开朗
N	神经质	常有莫名的担心、神经过敏、易产生不满、焦躁不安	开朗、乐观、爽直、没有莫名的担忧
O	主观性	爱幻想、敏感、不能冷静和客观地判断事物	注重现实、能冷静、客观地判断事物、充实、稳健
Co	协调性	牢骚多、不信任他人、不适应社会环境	主动设法与他人合作、善与他人协调
Ag	攻击性	攻击性强、具有社会活动性	因自卑而无斗争性、处世采取保守态度
G	活动性	活泼、爱好身体运动、动作敏捷、做事效率高、人缘好	自认无能、工作效率低、行动迟滞、显现忧郁
R	紧张性	开朗、活泼、快乐、冲动、粗心大意、随便	过于谨慎、遇事优柔寡断、难下决心、稳重、不开朗
T	思维向性	无忧无虑、不爱沉思默想、漫不经心、思维缺乏深度	常把小事放在心上、沉默、爱思考、言行举止不活泼
A	支配性	自信、能领导他人、具有社会指导性	缺乏自信、爱沉思、不愿指导他人
S	社会向性	外向、喜欢社会交往、社会交往活动多	喜欢独处、不爱与人交往在社会活动中缺乏自信

经与类似测评工具比较，Y-G 性格测验以其内容较全面、适用范围广、兼顾人格类型论和人格特质论研究的优点、信效度较高等优势，进入更深、更广的实践领域。一些从事心理咨询的学者认为，使用 Y-G 比 MMPI 简便，结果处理比 16PF 容易，测验所含内容多于 EPQ，是值得进一步推广的实用测评工具。

Y-G 性格测验，已在护士人格特质研究中展开，数千份测评资料的结果显示，该测验对护士职业心理素质研究的针对性较强。如所测情绪稳定性、社会适应性等因子，均为护士角色人格要素特质的核心成分。相关研究表明，护士骨干的 Y-G 核心特质优势明显，与一般护士的差异非常显著，提示其或可为教育、管理等职能机构优化护士心理素质发挥积极的促进作用。

第四节　心理卫生评定量表

心理卫生评定量表(mental health rating scale)是临床心理评估的常用工具，本节着重介绍其相关内容。

一、心理卫生评定量表的分类

此类量表的分类方法很多，可按量表项目编排方式、评定者性质分类；还可按量表功能分为特征描述性量表和诊断性量表;最常见按量表内容分类。因心理卫生评定量表主要评定个体心理健康的各个侧面,故特征描述性量表居多,诊断性量表使用范围有限。即使是诊断性量表,也主要指"心理特点诊断",如评估个体的人格结构、尚保存和受损的能力或心理功能,而非临床医学诊断。

(一) 按量表项目编排方式分类

较常见的为以下五类。

1. **数字评定量表** 提供一个定义好的数字序列,给受评者的行为确定一个数值(等级)。如症状自评量表(SCL-90),即由受评者对每项症状陈述作出从无至极重的程度选择,其评定为 0~4 分的五个数字序列。

2. **描述评定量表** 提供一组有顺序的文字描述所评定行为,可由评定者选出一个适合受评者的描述;也可综合描述量表与数字量表,给每个描述一个等级。此法简单易懂,较常用。如用儿童适应行为评定量表评定儿童的穿衣技能,评定者可据观察者对受评儿童的报告,在下列评定项目的 6 级数字序列中选其一。

5 分——自己能穿各种季节衣服。

4 分——稍加提醒,自己能穿各种季节衣服。

3 分——在提醒下自己能穿夏天衣服。

2 分——在帮助下东拉西扯地穿衣服。

1 分——被穿衣服时能伸手脚给予配合。

0 分——完全靠别人穿衣服。

3. **标准评定量表** 根据一组评定标准判断受评者状况,如患者出院时的疗效判断,即根据痊愈、近愈、好转、无效、恶化等标准择其一。

4. **检选量表** 提供由许多形容词、名词或陈述句构成的一览表,评定者将表中所列词汇与被评者的行为逐一对照,挑选出适合其行为特征的项目,最后分析结果。此类量表常用于人格自陈量表的效度检验。

5. **强迫选择评定表量** 评定者在各项目中强迫选择与受评者状况最接近的一种,如要求中学老师以强迫选择法判断学生的在校行为,从以下五个陈述中必择其一。

例:对该学生最好的描述是:友善　合作　有领导才能　学习努力　踏实肯干

(二) 按评定者性质分类

可分为自评量表和他评量表。

1. **自评量表** 受评者自行对照量表的各项目陈述,选择符合自己情况的答案并作出程度判断。自评量表实施方便,可作为团体测评,但要求受评者有一定的阅读和理解能力。

2. **他评量表** 由心理评估工作者、医生或护士等专业人员操作,评定者可根据其观察,也可询问知情者,或综合两方面情况评定受评者。评定者需具备所使用量表的相关专业知识,且需接受严格训练。

(三) 按评定量表的内容分类

心理卫生评定的常用量表颇多,包括反映身心状况的症状评定量表、与应激相关的生活事件量表、应对方式量表以及社会支持量表等。

二、量表的使用原则与注意事项

1. **量表的选用原则** 其最基本原则,是根据评估目的、量表的评价功能选择适用工具。评估目的,指预先设置的评估目标(评估的内容、指标);评价功能,指量表所具功效。选用的量表,必须具备达成评估目的之功效。

其次,需充分考虑量表的特性、敏感性、简便性、实用性等特征,选用具特异评定功能的量表。量表选用原则包括以下要点:①首选可实现评估目的的特异量表。②辅选具同类评定功能、可佐证结果的量表。③坚持简便、实用原则。④优选有国内常模的量表。⑤优选结果统计、分析简便的量表。

2. **量表使用的注意事项** 量表法虽具有操作较简单易行、结果的量化特征良好、易于比较等优点,但其测评结果仅反映特定情景下或某时段被评者的心理特征和状态,还易受被评估者情绪状态、认知、态度和动机的影响,其结果有一定局限性。使用量表时应特别注意以下环节:①评定者需经系统学习和操作培训。②严格按照量表使用手册操作。③遵守量表使用的时间、环境等要求。④评定者与被评者双方建立友好、信任关系,达成配合。⑤即时检查评定资料的完整性,随时补漏。

三、临床常用心理卫生评定量表

(一) 症状评定量表

1. **90项症状自评量表**(symptom check list 90,SCL-90) 此量表由 Derogatis L. R. 编制(1973),我国普遍使用的是吴文源修订版。量表由 90 个项目组成(表 11-5),分属 10 个症状因子,分别反映有无各种心理症状及其严重程度。每个项目按 5 个等级分别计分为:没有=0 分;很轻=1 分;中等=2 分;偏重=3 分;严重=4 分。一般由受试者据其近况和体会自行评定,也可由医护人员实施他评。

表 11-5 90 项症状自评量表(SCL-90)

1. 头痛	16. 听到旁人听不到的声音
2. 神经过敏,心中不踏实	17. 发抖
3. 头脑中有不必要的想法或字句盘旋	18. 感到大多数人都不可信任
4. 头昏或昏倒	19. 胃口不好
5. 对异性的兴趣减退	20. 容易哭泣
6. 对旁人责备求全	21. 同异性相处时感到害羞不自在
7. 感到别人能控制您的思想	22. 感到受骗、中了圈套或有人想抓住您
8. 责怪别人制造麻烦	23. 无缘无故地突然感到害怕
9. 忘性大	24. 自己不能控制地大发脾气
10. 担心自己的衣饰整齐及仪态的端正	25. 怕单独出门
11. 容易烦恼和激动	26. 经常责怪自己
12. 胸痛	27. 腰痛
13. 害怕空旷的场所或街道	28. 感到难以完成任务
14. 感到自己的精力下降,活动减慢	29. 感到孤独
15. 想结束自己的生命	30. 感到苦闷

(续表)

31. 过分担忧	61. 当别人看着您或谈论您时感到不自在
32. 对事物不感兴趣	62. 有一些不属于您自己的想法
33. 感到害怕	63. 有想打人或伤害他人的冲动
34. 您的感情容易受到伤害	64. 醒得太早
35. 旁人能知道您的私下想法	65. 必须反复洗手、点数目或触摸某些东西
36. 感到别人不理解您,不同情您	66. 睡得不稳不深
37. 感到人们对您不友好,不喜欢您	67. 有想摔坏或破坏东西的冲动
38. 做事必须做得很慢以保证做得正确	68. 有一些别人没有的想法或念头
39. 心跳得很厉害	69. 感到对别人神经过敏
40. 恶心或胃部不舒服	70. 在商店或电影院等人多的地方感到不自在
41. 感到比不上他人	71. 感到任何事情都很困难
42. 肌肉酸痛	72. 一阵阵恐惧或惊恐
43. 感到有人在监视您,谈论您	73. 感到在公共场合吃东西很不舒服
44. 难以入睡	74. 经常与人争论
45. 做事必须反复检查	75. 单独一人时神经很紧张
46. 难以做出决定	76. 别人对您的成绩没有做出恰当的评价
47. 怕乘电车、公共汽车、地铁或火车	77. 即便和别人在一起也感到孤单
48. 呼吸有困难	78. 感到坐立不安心神不定
49. 一阵阵发冷或发热	79. 感到自己没有什么价值
50. 因为感到害怕而避开某些东西、场合或活动	80. 感到熟悉的东西变成陌生或不像是真的
51. 脑子变空了	81. 大叫或摔东西
52. 身体发麻或刺痛	82. 害怕会在公共场合昏倒
53. 喉咙有梗塞感	83. 感到别人想占您的便宜
54. 感到前途没有希望	84. 为一些有关"性"的想法而很苦恼
55. 不能集中注意	85. 认为应该因为自己的过错而受到惩罚
56. 感到身体的某一部分软弱无力	86. 感到要赶快把事情做完
57. 感到紧张或容易紧张	87. 感到自己的身体有严重问题
58. 感到手或脚发重	88. 从未感到和其他人很亲近
59. 想到死亡的事	89. 感到自己有罪
60. 吃得太多	90. 感到自己的脑子有毛病

总分:将所有项目评分相加,即得到总分。

阳性项目数:≥2(或1)的项目数。

因子分:将各因子的项目得分相加得因子粗分,再将因子粗分除以因子项目数,即得到因子分。

根据总分、阳性项目数、因子分等评分结果,判定有否阳性症状、心理障碍,或是否需进一步检查。我国已研制相应常模,一般因子分越高,反映症状越多,障碍越明显。10个因子的结构、项目数及意义见表11-6。

表11-6 SCL-90的结构及意义

因子(最高分/项目数)	题 号	意 义
①躯体化(48/12)	1、4、12、27、40、42、48、49、52、53、56、58	主要反映躯体不适感,包括心血管、呼吸、消化系统不适、头痛、背痛等
②强迫(40/10)	3、9、10、28、38、45、46、51、55、65	主要反映与强迫观念、行为有关的症状
③人际关系敏感(36/9)	6、21、34、36、37、41、61、69、73	反映人际交往障碍,如自卑、不自在、社交时焦虑不安等

因子(最高分/项目数)	题 号	意 义
④抑郁(52/13)	5、14、15、20、22、26、29、30、31、32、54、71、79	反映心境不佳、悲观失望、抑郁、对生活无兴趣、甚至形成自杀观念等
⑤焦虑(30/10)	2、17、23、33、39、57、72、78、80、86	反映烦躁、坐立不安、紧张过敏的感受及躯体征象等
⑥敌意(18/6)	11、24、63、67、74、81	反映敌意的情绪、思想和行为
⑦恐怖(21/7)	13、25、47、50、70、75、82	反映对空旷场地、高空、人群、社交场合等情境的恐怖症状
⑧偏执(18/6)	8、18、43、68、76、83	反映投射性思维、猜疑、妄想、被动体验等精神症状
⑨精神病性	7、16、35、62、77、84、85、87、88、90	反映幻听、被控制感等限定不严精神病性急性症状和行为
⑩其他(18/6)	19、44、59、60、64、66、89	附加项目,主要反映睡眠和饮食情况

2. 状态特质焦虑问卷(state-trait anxiety inventory,STAI) 由 Spielberger C. D.等编制,早先版本 X 式问世于 20 世纪 70 年代,80 年代修订成现在的 R 式。有关理论认为,焦虑可分为状态焦虑和特质焦虑两个概念,前者描述一种短暂性、当前不愉快的情绪体验,如紧张、恐惧、忧虑和神经质,伴有自主神经功能亢进;后者则指相对稳定的焦虑性特质。

(1) 评定方法:该量表为自评量表,可用作个别或团体测验。1~20 条为状态焦虑量表;21~40 条为特质焦虑量表。各量表中均有近半数正性情绪条目,半数负性情绪条目,正性情绪条目需反序计分(表中序号前加注"*"的题项)。

(2) 量表内容:参见表 11-7。

表 11-7 状态特质焦虑问卷(STAI)

指导语:下面列出的是一些人们常常用来描述他们自己的陈述,请阅读每一个陈述,然后在右边适当的圈上打"√",来表示你现在最恰当的感觉,也就是你此时此刻最恰当的感觉。没有对或错的回答,不要对任何一个陈述花太多的时间去考虑,但所给的回答应该是你平常所感觉到的。

	完全没有	有些程度	中等明显	非常
*1. 我感到心情平静	①	②	③	④
*2. 我感到安全	①	②	③	④
3. 我是紧张的	①	②	③	④
4. 我感到紧张束缚	①	②	③	④
*5. 我感到安逸	①	②	③	④
6. 我感到烦乱	①	②	③	④
7. 我现在正烦恼,感到这种烦恼超过了可能的不幸	①	②	③	④
*8. 我感到满意	①	②	③	④
9. 我感到害怕	①	②	③	④
*10. 我感到舒适	①	②	③	④
*11. 我有自信心	①	②	③	④
12. 我觉得神经过敏	①	②	③	④
13. 我极度紧张不安	①	②	③	④

（续表）

	完全没有	有些程度	中等明显	非常
14. 我优柔寡断	①	②	③	④
*15. 我是轻松的	①	②	③	④
*16. 我感到心满意足	①	②	③	④
17. 我是烦恼的	①	②	③	④
18. 我感到慌乱	①	②	③	④
*19. 我感觉镇定	①	②	③	④
*20. 我感到愉快	①	②	③	④

	几乎没有	有些	经常	几乎总是如此
*21. 我感到愉快	①	②	③	④
22. 感到神经过敏和不安	①	②	③	④
*23. 我感到自我满足	①	②	③	④
*24. 我希望能像别人那样地高兴	①	②	③	④
25. 我感到我像衰竭一样	①	②	③	④
*26. 我感到很宁静	①	②	③	④
*27. 我是平静的、冷静的和泰然自若的	①	②	③	④
28. 我感到困难——堆集起来,因此无法克服	①	②	③	④
29. 我过分忧虑一些事,实际这些事无关紧要	①	②	③	④
*30. 我是高兴的	①	②	③	④
31. 我的思想处于混乱状态	①	②	③	④
32. 我缺乏自信心	①	②	③	④
*33. 我感到安全	①	②	③	④
*34. 我容易做出决断	①	②	③	④
35. 我感到不合适	①	②	③	④
36. 我是满足的	①	②	③	④
37. 一些不重要的思想总缠绕着我,并打扰我	①	②	③	④
38. 我产生的沮丧是如此强烈,以致我不能从思想中排除它们	①	②	③	④
*39. 我是一个镇定的人	①	②	③	④
40. 当我考虑我目前的事情和利益时,我就陷入紧张状态	①	②	③	④

焦虑总分 20~80 分,分数越高,说明焦虑越严重。该量表尚无国内常模,美国常模(95 百分位数)如下:状态焦虑量表,19~39 岁,男性 56 分,女性 57 分;40~49 岁,男性 55 分,女性 58 分;50~69 岁,男性 52 分,女性 47 分。特质焦虑量表,19~39 岁,男性 53 分,女性 55 分;40~49 岁,男性 51 分,女性 53 分;50~69 岁,男性 50 分,女性 43 分。

3. 非精神科患者心理状态评估量表(the mental status scale in non-psychiatric settings, MSSNS) 此量表由第二军医大学心理学教研室编制(2003),适用于≥16 岁的非精神疾病患者,但不适用于精神疾病患者及未成年人(表 11-8)。

表 11-8 非精神科住院患者心理状态评估量表(MSSNS)

指导语：以下有 38 条文字，请仔细阅读每一条，把意思弄明白，然后根据您最近一段时间的实际感觉，用圆圈标出最符合您的一种情况。每题必须选一个答案。

1. 我觉得比平常容易紧张和着急
2. 我感到我正在受惩罚
3. 我想大叫或摔东西
4. 我经常与人争论
5. 我经常责怪自己
6. 一想到疾病的后果，我就感到害怕
7. 我担心会发生不好的事
8. 我对将来感到悲观
9. 我感到一阵阵的恐惧
10. 想结束自己的生命
11. 我想找人发泄怒火
12. 我感到发抖
13. 我感到害怕
14. 我感到孤独
15. 我有想摔坏或破坏东西的冲动
16. 我感到他(她)人对我不公平
17. 我感到人们围着我但并不关心我
18. 我感到烦乱
19. 我希望身边有人陪伴
20. 我觉得闷闷不乐，情绪低沉
21. 我认为如果我死了别人会生活得好些
22. 我不能控制地大发脾气
23. 我对治疗感到害怕(放疗、手术等)
24. 我对他人现在毫无兴趣
25. 我的思想处于混乱状态
26. 当我考虑我目前的病情时，我就陷入紧张状态
27. 我感到缺乏交谈
28. 我感到我是一个彻底失败的人
29. 我感到命运对我不公平
30. 我对周围的仪器设施感到害怕
31. 我有想打人或伤害他人的冲动
32. 我对身体的不适(如疼痛、麻木、恶心等)感到恐惧
33. 我感到寂寞
34. 对事物不感兴趣
35. 我感到坐立不安、心神不定
36. 我常常想起过去快乐的日子
37. 我害怕一个人呆在病房
38. 我想找人倾诉

选用标准化测题，评定非精神疾病患者的焦虑、抑郁、愤怒、孤独程度及其总体心理状况。采用 4 分法计分，分别是：①没有或很少有。②有时有。③相当多时间有。④绝大部分时间有。按答题序号，分别记 1~4 分，分数越高，表明患者的情绪反应强度越高(常模另见《行为医学量表评定手册》)。

4. 意外创伤者早期心理反应他评量表　此量表由第二军医大学护理心理学研究团队师生研制(2009)，适用于排除功能性和器质性精神疾病、颅脑损伤的成年创伤者早期(表 11-9)，由护士经观察、访谈等作出评估。

表 11-9 意外创伤者早期心理反应他评量表

题号	题目	程度				
		从无	轻度	中度	偏重	严重
1	心神不定，坐卧不宁					
2	与医护人员交流时，说话难以打断					
3	过分注意身上的各种感觉，怀疑自己还有其他病症					
4	精神紧张，不易放松，易激动					
5	不耐烦，易生气，冲家属、医护人员乱发脾气					
6	睡眠障碍：入睡困难、睡眠不深、早醒、多梦、夜惊、醒后疲倦感					
7	出现儿童的行为方式，如对医生、护士或家属撒娇、哭闹等					
8	哭泣、流泪					
9	反应迟钝，行为被动					
10	少言寡语，独自发呆					

(续表)

题号	题目	程度				
		从无	轻度	中度	偏重	严重
11	食欲减退,不愿自行进食,需他人劝说才进食					
12	有自杀的念头或行为					
13	害怕独处,希望一直有人陪伴,担心被遗弃					
14	虽是自己的过失,却迁怒于他人					
15	抱怨老天不公平,认为自己倒霉					
16	自责给家庭带来负担,连累了亲人					
17	认为自己一无是处,低人一等,以后将活在别人的同情中					
18	治疗、生活中遇到困难就认为"不行"					

选用标准化测题,评定意外创伤患者早期的"焦虑""抑郁""退缩反应"及其总体心理状况,采用5分法计分,分别是:①从无。②轻度。③中度。④偏重。⑤严重。分别记1~5分,分数越高,表明患者的情绪反应强度越高。

(二) 应激与应对类评定量表

1. 简体中文版创伤后成长评定量表(chinese posttraumatic growth growth inventory,C-PTGI) 该量表由Tedeschi教授等研制,由第二军医大学护理心理学研究团队师生将其英文量表引进我国大陆,并将其汉化、修订、命名及文化调适后,以其简体中文版问卷在意外创伤人群中应用的信效度检验。该自陈式量表,包含5个维度20条目。各维度及总量表的一致性信度Cronbach's α系数为0.611~0.874,具有良好的心理测量学特征,适用于我国意外创伤个体的创伤后成长研究;也可应用于其他伤病人群(表11-10)。

表11-10 简体中文版创伤后成长评定量表

指导语:下表共有20个问题,问的是这次意外可能给您带来的变化,请仔细阅读每个句子,然后对应每个题目,选择一个最接近您状况的答案并打上"√"。

1	我改变了生命中重要事物的先后顺序	11	我能以我的生命做更好的事情
2	我对自己的生命价值有了更多的认识	12	我更能接受任何事情的最后结果
3	我发展了新的兴趣	13	我能更好地珍惜每一天了
4	我有更多依靠自己的感觉了	14	这次事件给我带来了新的机会
5	我对精神层面有了更好的理解	15	我对他人有了更多的同情
6	我明白当我遇到困难时可以依靠他人	16	我花更多精力在人际关系上了
7	我确立了新的生命之路	17	对需要改变的事物,我更倾向于去改变它
8	我有与他人更亲近的感觉	18	我发现我比想象中的更强
9	我更愿意表达我的情感。	19	我对"人世间如此美好"的体会更深了
10	我知道我能更好地处理困难了	20	我更接受自己需要他人了

C-PTGI是自评量表,由被试者自行填写。填写时必须仔细阅读和领会指导语,然后逐一过目。该问卷采用Likert 6级评分法,从"创伤后完全没有体验到这种改变"到"创伤后这种改变非常多"依次记0~5分,总分0~100分。分值越高,预示个体的创伤后成长水平越高。

各因子所包含的项目如下：
(1) 人生感悟因子：包括2、5、11、13、15、19共6项。
(2) 个人力量因子：包括10、12、18共3项。
(3) 新的可能性因子：包括9、14、16、17共4项。
(4) 与他人关系因子：包括6、8、20共3项。
(5) 自我转变因子：包括1、3、4、7共4项。

2. 简体中文版事件相关反刍性沉思问卷(chinese event related rumination inventory,C-ERRI) 该问卷由美国学者Cann教授研制，由第二军医大学护理心理学研究团队师生将其英文问卷引进我国大陆，并将其汉化、修订、命名及文化调适后，以其简体中文版问卷在意外创伤人群中应用的信效度检验。该问卷包括侵入性反刍性沉思和目的性反刍性沉思两个维度，各10个条目，共20条目。C-ERRI在我国大陆地区意外创伤人群中具有较高的信度(0.87～0.93)，与原问卷基本接近(侵入性沉思因子Cronbach's α=0.94，目的性反刍性沉思因子Cronbach's α=0.88)，提示问卷的内部一致性较好(表11-11)。

表11-11 简体中文版事件相关反刍性沉思问卷

指导语：人们经历一件特定事件(意外或灾害)后，有时会发现，即使他们没有刻意地思考，也会经常想到那件事；或他们会有意地(有目的地)思考那次事件。请在以下表述中，根据您自己经历特定事件后几周内(或最近几周)的感受方框内打"√"。

题 号	经历这次意外后……
1	我会不由自主地想起那件事
2	有关那件事的想法一旦进入我的脑海中，就无法停止对它们的思考
3	有关那件事的想法，会分散我的注意力或使我无法集中精力
4	我无法阻止关于那件事的画面或想法进入到脑海里
5	即使我不愿意去想，但有关那件事的想法、回忆或画面还是会出现在脑海中
6	有关那件事的念头或想法都会让我重新回到那段经历中
7	与那件事有关的东西或事物会引起我对那段经历的思考
8	我发现自己会不自觉地去想那件事究竟发生了什么
9	其他事情会让我一直想起那段经历
10	我尝试不去想那件事，但还是不能阻止自己去想
11	我思考是否可以从那次经历中找到有意义的东西
12	我思考过对那次经历的应对是否改变了我自己的生活
13	我曾促使自己去想我对那次经历的感受
14	我思考过是否可以从那次经历中学到些什么
15	我思考过那次经历是否改变了我对世界的某些看法
16	我思考过那次经历对于我的未来意味着什么
17	我思考过那次经历是否改变了我与其他人的交往
18	我曾促使自己去整理自己对那件事的感受
19	我有意地思考过那件事是怎样地影响了我
20	我思考过那件事，并试图弄清发生了什么

C-ERRI是自评工具，由被试者自行填写。填写时必须仔细阅读和领会指导语，然后逐一

过目。该问卷采用 Likert 4 级评分法,从"根本没有这种想法""偶尔有这种想法""有时有这种想法"、到"经常有这种想法",依次计 0~3 分,总分 0~60 分。分值越高,提示受测者越倾向于某类沉思。

3. 生活事件量表　此为杨德森、张亚林编制的生活事件量表(life event scale,LES),由 48 条我国较常见生活事件组成,包括家庭生活(28 条)、工作学习(13 条)、社交及其他(7 条)三方面的问题,另有 2 条空白项,供被试者填写已经历但表中并未列出的某些事件(表 11-12)。

表 11-12　生活事件量表(LES)

指导语:下面是每个人都有可能遇到的一些日常生活事件,究竟是好事还是坏事,可根据个人情况自行判断。这些事件可能对个人在精神上有影响(体验为紧张、压力、兴奋或苦恼等),影响的轻重程度各不相同,影响持续的时间也不一样。请您根据自己的情况,实事求是地回答下列问题,填表不记姓名,完全保密,请在最合适的答案上打"√"。

生活事件名称	事件发生时间				性质		精神影响程度					影响持续时间				备注
	未发生	一年前	一年内	长期性	好事	坏事	无影响	轻度	中度	重度	极重	三月内	半年内	一年内	一年以上	
举例:房屋拆迁			√		√				√				√			
家庭有关问题																
1. 恋爱或订婚																
2. 恋爱失败、破裂																
3. 结婚																
4. 自己(爱人)怀孕																
5. 自己(爱人)流产																
6. 家庭增添新成员																
7. 与爱人父母不和																
8. 夫妻感情不好																
9. 夫妻分居(因不和)																
10. 夫妻两地分居(工作需要)																
11. 性生活不满意或独身																
12. 配偶一方有外遇																
13. 夫妻重归于好																
14. 超指标生育																
15. 本人(爱人)作绝育手术																
16. 配偶死亡																
17. 离婚																
18. 子女升学(就业)失败																
19. 子女管教困难																
20. 子女长期离家																
21. 父母不和																
22. 家庭经济困难																
23. 欠债 500 元以上																

（续表）

生活事件名称	事件发生时间			性质		精神影响程度					影响持续时间				备注
	未发生	一年前	一年内	长期性	好事	坏事	无影响	轻度	中度	重度	极重	三月内	半年内	一年内	一年以上	
24. 经济情况显著改善																
25. 家庭成员重病、重伤																
26. 家庭成员死亡																
27. 本人重病或重伤																
28. 住房紧张																
工作学习中的问题																
29. 待业、无业																
30. 开始就业																
31. 高考失败																
32. 扣发奖金或罚款																
33. 突出的个人成就																
34. 晋升、提级																
35. 对现职工作不满意																
36. 工作学习压力大（如成绩不好）																
37. 与上级关系紧张																
38. 与同事邻居不和																
39. 第一次远走他乡异国																
40. 生活规律重大变动																
41. 本人退离休或未安排具体工作																
社交与其他问题																
42. 好友重病或重伤																
43. 好友死亡																
44. 被人误会、错怪、诬告、议论																
45. 介入民事法律纠纷																
46. 被拘留、受审																
47. 失窃、财产损失																
48. 意外惊吓、事故、自然灾害																
如果您还经历过其他的生活事件请依次填写																
49.																
50																

LES是自评量表，要求被试者自行填写时必须仔细阅读和领会指导语，然后逐一过目。根据调查的要求，记录某一时间范围内（通常为1年内）的事件。对表中已列出但并未经历的事件应一一注明"未经历"，不留空白，以防遗漏。然后由填写者根据自身实际感受而不是按常理

或伦理观念,判断哪些经历过的事件对本人是好事或是坏事、影响程度如何、影响持续的时间有多久。影响程度分为 5 级,从毫无影响到影响极重依次记 0~4 分。影响持续时间分 3 个月内、半年内、1 年内、1 年以上共 4 个等级,分别记 1、2、3、4 分。

统计指标为生活事件刺激量,计算方法如下:

单项事件刺激量 = 该事件影响程度(分)×该事件持续时间(分)×该事件发生次数

正性事件刺激量 = 全部好事刺激量之和

负性事件刺激量 = 全部坏事刺激量之和

生活事件总刺激量 = 正性事件刺激量 + 负性事件刺激量

生活事件刺激量越高,反映个体承受的精神压力越大。负性事件刺激量的分值越高,对心身健康的影响越大;正性事件的意义尚待进一步的研究。

4. 特质应对方式问卷(trait coping style questionaire, TCSQ) 该问卷反映个体具有特质属性并与健康有关的应对方式。因应对是心理应激过程的重要中介因素,与应激事件性质及应激结果均有关系。

该问卷是自评工具,通常在生活事件问卷之后使用,也可作为独立的心理变量测试。TCSQ 由 20 条反映应对特点的项目组成,包括积极应对与消极应对两方面(各含 10 个条目),反映受试者面对困难挫折时的积极与消极态度和行为特征。受试者根据自己多数情况下的表现逐项填写。各项目答案从"肯定是"到"肯定不是"采用 5、4、3、2、1 共 5 级评分(表 11-13)。

表 11-13 特质应对方式问卷(TCSQ)

指导语:当您遇到平日里的各种困难或不愉快时(也就是遇到各种生活事件时),您往往是如何对待的? 回答从"肯定是"到"肯定不是",采用 5、4、3、2、1 共 5 级评分。"肯定是"选择 5,"肯定不是"选择 1。

1. 能尽快地将不愉快忘掉	11. 旁人很容易使你重新高兴起来
2. 陷入对事件的回忆和幻想之中而不能自拔	12. 如果与人发生冲突,宁可长期不理对方
3. 当作事情根本未发生过	13. 对重大困难往往举棋不定,想不出办法
4. 易迁怒于别人而经常发脾气	14. 对困难和痛苦能很快适应
5. 通常向好的方向想,想开些	15. 相信困难和挫折可以锻炼人
6. 不愉快的事很容易引起情绪波动	16. 在很长时间里回忆所遇到的不愉快的事
7. 将情绪压在心底里不表现出来,但又忘不掉	17. 遇到困难往往责怪自己无能而怨恨自己
8. 通常与类似的人比较,就觉得算不了什么	18. 认为天底下没有什么大不了的事
9. 将消极因素化为积极因素,例如参加活动	19. 遇苦恼事喜欢一人独处
10. 遇烦恼的事很容易想悄悄哭一场。	20. 通常以幽默方式化解尴尬局面

结果分析:

(1) 积极应对分:将条目 1、3、5、8、9、11、14、15、18、20 的评分累加,即得积极应对分。一般人群的平均分为 30.22±8.72,分数高,反映积极应对特征明显。

(2) 消极应对分:将条目 2、4、6、7、10、12、13、16、17、19 的评分累加,即得消极应对分。一般人群的平均分为 23.58±8.41,分数高,反映消极应对特征明显。

患者人群中,消极应对特征的病因学意义大于积极应对。

5. 领悟社会支持量表(perceived social support scale, PSSS) 社会支持被视为决定个体心理应激与身心健康关系的重要中介因素,故将其列入应激与应对类评定范畴。领悟社会支持量表是自评量表,由12个反映个体对社会支持感受的条目组成,可测定个体领悟到的各种社会支持(家庭、朋友及其他人)的程度,并以总分反映个体感受的社会支持总程度,此量表简单、易用(表11-14)。

表 11-14 领悟社会支持量表(PSSS)

指导语:以下有12个句子,每个句子后面有1～7共7个答案,请您根据自己的实际情况在每句后面选择一个答案。例如,选择1表示你极不同意,即说明你的实际情况与这一句子极不相符;选择7表示你极同意,即说明你的实际情况与这一句子极相符;选择4表示中间状态,余类推。

1. 在我遇到问题时会有人出现在我的身旁	7. 当我出问题时,有朋友可依靠
2. 有人与我共享快乐与忧愁	8. 我能与自己的亲人讨论我的难题
3. 我的家人能够确实具体地给我帮助	9. 我的朋友们能与我分享快乐与忧愁
4. 在需要时我能从家庭获得感情上的帮助和支持	10. 在我的生活中有人关心我的感情
5. 当我有困难时,有人能安慰我	11. 我的亲人乐意帮助我做决定
6. 我的朋友能真正地帮助我	12. 我能与朋友们讨论自己的难题

被试者根据其感受填写,各项均采用7级计分法依序为1～7分:1分=极不同意;2分=很不同意;3分=稍不同意;4分=中立;5分=稍同意;6分=很同意;7分=极同意。

社会支持总分:累加12项得分。分数越高,反映被试者拥有或感受的社会支持越多。

(三) 其他评定量表

1. A型行为类型评定量表 该量表的版本较多,此为我国张伯源主持修订、适合国人的A型行为类型评定量表。

(1)问卷结构:由60个条目组成,包括三部分:①"TH"(time hurry)25题,反映时间匆忙感、时间紧迫感和做事快等特征;②"CH"(competitive, hostility)25题,反映争强好胜、敌意和缺乏耐性等特征;③"L"(lie)10题,为回答真实性的检测题。量表由被试者根据其实际情况填写,在每个问题后,据其符合与否回答"是"或"否"(表11-15)。

表 11-15 A型行为类型评定量表

指导语:请回答下列问题。凡是符合您的情况的就在"是"字上打"√";凡是不符合您的情况的就在"否"字上打"√"。每个问题必须回答。答案无所谓对与不对,好与不好。请尽快回答,不要在每道题目上太多思考。回答时不要考虑"应该怎样",只回答你平时"是怎样的"就行了。

1. 我常常力图说服别人同意我的观点	14. 我做事喜欢慢慢来,而且总是思前想后
2. 即使没有什么要紧事,我走路也很快	15. 排队买东西,要是有人加塞,我就忍不住指责他或出来干涉
3. 我经常感到应该做的事情很多,有压力	16. 我觉得自己是一个无忧无虑、逍遥自在的人
4. 即使决定了的事别人也很容易使我改变主意	17. 有时连我自己都觉得,我所操心的事远远超过我应该操心的范围
5. 我常常因为一些事大发脾气或和人争吵	18. 无论做什么事,即使别人差,我也无所谓
6. 遇到买东西排长队时,我宁愿不买	19. 我总不能像有些人那样,做事不紧不慢
7. 有些工作我根本安排不下,只是临时挤时间去做	20. 我从来没想过要按照自己的想法办事
8. 我上班或赴约会时,从来不迟到	21. 每天的事都使我的神经高度紧张
9. 当我正在做事,谁要是打扰我,不管有意无意,我都非常恼火	22. 在公园里赏花、观鱼等,我总是先看完,等着同来的人
10. 我总看不惯那些慢条斯理、不紧不慢的人	23. 对别人的缺点和毛病,我常常不能宽容
11. 有时我简直忙得透不过气来,因为该做的事情太多了	24. 在我所认识的人里,个个我都喜欢
12. 即使跟别人合作,我也总想单独完成一些更重要的部分	25. 听到别人发表不正确见解,我总想立即纠正他
13. 有时我真想骂人	26. 无论做什么事,我都比别人快一些

27. 当别人对我无礼时,我会立即以牙还牙	45. 无论做什么事,即时看着别人做不好我也不想拿来替他做
28. 我觉得我有能力把一切事情办好	46. 我常常为工作没做完,一天又过去而忧虑
29. 聊天时,我也总是急于说出自己的想法,甚至打断别人的话	47. 很多事如果由我来负责,情况要比现在好得多
30. 人们认为我是一个相当安静、沉着的人	48. 有时我会想到一些坏得说不出口的事
31. 我觉得世界上值得我信任的人实在不多	49. 即使受工作能力和水平很差的人所领导,我也无所谓
32. 对未来我有许多想法,并总想一下子都能实现	50. 必须等待什么的时候,我总是心急如焚,"像热锅上的蚂蚁"
33. 有时我也会说人家的闲话	51. 当事情不顺利时我就想放弃,因为我觉得自己能力不够
34. 尽管时间很宽裕,我吃饭也很快	52. 假如我可以不买票白看电影,而且不会被发现,我可能会这样做
35. 听人讲话或报告时我常替讲话人着急,我想还不如我来讲哩	53. 别人托我办的事,只要答应了,我从不拖延
36. 即使有人冤枉了我,我也能够忍受	54. 人们认为我做事很有耐性,干什么都不会着急
37. 我有时会把今天该做的事拖到明天去做	55. 约会或乘车、船,我从不迟到,如果对方耽误了,我就恼火
38. 人们认为我是一个干脆、利落、高效率的人	56. 我每天看电影,不然心里就不舒服
39. 有人对我或我的工作吹毛求疵时,很容易挫伤我的积极性	57. 许多事本来可以大家分担,可我喜欢一人去干
40. 我常常感到时间晚了,可一看表还早呢	58. 我觉得别人对我的话理解太慢,甚至理解不了我的意思似的
41. 我觉得我是一个非常敏感的人	59. 人家说我是个厉害的暴性子的人
42. 我做事总是匆匆忙忙的,力图用最少的时间办尽量多的事情	60. 我常常比较容易看到别人的缺点而不容易看到别人的优点
43. 如果犯有错误,我每次全都愿意承认	
44. 坐公共汽车时,我总觉得司机开车太慢	

"TH"的 25 题中,2、3、6、7、10、11、19、21、22、26、29、34、38、40、42、44、46、50、53、55、58 题答"是"和 14、16、30、54 题答"否"的每题记 1 分。

"CH"的 25 题中,1、5、9、12、15、17、23、25、27、28、31、32、35、39、41、47、57、59、60 题答"是"和 4、18、36、45、49、51 题答"否"的每题记 1 分。

"L"的 10 题中,8、20、24、43、56 题答"是"和 13、33、37、48、52 题答"否"的每题记 1 分。

(2) 评分指标及其意义如下。

"L"分:将该 10 题评分累加即得"L"分。若≥7,反映回答不真实,答卷无效。

"TH"分:将该 25 题评分累加即得"TH"分。

"CH"分:将该 25 题评分累加即得"CH"分。

行为总分:将"TH"分与"CH"分相加,即得行为总分。行为总分＞36 分,被视为具有 A 型行为特征;行为总分在 28～35 分之间,被视为中间偏 A 型行为特征;行为总分＜18 分,被视为具有 B 型行为特征;行为总分在 19～26 分之间,被视为中间偏 B 型行为特征;行为总分为 27 分,视为极端中间型。

2. 现时行为检查表(the current behavior checklist, CBCL) 此为由 Grinker 等设计的护士用(他评)住院患者行为评定量表。

(1) 评定方法:由经训练的护士操作,因许多条目需经平时观察或访谈获得,最好由熟悉情况的护士评定,采用"是"或"否"二级评定法。

(2) 内容与结构:该量表共有 138 项,分 7 个范围。①情感行为(25 项);②认知行为(16 项);③躯体化表现:胃肠道(13 项),生殖泌尿系(2 项),皮肤病学(7 项),睡眠(6 项),精神运动活动(15 项),讲话(6 项),头和感觉器官(5 项),自我照顾(32 项);④交往行为(26 项);⑤一般行为(4

项);⑥职业治疗行为(8项);⑦躯体状况(1项)。记分方式需向量表编制单位索取。

该量表的具体项目内容参见表11-16。

表11-16 现时行为检查表

1. 诉说很悲伤和沮丧	50. 声称自己有不现实感
2. 诉说无聊	51. 记忆好
3. 哭(流泪)	52. 记忆受损
4. 呜咽(无泪)	53. 按其对医院环境的理解行动
5. 不安(难以保持安宁)	54. 不能集中注意
6. 从不笑	55. 时间感觉异常
7. 观察期间有时笑	56. 思维过程迟缓或阻滞
8. 自诉感觉高兴	57. 食欲差
9. 毁物或伤人	58. 要求特殊食物
10. 诉说受到刺激,将要发怒	59. 呕吐
11. 说话起高腔或使用贬人语言	60. 便秘(从发病时开始)
12. 诙谐、可爱	61. 悠闲地与大家一起进餐
13. 广泛快速的心境变化	62. 吃早餐
14. 时间、地点和人物定向良好	63. 吃中餐
15. 认为周围的环境不真实	64. 单独一人在房间进餐
16. 人物身份确定错误	65. 对异性很少有兴趣或无兴趣
17. 当前记忆受损	66. 头发和头皮屑干燥,难以梳理
18. 按照他们自己的理解去行动	67. 出汗增加
19. 诉说自己很迷惘	68. 特殊的皮肤损伤或疹子
20. 谈论奇怪和罕见的想法(如果有要列出)	69. 早晨醒得很早
21. 局限地重复出现的思维内容	70. 白天嗜睡
22. 食欲增加	71. 睡眠过多
23. 恶心	72. 行动和一般行为缓慢
24. 腹泻(得病以来就有)	73. 踱步、脚敲击地板
25. 饱胀、打嗝	74. 咬手
26. 两餐饭之间常吃东西	75. 躺在床上的时间很多
27. 吃晚餐	76. 保持罕见的姿势
28. 对异性表现出兴趣	77. 平淡、面具样的表情
29. 皮肤过于干燥	78. 行为戏剧性、演戏样
30. 皮肤颜色改变	79. 抽搐样运动
31. 毛发颜色改变	80. 声音减弱
32. 出汗减少	81. 缓慢和迟钝
33. 难以入睡	82. 夸张、做作
34. 夜间醒来	83. 头痛
35. 入院48小时后仍要服安眠药	84. 对声音特别敏感
36. 诉说猜疑医务人员或其他患者	85. 眩晕发作
37. 诉说焦虑	86. 衣着恰当
38. 明显焦虑(显示下列表现:广泛眼睑跳动、瞳孔扩大、手心出汗、震颤、面肌紧张)	87. 交流容易、良好
	88. 与其他患者交流
39. 诉说欲哭不能	89. 依赖
40. 表现幽默(或对幽默情景反应适当)	90. 频繁诉说躯体化症状
41. 广泛的行动变化和波动	91. 孤独、退缩
42. 镇静自若	92. 喜欢独处
43. 挑起引发医务人员和患者愤怒	93. 遵循其他人的建议
44. 轻佻	94. 被动、勉强
45. 炫耀自己的身体和财产	95. 由于医院照料和便利而显得高兴
46. 表现闲散(穿着随便)	96. 干扰集体活动
47. 无足够理由的高兴	97. 加入小团体
48. 明显的幻觉	98. 住院感觉比较舒服
49. 明显的妄想	99. 讨好医务人员的行动

100.	显得警觉和敏感	120.	关注男人
101.	与人交往保持一定距离	121.	与医务人员交往
102.	与妇女交往	122.	提出过分的要求
103.	对相同情景反应不一	123.	提出的要求多与药物或躯体治疗有关
104.	将其他人视为获得帮助的来源	124.	积极参与集体(单元)活动
105.	变得喜寻根问底	125.	成为集体(单元)活动组织者
106.	基本上是独自工作	126.	长时间抱怨医院的伙食与工作人员
107.	工作中避免用彩色、而用黑色、灰色	127.	对医院的医护人员表示赞扬和感兴趣
108.	经常独自坐着	128.	干扰医务人员注意其他患者
109.	持久的活动	129.	住院后感觉不舒服
110.	频繁地改变任务	130.	试图成为患者的"表率",帮助医务人员做事
111.	挑剔自己或服装	131.	与异性交往
112.	保持刚强和严厉	132.	有自杀的企图或行为
113.	易分心	133.	表示需要帮助
114.	说话含糊不清	134.	难以开始做一件事情
115.	迅速快捷	135.	难以完成一件事情
116.	出洋相	136.	对事物细节漠不关心
117.	诉说眼睛有毛病	137.	做出很现实的个人要求
118.	口味很差	138.	使用鲜艳的色彩
119.	干净整洁		

注:对以上 7 个范畴经因子分析得出 10 个因子是:退缩(8项);迟钝(8项);丧失兴趣(8项);敌意(7项);疑病(7项);认知障碍(7项);激越(6项);不变(6项);躯体化障碍(5项);寻求同情(4项)。

第五节 护士职业心理的评定工具

正如绪论所述,"以护理心理学的视角,维护护士的职业心理健康,即是间接维护护理对象的心理健康,二者同等重要";亦如第六章论及"护士身心健康自我维护的内因及策略"的要点即"优化职业心态、积极认知评价"等。本教材特引入新近研发、适用于我国护士、受到广大业界同道关注及跟踪的以下评估工具。

一、护士职业承诺问卷

第二军医大学护理心理学研究团队师生引入 Blau(2003)研制的四维度职业承诺问卷,结合我国文化背景进行本土化修订,最终形成适用于我国护士群体的职业承诺问卷。该问卷分 5 维度、共 24 条目。内部一致性检验 Cronbach's α 系数为 0.902 7;将奇、偶数条目分半后的折半信度为 0.928(rtt=0.886)。该问卷的具体项目内容参见表 11-17。

表 11-17 护士职业承诺问卷

指导语:以下题目均属单一选择题,答案无所谓对错,请就您自己的实际感受和想法,逐一在您认为最合适的选项框内打"√"。

题号	条目
1.	从事护士职业令我愉快
2.	我为能在护理领域工作感到自豪
3.	我乐意成为一名护士

（续表）

题号	条目
4.	我非常认同护士职业
5.	我对护士职业充满热情
6.	护士职业对我的自我形象很重要
7.	我认为接受过护理专业训练的人有责任留在这个职业
8.	我感到有义务留任这个职业
9.	我感到对继续从事护士职业有种责任感
10.	即使是对我有利,但我感到现在离开护士职业是不妥的
11.	若离开护士职业,我会有种负罪感
12.	我做护士的部分原因在于我对护士职业的忠诚感
13.	我在护士职业中投入了太多时间以至于不愿离开
14.	转换职业会使我在收入方面损失很大
15.	我已在护士职业中投入了太多(如教育、个人努力),所以目前不愿变换职业
16.	若选择另一职业,将意味着我要舍弃为专业训练所做的大量投入
17.	若转换职业,会使我付出较大的情感代价,如人际关系受影响等
18.	若转换职业,将使我在情感上不容易接受
19.	我情感上难以接受转换职业,是因为这会影响到我的家庭
20.	离开护士职业会给我造成一些情感创伤
21.	鉴于我的背景和经历,我可以找到别的好职业
22.	若我决定转换职业,我将有很多选择
23.	我很高兴若转换职业我将有很多选择
24.	若离开护士职业,我觉得会有从事更理想职业的选择

该问卷采用 Likert 5 级评分法,从"非常不同意""不同意""不确定同意""同意"到"非常同意",依次计 0~4 分,总分 0~96 分。分值越高,提示护士个体的职业承诺水平越高。

各维度名称及其所包含条目如下:

"情感承诺":指员工基于对职业的认同和情感卷入等而不愿离开目前职业的程度。包括 1~6 题的 6 条目。

"规范承诺":指在职业社会化过程中形成、个体保持其职业的责任感和义务感的程度。包括 7~10、12 题的 5 条目。

"经济成本承诺":指基于员工预感到将付出的经济代价而不愿离开目前职业的程度,包括前期教育、培训投入及离职或转职后薪资、福利的损失等。包括 11~16 题的 4 条目。

"情感代价承诺":指基于员工预感到离职后将付出的情感代价而不愿放弃目前职业的程度,包括人际关系代价、家庭影响等方面。包括 11、17~20 题的 5 条目。

"机会承诺":指鉴于转换职业后面临的选择而不愿离开目前职业的程度。包括 21~24 题的 4 条目。

二、中文版护士自我概念问卷

该问卷由澳大利亚西悉尼大学 Cowin L 教授 2001 年基于 Shavelson 等的多侧面、多等级自我概念测量模型,经对澳大利亚部分执业护士和护生的质性访谈和专家咨询编制而成。后由第二军医大学护理心理学研究团队师生引入该原版问卷,结合我国文化背景进行本土化修订,最终形成适用于我国护士群体的中文版护士自我概念问卷(Chinese nurse self concept questionnaire, C-NSCQ)。问卷共 36 个条目,包括综合自我概念、照护、员工关系、沟通、知识、领导 6 个维度。C-NSCQ 的总 Cronbach α 系数 0.959,各维度 Cronbach α 系数为 0.815~0.915,提示该问卷的内部一致性较好;C-NSCQ 各条目的 CVI 为 0.875~1.000,表明其内容效度较好,各条目可较恰当反映护士在职业情景中的自我概念。该问卷的具体项目内容参见表 11-18。

表 11-18 中文版护士自我概念问卷

指导语:您在护理工作环境中如何自我评价?答案没有对错之分,请您根据您近期的工作经历选择最适合表达您近期感受的一个答案。

1. 我能够满足患者的各种需求	19. 我正不断地将护理新知识融入对患者的照顾中
2. 我愿意与其他卫生专业人员一起工作	20. 照顾患者对我来说并非难事
3. 作为一名护士,我得到不少快乐	21. 我能自信地与患者、同事交流
4. 我发现新的护理知识具有激励性	22. 我愿意承担护理的领导责任
5. 我认为自己能够领导一个护理小组	23. 我愿意照顾患者
6. 做护士带给我极大的快乐	24. 我与其他卫生专业人员具有愉快的工作关系
7. 我善于与同事、患者口头交流	25. 作为一名护士,我因具有护理知识受到尊重
8. 我因具有护理领导技巧而得到许多尊重	26. 对我来说,与患者和同事有效交流是容易的
9. 我从与同事的关系中获得不少职业快乐	27. 作为一名护士,我的工作很有意义
10. 我能够掌握新的护理知识	28. 我能够自信地承担护理的领导工作
11. 我很容易理解我的同事	29. 我对我照顾患者的能力充满信心
12. 我愿意做一名护士	30. 我有能力与患者、同事有效地交流
13. 我乐于与同事、患者交流信息和想法	31. 我希望照顾患者
14. 我希望学习能提高自身护理知识的课程	32. 我能够与其他卫生专业人员形成良好的工作关系
15. 我与其他卫生专业人员相处很融洽	33. 对我来说,形成良好的护理领导能力并不难
16. 我为做一名护士而自豪	34. 我以自己具有照顾患者的能力而自豪
17. 我能将一个护理小组凝聚成一个团队	35. 我乐于学习新的护理知识
18. 我对护理工作充满热情	36. 我善于与同事、患者进行姿势等非口头交流

问卷采用 Likert 8 级评分法,从"非常错误""错误""多半错误""有点错误""有点正确""多半正确""正确"到"非常正确",依次计 1~8 分,总分 36~288 分。分值越高,提示护士个体的职业自我概念水平越高。

各维度名称及其所包含条目如下:

综合自我概念:指护士参与各种护理活动时对自我的总体感知,包括题 3、6、9、12、16、18、25、27 的 8 个条目。

照护自我概念:指护士对自身为患者提供照护的自信和积极自我评价,包括题 1、20、23、29、31、34 的 6 个条目。

员工关系自我概念:指护士对自身与其他医务工作者发展和维持良好关系的感知,包括题 2、11、15、24、32 的 5 个条目。

沟通自我概念:指护士与同事和患者分享信息时的自信和自我评价,包括题 7、13、21、26、30、36 的 6 个条目。

知识自我概念:指护士对自身学习和运用护理新知识的自信和看法,包括题 4、10、14、19、

25 的 5 个条目。

领导自我概念：指护士对自身承担护理小组领导角色的自信和感知，包括题 5、8、17、22、28、33 的 6 个条目。

（刘晓虹　王艳波　杨　敏）

思考题

1. 护理领域的临床心理评估的主旨何在？为什么？
2. 举例阐述临床心理评估的实践意义何在。
3. 举例阐述如何体现临床心理评估的实施原则。
4. 举例阐述临床心理评估的注意事项及其意义。
5. 观察内容与观察方式及结果有何联系？试举例阐述。
6. 访谈中该如何处理经患者的主观表述和客观他评所获信息？
7. 如何选择适用量表？依据量表的选用原则举例阐述。
8. 慎用负性情绪自评量表的意图？有否相应替代工具？
9. 心理测验的主试者需遵守哪些规则、具备哪些知识和技能？为什么？
10. 护士职业心理评定工具的研发依据？

第十二章

心理咨询与心理治疗

教学目标

识记：
1. 准确表述以下概念：咨询　心理咨询　医学心理咨询　心理治疗
2. 简述心理咨询的意义、范围。
3. 简述心理咨询过程的基本过程、主要特点。
4. 简述心理咨询的主要形式、基本原则。
5. 简述心理治疗的要素、性质、适用范围。

理解：
1. 阐述心理咨询与心理治疗的关系，试比较二者的概念、对象、内容。
2. 阐述特殊治疗性关系的特点及其对心理治疗效果的影响。
3. 阐述心理治疗需遵循的基本原则及其意义。
4. 结合实例说明心理治疗的基本过程。
5. 阐述精神分析治疗的目标、原理和技术。
6. 阐述行为主义治疗的目标、原理和技术。
7. 阐述认知疗法的目标、原理和技术。
8. 阐述来访者中心治疗的目标、原理和技术。

应用：
1. 能提供"帮助来访者自我认知"的咨询。
2. 能较熟练地实施书信咨询、电话咨询、专栏咨询和现场咨询等。
3. 能熟练运用支持性心理治疗的常用方法。

　　本教材仅用一章的篇幅，把心理咨询与心理治疗合并阐述，主要是从教材使用者的角度出发，这也正是护理心理学与医学心理学的又一显著不同。护士无须成为专业的心理咨询师或治疗师，对其相关理论一般了解足矣，若需进一步学习、掌握深层的理论或技术，可随时查阅临床心理学、医学心理学等各类教材或专著。

　　临床护理实践中护士便于掌握、运用最多的，是心理咨询和心理治疗的一般原理与技术，以下重点介绍其概要部分。

第一节　心　理　咨　询

　　心理咨询亦称心理辅导，被视为一种特殊的助人服务或过程。心理咨询所运用的理论、方法与心理治疗基本一致，但服务对象却有很大不同，如精神病医师和临床心理治疗师等专业人员较多关注精神或心理异常者的治疗，而心理咨询师更多地倾向于帮助来访者解决所面临的心理冲突、困扰，提高其社会适应能力。护士作为心理咨询、治疗的非专业人员，在临床心理护理中可借鉴心理咨询和治疗的原理和方法，为身心失衡的患者提供心理支持和援助。

一、心理咨询概述

(一) 基本概念

1. 咨询(counseling)　系指商谈、征求意见、寻求他人帮助。里斯曼(Riesman D. R.)将其定义为：咨询是通过人际关系而达到的一种帮助过程、教育过程和增长过程，即通过咨询给来访者以帮助、教育，使其获益。咨询是发生在咨询师和来访者之间的一种交互行为，一般需数次，每次需持续一个时段。

2. 心理咨询(psychological counseling)　即给予来访者心理帮助、劝告、指导的过程。心理咨询是心理学分支之一，国外称为咨询心理学(counseling psychology)，是一门相对独立的心理学应用学科。从事心理咨询职业者，一般需接受咨询心理学的专门训练。罗杰斯(Rogers)认为："心理咨询是个过程，其间咨询师与来访者的关系能给予后者一种安全感，使其得以从容地开放自己，甚至可正视其既往曾否定的经验，然后把那些经验融合于已转变的自己并进行统合。"中国香港学者林孟平认为："心理咨询是一过程，在其过程中，受过专业训练的咨询师，致力于与来访者建立一种具有治疗功能的关系，以协助对方认识、接纳自己，进而欣赏自己，可克服成长的障碍，充分发挥其潜能，使人生有统合并丰富地发展，迈向自我实现。"学者钱铭怡则认为："咨询是通过人际关系，运用心理学方法，帮助来访者自强自立的过程。"《美国哲学百科全书》界定心理咨询：①主要着重于正常人。②为人的一生提供有效帮助。③强调个人的力量与价值。④强调认知因素，尤其是理性选择和决定中的作用。⑤研究个人在制定目标、计划及扮演社会角色方面的个性差异。⑥充分考虑情景、环境因素，强调人对环境资源的利用以及必要时改变环境。

上述各定义均体现学者对心理咨询本质的理解和认识。总之，心理咨询的整个过程即来访者针对自身存在的心理不适或心理障碍，通过语言、文字等交流媒介，向有专业技术的咨询人员诉说、询问与商讨，在其支持下，通过共同讨论找出其问题的原因，分析问题的癥结，进而寻求摆脱困境、解决问题的办法和对策，以恢复心理平衡，提高对环境的适应能力，增进身心健康。心理咨询领域主要包括教育心理咨询、职业心理咨询、家庭婚姻心理咨询、医学心理咨询。

3. 医学心理咨询(medical psychological counseling)　心理咨询的重要组成部分，是以患者或寻求医学帮助者为对象，根据相关理论，帮助患者解决心理问题或障碍，以恢复其整体功能。现代医学模式要求医护人员在临床活动中从生物、心理、社会、文化等方面，整体、全面、综合地评估患者的生理、心理及社会功能，为患者提供多层面医疗服务。目前，医学心理咨询、心理治疗已成为继药物、手术、理疗之后的第四大治疗疾病或临床干预的手段，更多地被广大临床医务人员接受。医学心理咨询的目标，是帮助患者减轻痛苦，增强患者的自尊心和应对疾病的信念，发挥患者的主观能动性，矫治患者的心理和行为障碍，促其身心全面康复。医学心理咨询工作者主要包括医生、护士及临床心理学专业人员。他们应接受医学和心理学的理论学习和临床技能训练，开展工作时应遵循"协作模式"，重点强调患者的主动参与和潜能调动。

(二) 心理咨询的作用

心理咨询作为医学模式转变、人类健康观念进步的产物,一定程度上是反映国家和地区健康事业发展水平的标志,是社会文明程度的体现。人们在满足基本健康需求之后,追求更高层次的身心健康,预防心理、精神疾病等非健康状态,开发自身的发展潜能等,以期通过寻求不同形式、内容、层次的心理咨询得以实现。

1. **应对成长的烦恼**   即以现代理念释"成长",可谓"生命不息,成长不止"。人的一生都可能面对成长的困惑,如婴幼儿的"皮肤饥饿"、青少年的"心理断乳期"、中老年人的"退休综合征"、老年人的预防阿尔茨海默病(早老性痴呆)等,均为某些个体成长历程的一道道坎,是个体保持健康人生的重要议题。有效应对者可续写健康、快乐人生;应对无效便可能导致个体身心受累、疾病缠身。哈维格斯特(Havighurst R. J.)提出的"发展课题"概念认为,人生发展的课题是个体在一生中某个阶段应获得的知识、态度和技能,存在于个人需要与社会要求之间。人的发展即完成人生发展课题的过程,人的成熟与健康在完成各个发展阶段所分配的课题中得到实现(表12-1)。

表12-1 人生各时期的发展课题

时期	主要发展课题
幼儿期	①学习走路、吃饭、说话、排泄方法等;②懂得脾气好坏,学习自控脾气;③获得生理方面安定;④形成有关"社会与事物"的简单概念;⑤与父母、兄弟姐妹、他人建立情感;⑥学习区分善恶
儿童期	①学习一般游戏的必要动作技能;②培养对自身有机体的健康态度;③与同伴建立良好关系;④学习性别角色;⑤发展读、写、算等基础能力;⑥发展日常生活的必要概念;⑦发展道德及价值判断的标准;⑧发展人格的独立性;⑨发展对社会各单位、团体的态度
青年期	①学习与同龄男女的新的交际;②学习性别的社会角色;③认识自己的生理结构,有效保护自身机体;④从父母或他人处独立地体验情绪;⑤有信心实现经济独立;⑥准备选择职业;⑦做结婚、组织核心家庭的准备;⑧发展其作为公民的必要知识与态度;⑨追求并实现有社会性质的行为;⑩学习作为行动指南的价值与伦理体系
壮年初期	①选择配偶;②学会与配偶一起生活;③生育子女;④养育子女;⑤管理家庭;⑥就职/业;⑦担负起公民责任;⑧寻找合适的社会团体
中年期	①形成作为公民的社会责任;②建立并维护一定的经济生活水平;③帮助10多岁的孩子成为能被他人信赖、幸福的成人;④充实成人的业余生活;⑤接受并适应中年期的生理变化;⑥照顾年迈双亲
老年期	①适应体力、健康的衰退;②适应退休及其收入的减少;③应对配偶的亡故;④与同龄人或年龄相近者建立快乐而亲密的关系;⑤承担公民的社会义务;⑥降低对物质生活的满足程度的要求

按照心理学的发展理论,若某阶段的发展课题顺利完成,个体可获得满足感和价值感,有益其身心健康地成长;相反,若某阶段的发展课题未能完成,就会产生心理问题甚至障碍,影响其进入下一个发展阶段,或干扰下一阶段发展课题的完成,影响个体的社会适应。来访者可通过与心理咨询师探讨其自我发展方向,全面认识自我与社会,增进社会适应能力,并更有效地激发内在潜能,向自己憧憬的发展目标靠近。

2. **应对适应的困扰**   作为社会一员,个体一生必定会面临各种生活事件等许多社会适应过程的困惑,常由个体缺乏正确的信息、遭遇生活事件、缺乏有效应对方法所引起。如某学生不了解各学科的学习方法,用学中文的方法学数学;或某年轻女性对异性交往存在错误观念;

或某个体面临考试心情紧张、焦虑等,均可影响个体的健康水平和生活质量。尤其近年来社会的急剧转变,导致一些人面对巨大的工作压力、快速的生活节奏、复杂的人际关系等社会问题难以适应,继而出现情绪困扰,身心健康受损。当个体自身无法有效应对各种困扰,且其亲友或同事不便或无力提供有力援助时,心理咨询便可成为其可靠的社会支持系统,可为其提供"了解衡量社会环境中的阻力与助力、确认或建立支持系统、采取有效行动或作较大调整、成功应对人生挫折"等重要资讯。

3. 应对疾病的因果　此意义主要有以下两个层面。

(1) 针对致病原因:即消除患者的社会、心理因素所致病症或病感,不能仅靠"头痛医头,脚痛医脚"的生物医学方法,必须辅以心理咨询、采用适当的心理干预策略和手段消除患者的病症或病感,所谓"心病还需心药医"。如许多冠心病患者,患病前即具有 A 型行为模式,在心理、社会应激源作用下,儿茶酚胺分泌过多,便形成冠心病的易感倾向。A 型行为模式可通过相应工具被检出,也可经心理咨询师指导、经训练逐渐转变其行为模式,以达到防治冠心病的目的。

(2) 针对疾病反应:即缓解患者罹患疾病所致心理失衡甚至心理危机。如癌症患者因康复前景渺茫而严重抑郁、产生轻生意念;急性心肌梗死患者因担忧预后而陷入极度恐惧,随时可能加重其病情;各种躯体疾病患者,都可因其健康威胁而伴有程度不同的心理反应。有人研究了内科住院患者的心理状况,发现几乎所有患者都有一定程度的心理负担,其中与疾病相关的(如对疾病的疑虑、害怕)占 46.61%,与社会生活有关的(如牵挂工作、家庭、子女等)占 34.34%。患者的心理反应,不但可增加疾病诊治的复杂性,还可能导致患者的病情恶化或意外危险。

目前综合性医院的门诊患者中,掺杂着大量分科不明、疗效不好的"现代文明病"患者,如焦虑症、抑郁症、强迫症、恐惧症、癔病症等神经症患者,过去将其视为神经衰弱,无细致分类且临床处置简单甚至敷衍、疗效很差,成为各科门诊患者群体的老大难;又如阳痿、早泄、性欲减退及性心理障碍患者,长期处于"不是羞于开口、便是投医无门"的持续焦虑,可致其身心健康的严重损害。但如今此类患者只要求助心理咨询门诊,便可接受系统心理干预,在少量药物的辅助作用下,常可取得满意疗效。

总之,随着人们日益关注其身心健康和生活质量,心理咨询将更为普及,更大限度地发挥其维护健康、辅导人生的重要作用。

(三) 心理咨询的范围

心理咨询所涉及内容极为广泛,但主要服务于精神正常人群,凡个体在家庭、婚姻、职业、教育、疾病、康复、适应社会等方面出现的心理问题,均属于心理咨询范围。心理咨询的来访者均为身心功能处于"常态"者,他们有调整、适应和发展的需要,一般短程的心理干预就可以解决问题。来访者虽非"心理病态""精神异常",却较深地"陷于情绪或心理困境而无力自拔"。他们有时只需要一些信息,但更多需要解决问题的新方法或新途径,运用其已掌握知识,应对所面临的问题或困境。心理咨询涉及学校、婚姻和家庭、心理健康、职业等领域,各领域都对咨询师有独特的专业教育和经验要求,咨询师大多仅在其可胜任领域内提供咨询服务,所解决问题则依赖咨询师所受专业训练、知识背景及实践经验等。与护理宗旨相关的心理咨询范围,主要涉及非精神疾病患者、社区及家庭的亚健康人群、其他寻求身心健康指导的人群等。如针对冠心病、原发性高血压、溃疡病、甲状腺功能亢进等心身疾病患者的人格或行为缺陷,予以培养健全人格或健康行为的心理辅导;给疾病长期迁延或身患重症、绝症的患者以心理支持;为不同需求、年龄等人群实施心理测评,开展各种心理卫生常识的健康宣教等。

二、心理咨询的主要形式

心理咨询的形式很多,可根据不同的标准分类。

(一) 根据来访者人数分类

可分为个体咨询和团体咨询两种。

1. 个体咨询　指咨询师与来访者之间的一对一面谈咨询,由咨询师为来访者提供支持、辅导和帮助,是心理咨询最常见的形式。个体咨询的特点是:保密安全、沟通深入、针对性强,来访者一般顾虑较少,能充分表达自己的真实想法,咨询师也能较准确了解、分析来访者的状况,并给予及时的指导和帮助。

2. 团体咨询　指咨询师把具有同类问题的来访者组成小组(一般不超过10人)集中给予咨询的形式。团体咨询要求成员间营造相互信任、关心、理解、接纳的人际氛围,鼓励来访者相互交流并产生积极的互动效应,促进彼此的心理调适。咨询过程中,小组成员可提出各自的关注点及困扰,与其他成员一起分享、共同探索,并可获得其他成员的支持、反馈、建议及经验分享。团体咨询有利于知识、经验的交流,更利于感觉、情绪的表达与处理,可引发成员在互动中觉察、思考,能促进来访者深入地了解自己和探索解决问题的新方法。团体咨询的特点是:较个体咨询节省时间和精力,成员间可多向交流、相互作用,具有较强的感染、支持效应,尤其对克服害羞、孤僻等人际交往障碍和个性缺陷具有较明显效用。但团体咨询也有其局限性,如不适于不愿在公众场合暴露其深层次想法的来访者,或某些具有特殊心理问题的来访者等。团体咨询有其相应的适用场合,如学校、医院、企业、老年服务中心等。

(二) 根据咨询途径分类

可以分为门诊咨询、书信咨询、电话咨询、专栏咨询和现场咨询。

1. 门诊咨询　即通过医院或咨询中心的心理咨询门诊所提供的咨询形式。门诊咨询有帮助解决来访者各类心理问题的综合性咨询;也有分门别类的儿童心理咨询、青年心理咨询、老年心理咨询、家庭婚恋心理咨询、康复心理咨询、职业心理咨询等专科性咨询。门诊咨询的特点是针对性强、保密性好,咨询师与来访者当面直接交谈,了解信息全面,能及时、明确地协助来访者解决问题,是目前最常见、也是最主要的心理咨询形式。门诊咨询,对咨询师的要求很高,如需要丰富的临床经验、较好的沟通能力等的资质认可,否则难以保障良好的咨询效果。

2. 书信咨询　即咨询师针对来访者信件诉述的情况和要求,以通信方式解难答疑、疏导教育、解决其问题的心理咨询形式。其优点是简便易行,不受时间、空间限制;其缺点是限于来信者知识水平、文字表达言之不详或不准、书信容量有限等影响,可致咨询师掌握资料不足,分析、判断的准确性及指导意见不深、不透或主观片面,只能根据一般性原则提出指导性意见,以致咨询效果有限。对严重问题者,咨询师应建议来访者当面咨询。

3. 电话咨询　即利用电话给予来访者解答、解释、支持、劝慰,提供问题解决建议的咨询形式，此形式对缓解来访者高强度应激的情绪反应、心理危机具有即时效用。为防止心理危机酿成悲剧（如自杀与犯罪），世界各国均成立了心理危机救助及自杀干预中心，提供电话咨询服务。咨询中心由专业咨询人员轮值，日夜守候在电话机旁，随时帮助来访者应对心理危机，有条件的还设有流动性急诊小组，必要时可赶到现场提供疏导帮助。故电话咨询常被誉为"希望线""生命线"，具有良好的社会效益。同时因其信息交流双向快捷、及时便利，对于路途遥远或不愿暴露身份者，或不便门诊咨询者都是较为实用的方式。

4. 专栏咨询　即通过报刊、广播、电视等大众媒体设置的专栏或专题节目，介绍心理咨询、心理健康的一般知识，或对读者或听众提出各种典型心理问题进行解答的形式。该形式心理咨询的优点是宣传面大、受众广，好的专栏或节目常可吸引数万人关注，具有身心健康知识普及、心身疾病防治并重的功能，此为其他心理咨询形式所不能及。

5. 现场咨询　即咨询师深入学校、家庭、工厂、部队、社区等现场，当场解答来访者提出的各种问题，给予指导、帮助的咨询形式。现场心理咨询对一些有共同背景或特点的问题人群有较好的效果。现场咨询通常是上述各种形式的延续，即为取得较好的咨询效果，进一步了解来访者所处的实际环境与社会文化背景，从而提出更加明确、中肯、有效的指导意见。

6. 网络咨询　指以网络为媒介，运用各种心理学理论和方法，帮助来访者解决其心理问题的形式，主要包括电子邮件、电子布告、个别或团体网上即时文字交谈三种。网络咨询的优点是便于为来访者保密、形成平等与轻松的咨访关系、选择的自由度较大、信息量丰富、方便快捷、便于思考分析、便于存储和查询案例等。网络咨询也是较经济、省时的咨询方式，不受时空限制。其缺点是无法得知问题的真实性，信息不全面，咨访关系不稳定，受制于技术水平及网络环境和网站经营等客观因素。

三、心理咨询的基本原则

咨询原则是开展心理咨询必须遵循的根本要求，与咨询过程的具体要求相比，咨询原则更具有概括性、指导性，是保障心理咨询顺利开展、决定咨询成效的前提，适用于心理咨询的各阶段。学者关于咨询原则的表述见仁见智，一般从操作过程的角度提出以下原则。

1. 保密原则　心理咨询常涉及来访者的人际关系、夫妻感情、社会行为问题等个人隐私，以及咨询师采用心理测验和其他方法获得的来访者个人资料等，故保密是咨询师必须严格遵守的准则，不负来访者的信任，绝对不能外泄来访者的个人信息，必须严格遵守以下规则：①不把来访者资料作为与他人谈论的话题。②仅限于专业场合并充分保护来访者的前提下，从研讨角度谈及某些个人资料，但切不可公开发布来访者个人资料的任何细节。③咨询师不宜用典型案例素材的细节表述其专业能力、经验或经历。④妥善存放来访者的个人资料，避免错放、遗失。⑤不允许无关人员查阅来访者的任何记录。⑥建立正规、机密的个人资料存档系统。⑦有特别需要查阅、评析个人资料时应征得本人同意。⑧保密原则与危及来访者或他人生命相互冲突时，须让步于保护生命，但仍需以维护来访者利益为原则。如察觉来访者情绪反应强烈，随时可能对自己或别人造成严重伤害时，则不宜抱定保密原则而延误时机、酿成悲剧。

倘若咨询师泄露来访者的个人资料，不仅丧失其信任、合作，还易使其对人际关系的看法趋于负面,从此不再信任任何人,否定咨询,对其人生悲观失望等。因此,保密原则是心理咨询的最重要原则,既是咨、访双方确立相互信任关系的前提,也是咨询活动顺利开展的基础。

2. 限时原则　心理咨询应有较严格的时间限制,一般门诊咨询的时间大多定为每周一次,每次 45~50 分钟,原则上不得随意延长咨询时间或间隔。适当限时,既可给来访者以安全感,也可促使其调整自身行为,充分珍惜并有效利用有限时间。来访者可能对该限制不适应或不满,但作为一项工作原则,咨询双方都应当共同遵守。一次咨询中必要的信息量有助于来访者接受和学习,而"促膝长谈"所致超量信息反会使其收获下降。间隔期间则有益于来访者充分回味咨询的体验,并将其作为自身走向成长的增长剂。至于整个咨询总的时间、次数等,则应视具体情况而定。

3. 自愿原则　指心理咨询的来访者必须完全出于自愿,这也是确立咨询关系的先决条件。一般无咨询愿望或要求的个体,咨询师不宜主动提供,更不可强求其接受咨询。因为只有当来访者自觉心理不适或烦恼、自愿寻求咨询师倾诉以获得心理援助时,才真正有助其问题解决。

4. 感情限定原则　指咨询师与来访者在心理上的沟通和接近必须有一定限度。即咨询师不宜把个人情感带入咨询过程,不得与来访者产生爱憎或依恋的情感,更不能在咨询过程中彼此陷入情感的深度卷入或寻求个人欲求的满足。总之,该原则强调咨询过程中的咨询师与来访者除咨询关系,不能掺杂其他情感关系,原则上禁止与来访者除咨询之外的任何接触和交往。

5. 转介原则　指咨询师一旦发觉来访者的问题或症状程度超出其所能解决的范围,或因个人其他因素限制而不能为来访者提供专业咨询时,切不可盲目固守精神分析、行为强化等非药物疗法,必须按照相关工作流程,将来访者介绍或推荐给更合适的干预机构。否则,不仅可令来访者深受其害,咨询业的形象也会被贬抑,甚至诋毁。如某严重抑郁症患者,长期接受心理咨询加少量用药的治疗,身心状况一直较平稳;后因慕名求助一位留学归国的心理学博士,并听信其"仅用行为疗法,不用药"的意见而中断用药,致其病症日趋加重,很快即自杀身亡。此外,对产生强烈自杀意念而求助咨询机构的来访者,咨询师运用危机干预的原则予以处置后,需及时将其转介至危机干预中心;对有精神疾病症状的来访者,则需联系精神科医生会诊,严重精神疾病患者需交由其家人陪送至精神疾病诊治机构,接受精神疾病的专科治疗,以免其发生自伤或伤人等意外。

此外,心理咨询还必须遵循伦理原则,即以一定的社会道德准则和伦理法规为约束力,尽可能避免给来访者造成负面影响。

第二节　心理治疗

一、心理治疗概述

心理治疗(psychotherapy 或 psychological treatment)又称精神治疗,是一大类心理干预方法的总称,其概念范围非常之广,心理学家从各自的理论观点出发,提出数十种概念,目前仍无完全统一的界定。

(一) 心理治疗的定义

《牛津精神病学辞典》(1996)的定义："心理治疗指通过沟通来处理精神疾患、行为适应不良和其他情绪问题的各种形式的治疗,即由训练有素的治疗师与患者建立起工作关系,旨在减轻症状,纠正不良行为方式,以及促进健全人格的发展。"

美国学者沃尔培格(Wolberger L. R.)在《心理治疗技术》中的定义："心理治疗是针对情绪问题的一种疗法,由一位经过专门训练的人员以慎重、细虑的态度与来访者建立起一种业务性联系,用以消除、矫正或缓和现有的症状,调解异常的行为方式,促进积极的人格成长和发展。"

我国学者陈仲庚教授认为:心理治疗是治疗师与来访者之间合作努力的行为,是一种伙伴关系;治疗是关于人格和行为的改变过程。

华裔美国学者曾文星认为:心理治疗是应用心理学的原则与方法,采用治疗师和被治疗者间的相互反应与关系,治疗患者的心理、情绪、认知与行为有关的问题。治疗目的在于解决患者所面临的心理困难,减少焦虑、忧郁、恐慌等精神症状,改善患者的非适应行为,包括其对人对事的看法、人际关系等,并促进人格成熟,能以比较有效且适应的方式处理心理问题及适应生活。

综合上述各种定义,心理治疗是一种治疗形式和特殊的人际关系过程,即以心理学理论体系为指导,以治疗师与来访者的关系为桥梁,由经过专业训练的治疗师运用相关理论和技术,帮助来访者的过程。其目的是帮助来访者减轻情绪障碍,改变适应不良的行为方式,促进人格成长,以及更有效地应对和处理生活中的问题。

(二) 心理治疗的要素

根据其定义,有学者指出心理治疗需具备以下要素:①治疗师必须具备心理学知识和技能,经过专门培训并得到资质认可;②治疗需按一定程序进行;③治疗需应用各种心理治疗的理论和技术;④治疗对象具有一定的精神、躯体或行为问题;⑤治疗目的在于改善患者的心理功能,最终缓解或消除其可能存在的各种身心症状,恢复健全的心理、生理和社会功能。

(三) 心理治疗的性质

心理治疗与其他临床治疗不同,具体可体现为以下性质。①自主性,指心理治疗的成效很大程度上取决于患者的主观能动性有否充分发挥,因为心理治疗实际上是患者在心理治疗师的指导帮助下,自行改变其与环境之间的不平衡状态。②学习性,指整个治疗过程是患者的学习过程,患者在心理治疗师的引导启发下,改变以往的错误认知结构或不良行为习惯,建立新的观念,形成适宜的行为模式。③实效性,心理治疗非常注重从患者的实际情况出发,强调治疗要以人为本,因人而异,切实解决患者的实际问题,以体现心理治疗的实际效用。

(四) 心理治疗的适用范围

现代心理治疗的应用范围越来越广,其临床应用主要涉及以下方面。

1. 非精神疾病患者　指除外精神疾病患者的所有患者,包括综合性医院、专科医院的患者,其中尤以急危重症、慢性迁延性疾病、心身疾病等患者心理反应明显、复杂。通常采用心理支持疗法、松弛疗法、生物反馈疗法、行为疗法等,可减轻患者的焦虑、抑郁等主观症状及躯体化问题,改善患者的身心状况,促进其健康恢复等。

2. **精神科患者** 主要指各类神经症患者,如焦虑症、抑郁症、强迫症、恐怖症、疑病症、癔症等患者以及精神分裂症恢复期的患者。但急性精神病发作期、严重的内源性抑郁症(伴精神病性症状)、轻躁狂、器质性精神障碍、严重反社会性人格障碍、严重消极自杀等状况不主张予以心理治疗。

3. **各类行为问题** 主要包括性行为障碍、人格障碍、过食或肥胖、嗜烟、酗酒、口吃、遗尿、儿童行为障碍等,可选择认知行为矫正疗法、正强化法等行为疗法。

4. **社会适应不良** 常人若在生活中遭遇难以应对的心理社会压力,可致适应困难并出现自卑、自责、自伤、攻击、退缩、失眠等心理和躯体症状。采用支持疗法、应对技巧训练、环境控制、松弛训练、认知改变、危机干预等,可助其摆脱困境。

二、心理治疗的类别

根据美国20世纪90年代初期的统计,百年来已有400余种心理治疗的具体方法问世,且用于医疗机构之外的许多领域,如教育、体育、管理等。由于各种心理治疗所依据理论背景不同,差异很大,分类的方式也不尽相同。

(一) 依据理论流派分类

即按照各理论流派所做传统分类,分为精神分析及精神动力学治疗、行为治疗、认知治疗、支持性心理治疗、人际性心理治疗(含集体、家庭心理治疗)等。

(二) 依据应用目的分类

近年,有学者按照临床治疗目的或实用性分类,将其分为一般性心理治疗(适用于临床各科)、短期或长期的支持性心理治疗(所有医护人员、精神科医生均可实施),特殊心理治疗(由专业治疗师实施,如行为治疗、认知治疗、人际性心理治疗等)。

(三) 依据患者人数分类

即依据接受治疗的人数分类,将其分为个别心理治疗(治疗师与患者一对一)、婚姻治疗(夫妻共同接受治疗)、家庭治疗(患者及家庭成员共同参与治疗全过程)、小组或集体治疗(由几名至几十名患者组成)等。

三、心理治疗的原则

与所有疾病治疗一样,心理治疗也需遵循相应的原则。

(一) 关系的和谐性

心理治疗的成效,很大程度上取决于治疗师与患者能否建立和谐的人际关系,此关系也称特殊治疗性关系(therapeutic relationship),是心理治疗成功的重要因素。治疗师对患者持以尊重、同情、关心、支持的态度,方可赢得其在患者心目中的信任感、权威感,才能促使患者愉快接受治疗师提供的信息和指导,逐步强化其治疗动机,并主动配合、认真执行治疗师提出的各种治疗要求;患者信任治疗师才能毫无保留地向其敞开心扉,为治疗过程中的准确评估、制定和修正治疗方案提供可靠依据。大量心理治疗的案例表明,若患者信任治疗师,就会对治疗采取合作态度,较易取得疗效。

心理治疗的人际关系不同于一般人际关系,具有下列四个特点。①单项性,指心理治疗过程的关注焦点是患者,一旦双方确立治疗关系,一切均围绕患者的利益而展开,显著不同于一般人际间双向互利的关系。②系统性,指心理治疗有明确的对象及目的,治疗师需采取系统、完整的计划与措施帮助患者解决实际问题。③正式性,即治疗关系一经确立,治疗师负有为患者提供帮助之责任的同时,与患者的互动不宜超出治疗关系的范围。④时限性,即一旦达成心理治疗目标,治疗性人际关系便告终止。

(二) 问题的针对性

各种心理治疗方法均有一定适应范围,要求治疗师充分考虑患者实际存在的具体问题(如情绪问题、行为问题、社会适应问题)及其性质、程度,同时还要考虑治疗师本人所掌握并擅长的方法及其熟练程度、所拥有设施条件能否适应或满足患者的治疗所需。从各方面出发因人而异地选择针对性的治疗方法,以确保疗效。

(三) 治疗的计划性

无论实施何种心理疗法,都必须按照规范的治疗程序制定计划,治疗计划应包括治疗过程中采用的手段、时间、作业、疗程、目标等,并预测治疗过程中可能出现的问题,谋划应对各种变化或问题的预案,力求有备无患。

(四) 手段的综合性

心理治疗作用机制的复杂性及其效果的不确定性,致使其与临床治疗有显著差异,任何心理疗法都不可能具有像奎宁治疗疟疾那样药到病除的特效。故心理治疗主张采用综合性手段,既可是心理治疗方法的复合或交替,也可是心理治疗与少量药物或物理治疗共用。如心理治疗与躯体治疗相结合,着眼于"疾病形成常是生物、心理和社会因素共同作用的结果";心理治疗与家庭、社会环境的治理相配合,则源于"许多疾病的发生,与不良社会环境或紧张家庭关系有关,与社会活动的困难和矛盾有关"的思考,这些均体现了综合性治疗的原则。

(五) 方法的灵活性

指治疗师应密切观察治疗过程中患者的身心变化,随时根据患者的治疗状况、反应等灵活地调整治疗进度、手段等。切不可固执己见,无视患者的主观体验而一味地排斥药物治疗,以至于患者病情加重,酿成自杀悲剧等。心理治疗的灵活性源于治疗师的知识结构、对患者所对应的社会文化背景(文化传统、风俗习惯、经济地位等)和自然环境因素的了解程度等。

(六) 保密的严格性

指治疗师必须严格遵守保密原则,维护患者的权益,也维护心理治疗的声誉和权威性。患者接受心理治疗之初,治疗师就必须对患者作出保护其隐私的承诺,与患者签订"知情同意协议书",以便患者在治疗过程中无所顾忌地提供真实材料,确保其得到及时、有效的治疗。

(七) 立场的中立性

依据心理治疗"帮助患者自我成长与发展"的宗旨,治疗全程中,治疗师需始终保持中立的态度,不能代替或诱导患者作任何选择,即使面对患者的主动征询,治疗师也不宜予以其任何暗示性导向。例如当遇到来访者询问"我应该离婚么""我应该辞职么"等问题时,必须由来访者自己作出决定。

(八) 亲友的回避性

患者接受心理治疗的过程中,总会涉及一些与亲朋好友的情感摩擦或利益冲突,当患者愿意谈及却又迫于亲友在场的压力时,常常欲言又止,对治疗师了解患者的实情以及诊治的准确性、针对性均可造成不利影响。故出于疗效的考虑,应要求亲友回避。如某些问题儿童,其问题的直接原因正是其与父母管教方式的冲突,若治疗时有其父母陪伴,孩子大多担心父母的惩罚而不敢吐真言,治疗师便会无从下手。此外,为亲友、熟人作治疗,治疗师的权威程度也会打折扣,易致事倍功半。

第三节　心理咨询与心理治疗的关系及过程

心理咨询与心理治疗始终被认为是两个既有区别又紧密联系、相互交叉的专业领域,尽管心理学界对二者的关系争议颇多,但认为"心理咨询与心理治疗有许多相似之处、理论目标与过程尤其类似"却是业内人士的共识,二者所使用的理论与技巧均来自共同的理论体系。

一、心理咨询与心理治疗的关系

不少学者曾尝试将二者分开,结果总无法得到一个清楚分界。心理咨询与心理治疗既是相对独立、相互区别、不能相互替代的独特概念,又有相辅相成、相互渗透、不能截然分割的密切联系。

(一) 心理咨询与心理治疗的共同点

1. 理论体系相同　心理咨询与心理治疗所依据的基本理论并无明显界限,一般都涉及心理动力学理论、学习行为理论、社会文化理论和人本主义理论等。如心理学家罗杰斯(Rogers)最早提出的心理咨询概念,他创立的"来访者中心疗法"理论及技术对心理咨询和心理治疗的发展都具有深刻影响,且其一直持续至今仍是心理咨询与心理治疗所依据的重要理论。心理咨询需要心理治疗的辅助,特别是较严重的心理不适应、焦虑不安,常需配合采用精神分析、自由联想、催眠疗法和音乐疗法等心理疗法。患者心理治疗后,又需继之以心理咨询延续巩固疗效。无论其理论体系或具体方法,都很难将二者作严格区分。

2. 达成目标一致　心理咨询和心理治疗所要解决的问题常有交叉和重叠,如人际交往问题或障碍,既可在心理咨询中获得帮助,也可在心理治疗中得到辅导和治疗。二者都强调个人的成长和改变,其根本宗旨都为帮助人们恢复或保持身心健康。

3. 实施过程相似　心理咨询与心理治疗实施过程的主要程式相似,具体表现如下。①来访者/患者的诉求。来访者/患者能清楚地自知其所遇困境、所伴身心不适,能清晰地表达痛苦体验,有求助愿望。②特定的人际关系。心理咨询与心理治疗均要求专业人员与来访者/患者建立充分信任、密切合作的人际关系,且此为咨询和治疗效益的前提条件和重要因素。③实施过程的掌控。专业人员需引导来访者/患者表达感受,并帮助其明晰所遇问题和困难;分析研究来访者/患者的感受和个人资料;探讨并确定改变后欲达目标;运用特别技术对来访者/患者实施干预;促进、激发来访者/患者的潜能,以达成预定目标;评估、判断来访者/患者的转变及整体状况等。

(二) 心理咨询与心理治疗的区别

1. **工作对象的区别** 心理咨询主要针对精神正常人群,故专业人员称求助者为"来访者"或"咨客(client)",而不视其为心理障碍患者;心理咨询着重于"危机"出现前的干预,重在加强人们的社会适应能力,帮助人们逐步形成健全人格,不断开发自身潜能,努力达到自我实现,主要遵循教育模式。心理治疗主要针对精神异常或心理疾病的人群,专业人员称求助者为"患者(patient)",心理治疗着眼于弥补患者的"损害",重在矫治患者已存在的问题,改善或消除其身心的病理状态,帮助患者由心理或精神的异常状态,转变为心理或精神的正常状态,整个过程遵循医疗模式。

2. **工作内容的区别** 心理咨询更侧重协助个体解决其在一定社会背景下的适应和发展、人格健全等问题,其范围相对更广阔。如支持个体较好地处理学习、恋爱、婚姻、家庭、工作等人生经历中所遇到的各种问题,指导个体在不同年龄阶段、不同生活方式、不同社会文化经济环境、不同生态环境中,应对各自的心理压力等。心理治疗则如美国心理学家莫沃(Mowor O. H.)所指,是运用深层的心理分析,帮助具有严重问题和行为变态的个体,处理无意识冲突和神经质的焦虑。另一心理学家泰勒(Tyler L.)也指出,心理治疗过程中,治疗师所关注的是患者的态度、感受和情绪状况。心理治疗的工作内容,多是神经症、恢复期精神病、情感障碍、行为障碍、性变态等明显的心理障碍,治疗时甚至需深入其无意识的层次,重在重建患者的人格。

3. **工作场所的区别** 从我国现状来看,心理咨询工作场所的设施条件要求相对比较简单,因此其设置范围比较广泛,可设置在各类群体之中,如社区、学校、企业、部队等群体中均可设置心理咨询机构。心理治疗的工作场所则相对集中,设施条件要求比较复杂,大多设置在专科性医疗机构。目前我国尚无私人开业的心理治疗诊所,已开设在精神病专科医院、综合性医院的"心理咨询门诊",其就诊患者、病症性质、工作模式更接近于精神医学和心理治疗,与一般意义的心理咨询有显著差异。

此外,心理咨询和心理治疗还在工作深度、工作次数等方面存在差别,具体见表12-2。

表12-2 心理咨询与心理治疗的比较

比较内容	心理咨询	心理治疗
对象	有较大心理压力或心理问题的精神正常人群(含非精神科患者)	心理障碍或心理疾病的患者
适应证	日常生活中的人际关系问题、职业选择问题、教育问题、婚姻家庭问题等	某些神经症、性心理障碍、行为障碍、身心疾病、康复期的精神病等
关注重点	当前困惑	过去经验
工作目标	清晰,具体	模糊,笼统
治疗时程	短,一次或几次	长,几次、几十次,甚至几年
工作深度	浅,多在意识层面	深,多涉及无意识层面

二、心理咨询与心理治疗的基本过程

心理咨询与治疗是个自然的发展过程,但也有一定的阶段性,各阶段有其不同的工作重心。学者虽对此各有提法,但大致均需经历建立关系、探索感应、行动转变、结束 4 个阶段。

(一) 建立关系阶段

建立良好的关系是心理咨询和心理治疗的开端。罗杰斯曾提出,咨询过程中咨询师必须建造一个良好关系,便于来访者善加利用所拥有资源。因此,建立咨(治)访双方的相互信任关系,对咨询和治疗工作的成功具有重要影响。

见面之初,咨询师或治疗师对来访者应热情而自然地表示欢迎,并简单介绍心理咨询或治疗的性质和原则,郑重声明尊重隐私的保密性原则,告之在此对自己的心理问题可畅所欲言,所谈问题不会向其他人泄露。简要说明及热情自然的态度,有助于消除初次见面的陌生感,使来访者的紧张情绪得以松弛。与此同时,咨询师或治疗师务必敏锐觉察来访者的感受,除关注其表情、姿态、动作等身体外表状况,还需关注其情感、语言、思维等内在心理活动,创造一个安全、信任、温暖的氛围,使来访者能尝试开放和表达自我。面对来访者的表达,要留心、善于聆听,注意听弦外音、言语的隐义;要耐心听,不可对来访者谈话内容表现出惊讶、厌恶等情绪反应。

在此阶段,尊敬、真诚、赋予同感的态度,简洁、具体的表达,细心的倾听行为,都是建立良好关系的决定因素。建立良好关系后便可自然地迈进探讨感应阶段。

(二) 探讨感应阶段——协助自我探讨

此阶段咨询师或治疗师应重点关注来访者的自我探讨,协助其真实、正确地认识自我,寻找出问题的根源,为进一步的认知、行为及人格改变奠定基础。

通过来访者自述,可了解其基本情况、存在问题。基本情况应包括家庭及其生活的社会文化背景,有助于分析其问题的由来。更重要的是帮助来访者加强自我认知,使之对自身问题有较全面的了解和认知,并能较确切地表述、阐明其切实存在的问题和困难。通过来访者的自述和必要询问,咨询师或治疗师应弄清来访者当前究竟被什么问题所困扰,问题的严重程度,问题的持续时间,以及问题产生的原因等。在此基础上,与来访者共同探讨其面对问题时所采用的反应方式,并深入分析其合理性。

此阶段主要帮助来访者实现以下目标:①充分敞开并表达自己,毫无顾忌地倾诉其心事及其所关注的周围事件,能放松、坦然地宣泄其情感体验。②反思其当前面临的实际情况、现时生活的意义和感受、导致其心理困惑的直接和间接原因。③了解自我,确切了解其困难、感受和目标。若在此阶段来访者能找到问题的癥结,即可顺利进入下一阶段。

(三) 行动转变阶段——促进个体成长

此阶段是咨询和治疗过程中的最重要阶段,来访者与咨询师或治疗师一起共同讨论并制定解决问题或困境的计划以及预期达到的目标,并进一步实施具体行动,促使来访者在此阶段开始自我转变,并获得适应和发展。

咨询师或治疗师对来访者及其问题有了全面了解,并确定来访者对自身及所面临问题已有清晰、准确的认知时,咨询师或治疗师就应着手考虑来访者的成长计划。应帮助来访者改用不同方式看待自己、他人和环境,学会决策,掌握对付挫折的方法和改善人际关系的技巧,针对来访者的心理障碍采取必要的矫正和治疗措施,如认知疗法、行为疗法、精神分析疗法、合理情绪疗法等。重要的是咨询师或治疗师给予来访者帮助的同时,要努力开发来访者的潜力,调动其主观能动性,促使其不断努力,改变其认知结构和行为方式,从而恢复心理平衡。整个帮助过程不是"开处方"式,而是以咨询师或治疗师丰富的专业知识和对人性的深刻领悟,充分理解来访者的心情和处境,与来访者共同讨论,使来访者从多方面受到启发,形成新的思路,最后付诸行动的过程。整个过程都要尊重来访者的意愿,切不可硬性规定行动方案,强加给来访者。

此阶段具体目标包括:①帮助来访者了解和认识自己的价值观;②树立改变和矫正功能失调的信念;③设定其短期目标与长期目标;④分析、评价现实环境中存在的阻力与动力;⑤作出付诸行动的决定;⑥选择能达到目标的行之有效的途径和方法,并制定行动步骤;⑦激励来访者,从有决心到有实际行动;⑧通过进度评估,肯定来访者付出的努力、取得的成绩。同时检查来访者有否新的阻力和困难,寻求社会各方支持,适当修正其方法和进程。来访者在此阶段的努力主要包括开放自己、明确目标、选择方法、确定步骤、采取行动、反省评估、继续努力等。在双方共同努力下,来访者的问题逐步得以解决,来访者不同程度地发生改变,学会新的技巧和方法,形成新的适应状态,找到新的心理平衡,则可顺利进入下一阶段。

需要强调的是,若来访者经长时间咨询或治疗后仍未取得积极进展,咨询师或治疗师应分析其原因,必要时转介给其他同行。

(四) 结束阶段

此阶段主要是总结前期工作,对来访者的努力结果予以肯定和鼓励,帮助来访者逐步脱离咨询师或治疗师的帮助,鼓励其迎接新的生活。结束阶段的工作步骤如下。

1. **综合所有资料,作出结论性解释**　咨询或治疗将结束前,咨询师或治疗师要与来访者作一次全面讨论,使其对自己有更清楚的认识,进一步了解问题的前因后果,明确日后的努力方向。

2. **帮助来访者应用所学经验**　咨询师或治疗师要渐渐退出其角色,引导来访者把咨询过程中学到的新经验应用于日常生活中,不需他人指点,亦能自行处理困难;激励、支持来访者迈向成功。

3. **让来访者接受离别**　有些来访者经与咨询师较长时间的接触,可形成依赖感,害怕独立面对,不愿结束。对依赖性强的来访者可采取逐渐结束的方法,逐渐缩短时间,延长间隔,在不声不响中离别。有时也可明确停止日期,但必须提前通知对方,使其有所准备。

4. **追踪研究**　咨询或治疗结束后,咨询师或治疗师在可能的情况下应追踪研究来访者的心理行为变化,以便总结经验,提高心理咨询和治疗的水平。咨询和治疗都可能未解决来访者的心理问题或效果不佳。这可能有两种原因:一是咨询师或治疗师分析问题有偏颇,治疗不得力;另一则可能是来访者未接受咨询师或治疗师的分析和帮助,未采取双方讨论的行动方案,因而未能获得预期效果。总之,通过了解治疗结果,可帮助咨询师或治疗师总结经验、改进工作。

第四节　心理咨询与心理治疗的常用理论及技术

心理咨询和心理治疗的理论基础相同,常用理论有精神分析理论、行为主义理论、认知理论及人本主义理论,各理论均有其各自的理论体系和技术要领,其主要差别见表12-3。

表 12-3 不同心理学理论的主要差异

理论	关注的心理维度	观点	咨询师的作用	咨询目标
人本主义	情感	重视人的自由与责任,强调成长和自我实现的趋势	通过真诚的关系让来访者体验基本需要	自我认识 自我理解 自我实现
行为主义	行为	认为人的行为是通过强化或观察学习的,可以消退,也可以再学	鉴别问题行为,通过创造学习的条件和发展策略帮助获得新行为	适应性的行为变化,减少问题行为,获得和巩固所期望的行为
认知主义	认知	认为人的思维过程和思维方式决定情感和行为,所以认知的改变能改变情感和行为	帮助来访者探讨、检查和改变有问题的思想和思想过程	促进来访者思维和思维方法的变化
精神分析	潜意识	认为心理问题是潜意识动机冲突的结果	帮助来访者认识潜意识中的问题,通过自由联想、梦的分析及移情和反移情解决动机冲突	解决潜意识的冲突,整合人格的潜意识部分

一、精神分析理论

20世纪初,奥地利精神科医生弗洛伊德创建的精神分析理论在一些欧美国家曾非常盛行。精神分析学派的基本理论中,与心理咨询和心理治疗相关的部分主要有:潜意识决定论、早期经验决定论和性欲决定论。

(一) 理论基础

1. **潜意识理论**　弗洛伊德把人的心理世界分为下述三个基本层次。①潜意识(unconsciousness),也称无意识,指个体无法直接感知的那部分心理活动。其主要内容包括不被外部现实、道德、理智所接受的各种本能冲动、需求和欲望,或明显导致精神痛苦的既往事件。潜意识是整个心理活动中最具动力性的部分,它总是积极活动着寻求机会,追求满足。②前意识(preconsciousness),指介于潜意识与意识之间的部分,其内容包括可召回到意识中、可回忆起的经验。前意识的功能,是在意识和潜意识之间从事警戒任务,是二者之间的缓冲地带。前意识阻止潜意识的本能冲动到达意识中,从而保持个体对欲望和需求的控制,使其尽可能按照现实要求和道德准则调节行为。③意识(consciousness),指心理的表面部分,指同外界接触直接感知、稍纵即逝的心理现象,指人们当前能注意到的那部分心理活动以及可清晰感知的外界各种刺激等。弗洛伊德认为,潜意识是行为的最强大动力,意识对决定人的行为并不重要。

2. **人格结构理论**　精神分析学说认为人格是由本我(id)、自我(ego)以及超我(superego)三个部分构成,各自按照不同的原则行事。

本我、自我、超我与意识、前意识、潜意识的关系如图12-1所示。

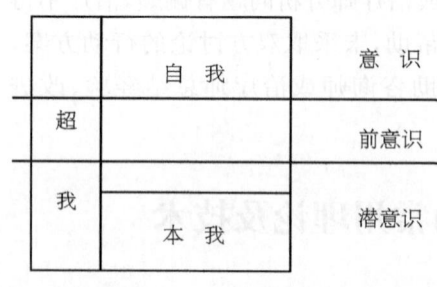

图 12-1　人格的三部分与心理的三个层次

3. 性心理发展理论　精神分析理论的"性"是一种广义概念,除与直接的性活动有关,还包括皮肤接触、黏膜的刺激性、快乐情感。通常人的心理在性本能驱力和环境影响下,经历五个发展阶段,并形成一些与各发展阶段相关的心理特点。

精神分析理论认为,儿童期的基本经历、未解决的冲突和精神创伤,可在成年期重新活跃,对个体的神经症、心身疾病甚至精神疾病发生具有重要的致病作用。

(二) 治疗技术

精神分析疗法的依据是精神分析理论,主要用于治疗神经症。其基本原理,是找出潜意识中的"病因",使之浮现至来访者的意识层面,帮助来访者自我领悟,从而促进其人格成熟。

1. 自由联想(free association)　此为精神分析的基本手段,是将来访者带进其潜意识的路径之一。借助于自由联想,使来访者绕过平时的防御机制,其潜意识心理冲突可被带入意识领域,从而加深领悟,重建现实、健康的心理。其经典操作方法是,来访者进入安静、光线柔和的房间,躺在沙发或长椅上,治疗师坐在其头顶后侧,避免与来访者目光接触。治疗师要求并鼓励来访者尽可能地全身心放松,自由表达,报告其脑中出现的任何想法和情感。无论与疾病相关或无关;无论其重要、有意义,或不重要、无意义;无论自己愿意讲或不愿意讲;无论符合道德或难以启齿。总之,联想到什么就说什么。治疗师承诺对其谈话内容守密,并笔录谈话内容,整个过程以来访者为主,治疗师仅在必要时给予适当引导。之后治疗师经分析所记录资料,找出其内在联系,从中发现其与病情相关的心理因素,直至治疗师和来访者都认为已找到疾病根源。

2. 梦的分析　此乃自由联想技术的亚方法。弗洛伊德认为:梦是一种有价值、有意义的精神现象。他认为梦的内容有三个来源:睡眠时的躯体刺激;日间活动残迹的作用;潜意识的心理活动。其中潜意识的心理活动是最重要内容。做梦者为避免潜意识的欲望被察觉,通过掩饰使之在梦境中表达,以释放其紧张和焦虑,就此,梦即具有显意、隐意两层意义。显意指梦的实际内容;隐意指梦的内容所代表的潜意识含义,多为受压抑的欲望。个体在潜意识水平将其隐意梦转变成显意梦的过程,即梦意加工过程。梦意加工原理包括以下六种。①象征,用一种中性事物替代一种所忌讳事物。②投射,在梦中将其某些不好的愿望或意念投射于他人。③变形,在梦中将潜意识的欲望或意念以其他甚至相反的形式呈现。④置换,将对某对象的感情转移至另一对象。⑤凝缩,将内心所爱或恨的几个对象结合为一个形象呈现。⑥二次修饰,做梦者在梦醒过程中往往无意识地修改加工其梦,使之更有序、合乎逻辑,或反将梦中最有意义的内容置于次要或不显著地位。梦的分析过程则恰好相反,是通过梦者的显意梦揭示其隐意梦的过程。治疗中,来访者叙述其梦境,并就梦中的重要内容自由联想,回忆其中被唤醒的感觉。治疗师在一旁协助探索,包括解释梦中要素的意义,从而挖掘出做梦者隐藏在潜意识中的心理冲突,使来访者顿悟其目前困扰的根源。但梦境仅是潜意识心理冲突与自我监察力量对抗的一种妥协,并不直接反映现实情况,故不宜孤立地分离其一次梦作分析,需结合治疗过程中其他资料加以分析和解释。

3. 阻抗(resistance)的分析与解释　治疗过程中,来访者会有意或无意地回避某些问题,或行动上表现出不合作态度,此现象即阻抗。阻抗可以是维护现状或阻碍改变的任何想法、态度、感受或行动,其表现形式多样:如毫无理由地迟到;突然沉默或改变话题;说"自己内心一无所有,无可奉告";说"自己头脑里有很多想法,不知如何叙述";批评某些观念,一会儿批评这儿或那儿;说"想起一件事,但与问题无关""刚想起某些事情,但太不重要""想到某件事情,但太羞愧了,不想说";利用偶尔发生的事分心,转移注意力……弗洛伊德认为,阻抗是一种潜意识动力,是用以防卫受压抑的冲突进入意识层面时产生的难忍焦虑。治疗过程中,当自我要坦白本我的欲望时,超我就予以干涉;自我因经受超我责备的痛苦,便本能地停止坦白,维持原状。出现阻抗,也意味着自我留恋症状,即喜欢此病态,因其可象征性地满足本我和超我的需要;但治疗则要切断其满足途径,如同"断奶"的痛苦可促使个体产生阻抗。阻抗还可能意味着来访者害怕面对现实,因现实生活中没有现成的满足途径。来访者出现阻抗时,往往正因触及其心理症结。分析、解除阻抗,是心理咨询和治疗的中心任务之一。治疗师需不断辨认并帮助来访者克服各种形式的阻抗,发泄其压抑在潜意识的情感,并通过相应解释,协助来访者明了其阻抗的原因,克服阻抗。若潜意识的所有阻抗都被逐一克服,来访者实际已能在意识层面重新认识自己,分析治疗即接近成功。

4. **移情(transference)的分析与解释**　治疗中来访者有时会重复地再现早年获得、与其有重要关系的人(特别是其父母)的行为方式;也可能将治疗师视为过去与其心理冲突有关的某个人,将自己对某人的体验、态度、幻想等情感不自觉地转移到治疗师身上,从而有机会重新"经历"往日的情感,此即移情。例如,来访者若认为治疗师做笔记是想将来利用他,即提示他对过去遇到的某些人、事的态度再现。移情可以是正移情,也可以是负移情。正移情表现为信任、依赖、友好的情感;负移情表现为不信任、疏远的情感。来访者虽未意识其移情,但合理利用其移情可成为促其行为改变的动力。移情分析是精神分析的重要工具,移情出现标志着咨询和治疗进入新阶段。由于治疗师与来访者的关系如此"密切",而治疗师又几乎一无所知,这意味着来访者的行为完全取决其心理冲突。此时,治疗师形同一面镜子或一片空白幕布,可使来访者将其欲望和焦虑投射在上面。通过移情,来访者既可了解其既往经历之事,也可理解其经历如何在此时此地重现及起作用。因来访者需以相当的情绪和感情投注于分析情境,治疗师恰当的移情分析,可帮助来访者洞悉埋藏其内心深处对某个或某些"重要人物"所持看法、情感或反应,并逐渐学会自我探索的技巧。

如图12-2所示,当压抑的欲望通过象征性途径获得满足时,可能出现心理症状。心理咨询和治疗中,移情性满足取代象征性满足,可使心理症状减轻或消退。此时,治疗目标是把移情性症状进一步转化为有意识调控,一旦目标实现,来访者的心理症状即彻底消除。

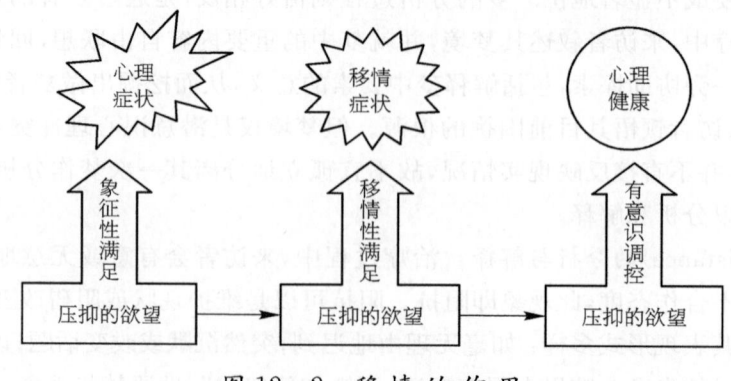

图12-2　移情的作用

【典型案例1】

弗洛伊德曾治疗一个患有强迫症的19岁女青年,她每天睡觉前总要把大小各种表放在室外,把花盆放在桌上以防在地上被打破,打开自己卧室与父亲卧室间的门,并要反复摆放长枕头,不让它与床的栏杆接触。她花很多时间完成这些事情,同时,特别容易对母亲发怒。经弗洛伊德的长时间分析,终于弄清她行为的含义。原来,她幼年时非常依恋父亲。病态行为是其依恋父亲的象征,如花盆象征女性生殖器,钟表的声音代表性兴奋,枕头象征母亲,长栏杆象征父亲,打开自己卧室与父亲卧室的门,象征与父亲的亲密性关系……总之,来访者的恋父情结未得以妥善处理,依旧在潜意识中控制着她。她领悟了原因后,强迫症随之消失。

二、行为主义理论

1913年,华生(Watson J. B.)发表《一个行为主义者心目中的心理学》,宣告其符合自然科学规范的行为主义心理学诞生。行为主义的理论基础是学习理论,主要源于三方面:巴甫洛夫(Pavlov I.)的经典条件反射,桑代克(Thorndike E. L.)和斯金纳(Skinner B. F.)的操作条件反射,以及班杜拉(Bandura A.)的社会学习理论。

(一)理论基础

1. 经典条件反射　指一个刺激与另一个带有奖赏或惩罚的无条件刺激多次联结,可使个体学会在单独呈现某刺激时,也可引发类似无条件刺激的条件反应。巴普洛夫在其动物实验过程中发现,若随同食物反复给予一个中性刺激——铃响,犬就逐渐"学会"在只有铃响而没食物时分泌唾液。一个中性刺激与一个原本就能引起某种反应的刺激相结合,使动物学会对那个中性刺激作出反应。此即经典性条件反射的基本内容。

2. 操作性条件反射　"桑代克迷笼"、"斯金纳箱"均为研究者在探讨动物行为结果如何影响其行为时使用的特殊仪器,研究者基于其实验提出了著名的"操作性条件反射"概念,尤以美国著名心理学家斯金纳对心理治疗贡献较突出、理论体系较完整。

操作性条件反射的实验结果有力地说明:某行为的后果直接影响该行为的增多或减少,行为后果即对行为本身的强化。强化是增加某反应概率的手段,对塑造、保持行为不可或缺。强化可分为下列四类。①正强化,又称奖励,指在良好行为发生后给予奖赏,导致该行为的发生频率提高。②惩罚,指不良行为发生后给予令人不快的刺激,导致不良行为减少或消除。③负强化,不良行为发生后不给予惩罚或惩罚减少,导致该行为的出现频率提高。④消退,积极行为发生后,撤销本应予以的奖赏,导致该行为的出现频率便降低,以致不再发生。

3. 社会学习理论　该理论创建者是美国心理学家班杜拉,他认为,除作用于个体本身的刺激物可让其获得或失去某种行为,观察别人的社会化学习过程也可获得同样效果。班杜拉认为,儿童通过观察其生活中重要人物的行为而习得社会行为,其观察以心理表象或其他符号表征的形式储存于大脑,帮助他们模仿行为。人的模仿对象范围极其多样,不仅他人的行为,书籍、电影等均是被模仿行为的来源。

(二)治疗技术

行为疗法即以行为学习理论为指导,按一定治疗程序,消除或纠正人们的身心异常或不良行为的心理疗法。个体行为问题分两类:一类是行为表现过剩,如酗酒、过度吸烟、吸毒、赌博、强迫行为等;一类是行为表现不足,如社交焦虑、广场恐怖等。行为治疗的目标,即帮助个体通过学习消除其习得的非适应性行为,或通过学习获得所缺少的适应性行为,从而建立新的健康行为。

1. 系统脱敏疗法(systematic desensitization)　此法是 Wolpe J. 在 20 世纪 50 年代末发展的一种行为疗法,主要用于来访者在某一特定情境下产生的超出一般紧张的害怕状态。

系统脱敏疗法包括三个程序:放松训练,建立害怕事件的等级层次,以及来访者在放松情况下按恐怖或焦虑的等级层次接受脱敏治疗。

(1) 放松训练:主要用于消除紧张、焦虑等症状,具体方法较多,常用渐进性肌肉放松训练。训练时要求来访者首先学会体验肌肉紧张与肌肉松弛的感觉差别,然后根据指导语进行全身各部分肌肉先紧张后松弛的训练。具体程序如下:握紧拳头——放松,伸展五指——放松;收紧二头肌——放松,收紧三头肌——放松;耸肩向后——放松,提肩向前——放松;保持肩部平直转头向右——放松,保持肩部平直转头向左——放松;屈颈使下颏触到胸部——放松;尽力张大嘴巴——放松,闭口咬紧牙关——放松;尽可能地伸长舌头——放松,尽可能地卷起舌头——放松;舌头用力抵住上腭——放松,舌头用力抵住下腭——放松;用力张大眼睛——放松,紧闭双眼——放松;尽可能地深吸一口气——放松;肩胛抵住椅子,拱背——放松;收紧臀部肌肉——放松,臀部肌肉用力抵住椅垫——放松;伸腿并抬高 15~20 cm——放松;尽可能地"收缩"——放松,绷紧并挺腹——放松;伸直双腿,足趾上翘背屈——放松,足趾伸直趾屈——放松;屈趾——放松,翘趾——放松。来访者每天坚持练习,直至能主动自如地放松全身的肌肉。

(2) 建立害怕事件的等级层次:将导致来访者焦虑反应的具体情景按焦虑层次顺序排列。

首先,找出致使来访者恐怖或焦虑的所有事件,并让其报告对每一事件感到恐怖或焦虑的主观程度。此主观程度可用主观感觉尺度度量,尺度为 0~100,一般分为 10 个等级,如图 12-3 所示:

```
0        25        50        75        100
心情平静  轻度恐惧  中度恐惧  高度恐惧  极度恐惧
```

图 12-3　害怕的主观估计尺度

其次,将来访者报告的恐怖或焦虑事件按等级程度由小到大的顺序排列。表 12-4 是一位害怕考试的学生的主观等级的最后排列示例。

表 12-4　一位害怕考试的学生害怕的等级层次

序　列	事　　件	等级分数
1	考前一周想到考试时	20
2	考试前一个晚上想到考试时	25
3	走在去考场的路上时	30
4	在考场外等候时	50
5	进入考场	60
6	第一遍看考试卷子时	70
7	和其他人一起坐在考场中想着不能不进行的考试时	80

（3）系统脱敏：令来访者坐在舒适的靠背椅上，使自己全身肌肉放松。让来访者逐级想象等级表的每个情境并放松，反复训练，当来访者对某情境不再出现焦虑，则进入高等级情境。若来访者通过全部情境不再出现焦虑，即可从模拟情境转向现实情境，在现场重复上述等级情境。若来访者在现实情境中不再焦虑，其治疗即告完成。

2. 满灌疗法（flooding therapy） 也称冲击疗法，此法鼓励来访者直接接触致其恐怖焦虑的情景，坚持到紧张感觉消失的一种快速行为治疗法。治疗初始即让来访者进入最令其恐惧的情境中。一般采用想象的方式，鼓励来访者想象最令其恐惧的场面，或由治疗师在一旁边反复、甚至不厌其烦地讲述他最感害怕情景中的细节，或用录像、幻灯放映其最恐惧的情景，以加深其焦虑程度，同时禁止来访者采用堵耳、闭眼、哭喊等任何躲避措施。治疗师鼓励来访者坚持，决不退缩，直到不再恐怖。让来访者休息20分钟，再予以第二次"冲击"。经若干次"冲击"后，其病态心理即可消除。

满灌疗法与系统脱敏疗法的区别在于，它直接呈现最强烈刺激，而系统脱敏疗法则从呈现最轻刺激开始，二者合称"暴露疗法"。

3. 厌恶疗法（aversion therapy） 或称厌恶性条件法，指将某种不愉快刺激与来访者喜爱、但不为社会接受的行为活动结合，使行为者最终因厌恶而放弃其行为的技术。厌恶疗法的针对性极强，治疗最初必须先确定来访者打算弃除的不良行为及厌恶刺激的选择。厌恶刺激必须高强度，务必使来访者产生的不快远远压倒原先种种快感方可奏效；同时还要求厌恶刺激必须安全无害。厌恶刺激有多种，如适当的电击、催吐、疼痛、恶臭、巨响、食物剥夺、言语责备、社交剥夺等。每逢来访者的不良行为出现，即同时或随后给予其已选定的厌恶刺激，使其行为与不愉快体验形成条件反射，促使来访者自动阻止或消除不良行为。此法适用于露阴癖、恋物癖、酒精依赖、强迫症等。

4. 行为塑造法（behavior shaping） 此法根据斯金纳的操作条件反射原理设计，目的在于经奖励强化而使某种期望出现良好行为的一项治疗技术。例如，一个常对其他同伴实施攻击行为的儿童，老师可鼓励其与其他小伙伴友好交往，并在其出现良好行为时给予积极关注和奖励，使其新的健康行为逐渐巩固。此过程即行为塑造。采用行为塑造法，要求治疗师与来访者一起，首先确定其最终欲达目标，而后选择为实现最终目标所需塑造的靶行为，确定达到塑造目标应采取的步骤和子目标，还要选择达到每个子目标的有效强化物或奖励。有人认为，最有效强化物（即奖励方法）之一是行为记录表，即要求来访者正确记录其每小时取得的进展，并画成图表，此做法本身即对行为改善的强大推动力。具体实施阶段，一般采用逐步晋级的作业，并在完成作业时按情况给予奖励（即强化），以促使其增加期望获得良好行为的出现频次。以此方式最终塑造出新行为，以取代旧的异常行为。为保持和巩固疗效，应用该技术时，需特别注意帮助来访者把其在特定治疗情境中学会的行为转换到家庭或工作的现实环境中。此法适用于低能儿童的训练、社交与工作行为的改善、神经性厌食、肥胖症等。

【典型案例2】

某女孩，13岁，中学生，两年前去商店或路经门口，便产生害怕被售货员说其少付钱的想法，明知不会，但不可控制，以致害怕去商店。病前个性安静，喜欢看书，体检无异常；诊断为强迫症（强迫观念）后应用橡圈厌恶疗法，在其左手腕套一橡圈，路经商店出现上述强迫观念时，即拉弹橡圈至其感觉疼痛,并计算拉弹次数,直至其强迫观念消失,每日自行记录。结果第一周,每天出现上述强迫观念3~6次,前3天拉弹橡圈30~50次强迫观念才消失,后3天拉弹3~5次即消失。第二周,平均每天出现强迫观念2次,拉弹橡圈2~5次即消失。第三至第六周,平均每天约出现1次强迫观念,拉弹橡圈5~10次即消失。第九周,强迫观念不再出现,橡圈亦脱掉,追踪3个月无复发。

三、认知理论

认知主义,是20世纪60~70年代在美国新发展的一种理论。因文化、知识水平及周围环境背景的差异,人们对问题有其不同的理解和认知。具体地说,"认知"是一个人对一件事或某个对象的认识和看法,对自己的看法,对环境的认识和见解等。认知心理学家认为:认知过程是行为和情感的中介,适应不良性行为及情感均与不良性认知有关。

(一) 理论基础

1. 贝克的认知理论　贝克(Beck A. T.)是认知理论的创始人,他认为每个人都有独特的评价、理解事物的方式,是经长期经验积累形成的认知结构。心理障碍即由歪曲或错误的认知结构影响所促成。个体的错误认知,在特定情境下常自动呈现于意识中,不经逻辑推理突然出现,多数个体往往不加分析地接受错误认知提示的评价信息,并导致情绪和行为障碍,情绪和行为障碍又可反向地加强负性自动思维,形成恶性循环。贝克把人们认知过程中常见的认知歪曲或负性自动思维归纳为下列六种形式。

(1) 任意推断:即证据缺乏或不充分时便草率地作出结论,如"我一定是在什么地方得罪了她,所以她今天在食堂没有搭理我"。

(2) 选择性概括:仅依据个别细节而不考虑其他情况便对整个事件作出结论,是一种以偏概全的认知方式。如"单位中里有几个人不学无术,这说明我的领导能力太差"。

(3) 过度引申:或称过度泛化,指在单一事件的基础上作出关于能力、操作或价值的普遍性结论,即仅仅根据一个具体事件就得出一般性结论。如"我不明白这个问题,所以我是一个愚蠢的人",或"打碎了这只漂亮的碗,所以我不是一个好母亲"。

(4) 夸大或缩小:过度强调或轻视某种情况或某种事件的重要性,如因为偶然开玩笑,并无恶意地撒了一次谎,于是认为自己完全丧失了诚意。

(5) 极端思维:即用全或无、非黑即白的方式思考和解释,用两个极端作经验分类,全对或全错,没有中间地带。如某人未被聘为电视播音员就产生:"我感到非常沮丧,因为没有什么地方会聘用我了;我现在连整理房间的能力也没有了,我成为一个无用的人了。"

(6) 个人化:一种变形的内疚心理,即在缺乏相应联系的情况下,把外部事件的发生全都归因于自己的过失与无能,主动为别人的不幸或过失承担责任,即使没有任何理由也要这么做。

要改善情绪,最重要的是识别和改变歪曲的想法,打破负性自动思维的恶性循环。

2. 艾利斯的ABC理论　艾利斯(Ellis A.)认为,人的情绪和行为障碍不是由某个诱发事件直接引起,而是由经受该事件的个体对事件不正确的认知和评价所导致的信念,最后引起特定情景下的情绪和行为后果,此即ABC理论。其中,A代表诱发事件(activating events);B代表信念(beliefs),指人对 A 的信念、认知、评价或看法;C 代表结果即症状(consequences)。艾利斯认为,并非诱发事件 A 直接引起症状 C,A 与 C 之间还有中介因素起作用,此中介因素是人对 A 的信念、认知、评价或看法,即信念 B。该理论认为,人们极少能完全客观地认知事件 A,而总是根据大量已有的信念、期待、价值观、欲求、动机、偏好等认知事件 A。因此,对 A 的认知总是主观、因人而异的,同样的 A 在不同的人会引起不同的 C,主要是因其信念 B 的差别。后来艾利斯在 ABC 基础上又加入 D 和 E,D 代表诘难(disputing),通过 D 影响 B,一旦认识偏差被纠正,情绪和行为困扰就会在很大程度上解除或减轻,最后达到效果 E(effects),负性情绪得到纠正。

(二) 治疗技术

认知治疗技术根据认知过程影响情感和行为的理论假设,治疗师的任务是识别来访者的认知盲点、不正确判断、对现实的直接扭曲等不良认知状态,并提供学习或训练方法以矫正其不良认知,重建新的认知模式。

1. 贝克认知治疗　此疗法以雅典哲学家希波克拉底式对话和指导下的顿悟为核心,希波克拉底式对话是让对方说出自己的观点,然后根据对方的观点推理,最后引出其谬误,使对方心悦诚服的一种辩论方式。具体实施应把握识别和检验负性自动思维的重点环节,具体技术如下。

(1) 识别自动式思维:自动思维表现为来访者对自己、周围世界和未来三者的消极评价。一般人不会意识其存在自动思维,故治疗过程中来访者首先应学会识别其自动思维,尤其是识别愤怒、悲观和焦虑等情绪之前出现的特殊想法。治疗师可用提问、指导来访者想象或角色扮演等方式助其识别自动式思维。

(2) 识别认知错误:来访者大多较易学会识别自动式思维,但要其识别认知错误却相当困难。因此,为帮助来访者识别其认知错误,治疗师应听取和记录来访者诉说的自动思维以及不同的情境与问题,然后要求来访者归纳其一般规律,找出共性,从而发现内心深处的歪曲信念。

(3) 真实性检验:此为治疗的中心环节。一旦认识一种或一组歪曲的信念,就可训练来访者按下列顺序进行更严格的检验:我的证据是什么?对那个问题可否再从别的角度看待?假设那是真的,结果是否就那么糟?当来访者能认识和评论其不正确的自动式思维和信念时,新的、更接近现实的信念便会逐渐代替旧的、歪曲的信念。随后要求来访者按照新的认知结构去实践,检验其是否切实可行。治疗师还要给来访者布置一定的家庭作业(表 12-5),让其反复练习,以巩固新的认知结构。

表 12-5　三栏笔记法

自动思维	分析	理智的思维
我身体不好,我没有用了	选择性概括	只要配合治疗,会恢复健康的
我成了拖累,人人都烦我	个人化	亲朋好友都对我很好
我总是倒霉	任意推断	我的家庭和工作还是很成功的

2. 理性情绪疗法(rational emotive therapy)　此疗法的实施分为下列 4 个阶段。

（1）心理诊断：理性情绪疗法要求治疗师与来访者建立良好的工作关系，帮助来访者建立自信心。以此基础为来访者指出不合理的思维方式和信念，解释其不合理信念与不良情绪的关系，或进一步讲解 ABC 理论的主要思想，并寻找出来访者的关键问题。

（2）领悟阶段：此阶段主要帮助来访者认识自己不适当的情绪、行为表现或症状，且致其症状的原因在于自己，必须寻找其非理性信念。寻找非理性信念并对其分析时要按顺序进行：①了解有关激发事件 A 的客观证据。②来访者对 A 事件的感觉体验 C 怎样反应。③来访者必须回答为什么对 A 事件产生恐惧、悲痛、愤怒的情绪，找出造成其负性情绪的非理性信念 B。④分析来访者对 A 事件同时存在理性和非理性的看法或信念，并将两者区别。⑤将来访者的愤怒、悲痛、恐惧、抑郁、焦虑等情绪与不安全感、无助感、绝对化要求、负性自我评价等观念相区别。

（3）修通阶段：此阶段主要采用辩论法动摇来访者非理性信念。用夸张或挑战式的发问让来访者回答他有什么证据或理论对 A 事件持与众不同的看法等。经反复辩论，来访者理屈词穷，不能为其非理性信念自圆其说，可使他真正认识到，其非理性信念没有根据；从而开始区分理性、非理性的信念，并用理性信念取代非理性信念。此阶段是该疗法的最重要阶段，治疗时还可采用其他认知、行为技术，如布置来访者做认知家庭作业或进行合理情绪想象以加强疗效。

（4）再教育阶段：即治疗的最后阶段，为进一步帮助来访者摆脱原有思维方式和非理性信念，还应探索其是否还存在其他非理性信念，酌情与之辩论，使来访者学习并逐渐养成与非理性信念争辩的方法，养成以理性方式思维的习惯，以此建立新的认知模式。

【典型案例3】

来访者是一位社交恐惧症患者。

来访者：我怕别人都不理我。

治疗师：如果你与同学和老师说话，难道他们都会对你置之不理吗？难道他们都没有礼貌和修养吗？

来访者：那当然不会。

治疗师：你以前与人家讲话时，人家对你讲话吗？

来访者：人家当然讲话。

治疗师：那你的害怕有根据吗？

来访者：没有根据。

四、人本主义理论

该理论是 20 世纪中期美国兴起的心理学流派，是西方影响较大的心理学理论之一，曾被视为心理学的第三势力。马斯洛和罗杰斯等是其主要代表人物。人本主义心理学试图挖掘人类理智与情感等诸方面的整体潜力，重新确立人类价值的标准。有评论认为，弗洛伊德为人类提供了心理学病态的一半，而马斯洛将心理健康的那一半补充完整。

（一）理论基础

马斯洛通过对有自我实现倾向的人的研究，建立了以自我实现为核心的人格发展动机理论;罗杰斯则通过心理治疗实践逐渐形成了以人为中心和潜能发展为主旨的现象学人格理论,二者殊途同归,从不同研究方向出发形成了具有相同内涵的人格发展观,从而共同领导了以人的发展为中心的人本主义心理学运动。

1. **马斯洛的需要与自我实现理论** 人本主义心理学的最早代表人物马斯洛认为,人类行为的心理驱力不是性本能,而是人的需要,他将其分为两大类。第一类为人与动物共有,属于匮乏性需要,可引起匮乏性动机,一旦得到满足,紧张消除,兴奋降低,便失去动机。第二类为人类所特有,属于成长性或存在需要,可产生成长性动机,是人们超越生存满足后,发自内心的渴求发展和实现自身潜能的需要。满足此类需要的个体才能进入心理的自由状态,体现人的本质和价值,产生深刻的幸福感。马斯洛称之为"高峰体验"。人本主义心理学旨在促进人的自我实现,强调学习过程中个体自我实现的心理历程。

2. **罗杰斯的自我理论** 罗杰斯的以人为中心的治疗目标,是将原本不属于自己、经内化而成的自我部分去除,找回属于自己的思想情感和行为模式,由自己的意志决定自己的行为,掌握自己的命运,修复被破坏的自我实现潜力,促进个性的健康发展。

(二) 治疗技术

人本主义心理治疗技术中,以罗杰斯的来访者中心疗法(client-centered therapy)影响最大。罗杰斯认为:"心理治疗不是在操纵一个消极被动的人格,相反的是要协助来访者,让他的内在能力与潜质得以发展。""治疗的目的不仅在解决问题,而是协助来访者成长,这样他们就更能克服当前和将来所面对的问题"。

来访者中心疗法中,治疗师的任务不是教育、指导和训练,而是创造一种环境和心理氛围,与来访者建立融洽关系,给其带来温暖与信任感。罗杰斯强调若治疗师能提供足够、高层次的基本条件——真诚、无条件的积极关注和正确的同感等,来访者就能进行自我探索和自我理解。

1. **真诚** 来访者中心治疗中,"真诚"在三个基本条件中最重要。真诚指治疗师在治疗关系中,是个真诚一致的人,不掩饰自己,不把自己隐藏在专业角色后面,而是表里如一、真诚自然地以自己真正的形象与来访者相处。

治疗师表达真诚有五个要领:①在沟通中不含对他人的论断。②坦诚地把自己此时此地的感受传达给来访者,即使是负向的感受也是如此。③对自己充满信心,引发建设性讨论,而不是一味地保护自己。④做到表里如一,思想和行为一致。⑤愿意与来访者分享自我。

2. **无条件的积极关注** 此为治疗师应具有的最基本态度,意为治疗师要毫无保留地接受来访者,完全接受其是非标准和价值判断,即使其说出"不可能被别人接受"的观点或行为时,也能得到治疗师的关注和理解。但这并不代表治疗师没有自身认同的规范化道德准则,而只是相信每个人都不一样,都拥有各自不同的生活方式。治疗师只有拥有关爱的态度,来访者才会感到信任与安全,才能自由表达其内心世界。

3. **同感** 指治疗者能进入来访者深层、隐秘的主观世界,觉察其内心不断变化的感受。心理咨询和治疗过程中,治疗者必须跳出自己的"参照系",进入来访者的"参照系",设身处地地理解来访者,正确体验来访者的感情并能将其感受与来访者交流,使来访者知道另有一个人能不带成见、偏见和评价地进入他的感情世界。罗杰斯认为,设身处地就是暂时生活在别人的生活中,体贴入微,流连忘返,而不妄加批评。

若治疗师具备真诚、无条件积极关注和同感,治疗即发生变化。罗杰斯把治疗的变化分为下列七个阶段。

第一阶段,来访者对个人经验持僵化和疏远态度,不承认或没有认识到自己有问题,没有要求改变自己的渴望。

第二阶段,来访者开始"有所动",开始表达自我以外的主题,但并未意识到个人对问题负有责任,矛盾冲突可得以表达,但未被作为内部的矛盾冲突加以认识。

第三阶段,来访者能自由地表达客观的自我,各种感情和情绪总是用过去或将来时态谈论,对当下的感情则避而不谈。

第四阶段,来访者开始讨论深层的情感,但表达当前情感时还有顾虑,开始意识到经验和自我之间的抵触和不协调,出现对问题的自我责任感,尽管其感受还犹豫不定。

第五阶段,开始出现明显的改变和成长,来访者能自由表达当时的个人情感,出现做"真实自我"的愿望,经常出现新的领悟,能发现、审视并质疑个人的信念,自我内部的对话交流更自由、流畅,阻碍明显减少。

第六阶段,来访者完全接受过去被阻碍、被否认的情感,自我与情感变得协调一致,来访者感到自己从过去的固定框架中得以解放。

第七阶段,因上一阶段的变化不可逆转,故此阶段来访者对治疗条件的作用不再看得那么重要,生活得到新的体验和解释,来访者可把治疗室中概括的经验带到现实世界中,任何时候都能对独立自主和深入体验自己的全部经验充满信心。

经过七个阶段的转变,来访者可变成一个开放、协调一致的人,对自我有更清晰认识、也更现实的人。

(刘晓虹　马振玲)

思考题

1. 护士在心理咨询中可扮演的角色、行使的职能是什么?
2. 心理咨询与医学心理咨询的对象、范围、任务有何异同?
3. 结合自身、亲友等实例阐述心理咨询的意义。
4. 结合实例阐述心理咨询如何实施及其原理。
5. 面对一个陷入"退休综合征"的58岁、女性、渴望倾诉的来访者,作为咨询师该如何体现"心理咨询过程的主要特点"?
6. 个体咨询与团体咨询的差异何在?如何选用?
7. 违反"心理咨询的基本原则"可能导致哪些后果?
8. 心理治疗与其他临床治疗有何不同?
9. 实施心理治疗应遵循哪些原则?为什么?
10. 心理咨询与心理治疗的共同点、区别是什么?对咨询师/治疗师有何指导意义?

11. 支持性心理治疗的常用方法有哪些？实施时需注意什么？

12. 来访者中心治疗的原理是什么？如何把握其主要方法和技巧？

13. 下列治疗师/咨询师的话语违反了哪种心理咨询和治疗技术？应如何修正？

"其实，你的家人对你没有坏心，他们是想让你早点治好你的病，所以才把你送到医院来的。"

"你应该配合我们的护理，否则的话，后果自负。"

"你的病情已经好多了，你应该高兴一些才对啊，笑一笑，十年少嘛！"

14. 病例分析：请两位同学，一位扮演治疗师/咨询师、一位扮演患者，就下列案例，开展对话，教师在一旁加以点评：

患者男，69岁，吃饭时突发右侧肢体瘫痪伴言语不能5小时入院。诊断：脑出血。患者入院后，护理人员与之交谈过程中了解到：患者3年前丧偶，现独居，常一个人呆坐家中，与收音机为伍。子女工作较忙，半个月左右来看望一次。享受医疗保险，无需担心医疗费用。入院后，经手术、降颅压等治疗，患者病情稳定，但患者常独自哭泣，担心子女从此不再过问自己的生活。

15. 试比较几种常见治疗方法（精神分析治疗、行为主义治疗、认知治疗、来访者中心治疗）的异同。

第十三章

临床心理护理的理论与模式

教学目标

识记： 1. 准确表述以下概念：心理护理　个性化心理护理　共性化心理护理　有意识心理护理　无意识心理护理　心理护理的基本要素　"患者心理问题"　创伤后成长　幸福感疗法
2. 简述心理护理在整体护理中的地位和作用。
3. 准确表述心理护理基本要素的作用。
4. 简述创伤后成长的基本含意。
5. 简述幸福感疗法的理论基础及实践意义。

理解： 1. 比较心理护理广义概念与狭义概念的内涵。
2. 阐述心理护理与其他护理方法的区别和联系。
3. 举例比较个性化心理护理与共性化心理护理。
4. 举例比较有意识心理护理与无意识心理护理。
5. 举例阐述护士掌握心理学理论、技术对其实施心理护理的指导意义。
6. 举例说明患者心理问题的评估对护士实施心理护理的影响。
7. 举例说明患者的合作程度对护士实施心理护理的影响。
8. 举例说明护士的职业心态对其实施心理护理的影响。
9. 举例说明"心理护理层次说"对心理护理实践的指导意义。

应用： 1. 面对一个神志清醒、极度恐惧的急性心肌梗死患者，护士能在参与救治的过程中对其施以即时、有效的心理干预。
2. 面对一个"谈癌色变"、极度绝望、重度抑郁的癌症患者，护士能即时察觉并对其施以有效心理干预。
3. 从"只有患者真正平静下来，手术才能继续"的案例中，指出护士艾伦·奥麦丽的哪些做法和行为可充分体现"心理护理基本要素的作用"，值得借鉴。
4. 从"信赖护士是患者康复的前提"的案例中，指出护士丽莎的哪些做法和行为可充分体现"心理护理基本要素的作用"，值得借鉴。
5. 以某严重心脏疾病患者的围手术期护理为主线，阐述心理护理的实施程序以及全过程如何体现心理护理与其他护理方法相辅相成。

第一节 概 述

心理护理的基本理论是实施临床心理护理的导向。弄清包含定义在内的一系列心理护理理论问题，才能真正体现临床心理护理的作用，顺利实现现代护理模式的总体目标。

一、心理护理的定义及简析

(一) 心理护理的定义

心理护理(psychological care)指护理全过程中，护士通过各种方式和途径(包括主动运用心理学的理论和技能)，积极地影响患者的心理活动，帮助患者在自身条件下获得最适宜身心状态。

心理护理的概念有广义与狭义之分。广义的心理护理，指不拘泥于具体形式、给患者心理活动以积极影响的护士的一切言谈举止。狭义的心理护理，指护士主动运用心理学的理论和技能，按照程序，运用技巧，帮助患者达成其最适宜身心状态的过程。

定义中"帮助患者获得最适宜身心状态"，与既往同类定义中"促进患者身心康复"的最大不同，是"患者的最适宜身心状态"，可涵盖所有患者，"促进患者身心康复"却无法涵盖最需要给予关怀、现代医疗回天乏术的临终患者。"患者的身心状态"并非仅与其疾病严重程度成正相关，更主要取决于患者自身的主观体验。如有人偶染微恙就终日愁眉不展，有人身患绝症却始终笑对病魔。临终患者同样可因其自身主观体验而呈现身心状态的显著差异，若临终患者充分感受其家人与医护人员的关爱，能平静地面对和接受死亡时，就获得了最适宜身心状态；反之，当临终患者未能与家人或医护人员较充分沟通而满腹狐疑、心事重重、死不瞑目，就难以达成较适宜身心状态。

虽然患者的身心康复及其进程顺利与否，并不仅仅取决于护理方式，但护士却可竭尽护理之手段，控制一切不利于患者身心的消极影响，帮助各类患者获得最适宜身心状态。患者的适宜身心状态，并非恒定的绝对值，而是动态的相对值，它随时可因患者的病程及一切可能影响患者主观体验的因素上下波动。

(二) 心理护理是运用于护理领域的独特概念

"心理护理"，已成为现代护理模式——整体护理的核心概念。心理护理既强调运用心理学的理论和方法，更要求实施者紧密结合护理专业的临床实践，倡导充分发挥护士与患者最密切接触的专业优势，致力于研究和解决患者病程中的心理问题，为患者营造良好的身心健康氛围等。

不少临床护士对心理护理的理解尚存在误区，有人将心理护理等同于心理治疗，认为所有护士均需接受心理治疗与咨询等系统培训；有人把心理护理混同于思想工作，用"树立共产主义人生观"为癌症患者作"宣教"；有人强调工作忙、时间紧，无暇顾及心理护理。这三种对心理护理的片面理解在临床护士中颇具代表性，恰是阻碍我国临床心理护理深入发展的最主要癥结。

根据心理护理的广义、狭义概念，可将其简要地概括为三个"不"：①不同于心理治疗。

②不同于思想工作。③不限于护患交谈。

"心理护理"与"心理治疗"是两个有联系亦有区别的不同概念。二者虽有共同的实施对象，但各自侧重点不同。心理治疗侧重诊治神经症、人格障碍等精神异常患者，主张运用心理学的理论和技术协同精神医学专业治疗精神障碍的患者；心理护理更侧重精神健康人群的心理保健，强调对心身疾病、躯体疾病而无明显精神疾患的患者及健康人群提供心理健康的指导或干预。

"心理护理"是运用于护理领域、有别于"心理治疗"的独特概念。实施心理护理，不宜模仿或照搬心理治疗技术，必须有自成体系的先进科学理论和规范操作模式。心理护理理论作为护理心理学理论体系的重要组成，是护士人才不可或缺的知识结构。心理护理必须紧扣护理过程的每个环节，借鉴"他山之石"，逐步发展成具专业特色的系统理论和运用技术。需要指出的是，心理护理不同于一般的人生观、价值观等思想教育工作；心理护理的效用随时、处处体现在护士与患者交往的举手投足之间。

二、心理护理与其他护理方法的区别及联系

（一）联系

心理护理作为一种特别方法，与物理学、生物学等其他护理方法相比尚属新事物，其临床应用有一个从了解到掌握的过程。以下主要从狭义概念探讨心理护理与其他护理方法的关系。

心理护理与其他护理方法有相同的实施对象——患者和（或）健康人群。心理护理作为具体的护理方法，首先是"护理方法"大概念的基本组成，心理护理与其他护理方法（如高热时采用的物理降温、药物降温等方法）共存于新型整体护理模式。心理护理只有与其他护理方法紧密联系，才能更充分体现其独特功能；只有更深入地依存、渗透、融会贯通于护理全过程，才能突显其影响患者心态的良好效用。临床心理护理的具体实施，既可与其他护理操作同步进行，也可作为专门方法独立展开；但无法脱离其他护理方法独立存在。心理护理只有在护理全过程的各个环节中与其他护理方法有机结合，才能更充分发挥其效用。

（二）区别

心理护理与其他护理方法的主要区别：二者依据的原理不同、使用的工具不同、行使的职能不同（表13-1）。

表13-1　心理护理与其他护理方法的比较

其他护理方法	心理护理
围绕着"增进和保持健康"的中心	更关注与"增进和保持健康"紧密关联的心理学问题
重视物理环境对个体健康的影响	更强调社会环境与个体健康的交互作用
较多地借助外界条件或客观途径，以生物、化学、机械、物理等方式，去帮助个体实现较理想的健康目标	较多地通过激发个体的内在潜力、充分调动其主观能动性，以心理调节等方式去帮助个体实现较理想的健康目标
千方百计地用美化环境、提供舒适、保障安全等对策，去满足患者的健康需求	想方设法地用准确评估、规范应用模式优化护士素质等举措，去提高患者的健康质量
要求实施者对相关疾病与健康的临床专业知识有较扎实的理论功底和较丰富的实践经验，基本掌握普及的心理学知识	要求实施者既具备相应的专业基础知识，还需对心理学理论和技术有较系统、较深入的掌握

区别心理护理与其他护理，方可确保心理护理有原理可依据、有规律可遵循。弄清二者的区别，需将心理护理与其他护理方法加以比较和说明。如测量患者的生命体征（血压、体温、心率等），需依据物理学原理，采用以物理学原理设计的测量工具（血压计的水银柱随压力而波动，体温计的热胀冷缩，听诊器的声音传导，心电监测仪等）；测量患者的心理状态及情绪特征，则必须遵循心理学原理，使用依心理学原理研制的测评工具；二者无法相互替代。

再以"腹壁造口肠癌患者的整体护理"为例，专科护理的重点，是教会患者熟练掌握自行处置其腹壁造口的操作技巧；其心理护理要点，更强调护士始终对患者保持接近的距离及热忱态度。此类患者最常见的心理压力莫过于"担心造口有气味而遭人嫌弃"，他们唯恐失去以往曾拥有的自尊、友谊、亲情等，极易陷入对孤独的恐惧或悲哀。此时，逐步消除患者顾虑的最有效方法，或是护士经常主动接近他们，而绝非"传授造口技巧"等常规方法可替代。

再如正接受紧急救治、神志清醒的急性心肌梗死患者，虽能从医护人员的镇定自若和井然有序中获得些许安慰，但尚不足以平息其对病症的极度恐慌，他依然圆睁双目、焦躁不安。此时对该患者的心理干预便不可或缺，护士必须从"旁观者清"的立场为患者指点迷津，告知其放松高度紧张状态有益于疾病转归。但该场合的心理干预宜见缝插针，与其他抢救措施同步。

三、心理护理的实施形式

开展临床心理护理，若借鉴现有的临床分级护理模式（依据患者的病情轻重，将其护理等级依次区分为特别、一级、二级和三级），根据患者身心状态的好、中、差，区分轻重缓急地实施心理干预，有望显著增强心理护理的针对性、有效性。如对有严重心理危机的患者，相当于基础护理的特别护理或一级护理的对象，可实施狭义的心理护理；心理状态较稳定的患者，相当于基础护理的二级或三级护理对象，可实施广义的心理护理。以较大程度地减少心理护理的盲目性，把心理护理的有限资源优先用于内心激烈冲突、随时可能发生意外的患者。

再以癌症患者的临床心理护理为例，诠释上述观点。多数癌症患者虽均有不同程度的恐惧、抑郁，癌症患者因严重抑郁自杀的事件也屡有发生，但自杀的癌症患者相对于整个癌症患者群体还是极少数，并不影响众多癌症患者与癌魔顽强抗争的信念和行动，他们在生命的最后时刻依然搏击不息。这提示临床医护人员，实施癌症患者的心理护理，不宜采用"蜻蜓点水"方式，平均分配精力、时间到每个患者。否则，处于严重抑郁状态、有自杀意念的癌症患者就可能被忽略，其心理危机得不到及时甄别、干预，发生无可挽回的悲剧。若医护人员能因人而异地分别对癌症患者实施广义或狭义的心理护理，尤其在医护人员少、患者多的条件下，把干预重点锁定有严重心理危机的癌症患者，方可有效地避免癌症患者的意外死亡。

临床心理护理的实施形式，可依据不同视角分为以下两类。

（一）个性化心理护理与共性化心理护理

这是依据患者心理问题特性的分类。

1. **个性化心理护理**　指目标较明确、针对性较强、用以解决患者特异性、个性化心理问题的心理护理。它要求护士准确地把握患者在疾病过程中表现出的明显危害患者身心健康的不良心理状态，及时采取有的放矢的对策，迅速缓解患者承受的强大心理压力。如针对心肌梗死患者的极度恐惧、创伤毁容患者的痛不欲生等十分突出的心理问题，必须通过个性化心理护理,尽快解除患者的危机性心理负荷。

2. **共性化心理护理** 指目标不太明确、针对性不太强、仅从满足患者需要的一般规律出发、用以解决患者同类性质或共同特征心理问题的心理护理。它要求护士善于归纳和掌握患者心理问题的共性规律,在实践中运用各种规律对某类患者尚未明确、随时可能发生的潜在心理问题予以提前干预,以防其严重心理失常的发生。如论及门诊患者、住院患者、手术患者等的心理护理,均属于此类心理护理。

患者心理问题的共性化和个性化是相对的,共性化问题可含有个性化特征,个性化问题又具有共性化规律。如癌症患者的心理问题,基本可涵盖所有癌症患者心理活动的共性规律;但癌症患者的共性化问题相对于良性预后的其他疾病患者,其心理反应又有其独特性(个性化);癌症患者群体中,又有少数患者因无法承受病痛而选择结束生命的个案。特别需要指出的是,尽管人们从理论上了解患者的身心状态并不仅仅取决于其病情严重程度或诊治风险指数,但临床实际运作时,大多临床护士仍会不自觉地忽略患"小病"、接受"小手术"患者的主观体验,总认为他们不会出大意外。有时恰是对此类患者的疏忽、麻痹,或致患者及其家庭的悲剧。判断患者的心理问题特性,最关键环节是掌握其人格特征,体察其主观体验。

(二) 有意识心理护理与无意识心理护理

这是根据护士心理护理意识差异的分类。

1. **有意识心理护理** 也可称"狭义的心理护理",指护士自觉地运用心理学的理论和技术,以设计的语言和行为,实现对患者的心理调控、心理支持或心理健康教育的过程。如根据患者的特别需要,运用心理学原理设计规范化指导语,可收获良效。以心外科重症监护室护士与二次心脏瓣膜置换术患者的术前访谈为例,针对此类即将接受高风险手术患者心理上的安全危机,若护士能运用设计的语言:"您好!我是××护士,我代表监护室的全体医护人员欢迎您术后到监护室度过一段时光,相信通过我们的共同努力,您一定能顺利康复!"短短几句话语,此时此刻却能给患者的康复信心注入强有力的鼓励和支持,可给患者很大的慰藉,显著降低患者对高风险手术的恐惧和担忧。

有意识心理护理,需相应的科学理论体系和规范化操作模式作支撑,要求实施者接受过专业化培训,有心理护理的主动意识。这也是当前开展临床心理护理迫切需要解决的重点和难点。

2. **无意识心理护理** 也可称"广义的心理护理",指客观存在于护理过程的每个环节中、随时可能对患者心理状态产生积极影响的护士的一切言谈举止,包括建立良好的护患关系等,无论护士是否主动意识,都可发挥心理护理的效应。护士良好的言谈举止,可向患者传递慰藉,使之产生轻松愉快的情感体验,有助于患者保持较适宜身心状态。正如有患者说道:"护士的微笑,胜过一剂良药。"无意识心理护理,要求护士经常、主动地自省并随时调控在患者面前的一切言谈举止,并尽可能使之成为患者身心康复的催化剂。如某护士在一次护理实践中无意发现,当她把好心情用微笑传递给患者时,所有患者异口同声地感叹道:"某护士,今天您打针打得特别好!一点都不疼!"之后该护士反思道:为何以往自己未得到过患者的如此认同?最终她悟出了"职业微笑对患者普遍具有积极暗示作用"的结论,她便要求自己在日后临床护理实践中,把原本无意识的心理护理转化为有意识的心理护理,把职业微笑贯穿于护患沟通全程。

临床心理护理无论属于哪种形式,具体实施的效应绝非以护士的主观意志或自觉意识为转移,人为地区分为"有心理护理"或"无心理护理"。护士对患者心理状态的影响,随时随地出自护士的角色行为模式,源于护士有意或无意的举手投足。若护士的言行不能给患者心理以积极影响,就可能对患者心境造成消极影响。护士应特别注意约束随意性言行,防止不经意间对患者身心的不利影响。

四、心理护理与整体护理

以现代护理观念衡量,未贯穿心理护理的护理过程,很难为患者身心康复提供满意的支持。

心理护理与整体护理的关联主要可概括为以下方面。

(一) 心理护理是整体护理的核心成分

随着社会心理因素所致人类身心健康问题日渐严重,"健康的一半是心理健康"的观念家喻户晓,患者及健康人群都对增强健康水平、提高生活质量寄予较高的期望。大量临床实践证实,个体心理状态的优劣对其自身健康水平具有直接、决定性影响,由此确立了心理护理在整体护理中的核心地位。护士给患者以良好心理支持或即时危机干预,可帮助其以积极心态战胜病痛或超越死亡,赢得快乐、充实的人生;为健康人群提供有益心理咨询服务和积极心理健康教育,可指导其排遣身心健康的潜在危机,预防或减少其身心健康的损害等。在"以疾病为中心"与"以患者为中心"两种截然不同的护理模式中,心理护理的位置与作用也大相径庭(表13-2)。

表13-2 疾病护理与整体护理的比较

比较内容	疾病护理	整体护理
工作轴心	躯体护理	身心护理
工作目标	事物	人的健康
工作标准	完成常规事物	患者及多方满意
工作结果	被动、机械、忙乱	主动、积极、有序
医护关系	相互推诿多主动合作少	协调、合作好,互为"参谋与助手"
护患关系	易冲突、尊重少、谅解少	彼此易融洽、相互尊重、体谅多
心理护理	额外事物,不想做则不做	分内工作,需贯穿护理全过程

(二) 心理护理在整体护理中具独特功能

心理护理侧重运用心理学的理论和方法,致力于患者心理问题的研究和解决;倡导建立良好护患关系,为患者身心营造适宜的人际氛围,调控患者的不良情绪状态等。但心理护理又必须与其他护理方法紧密相系、共存于整体护理模式,才能更充分展现其促进人们身心健康的独特功能。心理护理可独立操作,亦可与其他护理方法同步展开,但不宜脱离其他护理方法独立存在。心理护理与其他护理方法有机结合,可促进各自相得益彰,还能突出心理护理的特殊功能和优势效用。

(三) 心理护理贯穿整体护理始终

心理护理是连续、动态的过程,需应对患者伴随其健康状况时有波动的心理活动。心理护理必须紧密跟踪患者身心健康的动态变化,析出其心理失衡的主要原因,即时调整和优选干预对策,才能更有效发挥其对患者身心的积极影响。此外,患者并非仅疾病缠身时伴随的心理重负,有患者病愈出院后仍深陷心有余悸的困扰。如"呼吸机依赖综合征"即患者的躯体、心理未同步康复的典型实例。呼吸机撤除前、后,患者可因心理因素致呼吸中断甚至危及生命。实现整体护理的目标,就需在尽力解除患者躯体病痛的同时,指导其实现心理康复。贯穿整体护理全程的心理护理,既掌握患者心理活动的基本规律,又为备受躯体病痛折磨的患者减轻心理压力,还为深陷心理困扰的患者化解后顾之忧。

阅读以下体现护理学科国际领先水平的美国护士撰写的经典范例,有助于了解其如何诠释心理护理,体现整体护理理念。

【典型案例1】只有患者真正平静下来,手术才能继续

我叫艾伦·奥麦丽,是手术室护士,以下讲述的是手术室里经常发生的事。

对于常人,手术室总令人生畏,接受手术更是令人心惊肉跳。惨白的墙壁,刺眼的无影灯,身着手术衣帽、戴着口罩、不听讲话声几乎分不出谁是谁的医护人员,无一不让人怀疑自己是否还在世上。对于患者,手术室里不仅没有亲近的人,甚至连衣裤和一丁点贴心的小玩意儿都被剥得干干净净,到处是陌生、不适,在监狱里当犯人恐怕都不致如此。

第一眼见到琳达,她只穿着薄薄的睡衣,盖了一层法兰绒被单,静静地躺在手术台上,等我们完成术前准备工作。也许都出乎她自己的意料,短短几分钟的等待,竟将她在家人面前维持了很久的勇气和镇定击得粉碎,更何况已忍受近16小时的术前禁食。在这难熬的等待中,琳达身体上和感情上的压力使生活中的危机感、不如意和焦虑在此时此境达到了顶点,情感的闸门已抵御不住这种种的痛苦、压抑、恐惧和对未来的难卜,她开始哭泣。抽噎间歇,她为自己的哭泣向我们道歉,我紧紧地握着她的手,给她一叠纸巾,轻声鼓励她想哭就哭出来,这样不仅出于情感需要,还有利于机体排泄过剩的儿茶酚胺。我想,要等她真正平静,才能顺利地开展手术。尽管琳达在理智上认可了这次手术,但实际上她还未来得及接受,一切发生得太快了,以致她自己都无法弄清为何会这样。她从不吸烟,饮食科学合理,还经常锻炼。"我没做错什么……"她说,"这不公平……"然后,琳达说出了真正的忧虑所在:她的丈夫和孩子。"孩子们太小,我都没告诉他们我要手术,但我想最大的孩子已猜到点什么了……我不知该什么时候对他们讲。"慢慢地,琳达停止了哭泣,从呼吸看她好像已平静,但我能感觉到,这还不同于真正的放松,也不同于噩梦惊醒后的如释重负。我没有打断她,继续静静地听她诉说。10分钟里,琳达几乎讲了她的整个人生,尤其是术前3周她怎样度过的。尽管我清楚手术室有严格的时间安排,但这一切与我的患者平静下来顺利地接受手术相比,似乎不那么重要了。我一直守在琳达身旁,听她讲述她的喜与悲,直到她重新获得勇气与信心,面临手术的挑战。类似情景我经历了不止一次,我知道这次也将同往常一样顺利地度过。过了一会儿,琳达松开了我的手,她看着我,说她好多了,已做好静脉注射的准备,手术可以开始了。我知道,此时琳达已恢复了她在家人面前积蓄了3周的勇气与信心,我对她说,我们医护小组会尽最大努力出色地完成手术。她轻轻地捏了下我的手,便在麻药的作用下昏昏沉沉地睡去了。

通过此事件我想与大家分享的是，手术室护士因同情心激发的自然反应，除抚慰患者，还应意识到患者麻醉前心理状态的重要性。抱着使患者在麻醉苏醒后的情绪状态与麻醉前几无二致的信念，我们必须尽全力达到麻醉前使患者在心理、生理上都尽可能舒适的目标。了解患者并使患者接受你，在患者与手术室护士间建立信赖的关系。一旦患者产生信赖，便很容易因你的陪伴达到真正的平静。虽然建立信赖的时间因人、因情景而长短不一，但使每个患者能平静地接受手术，是我们始终不渝的目的。

专家评析：在手术室里，孤独感、预感性恐惧、对手术结果的忧虑、手术人员独特的衣着与准备工作使每个患者心惊胆战，甚至其他部门的医务人员也感到手术室神秘莫测。幸运的是，手术室里有许多像艾伦这样的优秀护士，她们用娴熟技艺与专业技能照顾着每位进入手术室的患者，直到手术结束。手术室不仅是技术性工作累积的医疗场所，时间安排也十分严格，手术室护士很容易忽略患者的眼泪，或用"一切都会好的"一句话轻轻带过。但艾伦发现了琳达的脆弱，她停下所有的工作，陪伴在她身边，鼓励她，听她诉说，给了表面坚强的琳达喘息的机会，并能理所当然地接受照顾。艾伦的经历告诉我们，不要只看表面现象，还要深入探寻，只有患者真正平静下来，手术才能继续。

此范例充分体现了美国护士对整体护理精髓的深刻理解，可给我们极其重要的启示、弥足珍贵的借鉴。若手术室护士艾伦仅考虑工作常规而忽略琳达的感受，尽管她有"一针见血"的静脉注射技术，能尽快让患者琳达进入麻醉状态而无躯体的痛苦体验，却无法驱赶琳达对手术的恐惧。护士艾伦以其对整体护理和心理护理的深刻理解，用自觉意识、敏锐眼光觉察了琳达的心理失衡，给予琳达强有力的心理支持，达成麻醉前患者在心理和生理上都尽可能舒适的目标，直到琳达重新恢复平静才给她实施麻醉注射。该范例表明，心理护理的作用与职能是其他护理方法所不具备且无法替代的。

第二节　心理护理的要素及其作用

此节主要探讨与狭义的心理护理概念密切相关的理论，个性化、共性化的心理护理，均可体现为狭义心理护理的形式。

一、心理护理的基本要素

心理护理的基本要素，指对心理护理的科学性、有效性具有决定性影响的关键因素，主要包括护士、患者、心理学理论和技术、患者的心理问题四个成分。四个基本要素相互依存，彼此相扣，构成环状的运转系统，其中任何环节的空缺，都会导致整个系统的运转失灵（图13-1）。

虽然其他因素也可影响临床心理护理的实施效果，如患者亲属、医生及其他工作人员、患者彼此间的影响等。但其他影响因素只对心理护理的运转起推动或干扰作用，并不具有直接启动运转系统的决定作用，均不属于基本要素的范畴。心理护理的基本要素，指启动心理护理运转系统的四个前提条件。

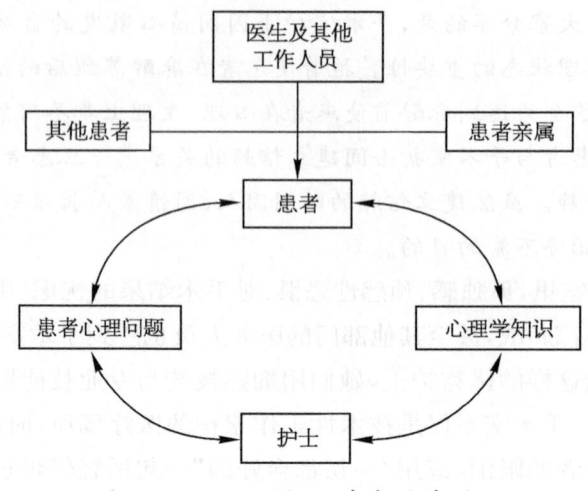

图 13-1 心理护理基本要素简图

二、心理护理基本要素的作用

(一) 心理学理论和技术是科学实施心理护理的指南

临床心理护理的实施有否科学性,很大程度上取决于实施心理护理的护士能否较好地掌握可指导临床实践的心理学理论和技能。但此处所指决非一般普及意义的心理学理论和技能,而是基于清晰概念的临床心理护理的新理论、新技术。为弄清此论点,先分析、讨论以下实例。

"某大学教授,男性,45 岁,博士生导师,国家重点学科带头人,国家重大科研攻关项目首席科学家,平素身体健康,婚姻美满,家庭和睦,孩子年幼。在一次例行健康体检中,他被确诊为晚期肝癌。一向事业顺风、家庭和美的他一时无法接受残酷的现实,陷入了极度绝望。"

此时,面对着这位患者,护士该怎样做? 通常有以下几种较典型做法。

(1) 护士甲:对该患者的处境十分同情和关注,很想用满腔热情帮助患者减轻意外打击造成的巨大心理压力,她对患者较多地采用了"树立共产主义人生观"的宣教。

(2) 护士乙:凭借丰富的临床经验,引用心理治疗的基本技术,用"解释、安慰、保证"等方法,苦口婆心地劝慰患者,用"早期可以治愈"的话给患者增添生存的希望(保证技术)等。

(3) 护士丙:了解此类患者面对突然打击时的强烈情绪反应大多较短暂,她边守候着患者,边观察患者的情绪反应;她即时与患者作适度沟通,较充分理解患者的内心冲突,运用各种方法收集该患者的各种信息,大致判定该患者具有知书达理、热爱家庭、热爱生活等特点;打算选择适当时机,通过进一步临床观察和必要的心理评估,更深入了解患者的人格特征(内向或外向、乐观或悲观),选择适用于其心理危机干预的对策。

比较上述三种做法,可知 3 位护士对心理护理的理解和掌握有显著差异,其根本源于其对心理护理新知识、新技能的掌握程度存在显著差别。具体讨论、分析如下。

讨论一:护士甲有良好职业心态和心理护理的自觉意识,有帮助患者排忧解难的满腔热情,但因其缺乏实施心理护理所必需的心理学知识和技能,误把心理护理等同于政治思想工作。其效果:患者难以接受或有所反感;心理护理的科学性受到质疑。

讨论二：护士乙掌握了一些普及的心理学知识，有心理护理的主动意识，虽能暂时缓解患者的极端情绪，但随着时间推移、患者病情恶化，"保证"等方式便会逐渐失去效力。其效果：可暂时、部分缓解患者的心理反应，但往往"只治标，难治本"；此外，还可能使患者丧失对护士的基本信任。

讨论三：护士丙具有心理护理的自觉意识和良好职业心态，较系统地掌握了心理学的理论和技能；基本了解癌症患者的心理反应特点和规律，把分析该患者心理失衡的个体原因放在首位；能熟练操作评定患者心理状态性质及程度的测量工具，善于选择因人而异的心理护理对策等。其效果：可取得较满意、持续的效果，较充分体现心理护理的科学性和有效性。

大量临床实践表明，一般说教或开导、经验之谈的劝慰或保证，都无法替代心理学理论知识和应用技能对临床心理护理实践的科学指导。只有较系统掌握心理护理的专门知识和操作技能的护士，才能较准确把握患者心理反应的一般规律；才能较深入分析个体差异显著患者心理失衡的个体原因；才能较科学评估患者心理问题的主要性质、强度及其危害程度；才能较恰当选择有的放矢的心理护理对策等。临床护士普遍掌握和应用临床心理护理的新理论、新技术，心理护理的基本目标才能顺利实现，多年积累的宝贵临床经验才能上升至理论高度转而指导实践，才能最充分展现心理护理的最大价值。

（二）患者心理问题的准确评估是优选心理护理对策的前提

提及"患者心理问题"，广大临床护士便迅速反映出"焦虑、忧郁、恐惧、愤怒"等描述负性情绪反应的词汇。其实，负性情绪反应只是"患者心理问题"的表征，而不是"患者心理问题"的全部，就如同"发热"是疾病的表象，只能反映疾病的一个侧面。

"患者心理问题"指患者的心理状况不佳，轻者有心理偏差，重者有心理失衡或危机。"焦虑、忧郁、恐惧、愤怒"等，为所有存在心理问题的患者共有，就如同"发热、腹痛、恶心、呕吐"等为各科疾病所共有一样。患者负性情绪状态的表述，类似患者阳性体征的报告，后者不是疾病诊断，前者也不是心理诊断，但二者又都是疾病诊断和心理诊断的重要依据。

对比分析"发热""焦虑"，或可为准确评估"患者心理问题"提供清晰思路。临床经验表明，患者"发热"不一定都具有病理意义，都需要采取降温措施、适合使用冰袋……如患者大手术后3天内体温在37.5～38℃，通常被视为"术后吸收热"，无需特别处置其"发热"；一般发热患者的体温在37.5～38.5℃时，不需要采取强制性降温措施；患者体温超过38.5℃时，可采取药物或物理降温（冰袋降温）等强制性降温措施，但冰袋降温却不适合产后感染的高热。由此可见，"发热"的处置与否、具体处置措施的选择等，均需依据"发热"的性质、程度、原因，因为专业人员系统掌握了疾病诊治的科学规律和清晰思路。若能将疾病诊治的清晰思路迁移至"患者心理问题"的评估，便不难发现，"焦虑"对"患者心理问题"的识别意义类似于"发热"对于疾病诊治。患者的"焦虑"，也有其性质的差异。患者的适度焦虑，并不构成其"心理问题"，也无需采取特别干预对策。若患者出现"焦虑阙如"或"过度焦虑"，则需进一步了解其主要原因，深入分析患者的疾病认知、人格特征倾向、社会支持程度等，以便选择适宜的干预对策。

评估患者的心理问题，应主要把握三个环节：①确定患者主要心理反应的性质，如以焦虑、恐惧还是忧郁为主等。②确定患者主要心理反应的强度，如患者的焦虑适度与否、是焦虑阙如或焦虑过度等。③确定导致患者负性心理反应的主要原因，如疾病认知、社会支持、人格特征或环境影响等。

护士清晰、准确地描述患者心理问题,有助于其对患者的不良情绪状态实施调控。如分析表明某患者情绪状态不良的主要原因,是自身素质缺陷或对外来刺激的高敏反应,其心理护理的主要对策,即控制构成患者心理压力的外界因素。又如另一评估报告某患者因疾病认知不当致消极情绪状态,但患者承受心理压力的自身潜在素质较好,其心理护理对策,即可采用调动患者内在潜力,改善其疾病认知等方法。

(三) 患者的密切合作是有效实施心理护理的基础

护士具备心理学知识和技能,能较准确掌握患者心理问题的一般规律,能有的放矢地制定心理护理对策,只能算为实施临床心理护理作了必需的准备。心理护理能否获得明显疗效,很大程度上取决于患者能否给予积极主动的配合。患者接触护士后,会感受到哪位护士比较善解人意,可信赖或托付,便会相应地产生"择护行为",和盘托出其长期压抑的心思或隐私。一旦建立了信任,患者对心理护理的合作性就会加强,实施效果也较好。护士若得不到患者的信任与合作,即使她能较准确评估患者心理问题、有较高明对策,最终也只是"孤掌难鸣""纸上谈兵",难以真正获得实效。

能否取得患者的密切合作,实施心理护理的护士握有主动权。护士除需以职业角色的影响力赢得患者信任,还应注重了解患者的个性特征,尽可能采用其较易接受的实施方式。首先,护士必须维护患者的个人尊严及隐私权。如同心理咨询等职业规则,护士应对一切涉及患者个人隐私的话题严格保密,这也是临床心理护理不断拓展,使临床护士面对的新问题。获得患者信任的护士,倾听患者的隐私后,若未能遵循保密原则,则可极大地伤害患者的自尊,并失去患者的信任。此外,护士了解患者本人感受或相关互动时,宜采用征询口吻和关切态度,切不可用质询口气或刨根问底;尤其与患者沟通的初始阶段,对患者不愿谈及但又事关身心康复的问题,护士应尽量用婉转方式引导,切不可操之过急地强加于患者。其次,护士还应尊重患者的主观意愿和个人习惯,包括考虑患者原有的社会角色,选择较适当场合,采用较适宜方式(少用命令式、说教式,多用协商式、建议式)为患者实施心理干预。设想如果某护士对患者动辄使用"不许这样、不能那样"的口吻,易招致患者反感,不仅难以达成彼此沟通与理解,相互间的信任与合作也很难建立。若护士把对患者的"不许……不能……"等生硬口吻换成"您最好这样,您看可否那样"的热情建议,或更有益于建立融洽的护患关系,增进护患间的理解、信任与合作。此外,对不太适应在大庭广众接受护士的调查或指导的患者,护士应尽可能考虑其习惯方式,选择适宜的场合、方式实施个别干预。

(四) 护士积极的职业心态是优化心理护理氛围的关键

护士积极的职业心态,指护士在职业角色扮演中,能始终如一地保持较稳定、健康的身心状态,较主动、富于同情地关心患者病痛,能注重凡事多替患者着想,能经常自省其举手投足是否均体现对患者身心状态的积极影响,擅长把心理护理效应渗透到护理过程的每个环节。积极的职业心态具体可体现为:护士的职业微笑,护士对患者病痛的真诚关切,甚至为了患者能忍辱负重等。

护士积极的职业心态,可谓要素中的要素,要素之本、要素之源。无论多先进的护理模式,都需经临床护士的主观努力去实现。为患者实施心理护理的过程中,护士的职业心态越积极,其内在潜力就越能得到充分调动,工作就越具有主动性和创造力、水准和质量就越高。积极的职业心态,可以变护士的"要我做"为"我要做",其效果截然不同。尤其是心理护理与其他护理方法相比,更是一项付诸艰辛却不一定有"立竿见影"成效的工作。根据当下护理工作质量的评判标准,护士做与不做心理护理,做得好或不好,尚无相应的客观评价体系。心理护理的实施及效果,很大程度受制于护士的职业心态。某护士若成天处于职业倦怠状态,就会漠视患者、厌恶工作,缺乏实施心理护理的主动性和耐性,其效果必然大打"折扣"。如某急腹症患者接受非手术治疗的10多天里需持续半卧位,前后两个护士的做法令患者的满意度相去甚远。其中一位护士以其积极职业心态热情地帮助患者摆好舒适体位,循循善诱,患者禁不住感叹道:"住院10多天来,第一次睡得这么舒适!谢谢你!"短短几句肺腑之言,饱含患者对护士积极职业心态的褒奖。

视护士积极的职业心态为"最本质、最基础的心理护理",还因其对形成良好护患氛围具有决定性影响。这种特定的人际氛围,亦可称"患者身心康复氛围",是直接影响患者身心康复的最重要社会环境因素。营造和优化"患者身心康复氛围",又主要取决于护士积极、稳定的职业心态。只有具备积极职业心态的护士,才会自觉地要求自身言谈举止有益于患者身心状态,散发强烈吸引患者与之互动的人际魅力,赢得患者的尊重和信赖。积极的职业心态,还促使护士努力掌握心理学知识,深究患者心理问题,探索心理护理对策,持之以恒地为患者提供心理支持。

美国护士丽莎亲身经历的临床实践,恰是对上述要素作用的最好诠释。

【典型案例2】信赖护士是患者康复的前提

作为护士,我经常面对着生与死的交替,每当看着患者的生命被死神慢慢吞噬,我便会产生回天乏术的悲凉之情;可面对那些远离死神缠绕的患者,无论他们的情况有多糟,我总会信心百倍,充满希望。毕竟能活着是美妙的,哪怕有痛处存在。我总是与他们在一起,积极地寻求改善境况的对策。

这次我面对一个叫索菲的中年女患者,她接受髋部手术后行走困难,我微笑着给她鼓励,并要求她做几个动作配合检查。检查完毕我轻松地告诉她:"没什么大问题,这只是由于手术后你的髋部肌肉力量不足造成的,完全有条件恢复,我保证你康复后会像常人一样走路、逛商店。"索菲抬起头低声说:"但愿如您所言。"然后我提供给索菲几种康复训练方法……她明白后,与我约定下周的来访时间便离开了。我还要去与保险公司协商,签订文书,了解保险公司将支付给索菲多少费用,然后我将据此拟定她在康复训练中心接受治疗的计划。

一周后索菲来了,迈出每一步时都看着自己的脚,以确定它们落在了什么地方,像我第一次见她时一样。索菲一看见我,就迫不及待地问:"保险公司同意支付费用吗?""是的,没问题。"我回答。我感到索菲非常急切地要得到帮助,而我们的确能帮她脱离困境,我突然有一种轻松感,但心底也存在一丝顾虑,如果康复计划达不到预期效果,她很容易就此消沉。我们很快进入训练,做些增强髋部力量的项目,同时穿插锻炼平衡性和耐力的练习。"不知道这样会不会起作用?"索菲问。"当然有作用了。"我信心十足地说,但心里我也在不停地祈祷,虽然理论上这些方法有效,但实际效果如何并没有百分百的把握。看得出索菲是个勤劳的家庭主妇,她非常渴望还能上街采购,照顾丈夫与孩子。

……

索菲每周两次到这里训练，积极而虔诚，我也逐渐增加她每日在家中训练的项目与强度，治疗第五周，我终于听到期盼已久的话："上周末我和妹妹去逛商店了，虽然很累，但我感觉好极了，没有摔倒，也没有磕磕绊绊，现在我正期盼一座新商厦开业。"我和索菲都很开心，兴高采烈地谈了一会儿，我问她："你还有其他需要解决的问题吗？""噢，有的。"她说，"我本来不想提，可我上楼梯的确很费力，我感觉自己上下楼梯时像个老太太。"于是，我们断定索菲的问题是她踝关节还不够有力。针对此，我给索菲安排了加强踝部力量的训练项目，争取使她像常人一样上下楼梯。同时，还加强她的耐力训练，这样在同别人一起逛街时，她就不会落后了。索菲的勇气震撼着我，我坚信她能很快恢复，与此同时，她的自信心也会重新树立，虽然她在行走时还会看自己的脚，但次数比以前少多了。

几周过去了，一天索菲兴奋地来告诉我："成功了，我能正常地爬楼梯了！"我激动地向她祝贺，看来这是她的最后一节训练课，我再次检查了她行走、上下楼梯等状况，再列出些训练项目供她在家练习以巩固效果。索菲笑着对我说："希望常与你见面，但不要在这儿。"她愉快地向病区里每个人告别，轻快地走出大门，我想，她也许去逛街了吧？凭着自己的努力，索菲完全康复了，并且恢复了往日的快乐。我注意到，在她走出去时，一次也没有向脚上看。

专家评析：丽莎提供的范例，讲述了她如何关注一位名叫索菲的患者及疾患带给索菲生活的不便与自我肯定的丧失。当索菲第一次步入丽莎所在的康复病区时，丽莎没有将注意力仅停留于索菲走路的姿势，还注意到索菲边走边盯着地面的样子和尴尬的心情。尚未交谈，丽莎已准确地抓住了问题的核心，不稳定的步态、随时会跌倒、因不能"像常人一样走路"而毫无自信。丽莎没有急于进展，她在耐心倾听索菲讲述其手术后的种种生活不便时搜取信息，与索菲共同商议病情，评估康复计划、康复措施，而不是仅将索菲作为一个接受者。索菲也从这个过程中获得激励，找回了自信，丽莎的计划除了包括对索菲髋部力量与耐力的复建，还包括帮助索菲恢复自信与轻松自如，实现她"可以再逛商店"的梦想。

……索菲的康复计划结束时，丽莎问询索菲所感到的进步及仍存在的问题，这点尤其耐人寻味，值得赞赏，永远对患者的信息保持一种开放接收的状态，不满足于某一步的成功。索菲对丽莎的信赖，不是通过一两次会面就建立起来的，但这种信赖却能使丽莎迅速地掌握索菲生理、心理的点滴变化，从而随时处于护患关系的主动地位。

上述经典范例表明，护士丽莎以良好的职业心态关注着患者喜怒哀乐的每一点变化，忧患者之忧，乐患者之乐。在索菲情绪低落时，丽莎的善解人意和娴熟技巧，赢得了索菲对她的无限信赖和密切合作；丽莎给予的安慰、保证、鼓励和关爱支撑着索菲，及时化解了索菲的心结，使索菲重建了康复的信心；丽莎"以患者为中心"的理念，敏锐地察觉到索菲的未老先衰现象，有的放矢地帮助索菲顺利地恢复其曾经可望而不可即的贤妻良母角色。

第三节 临床心理护理的相关学说

一、心理护理层次说

英国学者 Nichols 认为："综合性医院和健康中心的心理护理，是照顾疾病和损伤患者的一种方法,在护理或各种治疗的过程中提供给患者有组织、有实践意义、全面的心理学的关怀。"他指出,实施心理护理的重要目的,是用系统的方法评估患者的心理状态;然后采用预防干预措施处理人们因疾病和损伤而引发的一些心理问题;如果某些预防措施不奏效,则可将重点转移到用治疗和支持性干预的措施,以帮助患者应对由于疾病或损伤而增多的心理问题。Nichols 在其主编的《临床心理护理指南》中主张将心理护理分为以下三个层级(表 13-3)。

表 13-3 心理护理的三个层级(Nichols,2003)

心理护理层次	主要内容
一级:察觉	察觉患者的心理问题 以患者为中心的倾听 以患者为中心的交流 对患者心理状态的感知:相关的行为
二级:干预	评估患者的心理状态:数据记录 信息和教育护理 情感护理 咨询护理 维持/支持/转诊
三级:治疗	心理治疗

(一) 一级心理护理

指最基础的心理护理,即医护人员不断努力地与患者接触,根据患者透露的信息和应对方式敏锐地了解其心理状态,察觉、鉴别患者的心理护理需求。该层级的心理护理,要求医护人员把很好地倾听、引导患者说出关键问题的技巧作为最基本的能力。且此水平的心理护理并不会占用很多时间,真正需要心理干预的病例并不多。

Nichols 指出,运用一级心理护理应成为一种意识,不仅可提高患者的满意度,还可让医护人员体会到成就感。如果医护人员未能朝着有效评估患者心理状态的方向努力,其照护效果往往不显著。

一级心理护理还可为下一步实施信息和情绪方面的护理做准备,也可为心理治疗提供参考。

【一级心理护理个案】有心理护理意识的专科护士改善了患者的身心状况

Gillian 是一名综合医院的糖尿病专科护士,一天她去见一位叫 Ruth 的中年女性患者(不久前被诊断为胰岛素依赖型糖尿病)。开始,Ruth 表现出难以想象的愤怒和难以交流,还有些泪汪汪。Gillian 意识到如果她不以支持、探察的态度去解决患者的问题,可能出现不堪设想的后果。于是,她决定先了解患者为何愤怒和悲伤。

原来,先前一位年轻工作人员只简单地告诉过她所得疾病,也没作解释,引起 Ruth 的不快和惊恐。患糖尿病让 Ruth 感到很突然,特别害怕。她的一个朋友也患有糖尿病,因微血管病变导致视力下降和肾功能衰竭。此外,Ruth 还对注射针头有些恐惧感,她不想接受每日两次的胰岛素注射,坚持认为她可以服用药片,她抵触从此将改变饮食习惯和新制定的治疗计划。

Gillian 接受过心理护理的专业训练,其意识很强。她努力与 Ruth 建立良好护患关系,宽慰、支持她。初次见面,她回答了 Ruth 的很多问题,了解了 Ruth 的真实想法和感受。随后,

Gillian 让 Ruth 参加了精心组织的糖尿病知识讲座，Gillian 还对 Ruth 说，她可以安排一位临床心理医生帮助 Ruth 摆脱忧虑及其对针头的恐惧。再次见面时，Ruth 的态度转变了，她接受了胰岛素治疗和节食计划，也接受了心理医生的帮助。

(二) 二级心理护理

即干预，指一级心理护理的深入和提高。与患者较多接触后，心理护理即由意识到患者的心理需要（包括信息和教育），逐步进入通过简略记录方式评估患者的心理状态。护士即从经常与患者接触、从事健康的照护者，成为患者"心理的眼睛和耳朵"。整个过程中，特别需要强调的，即最简单的"一切以患者为中心"的交流，以达到更完整了解患者状况的目的。心理干预可与常规的治疗、护理等操作同时进行，也可单独进行。对意外事故、外科手术及重症等特殊患者，在其治疗康复中需组织多学科成员参与的小组讨论会议，寻求解决患者问题的办法。

【二级心理护理个案】透析室护士与心理护理

Linda 被安排为一位名叫 Sheila 的 58 岁女性患者做特护，患者因肾功能衰竭需每周 3 次接受血液透析。无疑，患者感到非常痛苦和迷茫。最初她只是焦虑，部分原因是她不满意治疗的环境和透析技术。后来她明白了透析对其生存的意义，变得越来越沮丧。她开始担心会给她丈夫造成压力，她觉得自己成了丈夫和家庭的负担。作为她的责任护士，Linda 先对其讲述些透析的知识，讲述过程中还与 Sheila 交谈，看她是否了解以及她的情绪状况如何。为帮助 Sheila 尽快适应血液透析并保持情绪稳定，Linda 经常听她讲述一些不愉快的感受。碰到麻烦问题时，她们就在一起讨论如何解决。

Sheila 后来说，她的责任护士是她情感的陪伴者，让她心理上感到非常舒服；同时她的护士也是非常好的老师，教会她许多专科知识，让她随时清楚地了解治疗计划。Sheila 非常感谢 Linda 在她治疗的头两个月所提供的心理干预，使她安然地度过了初期的情绪反应，并能以正确态度去应对所面临问题。

(三) 三级心理护理

即心理治疗，指护士凭借自身能力不足以帮助那些困扰非常大的患者时，把患者转诊给临床心理医生即三级心理护理的重要环节，护士是该层次心理护理的组织者。当通过评估发现患者心理反应过度、出现精神症状时，即需寻求心理或精神科医生的帮助或转诊。由心理医生实施专业心理治疗帮助患者度过心理危机，阻止事态的进一步恶化。

【三级心理护理个案】银屑病患者与心理治疗

Elieen 是位皮肤科专科护士，她每隔 1 周与一位 31 岁女患者 Tamsin 交谈 10 分钟左右。Tamsin 患了重度银屑病，正接受治疗。Elieen 注意到，患者因此病在工作中感觉压力越来越大。银屑病对她的心情影响非常大，以致她会勃然大怒，这是她 18 个月来第三次大发雷霆。交谈中 Elieen 了解到 Tamsin 工作中很难与男性上司相处，征得 Tamsin 的同意，Elieen 联系了临床健康心理学科室。心理学专家对患者实施了 5 次治疗，就其应对工作情境提出了解决方案，并探索其与一些重要男士难以相处的原因。Tamsin 觉得心理治疗对她很有用，她已改变对事物的看法，减轻了工作的压力。尽管其银屑病尚未完全治愈，但她已相当一段时间未再突然发怒。

临床患者一、二层级的心理护理，主要由护士承担。护士可通过以患者为中心的倾听、交流,及时发现患者的心理需求,借助评估工具和观察访谈了解患者心理反应的影响因素,了解患者在信息、情感、咨询等需求,并给予心理护理和干预。对应三级心理护理,则要求护士具备发现患者有否精神症状的能力,及时转诊精神异常的患者,帮助其及时获得针对性心理治疗。

二、积极心理学观点

积极心理学(positive psychology)概念自 Seligman(1997)提出,很快成为美国心理学界的新兴研究领域,它关注人类的幸福、力量与最佳功能,致力于人们积极主观体验、积极个体特征及促其发展的制度体系等科学研究。积极心理学的倡导者认为,积极的人格、情绪体验,有助于个体在其遭遇任何事件时采取更有效的应对策略,更好地面对生活中的各种压力情景,保持或促进其身心健康。

积极与个人处境有关,指个体选择最能适应的环境和发挥最高潜能的行为,是个体把所有力量都运用到极限而问心无愧的人生态度。身患绝症的个体与处于创作状态的作家,二者面临的人生状态虽迥然不同,但他们却可具有类似的积极状态。只是前者与疾病作斗争而感受生命的勇气,后者达成创作高峰体验而感受生命的激情,二者展现积极的质一样,并无量的规定。

(一)基本理念

积极心理学理念的核心在于其改变传统视角,认为心理学具有三项使命:即治疗精神疾病,使人们的生活更加丰富充实,发现并培养有天赋的人。倡导心理学研究从既往只重视"弥补个体缺陷、修复伤害"转到强调人类自身存在的诸多正向品质的挖掘和培养;主张心理学应就普通个体在良好条件下更好地发展和生活、具有天赋者的潜能得到充分发挥等方面拓展其研究。

积极心理学更强调研究人性的优点与价值,研究涉及工作、教育、洞察力、爱、成长与娱乐等广阔领域,它探索美好生活及获得美好生活的途径与方法,采取更科学的方法与技术以理解人类复杂的行为,其目的就是要开发人的潜力,激发人的活力,促进人的能力与创造力,探索人的健康发展途径。

积极心理学还提出积极预防的观点,它认为在疾病预防中所获巨大进步源于个体内部系统地塑造各种能力,而非修正缺陷。积极心理学认为人类自身存在可抵御精神疾病的力量,包括勇气、关注未来、乐观主义、人际技巧、信仰、职业道德、希望、诚实、毅力和洞察力等。

总之,积极心理学认为,通过发掘并专注于置身困境中个体的自身力量,即可做到有效预防;若单纯地关注个体的弱点和缺陷,则难达成有效预防。积极心理学强调,心理学研究应能可靠、有效地测量积极品质,以适当的纵向研究弄清积极品质的形成过程、途径,并施以恰当的干预以塑造那些良好品质。

(二)重要论点

积极心理学积极探索生命的意义,相继提出"创伤后成长""幸福感治疗"等全新的重要论点,已被临床心理护理研究充分关注、借鉴和应用,有助于护士实施心理干预时触类旁通地从多角度、多环节、多途径入手,促进患者的积极成长过程,以帮助其重新适应全新的自我,积极面对现实及未来生活。

1. **创伤后成长（post-traumatic growth，PTG）** 此概念最初由 Tedeschi 与 Calhoun 等学者提出，又称应激相关性成长、积极成长等。此概念古来有之，如佛教、印度教及基督教等东西方文化均含"创伤后成长"元素，但近 20 年才真正将其纳入科学框架讨论。Calhoun 认为创伤后成长包括四方面：①与创伤事件进行抗争后体验到的积极心理变化。②创伤事件必须具有一定震撼性。③至少在某些领域的成长超越其与危机斗争前的水平。④成长常与困扰共存。

创伤事件，主要指各类事件导致当事人病残或伴有精神创伤的事件。创伤后成长，意指创伤事件对当事人并非全是负面的，有时反促使个体的心灵成长、改善其自我意识、提升个体与他人的社会关系、促使其正确看待生命价值、重新设定新的人生发展目标等积极正向改变。创伤后成长的产生背景，是个体遭受创伤后的心理冲突和忍受痛苦。大多数创伤者的创伤后成长与其悲伤并存，且创伤后成长源自个体与创伤的顽强抗争，而非创伤本身。个体的创伤后成长并非创伤的必然结果，即遭遇事件的不同个体可有创伤或无创伤后成长之分，以及其水平的高低之分。个体若获得创伤后成长且其水平较高，便可用较成熟的发展目标、意义应对方式有效应对创伤性事件，可促其获得身心康复的最适宜状态。创伤救护人员理解和把握创伤后成长的概念，将有助其引导更多伤残者达成其创伤后成长。

创伤性事件可促进伤者的正性人格改变和成长，指个体具有创伤中成长的能力。如有些个体经历创伤性事件前养尊处优，备受呵护，鲜有应对挫折的体验，其经历创伤性事件（如严重伤病）后，却学会了逆境中奋进或成长，在其理解自我、处理与他人的关系、人生的哲学观等方面出现积极变化，甚至使其人生收获意外的精神财富。

临床一线医护人员若以"创伤后成长"解读创伤救护，视其不仅修复和弥补损伤、缺陷，也可发掘个体自身所拥有潜能、力量，将创伤后成长理念运用于创伤者的心理护理实践，掌握创伤后成长的预测因子，利用相关原理和技术促进伤者的创伤后成长，引导其直面现实，或更有助其身心修复。

护士还可就患者"创伤后成长"影响因素的可控性层面加大调控力度，如调整患者的认知结构，促其掌握有效应对方式，助其建立和充分利用其社会支持系统等。如某患者烧伤后更多地获得亲属的关爱与呵护，可促其增强家庭关系、生活的欣赏和个人的自我效能。

2. **幸福感疗法（well-being therapy，WBT）** 指一种短期、增强幸福感的心理治疗策略。幸福感疗法有别于一般认知治疗，它关注个体情绪的积极面，而非个体的担忧；它可促进个体的积极体验和情感，而不仅是释放其压力，故也被视为一种自我治疗方法。

幸福感是一种心理体验，它既是对生活的客观条件和所处状态的事实判断，又是对生活的主观意义和满足程度的价值判断，表现为基于生活满意度的积极心理体验。

幸福感疗法基于心理幸福感的多维度模式，包括环境掌控、个人成长、生活目标、自主性、自我接受及与他人的积极关系。幸福感疗法，可帮助当事人认识其过去成功处理问题的经历与其之后可能出现问题的相似性，促进当事人成功体验的转变。

幸福感疗法的主要干预技巧包括：关注、权威形象、和睦关系、言语技巧、信任等；其深度策略则包括：灌注希望、塑造力量和叙述等。此类技巧与策略均称"积极干预"，其内涵是增强被治疗者的力量而不仅是修正其缺陷。

幸福感疗法应用于临床心理护理，旨在开展提高个体的幸福感指数达到减轻其心理压力或提升其心理健康水平的心理干预,也较适用于遭受创伤或罹患疾病个体的心理疗法。

选择心理干预措施时,护士可尝试从既往单纯地教会患者如何管理压力,转为指导其如何发现自身人生历程的积极改变。如鼓励患者保持积极心态,自信其身心各方面的能力和能量,只要应对恰当,便可成功处理各种问题和困难;护士还可与患者共同发掘、关注并充分利用其自身积极面,包括先前的成功生活经历、目前的各种有利条件等。

以下案例即为癌症患者受积极心理学观点影响,快乐地携癌生存的真实记录。

【典型案例】乳癌患者自组"少奶奶时装队"

上海有支"少奶奶时装队",共32名队员,其中25名是乳腺癌患者,但她们即便承受癌症痛苦和身体残缺,依然不放弃对美丽的追求,"少奶奶"就是她们对乳房根治手术后的自嘲。时装队成立10周年,她们走遍了祖国的大江南北,用其亲身经历告诉新患者:患了乳腺癌也能健康生活。

"少奶奶时装队"是上海癌症康复俱乐部中最活跃的团体。据统计,参加癌症俱乐部的患者存活率,远高于上海癌症患者的平均存活率。癌症康复俱乐部叶会长接受采访时坦言,群体治疗、俱乐部对癌症患者的生存很重要,只有置身患者当中,她们才能感到自己是平等、能被理解的。

柳瑶(化名)是首批时装队成员,15年前,家庭和事业都处于巅峰状态的她突然被查出患有乳腺癌。"接到确诊电话的那天,我和丈夫一晚没睡,当晚全家人决定送我去医院做根治切除手术。"

第二天一早,丈夫和女儿陪柳瑶去医院,路经复兴中路时,女儿看到某家小店橱窗内有柳瑶一直想买的红黑相间的长围巾。"妈妈,那不是你喜欢的围巾吗?"但对购物情有独钟的柳瑶连头都没抬,也没理睬女儿,她心中全是担忧和悲观:"命都快没了,我要围巾干什么?!那一刻,我真正体会到什么是'万念俱灰'。"

那天的手术整整持续了5小时,家人也整整站了5小时。柳瑶醒来时,看到自己床头放着心仪已久的围巾,她一下子哭了出来。女儿的乖巧让她感动,但对癌症的恐惧更让她失去了生活的憧憬。接下去的岁月,化疗过程难熬,"了无生趣"的生活念头更难熬。"我整天躺在床上,什么都不干,什么也吃不下,整天胡思乱想,头疼就怀疑自己得了脑癌,骨头疼就觉得癌细胞转移到骨头,稍有身体不舒服,就去医院做全身检查。一家人围着我瞎转,既要照顾我的身体,还要宽容我的脾气,想来真是不容易。"

作为服装队的"大姐",柳瑶常给新队员讲的就是,"我们的今天就是你们的明天,我们能做到,你们也可以"。重建信心的过程漫长且痛苦,其间,需要周边病友的帮助、家人的帮助及亲友的鼓励。

柳瑶说,许多乳腺癌患者,出于各种不同的原因(如身体不适、自卑等),多与以前的朋友陆续断了关系,在俱乐部,她可重新建立新的社交圈,这里让她觉得自己是个正常人,能够被理解、被尊重,平等地讨论自己的困惑和家长里短。"自从加入了时装队,自己对美的要求越来越高,每天外出都化淡妆,她们都嘲笑我'老来俏'了!"

这支特殊模特队,没有专业指导老师,很少有经费补贴,唯一有点经验的就是一位参加过中老年模特队的大姐,大家就跟着她从形体、站姿开始练。因为不能太劳累,一般每周练半天,演出前加倍。没有内行帮助编排，就找录像一起揣摩，集体创作，甚至集体设计衣服。队员来自上海的各个角落，有的来回路上就五六个小时，路费也没处报销。但她们为能有机会展现自己女性的魅力乐此不疲。

由于时装队成员的特殊性，不断有队员辞世或新加入，但看多了生命悲喜的她们更懂得珍惜。

解析：从案例中可了解癌症患者柳瑶的心理变化，她从患癌最初的焦虑，到术前的万念俱灰、了无生趣；从术后的恐惧、猜忌，到参加"少奶奶时装队"后恢复自信、重建社交圈；从自我排遣到自嘲，直至鼓励和带领其他癌症患者珍惜生命，快乐每一天。

（刘晓虹　吴　菁　刘安诺）

思考题

1. 如何诠释"心理护理的基本理论是实施临床心理护理的导向"？
2. 举例说明何谓"患者自身条件下的最适宜身心状态"。护士可为患者提供怎样的帮助？
3. 如何诠释"心理护理与心理治疗是两个有联系亦有区别的不同概念"？举例说明。
4. 举例说明心理护理与其他护理方法的主要区别，其理论依据何在？
5. 如何诠释"创伤后成长""幸福感疗法"等相关学说与心理护理的内在联系？
6. 如何区别心理护理的基本要素与其他影响因素？
7. 本章案例中对护士丙的做法您是否完全赞同？您有何不同意见或补充建议？
8. "焦虑、忧郁、恐惧、愤怒"是否即"患者心理问题"的具体形式？它们能否为你实施心理护理提供指导？为什么？举例说明。
9. 如何诠释"患者的密切合作是有效实施心理护理的基础"？其中的关键环节何在？举例说明。
10. 如何诠释"护士积极职业心态是优化心理护理氛围的关键"？对其他心理护理要素的作用？举例说明。
11. 点评案例"只有患者真正平静下来，手术才能继续"，从中摘录四五段可供借鉴之处并加以阐述。
12. 点评案例"信赖护士是患者康复的前提"，从中摘录四五段可供借鉴之处并加以阐述。
13. 点评案例"乳癌患者自组'少奶奶时装队'"，从中摘录四五段分析、阐述患者的心理反应过程。

第十四章

临床心理护理的程序与应用

教学目标

识记：
1. 准确表述以下概念：甄别性评估　效用性评估　疾病认知　就医环境　社会支持　人格特征　IIFAR方案
2. 简述心理护理的基本流程。
3. 简述心理护理的实施步骤。
4. 简述患者心理干预的基本原则。
5. 简述临床患者心理的主要影响因素。
6. 简述提供信息的操作步骤。
7. 简述情感支持的具体实施。

理解：
1. 阐述心理护理实施程序的基本构架及其内在关联。
2. 举例说明护士奉行心理护理伦理学三原则的重要意义。
3. 比较"甄别性评估"与"效用性评估"的作用及应用时机。
4. 举例说明实施临床心理护理如何"选择适宜对策"。
5. 分别举例说明疾病认知、就医环境、社会支持如何影响患者的心理活动。
6. 举例说明提供信息、情感支持与心理护理的内在联系。

应用：
1. 面对一位因意外创伤导致截肢的青年男性，护士在参与其救治的过程中实施心理干预的重点何在？为什么？
2. 面对一位环境适应不良、疾病认知不当的癌症患者，护士对其实施心理干预应遵循的基本原则是什么？可采用哪些具体干预措施？
3. 从"恶性黑色素瘤患者朗福"的案例中，指出哪些环节可体现"临床心理护理的基本流程"，护士艳丽的哪些做法值得借鉴？
4. 从"护士Debbie与患者John"的案例中，指出护士Debbie的哪些做法和行为可充分体现"情感支持的作用"，哪些做法值得借鉴？

广大临床护士开展心理护理的最大困惑，是不知如何具体地实施和操作。其实心理护理操作与其他护理操作类似，都需要以一定的积累为基础，因人而异，灵活应变。如同基础护理课程讲授和操练各项操作不可能限定于某类疾病患者；心理护理的操作亦然，护士只要掌握相关流程、实施步骤等基本要领，便可在实际应用中触类旁通、举一反三。

第一节　临床心理护理的流程与实施

一、临床心理护理的基本流程

从前述临床心理护理的概念及实施形式可知,其操作难度远不及催眠疗法、精神分析法、厌恶疗法等较复杂的心理治疗及心理咨询专门技术,经一定培训,每个临床护士均可胜任。临床心理护理的操作流程主要由评估和干预组成,动态、交替地呈现(图14-1)。

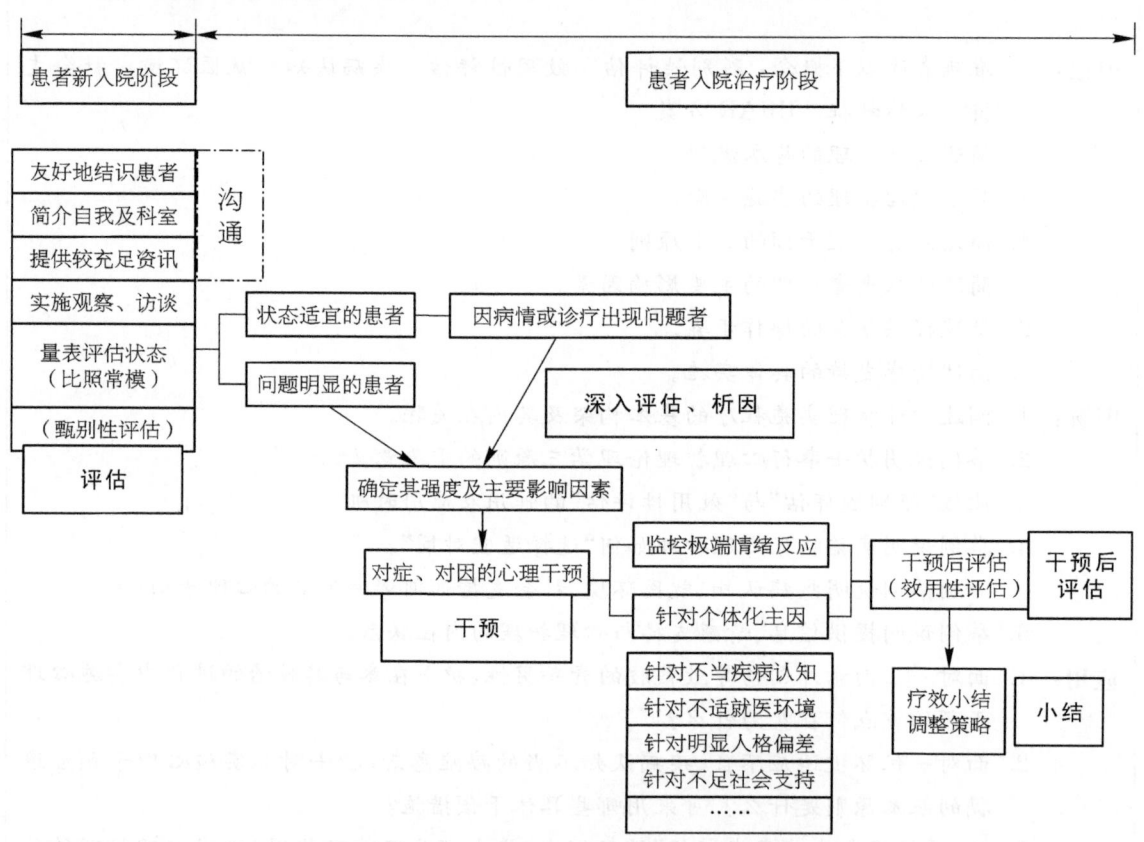

图 14-1　临床心理护理的基本流程

(一) 患者心理的初始评估

指患者初入院阶段(入院24小时内),护士以其良好的沟通态度和技巧赢得患者的信任,即可综合常用方法初步评估患者的心理状态,综合分析对患者实施观察、询问和量化评估的结果,获得患者心理状态"适宜"或"存在问题"的结论。心理状态适宜的患者,初始评估即完成;心理状态存在问题的患者,则需进一步作较深入评估。

(二) 患者心理的深入评估

评估对象既包括初入院阶段"存在问题"的患者,也包括初始评估"状态适宜"、在其入院后治疗阶段由各种因素引发问题的患者,深入评估的重点是患者心理问题的性质、程度及其原因,以便为其制定干预对策提供依据。

(三) "问题"患者的心理干预

患者的心理干预主要包括对症和对因的策略,如对严重抑郁的某癌症患者,防止其轻生的一系列措施即为对症干预;经深入分析得知其疾病认知不当是首要影响因素,改变其疾病认知的做法即为对因干预。

(四) 患者心理干预后再评估

此评估目的在于了解患者心理的动态发展,如同为高热患者使用降温措施后测体温,评价采用对症、对因心理干预措施的效果,作出小结记录并制定下一步方案。若"存在问题"的患者已达成"适宜身心状态",原先针对其制定的心理干预措施即可停用。

阅读、借鉴以下经典案例,有助于理解、掌握临床心理护理的基本流程。

【典型案例1】恶性黑色素瘤患者朗福

星期一上班,发现我所负责病床有位新入院患者,他患有恶性黑色素瘤,将连续4天在此接受化疗……我去叫他时,一位约70多岁、高个、十分虚弱的老人站了起来,他一步步走得很慢。我走上前微笑着迎接他:"下午好,朗福先生,我叫艳丽,是您的护士。"当他看到我微笑,似乎放松了很多。"你好!"他说,"希望你我的相处能长久些。我的妻子、女儿正在外面等我哩。"我说:"噢,如果她们愿意,可以进来。""不,我不想让她们看着我化疗。"他说。我对他说,我会去告诉他的家人治疗大概要用两个小时。

他躺在病床上,十分安静,但略显焦虑。我说我会把接下去所做的每件事都解释给他听。我准备做静脉注射,边查找他的静脉(其实什么都看不见)边犯难,这可是肿瘤科护士的一大难题。我看了又摸,摸了又看,最后决定打在他手上,因为患者曾说过手上穿刺最合他的心意……

我告诉他,化疗可能发生骨髓抑制、乏力等副作用,其中恶心呕吐最常见,先为他滴注最有效的止吐药后再用化疗药,他会舒服得多;化疗后42~72小时内还继续预防性地应用止吐药。我为他列出家中用药的名称,还向他解释了另一种目前尚无法解决的副作用——乏力。我建议他:化疗用药前预先安排好当天想要做的事,化疗时即可安心休息。

我们讨论副作用时,患者的神情越来越平静、自然。他说,3周前他还精力充沛地做许多事,爬山,徒步旅行,高尔夫球可以打到第十八洞,简直是不知疲倦。真难以想象,短短的3周前,眼前这位虚弱的老人竟如此活跃。他说,当初因总感乏力才就医。经过45分钟倾谈,老人说出心中秘密:他如此沮丧、抑郁,是因无法接受生活的巨大改变。

第二天,我们继续前一天的话题……他很高兴地对我说,这次他没有出现恶心、呕吐,他正按我建议的方法克服副作用所致不适。他比前一天谈得更多、更深入,我意识到他已将我视为知己;但他仍不愿让家人看自己接受化疗。我想,他的家人一定也很担忧,我便去见他的妻女。她们告诉我,在旅馆时老人整天把自己关在房间里,窗帘紧闭,不吃东西,她们很担心地问这是否因化疗所致?我向她们解释,此时朗福食欲下降、总想封闭自己是癌症患者确诊初期的常见反应,化疗不适与生活突变都会造成这种影响。"前几周他所承受的改变太多!"我接着说,"别太担心,这种状况在刚被确诊癌症的患者中很常见。""的确,这打击真让人吃不消,"他女儿说,"谢谢你来看我们,还给我们讲了这么多。"

随后,我转回病房看朗福。问他疲乏吗?想吃东西吗?他说,"既不想动也不想吃饭。"我说:"身体好比一辆汽车,不添油就跑不快,跑不远。"然后,我给他讲解高蛋白质饮品的好处,若不能正常进餐,喝这种饮料可补充身体所需能量。接着,我端了一小杯先让他尝尝,是他很喜欢的味道。"你最喜欢什么味?"我问。"巧克力味。"于是,我拿了两罐巧克力味饮料让他带回家喝。

转眼到了化疗结束那天。当天我们聊得非常开心,他向我讲述他曾度过的难忘岁月和他写的书。他很高兴地给我讲述他的经历,我也听得兴趣盎然。他完全不是4天前那个沉默、自闭的老者了,谈笑风生地与我分享他的故事。

……

专家评析:从案例中可见,护士艳丽通过药物的合理使用并选取患者最中意的给药方式,赢得患者的信赖并使老人说出了心中的秘密——因无法接受巨大变化而沮丧、抑郁。可见,访谈、观察和主观报告法在评定患者生存质量中均可结合使用。艳丽还通过形象的方式引导患者补充营养,以提高患者整体功能。

患者的性别、年龄、家庭、婚姻状况对癌症患者生存质量有一定影响,个人的文化背景和信仰,均影响患者对痛苦的表达和反应。护士艳丽重视患者的心理状态,帮助患者保持情绪稳定,控制恐惧及影响生活的消极情绪,帮助其与家人建立良好的关系,促进患者与家属间的情感交流,减少患者的无助感。

艳丽让朗福知晓自己的情况与治疗方案,让他感到自己有决定权,是医疗小组的一员,她倾听他确诊前的生活故事,并赞叹他充满精力与活力,而朗福通过讲述与回味自己的经历,使自己仿佛又回到了从前那多彩的世界,仿佛自己的病体又奔跑于户外。艳丽深知癌症的确诊对一个人的打击,她努力分担着朗福的苦痛。

二、临床心理护理的实施步骤

心理护理的实施步骤,也可称心理护理的基本程序,是连续、动态的过程,可因人而异,灵活运用,主要包括八个环节(图14-2)。

(一) 建立良好的护患关系

把"建立良好的护患关系"置于心理护理基本程序的首位,是要求护士实施心理护理的过程中,始终把建立良好护患关系放在头等重要位置,并贯穿心理护理过程的始终。此环节主要注意两方面。

1. 遵循伦理学三原则 护士奉行心理护理的伦理

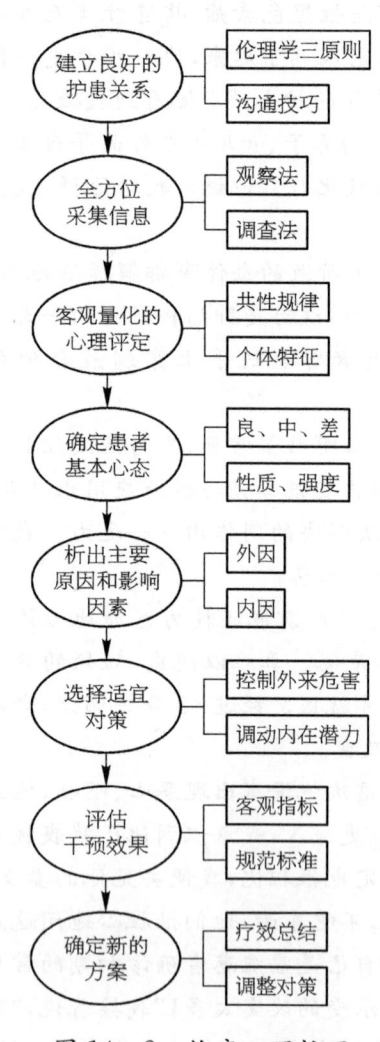

图14-2 临床心理护理的实施步骤

学三原则,切实做到临床心理护理过程中"无损于患者身心健康,不违背患者主观意愿,不泄露患者个人隐私",以赢得患者的信任及友好合作。

2. 有效的沟通技巧　指护士运用语词沟通和非语词沟通等人际交往技巧与患者有效沟通。语词沟通,指护士应注重语言修养,如文明性用语、安慰性用语、治疗性用语、规范性用语;非语词沟通,指护士应善用面部表情、目光接触、健美姿态、恰当手势、人际距离、触摸等技巧。

(二) 全方位采集心理信息

通常主要运用临床观察法、访谈法,如通过观察患者的各种表情动作,倾听患者或其亲属的叙述等,收集反映患者心理状态的大量信息。患者的心理信息应与其他临床资料同时收集,分析患者基本心理状态,再根据需要将其从诸多资料中抽出。条件许可时,还可使用量表法、问卷调查法等收集患者的心理信息,根据患者心理问题的特点,选用人格量表、情绪量表等心理测评工具,了解患者心理活动的深层信息。

(三) 客观量化的心理评定

指护士借助心理评定量表,客观量化地评定患者的心理状态。对千差万别的患者心理状态实施评估,需酌情选用评定方法和适用工具,客观地析出患者心理问题的性质、程度及主要原因。患者心理的客观量化评定结果,应可反映患者心理活动的共性规律,也可甄别患者心理的个性特征。如某些特殊患者(如癌症、严重意外创伤等),不同年龄、性别、职业、文化程度等所致患者心理的共性规律,患者人格的个性化特征(如内向与外向、乐观与悲观、敏感与迟钝等),均可通过量化评定获得相应结果。

(四) 确定患者的基本心态

一是确定患者基本心理状态的性质,总体判断其心态"好、中、差",重点确定患者的占主导地位、具本质特征的心理反应,判定其是否存在"焦虑、抑郁、恐惧、愤怒"等负性情绪。二是确定患者负性情绪的强度,以"轻、中、重"区分。确定患者的基本心态,既不可忽略,也不宜夸大,以便为优选心理护理对策提供有价值的参照系。

基于"焦虑具双重作用,适度焦虑为个体加强自身保护、建立心理防御机制所必需;过度焦虑或焦虑阙如的两极倾向,均可对个体身心造成危害"等心理学原理。实施心理护理前,首先应了解患者的焦虑适度与否,再酌情考虑是否需对其焦虑实施干预。仅凭护士个人经验主观评价患者心理或不分轻重缓急的做法,难以为优选心理护理对策提供可靠依据。

确定患者的基本心态,如同明确患者的临床病症,越具体、越清晰,越有利于护士掌握患者心态。如护士对"高热"一词的理解差异可从38.5℃到40℃以上,把"高热"理解为38.5℃的护士,一般不及把"高热"理解为40℃的护士警觉性高、处置积极。"高热"表述的含义较笼统、含糊;所测体温值则较清晰、具体,如"体温40℃"之表述不仅一目了然,也易引起护士的高度重视,促使护士采用积极、有力的降温措施。后经比较退热前后患者的体温值,便可确定其退热措施的效果。同理,"严重焦虑"的表述也较含糊、笼统,易使护士认为"很严重"或"无大碍",不同理解呈现较大差异。量化评定患者的焦虑,有助护士较确切掌握患者焦虑的严重程度,酌情采取对策,防止患者的焦虑向两极发展。实施干预后再评定患者焦虑的结果,可作为较客观、公正评价心理护理效果的依据。使用情绪状态的测评工具,建立患者常模,可筛查情绪异常的患者,再设法将其情绪状态调整至适宜范围,以确保心理护理的实效。

(五) 析出主要原因和影响因素

此步骤在于加强心理干预的针对性。通常个体遭遇疾病、意外等挫折所致心理反应强度及其应对方式，主要取决其人格类型。如有些患者病情不严重，负性情绪很明显；有些患者病情严重，却保持良好心境。临床上常见同类疾病患者，可因其外向或内向、乐观或悲观等人格差异，心理负重程度不同，且对其疾病发展、转归的影响不同。性格外向的患者多以言行宣泄负性情绪而如释重负；性格内向的患者则易成天闷闷不乐、积郁成疾。人格特征决定个体的疾病态度，"生性"乐观者，身患"绝症"也不致终日以泪洗面，经历短暂痛苦体验后，大多很快找到新的人生支点，不会轻率地结束生命。如聚集"癌症俱乐部"的患者，多为性情开朗、乐观、心理承受能力较强者。

心理学家奥尔波特等研制的"状态特质"焦虑量表，是一种可鉴别个体焦虑特质的评定工具。它可根据所测得分值，判定个体的"状态焦虑"和"特质焦虑"。研究表明，"状态焦虑"高而"特质焦虑"不高者，属于潜在心理素质较好的个体；"状态焦虑"和"特质焦虑"均高者，则属于潜在心理素质较差的个体。运用"状态特质"焦虑量表，可了解患者的焦虑主要源自其内在特质或外部事件，可作为选择心理护理对策的重要依据。

(六) 选择适宜对策

患者心理状态是个性与共性的对立统一，既有个体差异，又有许多共性规律。实施心理护理，首先应考虑患者心理的共性规律、心理护理的总体对策和实施原则；再结合患者的个性特征，在具体操作中举一反三、灵活应用，便可使各类患者的心理问题迎刃而解。

如老年、中年、青年、婴幼儿等各年龄阶段的患者，其心理应激的表现形式各有其鲜明特点，却反映其急需解除病痛的共同心态。面对病痛，老年患者常有风烛残年的悲哀；中年患者可因家庭、事业的重负而长吁短叹；青年患者因不堪意外打击而自暴自弃；年幼患儿可因身体不适而哭闹不止，等等。但无论哪种情绪反应形式，都源自其最本质的需求——"解除病痛，尽快康复"。护士可把满足患者本质需求作为实施心理护理的主导策略，再结合患者的年龄等特点，归纳出针对不同年龄患者、行之有效的操作模式，较及时缓解各类患者的心理冲突。如对哭闹不止、无亲属陪护的婴幼儿，护士适时搂抱患儿，可满足其"皮肤饥饿"，使婴幼儿犹如依偎母亲怀抱，产生安全感、舒适感，终止哭闹而泰然处之。

如护士实施心理护理时，对"状态焦虑"高而"特质焦虑"不高的患者，重点是调动患者的内在潜力，通过改变其疾病认知等，提高患者抗衡疾病的心理承受能力；也可助其掌握有效的心理应对方式，以利其在漫长疾病过程中维持相对的心理平衡。对"状态焦虑"和"特质焦虑"均高的患者，重点则应较多地控制患者的各种外部干扰，充分顾及此类患者对刺激敏感、反应强烈且难以排遣等人格倾向，尽量减少外部刺激所致的较大心理压力。此外，还应结合患者个体的其他特点，因人而异地制定实施对策。

探索适用的规范化临床应用模式，是心理护理质量的重要保障。如为急诊观察室、重症监护室等特殊情境患者作各种解释时，使用统一、规范的指导语，可避免护士因职业阅历、工作经验等不足给患者身心造成影响。临床实例表明，人际沟通经验不足的年轻护士，有时会在患者面前因拘谨而词不达意，或因随意性讲解加重患者的心理负担。如某年轻护士向接受 2 次心脏换瓣手术的患者介绍术后注意事项，因过于拘谨竟脱口而出："术后要插许多乱七八糟的管子。"针对此,护士若能制定一些针对特定场合、较规范、认真策划的专用解释性语言,或可较大程度地避免护士个体因素对患者心理的不利影响。诸如患者术后放置多根管道的规范化指导语可表述为:"术后您身上将放置10多根管子,但每根管子都维系着您的健康和生命。放置多根管子可能会使您感到不适,到时您做个手势我们就立刻到您身边尽可能地帮助您。通过我们的密切合作,您一定会顺利渡过难关,尽快康复。"此类规范化指导语,既可杜绝护士个人因素给患者造成医源性心理重负,又可让患者感受护士的善解人意、浓浓温情,产生对护士的信任与合作,有益患者的身心康复。

(七) 评估干预效果

目前临床心理护理的效果评价主要存在两方面问题:一是缺乏适用、客观的效果评定指标;二是尚无规范、统一的衡量标准。均需在临床实践中不断探索,逐一解决。

心理护理的效果评定应为综合性评价,包括患者的主观体验、身心的客观指标(生理、心理的指标)。总之,需建立心理护理效果的评价体系及其相应评定标准。如实施心理干预后,可评定患者的极度焦虑是否显著缓解?被施以心理护理对策的患者,其身心康复进程是否明显加快等。

(八) 确定新的方案

指护士经心理护理的效果评定,小结前阶段的心理护理对策,根据不同结果确定新的方案。心理护理后获得适宜身心状态的患者,可暂时中止其个性化心理护理;部分改善负性情绪的患者,需巩固或加强心理护理的效果;负性情绪持续未得到控制的患者,则需再作较深入的原因分析,调整其心理护理对策。

需要指出的是,为患者实施心理护理不能一劳永逸,是动态过程。心理护理的程序是相对的,心理护理步骤是灵活的,心理护理过程是循环往复的,心理护理的临床实践需不断发展和完善。

第二节 临床患者的心理评估与干预

本节侧重心理护理的可操作性,仅介绍非精神疾病患者心理状态的评估与干预。

一、临床患者心理评估的目的

患者心理状态的评估结果主要有两个目的:一是为实施干预提供依据,二是评价已实施干预的效果。以下简略分述。

(一) 甄别性评估

指评估应体现其区分患者心理问题的轻重缓急之功能。如对住院治疗的癌症患者,可据其心理评估结果,划分"心理护理等级",酌情投入时间和精力。对评估为"严重抑郁、有明显自杀倾向"的癌症患者,护士必须给予高度关注和紧密跟踪,施以针对性强的个体化危机干预;对评估为"轻度抑郁或焦虑"的癌症患者,则仅需以广义的心理护理应对。甄别性评估可确保护士在人手少、时间有限的条件下即时锁定心理护理的重点对象,显著提高心理护理的针对性。

(二) 效用性评估

指评估并比较危机干预前后患者的心理状况，评价干预对策效用之功能。如对"严重抑郁、有明显自杀倾向"的癌症患者施以一系列干预后，患者的危机是否得以化解，或其严重心理失衡是否较前明显改善。效用性评估可协同护士根据患者心理的动态变化随时调整干预对策，显著增强心理护理的科学性。

二、临床患者心理评估的方法和标准

此处重点介绍易为广大护士掌握、可操作性较强、临床普遍适用的方法和标准。

(一) 患者心理状态评估的常用方法

有人把患者心理状态的评估仅限于心理测评，既有失偏颇，也不符合临床实际。事实上患者的心理评估如同对其病情的判断，应综合多种手段，临床常用心理评估方法可参见第十一章。

(二) 患者心理状态评估的标准

在观察法、访谈法和量表法三种评估方法中，观察法、访谈法属于定性评估，量表法则属量化评估。以下分别简介其评估标准。

1. 定性评估标准 观察、访谈所得患者心理状态的评估结果，一般用"正常与否"等定性术语作结论。若护士观察到患者紧锁眉心，或辗转反侧，或急促不安，便知患者可能处于身心失衡或发生心理危机；若护士经访谈得知患者有厌世念头，或对其疾病有极度恐惧、担忧、信心不足等主观体验，也不难作出患者陷入不良身心状态等判断。

2. 量化评估标准 此标准至少涉及下列两个要素。①适用工具，指信度和效度较高的非精神疾病患者心理状态的评定量表。②适宜标准，即对适用量表建立相应的患者常模。若把适用于精神疾病患者的工具用于非精神疾病患者的评估，其结果的可靠性必然打折扣；若以正常人群的常模作为评估患者心理问题的参照标准，其结果或许不具备甄别性。

三、临床患者心理的主要影响因素

临床患者心理的评估与干预，如同临床疾病的诊断与治疗，仅知患者的症状、体征而不知其病因，难以药到病除；同理，只知患者的负性情绪反应而不知其主要影响因素，无法制定针对性强的心理干预对策。为此，有学者经查阅并分析大量文献、征询临床护理专家等，系统归纳患者负性情绪反应的主要影响因素如下（图14-3）。

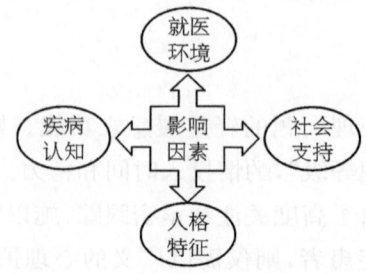

图14-3 患者负性情绪反应的主要影响因素

（一）疾病认知

指患者产生负性情绪的主要原因是其疾病认知不当，且集中于患者对疾病及其诊疗手段的威胁性评价，主要包括患者缺乏其疾病基本常识、对疾病预后的担忧、惧怕诊疗手段、难以承受疾病诊治过程中可能出现的不良反应等。以下案例的主人翁曾是一位资深骨干护士，在一次执行公务中摔倒，一年多后才发现其严重后遗症。从她所经历的手术、重残等体验中，足以见证疾病认知对她心理状态的影响。

【典型案例2】**天使的感悟：截瘫的日子不一定就是凄风苦雨**

……经检查确诊，我的11、12胸椎椎间盘脱出，黄韧带骨化。医生告诉我：若不立即手术，椎管慢慢被完全压迫时会引起截瘫。若截瘫后再做手术，则恢复难望；但若手术做不好，则会提前瘫痪。

为提高后半辈子的生命质量，我只能一搏。其实手术并不可怕，我最怕的是麻醉意外，作为医务人员的我，深知麻醉意外的概率，这"万一"发生在我身上怎么办？这个问题使我手术前晚紧张得一夜睡不好觉。手术车来接我时，我打起退堂鼓，拉着丈夫的手带着哭腔说："我怕，我怕麻醉后再也醒不过来，再也看不到你和女儿了，瘫就瘫吧，不做手术了，我们回家去。"丈夫像哄孩子似的地说："别怕，相信医生！"然后扶着我上了手术车，双手握着我的手，一直把我送到手术室门口，看到"手术室"三个大字时，对麻醉的恐惧使我又一次想跳下手术车，但丈夫却用乞求的目光制止了我。我想算了吧，生死由命，此时只能一赌，赌赢了是我的造化，赌输了是上天的旨意。于是我嘱咐丈夫照顾好女儿，买房子的借款都记在笔记本里，若有不测，要把欠款一一还清。然后闭上眼睛，再也不敢看丈夫一眼，大有"壮士一去兮不复返"的悲壮。在手术室里，我又交代麻醉师经常注意我的呼吸、心跳。她叫我不要紧张，然后护士在我的手背静脉扎了两针，挂上两瓶葡萄糖，不多一会儿，我就什么也不知道了。

不知过了多久，恍惚听到有人叫我："答应一下，睁开眼看看。"是叫我吗？我还活着吗？我无力地呻吟了一下睁开眼，朦胧中什么也看不清。此时又听人说："好了，醒了，送回病房。"这次我听真切了，我还活着，我没死，我真想高呼：上帝万岁！可惜我喊不出声。事后才知道，我竟在全麻状态下睡了9小时。丈夫以为我出不来了，急得直想哭，我知道后流下了感动的泪水。

……

一夜之间，我从天使变成了不能动弹的患者，命运跟我开了个天大的玩笑，我仿佛从天上掉到了地狱。头几天，我想了很多，是就此沉沦，选择轻生？还是像张海迪、保尔·柯察金那样勇敢、坚强地与病魔抗争，争取重新站起来？最终我选择了后者。因为我想，即使不能站起来，我还有健全头脑和灵活双手；亲友的关怀与慰藉给了我精神上的鼓励与希望。这次角色转换，是我生命的一次转折点，更是对我生命的挑战和考验。

短短几天，我对人生和生命有了全新认识：懂得了生命的脆弱；懂得了身残只是一种遗憾，心残则是人生的毁灭；懂得生命也可因残缺变得更加富有；更懂得人生可以没有许多东西，却唯独不能没有希望，只要希望的旗帜还在我心系的远方飘扬，我就要争取重新站起来。

我和多数患者一样，畏惧的不是肉体的痛苦，而是心灵的孤寂、无助。我躺在病床上不能动弹时，就看报纸杂志，听音乐，有时也和同室病友一起唱歌，虽然我们的歌喉沙哑，歌声悠远低沉，但却表现了我们战胜疾病的信心。我最喜欢听也最喜欢唱的是闽南方言歌曲《爱拼才会赢》，"三分天注定，七分靠打拼，爱拼才会赢"，我觉得它很符合我当时的心情。孤寂无助时唱起它，就像甘甜的泉水滋润着我的心田；伤口疼痛时唱起它，犹如和煦的春风舔吻着我疼痛的伤口，覆盖了疼痛所致种种烦躁和不安，使我走出了悲观的阴影。

……

（二）就医环境

指患者产生负性情绪的主要原因是其对就医环境不满意或不适应。就医环境包括物理环境和人文环境，且后者更重要。如医护服务质量、医护人员对患者的态度、患者间的关系、与家庭环境显著不同的病室氛围等。从以下案例可以看出，住院患者的良好心境源于其对医护人员及其他医院员工所提供优质服务的高度评价；反之亦然。

【典型案例3】手术台上感悟人生

50载人生路上，住院、出院也已司空见惯，可不知为什么，此番来整形外科医院求治，满打满算不过1周，胸中却激起无限感慨，如若不留些文字，我这颗已不年轻的心也许永远不会平静。

……每天的此刻，病房里早有人开始忙碌。彻夜未眠的护士认真地交班；护士长分配和指挥着全病房的工作；地板、门窗已被擦得铮亮；负责开饭的姑娘快捷地把热腾腾的早饭送到每位患者手里。我住的病房最远，饭、菜总是最后送到我这儿，可住院期间吃的几十顿饭却没有一次是凉的。我知道，这些天的清晨气温少说也有零下7~8℃，我也知道一日三餐从厨师手里到我手里经过多少手续和多远路程——仅这点小事，使我不能不感到在我周围凝聚着多少听不到也看不到、默默无闻的辛勤和热忱。

对术后患者，医生的查房极为紧张而迅速，如同一阵风，因为他们的注意力必须集中到新的手术上，而那么多手术等待他们——所有需整形的伤残患者和希望自己更完美的求助者。可术前准备却细致入微，包括各方面检查、询问、叮嘱和准备……为对我的手术彻底负责，不知耽误他们周末多少欢聚和约会，甚至更重要的个人安排。

护士的技术和服务也是上乘。她们脚步轻盈，慢声细语，脸上总是挂满微笑。她们给患者打针时，总是先抱歉地说："有点痛。"可总是在患者尚未感疼痛时就打完了……小小的针头，服服帖帖地进入患者的血管，又被稳稳当当地固定好。她们技术掌握普遍优秀，为减少患者痛苦，她们不知付出多少努力。

当我躺在手术台上，身上覆盖着一层层散发高压锅消毒气味的布单，身边晃动着为手术做准备的医护人员，我难免有些慌神儿。这时听到有医生轻轻地叫我的名字，并轻轻坐在我的头侧，我立刻沉静下来，忽然觉得像回到自己家里一样安全。我想，许多患者和我有同样的感受。这就是信任产生的神奇效果吧！

整个手术过程我是清醒、放松甚至是愉快的。除打麻醉时一些刺激，我没感到任何痛苦。偶尔听到教授对学生的简洁指点，明亮的无影灯下，那么多双年轻、聪颖的眼睛，全神贯注地凝视着我的伤口；那么多陌生而温暖的手，轻轻压着我身体的各个部位，与其说是防止我手术中乱动，不如说是传递给我更多的关切和爱抚。此刻，我的爱人和儿子正远在大洋彼岸，我姐姐也只能坐在手术室外长凳上等待。可是，我却被那么多素不相识的年轻人环绕、关爱，他们用全部的心灵、聪明才智、学识积累……别说我面临的是个小小的手术，即使这一切是临终关怀又何妨？无疑我也是个幸福的人。

（三）社会支持

指患者产生负性情绪的主要原因是其社会支持不足或匮乏，其中包括患者就医的经费来源、家庭经济状况、患者亲友或同事对其的关心程度等。以下案例可充分体现亲情等社会支持对癌症患者重燃生存希望是何等重要！

【典型案例4】一名肺癌合并多发性脑转移患者的心声

如果没有亲人无微不至的呵护，恐怕我已不在人世了。

两年前那天是我一生中最痛苦、最绝望的日子。我的脑瘤突然发作，剧烈头痛使我痛不欲生；止不住的恶心、呕吐使我撕心裂肺；视力模糊使我感到天旋地转。家人把我送到医院做CT检查后确诊为多发性（3个）脑转移瘤。其中两个小的肿瘤位于脑干，医生说只能切除另一个大的。

某日我做了开颅手术，病理诊断为乳头状腺癌，医生对我丈夫说："你们要做好心理准备，她的情况很不好。"

术后仅1个月，我的脑瘤又复发了，病痛使我觉得生不如死。经核磁共振检查，发现我脑中又长了大大小小6个瘤。医生说，我只能做一个疗程的姑息性放疗；并对我下了"最多存活8个月"的结论。我丈夫经查阅相关医学论著：多发性脑转移癌的生存期平均为3～8个月。

……

我决定放弃治疗，既减轻家人的债务负担，也让自己早点儿从病痛中解脱。可丈夫坚决地说："你必须坚强地活下去！就是砸锅卖铁，我也要给你治病！"他说我"只顾自己，不为爱我、关心我的家人着想；我们应互相理解、共同与疾病做斗争，战胜癌症，创造生命奇迹。"爱人的话对我震动很大。是啊，我才50岁出头，唯一的女儿大学刚毕业，刚找到一份很不错的工作，一家人的美好生活才开始，我怎么能自暴自弃，要离亲人而去呢？我要积极治疗，乐观地对待人生，珍惜每一天的生活、珍惜自己的生命。

……

我的病情渐好，头不痛了，视力模糊的现象消失了，也可清楚地看见久违的报纸和电视了。几个月后，我甚至在丈夫的搀扶下上下几层楼，到街区散步了。

（四）人格特征

指患者产生负性情绪的主要原因是受制于其人格特征，包括患者的情绪特征、性格倾向等。以下案例中的患者凭借良好的心理素质（人格特质）顽强地与恶疾拼争，把不可能变成现实，创造了生命的奇迹。

【典型案例5】劫后余生15年

我28岁那年风华正茂，却患上"急性粒细胞白血病"，成为当时轰动一时的中国"幸子"。而今我44岁，与病魔抗争了15年，重返工作岗位已11年，近5年连续全年出满勤。

一纸"急性粒细胞白血病"诊断书，让我陡然间从美好生活坠入痛苦深渊。一时间，绝望、恐惧、痛苦、焦虑一齐向我袭来，在我眼里，天空始终是灰的，笼罩在我心头的愁云怎么也挥之不尽……

历经撕心裂肺的痛楚，一向开朗、乐观的我很快趋于平静，并一再告诫自己：既然灾难不可避免，就勇敢地面对吧！人固有一死，但生命的价值却不能以生存时间的长短衡量，而是存在的意义。心态渐趋平衡，我也建立了长期与疾病抗衡的心理准备。此后在我与疾病抗争的无数个日日夜夜，幸运之神又一次次地帮助我脱离险境。亲友们都说，这都归功于我的良好心理素质（人格特质）。

随后，我转到北京就医，作为我国第一例血型转换骨髓移植患者，成功地进行了骨髓移植。

移植过程的痛苦难以想象，首先要承受超常量5倍以上的彻底摧毁原有骨髓为目的的大剂量化疗，仅这一关就不知夺走多少病友的生命。在超剂量化疗中，我的全身如同千万把刀乱刺，七窍如同胀裂般剧痛，疼痛让我昏死过去，醒过来，又昏过去……无数次的死去活来，我终于挨过了这一关。其间，我又发生了急性排斥反应，这是骨髓移植成败的关键，绝大多数移植失败的病友都是因为无法闯过此关而前功尽弃、中止生命之旅，这也是当今世界医学的重大难题。我虽奇迹般地转危为安，但排斥反应所引发的灾难不断地接踵而来，我先后并发间质性肺炎、感染"金黄色葡萄球菌"败血症、皮肤白化症、糖尿病、肝损伤、白内障、双侧股骨头坏死症……在医院里一住就是1年零1个月。

在漫长的与死神抗争的过程中，我先后5次手术，曾连续发热4个月，但我却始终没有放弃希望，积极配合治疗。如今回想起来，自己竟也不敢相信，当初竟有如此顽强的意志！幸而有顽强意志，才创造出这样的奇迹。我能生存下来本身就是一个奇迹。

……

人生难免有挫折，但真切地面对挫折，在挫折面前仍保持信心满怀，说起来轻松，做起来可不易。15年的经历告诉我，遇到挫折应及时调整心态，保持良好的情绪至关重要。每位患者，当突然得知自己患有某种重症时，大多一时无法接受，有很多人甚至拒绝承认患病的事实，把痛苦和压力深埋在心里，在饱受病体痛苦的同时又承受着巨大的心理压力，这无疑是雪上加霜，让痛苦加倍地折磨自己，有百害而无一利。

在既定事实面前，我的体会是要尽快保持心态平衡，人的生、老、病、死是自然规律，人力无法避免。人生的价值不在于时间的长短而是其生活得是否充实和有意义，特别是当病魔缠身时，更应该面对现实，及时调整人生的坐标，向最好的目标努力。

……作为患者，如果能成为人类最终战胜某种疾病的先驱，这是多么可贵的人生啊！有了这样的心态，在遭遇挫折的时候，就会勇敢而冷静地面对。

心态平衡以后，还要积极配合医生制定出一套科学、符合自己的锻炼和康复计划。人体组织具有一种强大的康复和修补功能，患者要千方百计地为自己营造良好心境，使机体组织在良好的心境中发挥强大的免疫功能，促进康复。

四、临床患者心理干预的基本原则

针对患者的心理干预，既要遵循其共性规律，又要兼顾个体差异。主要可从以下两方面着手。

（一）针对患者心理反应的等级实施干预

遵循共性规律对患者实施心理干预，需依据其心理反应的强度区分等级，决定干预所需投入的人力、时间和方式等。如对有严重心理危机的患者予以高度关注，迅速与患者建立信任、合作关系；对有严重抑郁或自杀意念的患者实行专人陪伴，必要时协助患者寻求心理咨询或治疗师的援助等；对呈现轻、中度心理危机的患者，护士可酌情与患者作较深入交流，评估其身心的动态趋势,运用心理咨询、治疗的基本技术,为患者提供有力的心理支持,引导患者获得身心的适宜状态等;对适度心理反应的患者,则不需要派专人实施干预,施与其广义的心理护理足矣。此外,还需随时掌握所有患者疾病过程中"突发事件"对患者身心状态的影响,如病情突变或恶化等多种因素可引发原本处于身心适宜状态的患者的严重心理危机。

(二) 针对患者心理反应的原因实施干预

此类干预即从考虑患者个体化特点入手,需因人而异地施以相应对策。如同疾病治疗既需针对疾病症状、又需针对疾病原因,针对患者心理反应的主要原因所实施的干预更接近后者。如两个癌症患者同样陷于严重抑郁等心理危机,其影响因素可能截然不同:一个癌症患者受制于疾病知识匮乏,视癌症为"不治之症"而产生自杀念头;另一个患者则因家庭经济拮据、无法承受巨额医疗费用,不愿拖累家人而打算结束自己的生命。如果护士仅对两位患者施以一般的劝慰、保证,不能真正走进患者的内心世界体察、剖析其心理危机的主导原因,其干预对策必定苍白无力,也不可能从根本上化解患者的心理危机。因此,欲为患者实施针对性强、效用高的心理干预,必须把握导致患者心理危机的个体原因。

第三节 临床心理护理的其他干预策略

借鉴英国学者 Nichols 主编的《临床心理护理指南》,结合我国的临床心理护理背景和需求,以下干预策略较具普适性,为广大临床护士所熟悉,易掌握且可操作性强。

一、信息沟通与健康宣教

有学者认为,心理护理的核心功能,是监测患者的心理状态,包括评估患者的信息水平以及他们对信息的反应,然后必要时向其提供信息,此即针对患者的信息沟通与健康宣教。

获得良好信息支持的患者及其亲属,因获得适宜身心状态对医护人员充满感激;但也常见未获得重要事件信息支持的患者群体及其亲属,成日焦躁不安地期待医护人员与其做较充分的信息沟通。

Reynolds 等(1981)曾采访 67 位癌症晚期患者,发现 91% 的患者希望得到有关诊断的详细信息;92% 的患者想得到症状的有关信息;88% 的患者想了解其预后信息;97% 的患者希望得到治疗和副作用的相关信息。因此,重视患者和伤者的生活质量,必须将信息沟通的心理护理作为核心责任。

其实,患者或其家属的信息匮乏还是耗费医护人员时间的潜在因素,特别是信息缺乏所致患者对其症状、身体不适或疼痛的错解,可致患者反复地向医护人员问询。而高效信息,则可节省时间和资源。

(一) 提供"专业化"信息的关键

(1) 适当的地点、时间。
(2) 患者已做好接收信息的准备,且处于适当的情绪状态。

（3）患者真正希望获得信息。

(二) 提供信息支持的要点

1. **保证信息完整无缺** 传递方的信息与接受方的信息常常不对等，即使护士已向患者或家属传递某些信息、建议，但并不意味他们已领会、并会准确地记住护士的信息、建议。因此，信息被告知患者，并不表示其会听到、理解并记住。为保证信息的完整无缺，医护人员必须接收信息交互过程的考验，如寻求保证、摒弃存在危险暗示的信息等。

2. **保证信息正确可靠** 理想情形中，信息传递不是一劳永逸的事情。故有人把提供信息类比创伤护理，即医护人员需要经常回到患者身边为其更换敷料。提供信息的过程中，也需要医护人员常回到患者身边，检查传递给他的信息有否发生变化，为避免所提供的"信息"已偏离原始版本，需要检查并重新加强。若认为"一旦患者接受过知识宣教，其所接收信息就是稳定可靠的"想法则是错误判断。

(三) 提供信息支持的核心描述

通过提供信息照护患者，是实施心理护理的重要平台。因为个体的心理状态和心理反应受其知识、信仰及随之发生的对知识渴望的强烈影响。

借助信息支持的心理护理真正目标，是为向患者提供信息，并使其保持在一定水平。

（1）促使患者产生符合现实的期望值。

（2）减少患者因"不了解信息"产生的恐惧、压力和疑惑。

（3）引导患者有效地参与治疗和自护。

(四) 提供信息需贯穿情感支持

高效率的心理干预者简要介绍核心信息后，会鼓励患者表达其对刚接收到信息的反应。患者所表达的反应包括：患者对信息的即时想法和感知，但其情感反应更重要，因患者的情感反应等因素可能决定其如何应对信息及其记忆信息的准确程度。

(五) 提供信息的实践技术

核心原则遵循以下基本原则，提供信息即能顺利地进行。

（1）营造氛围：指提供信息很注重沟通的氛围。营造一种更强调干预者与患者之间的沟通及信息提供、互相支持的氛围。

（2）监督运作：指提供信息需确定承担组织信息支持任务的医护人员，并督导其运作过程中有否根据患者的需要和能力给予其足够信息，并保持其良好的状态。

（3）适宜水平：指给患者提供信息时，需保证所提供信息在适宜的范围内。包括：①在患者的基本理解水平范围内；②符合患者的现实期望水平；③有助于提高患者的依从性。

（4）专业沟通：指利用专业技巧对患者进行信息和教育干预。沟通信息任务的制定，应像静脉穿刺等其他技术那样十分专业；同时，作为支持性活动，一定要人性化，这意味着告知患者信息提供也有正确、错误之分。提供信息者应接收信息支持等干预方法的训练，以便专业地使用相关技巧。

（5）相互合作：指医护成员间及医生或护士与患者之间提供信息的合作性，可保证小组中各成员都明确每个患者的照护计划并及时更新。

(六) 提供信息的操作步骤

运用 IIFAR 方案(表 14-1),IIFAR 由以下术语英文单词的 5 个首字母组成。IIFAR 步骤,可为提供信息的专业技巧提供一条主干路径。

表 14-1 IIFAR 清单

初始核对(initial check)	最终的准确性核对(final accuracy check)
● 患者的认知和情感状态 ● 患者是否适合接收信息 ● 患者已经具有哪些信息 ● 患者所需信息的语言和复杂水平 信息交流(information exchange) ● 将信息打包,再间断地进行提问 ● 运用图表和笔记帮助患者记忆信息 ● 核查患者是否存在信息量过大与理解困难	● 要求患者用自己的话概述信息 ● 核对准确性,如果有必要再次传递信息 反应(reactions) ● 核对患者对信息的认知、情感反应

【典型案例 6】积极信息发挥作用,帮助治愈患者的实例

年轻的护士切莉,14 个月前遭遇了车祸。她头部受创伴轻微脑损伤,虽已重新参加工作,但她还是觉得每周从事 20 小时低强度的兼职护理工作很吃力……她对自己为何不能完全康复感到受挫、害怕、迷茫,很生自己的气。我与她见面时因只有短暂的 15 分钟,简要地听了她的叙述,即直接为她提供相关信息,我察觉到,此时信息似乎是她的最基本需要。

我很快地完成对她所知情况的初始核对,交给她一份标准、专为头部损伤后未诊断为或不足以诊断为"伴发脑损伤"患者的信件,我坐在她身边跟她一起通读全文,给她留了提问、评价和讨论的时间。信的内容如下。

亲爱的××:

谈谈关于您头部损伤的影响。

今天的会面,我们讨论了您最近的头部损伤以及它在随后 1~2 年内对您的影响。我在下面列出一些此类病例可能常出现的主要问题。但每个病例的情况不同,这只应作为粗略的指导。如果您与家人一起讨论这些要点,并且下次会面时把家人也请来,将对您很有帮助。

头部损伤的恢复阶段,您可能会为下述问题所困扰:

- 持续头痛
- 恶心和(或)头昏眼花
- 视觉下降和视力问题
- 注意力下降
- 记忆力衰退
- 言语困难
- 对噪声敏感
- 疲乏(难以起床并继续做事)

- 易感严重疲劳
- 缺乏适应力,不能应对需求和应激
- 易怒
- 情感脆弱、压抑
- 对休息、逃避的需求增高

随着时间流逝,上述影响会慢慢褪去,但很难说它们在每一个体身上会持续多久——也许 3 个月,也许会困扰您几年。对此,您处理生活的方式很重要。下次会面我们将讨论这件事,现在对您的家人或照顾者也是巨大的压力,所以下次会面时请将他们一起请来。

祝您早日康复!

Keith Nichols

一周后我们第二次见面,切莉告诉我:"那些信息帮助很大,发挥了重要作用,让我感到非常安定。之前我搞不懂究竟发生了什么,已持续了一年半,为什么我的感觉如此糟糕?事故后我出院时,他们没提供任何我能记住的信息。我的医生只是告诉我几个月后症状会全部自动消失。开始,我认为一定是'我自己失败了',而这也变成'一个真实的噩梦',我一直很肯定这种想法。有趣的是,上次我们交谈后,我就一直考虑我如何使自己疲惫不堪、头疼,感觉如此虚弱。所以我对自己说:'要自护,就像您说的开始放松一点,以积极的心态休息,而不是感到愧疚。这确实有帮助,虽然我每天还会头疼、疲倦,但是我真的做了更多事情。不过最好的是它给了我希望,我不再感到绝望。'"

护士努力为患者提供真正高质量信息的动机和机会,将随着时间改变而变化。与其他任何人类活动一样,信息提供也有好或差之分,工作地点的事件、工作压力等都可能产生影响。偶尔在自己为患者提供信息时,让同事旁听或许是有帮助、专业的行为,反馈总是有益的,其他人的倾听也会让信息提供者审查自己的行为,常能产生好的效果。

二、伤病患者的情感支持

情感支持包括帮助患者度过一段他们可能会经历许多不同情感的时期,如应对恐惧和焦虑、平息愤怒、应对损失和悲伤,在患者经历困苦期间给予其情感支持。简言之,情感支持旨在帮助患者感觉到更舒适,体验基本照护关系的行为;它并不直接关注患者解决问题或摆脱烦人的情感反应,而是促进情感过程。

(一)情感支持的目标

为患者实施心理护理,态度与实践同等重要。假如不将心理护理护士带入与患者的互动(护患互动要求护士实践一种或多种心理护理技巧),就不会引发护士积极、广博的态度。早期、短暂的情感护理干预措施,可揭示患者对即时信息的需要,可随之对其实施可靠的心理状态监测;监测患者的心理状态或给予信息可很好地暗示患者对情感护理的需要。伤病患者情感支持的目标大纲如表 14-2 所示。

表 14-2 伤病患者的情感支持

目标
- 支持和帮助那些由疾病、损伤或残疾引起情绪反应的患者

技巧
- 营造安全的环境允许其表达情感
- 帮助放松情绪,超越压抑和羞怯而自由地表达情感
- 友好地探索和讨论情感反应
- 交流理解并接受
- 通过尊重和认可个人情感以提供支持

态度
- 能轻松应对并尊重个人的情感,不要去阻止其流泪以及宣泄悲伤、焦虑和愤怒

(二) 情感支持的有益假设

"情感支持是给予疾病和损伤者心理护理的核心部分",此观点基于以下有益假设。

(1) 情感支持包括帮助患者度过其正常的情感过程。严重疾病或损伤可触发个体产生各种情感反应。其中许多反应属于正常的情感过程,且将随着时间发展而减退、消失。但如果决定为患者提供完善的心理护理,则需强调整体性,即与患者保持较亲近距离,以免任由患者独自处理其情感反应及应对。另一个重要的预防性因素,即有时患者的"正常情感过程"会延长,继而使其丧失应对能力,如"延迟"的悲伤过程。为患者提供情感支持,护士可更好地了解患者在情感反应中的所处位置,他们是否需要治疗等进一步帮助。

(2) 情感支持有助于患者康复。被给予情感表达机会的患者及其亲属大都很赞同此假设,因情感表达对他们所处情境的作用,与其支持和陪伴联系在一起。他们倾向于更好地应对自身的状况,减少悲伤,并常能更快地根据需要向其疾病或损伤所导致的改变作出应对,可以帮助他们达到康复。

(3) 情感支持被视为协助患者调整、坚持治疗所作努力的投入,并可在很大程度上保护患者的整体健康。关于该假设,Paul Martin(1997)的著作很生动地表述了压力和忧郁对人们整体健康的不利影响,以及情感支持可以帮助人们减缓压力、排遣忧郁。

(4) 情感支持简单易行,没有特殊要求,应向所有患严重疾病或损伤的患者提供;对患者亲属也是如此。情感支持并非治疗性心理干预,而是使正常的情感过程更容易表达、可调节其状况的一种干预,是一种支持和关怀的形式。当某患者变得非常沮丧或已发生心理紊乱,并挣扎着寻求帮助时,即预示其心理咨询或治疗的需求,但此时患者的需要已超越情感支持的心理护理范围。

【典型案例 7】患者情感支持的理想状况

晚上 9 点半,7 号房间来了一位新患者,他当天早些时候来院诊察过,做了超声心动图,因血压很高还用了利尿剂等以降压,并准备第二天早晨做血管造影。但此刻他突然被诊断为严重的冠状动脉瓣膜失能,尽管患者的外在表现看似镇定自若,但其内心却受到很大打击。出乎意料的情绪化,多种相关事件掠过他的脑海。责任护士走进病房,为他测量"末次血压"。护士说:"您现在好多了,血压 154/92 mmHg。赖诺普利(降压药)必须减量了,现在您可以放松些了,早些时候您的血压确实很高。"护士收起血压计坐在病床边。

护士接着对患者说:"我猜,今天对您有些棘手。相当突然是吗?除非您执意坚持,否则您

没必要独自承担那些压力。如果您愿意与我分享您的想法和感受,我将有至少 10 分钟时间呆在您身边。"

Davison 和 Petrie(1997)等曾综述经验性证据的研究,结果显示,人们的情感表达与其增强免疫功能及其他有益健康的因素有关。

(三) 实施情感支持的注意事项

指从事情感支持的实施者所需的个人情感发展注意事项,护士的个人情感发展到一定水平,才能更多地与患者感同身受,才能使之为患者实施有效的情感支持。具体注意事项如下。

1. 对情感反应的自我了解　有学者指出,一个对情感反应小心谨慎、表露情感就会不舒服并挣扎着抑制其自身情感的人,很难适合从事患者的情感支持。

医护人员理解了人的情感功能,对他人等情感反应也敏感了,可使人与人之间的情感处理更加容易。

情感反应的评定:对自己,从压抑、怯懦和阻滞,到开放、允许和接受,每个人都有其独具特点的情感反应模式;对他人,从感到威胁、否认、拒绝和压抑,到泰然、受鼓舞和得到助长,每个人也有各自对他人情感表达的反应特点。情感反应特点也可视作个体的人格维度,每个人都可在其沿线上找到符合自己状况的相应位置,参见图 14-4。

```
对自己情感的反应?
压抑,怯懦,阻滞,缺乏洞察力    1—2—3—4—5    开放,允许,接受
对他人情感的反应?
感到威胁,否认,拒绝,压抑     1—2—3—4—5    泰然,受到鼓舞,助长
```

图 14-4　情感反应评分

2. 实施情感支持的要点

(1) 态度:指对情感和情感加工过程持有积极态度,此被视为人类功能显著和本质的部分。不仅个人的感情和情感受到重视,人们向适当的对象表达情感的能力,也被视为有利于健康的成熟功能。

(2) 意识:指伴随着个人对自己的感觉和情感反应的意识,是不紧张、不羞涩、无禁忌地向他人恰当地表达自己感觉和情感的能力。

(3) 理解:情感反应被视为人们应对生活事件的所有反应中的正常部分,尤其是对遭遇疾病和损伤的人们。情感反应被视为人们心理活动的重要过程,而不是必须与之抗衡的"侵扰性行为"。

(4) 自我意识:指人们对个体化情感类型及"问题点"的意识——即容易被每个人所明确、接受和表达的个人感情和情感。

3. 对他人情感表达的反应　指人们通常对他人正常的情感表达更多积极反应。如当患者表露其情感时,多体现其接受现状的如下反应:

(1) 不惧怕,没有必要逃避。

(2) 不必立即让情绪平静。

(3) 不认为患者的情感反应需要被转移或"处置",并以微笑替代。

(4) 没有负罪、责备或失败感。

(5) 没有必要鼓励患者压抑其反应。
(6) 没有必要为避免激起自身反应而避之不及。

欲使患者积极、放松地接受，需要营造一种从容、接受、支持、分享性的氛围，不让患者受医护人员的判断或"治疗性"努力的影响而真实地表达其情感，即予以患者即刻舒适的关注，通过营造安全环境并帮助患者放松其情感。医护人员可开诚布公、轻松地强调并谈论其特殊情感。

（四）情感支持的具体实施步骤

参见图14-5。

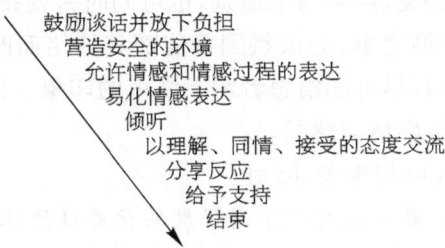

图14-5 情感支持的具体实施步骤

1. **开始情感支持——鼓励** 已确定情感支持是针对那些真正需要得到的患者及家属，而不是强加于人的。因此，情感支持总是以鼓励开始，且只有当卷入其中的人意识到有此需要并接受鼓励时才能继续。

2. **营造安全情境并允许情绪和情感表达** 理想的情感支持情境应为医护人员经思考、计划和关怀而建立，必须由实施者对其负责并设计，使之一次次促成对患者的有益体验。此外，实施者还需考虑的问题，是针对局促不安的患者、介入干扰患者流畅表达的不和谐场合。具体做法如下：①选择合适的环境。如可谈论隐私、小的、舒适的场所，不会响起电话铃声，门上有"使用中"的标志等，一个让患者感觉安全，不受监察和打扰的理想环境。②限制参与者。参与会谈的理想状态，应只有医护人员和患者，尽可能限制患者的配偶或家人以及其他观察者。③缩小社交隔阂。减少社交隔阂的最好标志，是减少护患间的表面社会距离和身体障碍，间隔以护士觉得合适时可拉起患者的一只手为宜，以温和目光面对全神贯注于医护人员的患者，尽早建立熟悉、以称呼名字的形式谈话等。④明确、自然地接受个人情感而得以安全的交流，回应患者必须传达以下信息。不约束他们想要谈论的事情，如患者所流露的担心、懊悔、愤怒、悲伤、消极的想法和眼泪等个人情感，在此情境中适当且被接纳。不让患者觉得其"情感受阻"或不被倾听，他们就会感觉在此交谈是安全、自愿的。

3. **倾听并易化情感过程** 情感支持就是易化患者情感的确认和表达，目的是帮助其情感过程和加工。

凡以随和心态接受及尊重患者情感的满足，加之尊重、支持和合作的体验，可促进护患关系的深入，强化患者参与沟通。

4. **回馈（理解、接受、移情地交流）** 具有良好"共情"能力的护士，可准确判断他人的感觉，在激起其情感的状态下也许与他人有相似体验。有时护士并未被患者直接告知某些情感，但护士可通过其直觉获得；有时源自护士仔细倾听后与患者产生情感共鸣，即以与患者有基础情感体验者的相同情感模式作出反应。若让患者了解护士的共情,可帮助其保持安全感并维持交流关系的深度,也常是与患者继续对话的鼓励。

5. 给予支持　情感支持所包含的技巧,是对寻求情感支持的患者提供热情相助的基础;在某些方式中,支持是效果而非行为,指一种排遣孤立、从烦恼的情感压力或情形中获得释放的感觉。如患者说"谈话后,我有种意想不到的放松感,这感觉一直伴随着我。"

6. 结束情感支持的会谈　最好会谈一开始就让患者注意到时间有限。多数情况下,"结束情感支持的会谈"完全没有问题,自然地像一次寻常的临床会面。如果是个轻松的氛围,护士可在谈完后简单核实患者的感觉,然后与之道别,也可同时另安排便于进一步接触的方式。有时,随着患者讲述些沮丧或烦恼之事,会谈氛围可能随其情绪而改变。那种情况下,护士需要立刻用仅有的几分钟将其带回,尽可能给患者留下结束的印象。如可与患者核实,了解会谈留给他们的感觉及其对接踵而至事情的感觉。

【典型案例8】护士 Debbie 与患者 John

John:"当听到 P 医生说,我不能再从事高强度的竞赛性壁球而不得不寻找另一种运动方式时,这个消息的确对我影响很大。一两个小时内,我的情绪一直很低沉。可能我对某个护士有点粗鲁,但我不是有意的。我有些失常,不是吗?我应该感激我还活着,但我不能再从事壁球运动。无论如何,我不得不让自己在我的家人来时振作起来。我们看了清单和信件……"

Debbie:"John,让我打断您一会儿,因为您确实提到因壁球之事致情感有烦恼,但您却又一带而过。慢点,谈谈为什么壁球这么困扰您。"(情感易化——将 John 带回到所关注事件的情感)

John:"那是医生走后的事,我意识到他所说的对我意味着什么,您知道——我的心被打翻了一样。"

Debbie:"那您试着回到实际情感中?"(促进情感表达)

John:"好像又让我再重新体验一次。"

Debbie:"如果您觉得不舒服,我们现在就不谈这个?"(保持安全)

John:"不,当我敞开心扉发泄时感觉很好,您是唯一可与我这么谈话的人。我不会告诉 Gail,她已经够烦恼了,我不能再给她加码。"

Debbie:(她沉默,但看着并等待 John,并点头表示理解。对行为的促进)

John:"我总设想我回到了俱乐部,我在那打球已 8 年,在我们球队和社团中我打得不错!打得很好!"

Debbie:"您觉得被伤得最深的是什么?"(促进情感表达)

John:"球友就一直这么看我。他们看不出我有何异样,但他们将会了解我的情况,而我能做的就是坐在那里袖手旁观。像个'跛子'似的坐在那里的失落,就是伤我最深的事件。心脏病发作前我很健康,人们总是这么评价。"

Debbie:"这使您感觉到……?"(促进情感表达)

John:"我生气,我真的很疯狂,我甚至会打碎任何东西。我无法压抑对壁球的那份感情,不能比赛,不能做任何耗费力气的事。对我的事业感觉也一样,它真的已扩展得很好了。我是个斗士,一直都喜欢争强好胜,现在我却好像成了个观众。在这里,我似乎总得到一个隐含信息:患心脏病是我自己的错。好像如果我所做事情的强度不那么大,我就不会犯这个病,就会仍然健康。直到昨天,我一直认为责任在我自己,我把自己搞得筋疲力尽,那确实让我很生气。"

Debbie:"您已失去体力,不得不回到'观众'角色,而且您发现自己总认为这是自己的错?所以,您觉得真的要疯了?"(反馈)

John:"是的,您说对了。我正是这么感觉的,我讨厌这种感觉!"

Debbie:"是的,我理解。我可以感觉到您压抑愤怒的真实情感。感觉好像非常令您沮丧,因为您是这么一个'实干家',此刻却又不能做很多事情。如果我没弄错的话,还有其他因素与您冲自己发火、无法摆脱愤怒有关。您好像不会会去与谁争吵,也不去消除误会。"(移情)

John:"是的,很对。当我冲自己生气时,从不知道该做什么。"

Debbie:"John:我能很好地感受到您的感情,或许在这里跟您说一点自己的事情是合适的。几年前,我在滑雪时摔伤了腿,愈合花了很长时间,我的确对此很生气,也为自己下坡时不小心而生气。从我的亲身经历,我理解您的愤怒真的让人烦恼。"(分享个人经历,休戚与共)

(刘晓虹　吴永琴)

思考题

1. 如何解读心理护理实施程序的基本构架及其内在关联?
2. 护士需奉行心理护理伦理学三原则指什么?其重要意义何在?
3. 举例说明"甄别性评估"与"效用性评估"的作用及应用时机。
4. 举例说明实施临床心理护理如何"选择适宜对策"。
5. 结合实例阐明为患者"提供信息、情感支持"也是心理护理的干预策略。
6. 尝试运用心理学的理论和技术,设计一条针对某类患者(如急危重症、意外伤残、高风险诊治手段、癌症、器官移植、临终、慢性疾病、传染病等患者)的规范化指导语。
7. 护士面对一个意外创伤导致截肢的青年男性,如何应用心理护理的基本流程?其心理干预的重点何在?
8. 点评案例"手术台上感悟人生",从中摘录四五段加以分析、阐述。
9. 点评案例"恶性黑色素瘤患者朗福",从中摘录四五段可供借鉴之处并加以阐述。
10. 点评案例"护士Debbie与患者John"的案例,从中摘录四五段可供借鉴之处并加以阐述。
11. 尝试为心理护理实施程序的8个环节"添枝加叶",思考如何使其更具有可操作性。

参 考 文 献

[1] Ellis R, Gates B, Kenworthy N. Interpersonal Communication in Nursing [M]. London: Churchill Livingstone, 2003.

[2] 车文博. 心理咨询大百科全书[M]. 杭州：浙江科学技术出版社,2001.

[3] 叶奕乾,孔克勤,杨秀君. 个性心理学[M]. 上海：华东师范大学出版社,2011.

[4] Fontaine KL. Mental Health Nursing [M]. Upper Saddle River: Prentice Hall PTR, 2008.

[5] 拉里·克里斯滕森. 心理学研究方法[M]. 第9版. 北京：北京大学出版社,2005.

[6] Burge PR. 压力与健康[M]. 石林译. 北京：中国轻工业出版社,2000.

[7] Sarafino EP. 健康心理学[M]. 胡佩诚译. 北京：中国轻工业出版社,2006.

[8] 王益锵. 中国护理发展史[M]. 北京：中国医药科技出版社,2000.

[9] 张春兴. 现代心理学[M]. 第3版. 上海：上海人民出版社,2009.

[10] 肖内西,泽克迈斯特. 心理学研究方法[M]. 第7版. 张明译. 北京：人民邮电出版社,2010.

[11] Burger JM. 人格心理学[M]. 第8版. 陈会昌译. 北京：中国轻工业出版社,2014.

[12] 杨宏飞. 心理咨询原理[M]. 杭州：浙江大学出版社,2006.

[13] 李峥. 人际沟通[M]. 北京：中国协和医科大学出版社,2005.

[14] 沙莲香. 社会心理学[M]. 北京：中国人民大学出版社,2011.

[15] 戴维·迈尔斯. 社会心理学[M]. 第11版. 侯玉波,乐国安,张智勇,等译. 北京：人民邮电出版社,2014.

[16] Sternberg RJ. 认知心理学[M]. 杨炳钧译. 北京：中国轻工业出版社,2006.

[17] 时蓉华. 现代社会心理学[M]. 第3版. 上海：华东师范大学出版社,2014.

[18] 陈向明. 在行动中学作质的研究[M]. 北京：教育科学出版社,2007.

[19] 姚树桥,杨彦春. 医学心理学[M]. 北京：人民卫生出版社,2013.

[20] 中国行为医学科学编辑委员会. 行为医学量表手册[M]. 北京：中华医学电子音像出版社,2005.

[21] 郑全全. 社会认知心理学[M]. 杭州：浙江教育出版社,2008.

[22] 林崇德. 发展心理学[M]. 杭州：浙江教育出版社,2007.

[23] 全国13所高等院校《社会心理学》编写组. 社会心理学[M]. 天津：南开大学出版社,2008.

[24] 刘翔平. 当代积极心理学[M]. 北京：中国轻工业出版社,2010.

[25] 彭聃龄. 普通心理学[M]. 北京：北京师范大学出版社,2012.

[26] 李中莹. 重塑心灵[M]. 北京：北京联合出版社,2015.

[27] 刘永芳. 管理心理学[M]. 北京：清华大学出版社,2008.

[28] 彭贤,李海青. 人际关系心理学[M]. 第2版. 北京：清华大学、北京交通大学出版

社,2013.

[29] 李心天,岳文浩.医学心理学[M].北京:人民军医出版社,2009.

[30] Liamputtong P. Qualitative Research Methods [M]. 4th ed. Melbourne: Oxford University Press, 2012.

[31] 林崇德,杨治良,黄希庭.心理学大辞典[M].上海:上海教育出版社,2003.

[32] 郭秀艳,杨治良.基础实验心理学[M].北京:高等教育出版社,2011.

[33] 大卫·希尔弗曼.如何做质性研究[M].李雪,张劼颖译.重庆:重庆大学出版社,2009.

[34] 徐光兴.临床心理学[M].上海:上海教育出版社,2009.

[35] 金盛华.社会心理学[M].北京:高等教育出版社,2005.

[36] 刘晓虹.护理心理学[M].第2版.上海:上海科学技术出版社,2010.

[37] 姜乾金.医学心理学[M].北京:人民卫生出版社,2010.

[38] 刘晓虹,李小妹.心理护理理论与实践[M].北京:人民卫生出版社,2012.

[39] Nichols K.临床心理护理指南[M].刘晓虹,吴菁主译.北京:中国轻工业出版社,2007.

[40] 齐艳,刘晓虹,邓光辉,等.非精神科住院患者心理状态评定量表编制及试用[J].第二军医大学学报,2003,24(6):673-676.

[41] 刘晓虹.护理领域的临床心理评估[J].解放军护理杂志,2004,21(11):35.

[42] 陈瑶,邓光辉,刘晓虹,等.手术患者心理干预模式及其效果研究[J].中华护理杂志,2006,41(4):297-300.

[43] 吴菁,翟建霞,刘晓虹.严重烧伤患者的心理康复历程[J].护理研究,2008,22(12):335-337.

[44] 吴菁,翟建霞,刘晓虹.创伤患者早期心理反应他评量表在地震伤员中的应用[J].上海交通大学学报(医学版),2008,28(11):1383-1385.

[45] 杨敏,杨爽,刘晓虹.A型行为冠心病患者心理干预策略的实施与评价[J].解放军护理杂志,2008,25(4A):13.

[46] 吴菁,刘晓虹.2005—2007我国心理护理研究的变化与分析[J].中华护理杂志,2009,44(3):273-275.

[47] 翟建霞,吴菁,刘晓虹.意外创伤者早期心理他评的应用研究[J].心理科学,2009,32(5):1124-1126.

[48] Wu J, Zhai JX, Liu XH. Coping techniques of eight patients with significant burn injury [J]. Journal of Burn Care & Research, 2009,30(5):889-893.

[49] Zhai JX, Wu J, Liu XH. What does posttraumatic growth mean to Chinese burn patients: a phenomenological study [J]. Journal of Burn Care & Research, 2010,31:433-440.

[50] 吴菁,王艳波,翟建霞,等.意外创伤者临床心理干预的研究与思考[J].解放军护理杂志,2011,28(12B):1-5.

[51] 王艳波,汪际,戴敏辉,等.工伤致脊髓损伤患者的创伤后成长体验[J].中华护理杂志,2011,46(6):608-610.

[52] Wang YB, Wang J, Liu XH. Posttraumatic growth of injured patients after motor vehicle accidents: interpretative phenomenological analysis [J]. Journal of Health Psychology, 2012,17(2):297-308.

[53] 汪际,陈瑶,刘晓虹,等.创伤后成长评定量表的修订及信效度分析[J].护理学杂志,2011,26(14):26-28.

[54] 张爱华,刘晓虹.心理弹性研究进展及其对我国创伤护理的启示[J].中华护理杂志,2011,46(7):728-730.

[55] 董超群,刘晓虹.基于研究生学位论文分析我国护理心理学研究的发展[J].护士进修杂志,2012,27(22):2032-2034.

[56] 董超群,巩树梅,刘晓虹.简体中文版事件相关反刍性沉思问卷在意外创伤者中应用的信效度分析[J].中华护理杂志,2013,48(9):831-834.

[57] Dong CQ, Gong SM, Liu XH. Posttraumatic growth within the first three months after accidental injury in China: the role of self-disclosure, cognitive processing and psychosocial resources [J/OL]. Psychology, Health & Medicine, 2014. http://dx.doi.org/10.1080/13548506.2014.913795

[58] 叶旭春,刘朝杰,刘晓虹.基于扎根理论的互动式患者参与患者安全理论框架构建的研究[J].中华护理杂志,2014,49(6):645-649.

[59] Yang F, Smith GD, Liu XH. Content validity of the Chinese version of resilience scale for older people [J]. Journal of Clinical Nursing, 2013,23(11):2077-2079.

[60] 裴艳,刘晓虹,陶红.护士职业承诺的研究[J].心理科学,2007,30(6):1484-1485,1325.

[61] 刘晓虹.护士职业疲溃及其内在影响因素分析[J].中华护理教育,2008,5(5):287-288.

[62] 刘晓虹.护士职业倦怠的应对方略[J].中华护理教育,2008,5(6):282-284.

[63] 郝玉芳,刘玲,刘晓虹.在读护生的职业认同研究[J].心理科学,2008,31(6):1154-1157.

[64] 刘玲,张雅丽,刘晓虹.护士职业认同水平与其工作压力、职业倦怠的相关性研究[J].护理管理杂志,2009,9(8):1-2.

[65] 曹晓翼,陆丽青,刘晓虹.专业自我概念在护士职业认同与职业倦怠间的中介效应[J].中华护理杂志,2010,45(11):965-968.

[66] Cao XY, Liu XH, Tian L, et al. The reliability and validity of the Chinese version of Nurses' Self-Concept Questionnaire (NSCQ). Journal of Nursing Management, 2013,21(4):657-667.

[67] 王琳,陶红,刘晓虹.护士留职意愿与工作满意度的相关性研究[J].中华护理杂志,2011,46(1):19-22,58.

[68] Wang L, Tao H, Ellenbecker CH, et al. Job satisfaction, occupational commitment and intent to stay among Chinese nurses: a cross-sectional questionnaire survey [J]. Journal of Advanced Nursing, 2011,31:433-440.

[69] 胡菁,刘晓虹.护士职业获益感的研究与思考[J].中华护理杂志,2012,47(05):470-472.

[70] 胡菁,刘晓虹."护士职业获益感"概念框架内容的质性研究[J].护士进修杂志,2014,29(8):732-735.

附 录

一、气质测验问卷及评定方法

（一）气质测验 60 题

下面 60 道题,可以帮助你大致确定自己的气质类型,在回答这些问题时,你认为:很符合自己情况的,记 2 分;比较符合的,记 1 分;完全不符合的,记 -2 分;比较不符合的,记 -1 分;介于符合与不符合之间的,记 0 分。

1. 做事力求稳妥,一般不做无把握的事。
2. 遇到可气事就怒不可遏,想把心里话全说出来才痛快。
3. 宁可一个人干事,不愿很多人在一起。
4. 到一个新环境很快就能适应。
5. 厌恶那些强烈的刺激,如尖叫、噪声、危险镜头等。
6. 和人争吵时,总是先发制人,喜欢挑剔别人。
7. 喜欢安静的环境。
8. 善于与人交往。
9. 羡慕那种善于克制自己感情的人。
10. 生活有规律,很少违反作息制度。
11. 在多数情况下情绪是乐观的。
12. 碰到陌生人觉得很拘束。
13. 遇到令人气愤的事,能很好地自我克制。
14. 做事总是有旺盛的精力。
15. 遇到问题总是举棋不定、优柔寡断。
16. 在人群中从不觉得过分拘束。
17. 情绪高昂时,觉得干什么都有趣;情绪低落时,又觉得什么都没意思。
18. 当注意力集中于一事物时,别的事都很难使我分心。
19. 理解问题总比别人快。
20. 碰到危险情景,常有一种极度恐惧感。
21. 对学习、工作怀有很高的热情。
22. 能够长时间做枯燥、单调的工作。
23. 符合兴趣的事情,干起来劲头十足,否则就不想干。
24. 一点小事就能引起情绪波动。
25. 讨厌做那种需要耐心、细致的工作。

26. 与人交往不卑不亢。
27. 喜欢参加热烈的活动。
28. 爱看感情细腻、描写人物内心活动的文学作品。
29. 工作学习时间长了,常感到厌倦。
30. 不喜欢长时间谈论一个问题,愿意实际动手干。
31. 宁愿侃侃而谈,不愿窃窃私语。
32. 别人总是说我闷闷不乐。
33. 理解问题常比别人慢些。
34. 疲倦时只要短暂的休息就能精神抖擞,重新投入工作。
35. 心里有话宁愿自己想,不愿说出来。
36. 认准一个目标就希望尽快实现,不达目的,誓不罢休。
37. 学习、工作同样一段时间后,常比别人更疲倦。
38. 做事有些莽撞,常常不考虑后果。
39. 老师或他人讲授新知识、技术时,总希望他讲得慢些,多重复几遍。
40. 能够很快地忘记那些不愉快的事情。
41. 做作业或完成一件工作总比别人花的时间多。
42. 喜欢运动量大的剧烈体育运动,或者参加各种文艺活动。
43. 不能很快地把注意力从一件事转到另一件事上去。
44. 接受一个任务后,就希望把它迅速解决。
45. 认为墨守成规比冒风险强些。
46. 能够同时注意几件事物。
47. 当我烦闷的时候,别人很难使我高兴起来。
48. 爱看情节起伏跌宕、激动人心的小说。
49. 对工作抱认真严谨、始终一贯的态度。
50. 和周围人的关系总是相处不好。
51. 喜欢复习学过的知识,重复做能熟练做的工作。
52. 希望做变化大、花样多的工作。
53. 小时候会背的诗歌,似乎比别人记得清楚。
54. 别人说我"出语伤人",可我并不觉得这样。
55. 在体育活动中,常因反应慢而落后。
56. 反应敏捷、头脑机智。
57. 喜欢有条理而不甚麻烦的工作。
58. 兴奋的事常使我失眠。
59. 老师讲新概念,常常听不懂,但是弄懂了以后很难忘记。
60. 假如工作枯燥乏味,马上就会情绪低落。

(二) 气质测验答卷

胆汁质	题号	2	6	9	14	17	21	27	31	36	38	42	48	50	54	58	总分
	得分																
多血质	题号	4	8	11	16	19	23	25	29	34	40	44	46	52	56	60	总分
	得分																
黏液质	题号	1	7	10	13	18	22	26	30	33	39	43	45	49	55	57	总分
	得分																
抑郁质	题号	3	5	12	15	20	24	28	32	35	37	41	47	51	53	59	总分
	得分																

(三) 评分方法

(1) 如果某一项或两项的得分超过 20 分,则为典型的该气质。例如,胆汁质项得分超过 20 分,则为典型胆汁质;黏液质和抑郁质项得分都超过 20 分,则为典型黏液质抑郁质混合型。

(2) 如果某一项或两项以上得分在 20 分以下、10 分以上,其他各项得分较低,则为该项一般气质,如一般多血质或一般胆汁质多血质混合型。

(3) 若各项得分都在 10 分以下,但某项或几项得分较其余项为高(5 分以上),则为略倾向于该项气质(或几项混合),如略偏黏液质或多血质胆汁质混合型。

(4) 其余类推。

一般来说,正分值越高,表明被试者越具有该项气质的典型特征;反之,分值越低或越负,表明越不具有该项特征。

二、内、外向性格测验问卷及评定方法

(一) 内、外向性格测验问卷

下列试题中,凡单数题,回答"是"记 0 分;"不置可否",记 1 分;"否"记 2 分。凡双数题,回答"是"记 2 分;"不置可否"记 1 分;"否"记 0 分。

1. 在大庭广众面前不好意思。
2. 对人一见如故。
3. 愿意一个人独处。
4. 好表现自己。
5. 与陌生人难打交道。
6. 开会时喜欢坐在被人注意的地方。
7. 遇有不快事情,能抑制感情,不露声色。
8. 在众人面前能爽快地回答问题。
9. 不喜欢社交活动。
10. 愿意经常和朋友在一起。
11. 自己的想法不轻易告诉别人。
12. 只要认为是好东西立即就买。

13. 爱刨根问底。
14. 容易接受别人的意见。
15. 凡事很有主见。
16. 喜欢高谈阔论。
17. 会议休息时宁肯一个人独坐也不愿同别人聊天。
18. 决定问题爽快。
19. 遇到难题非弄懂不可。
20. 常常未等别人把话讲完,就觉得自己已经懂了。
21. 不善和人辩论。
22. 遇有挫折不易丧气。
23. 时常因为自己的无能而沮丧。
24. 碰到高兴事极易喜形于色。
25. 常常对自己面临的选择犹豫不决。
26. 不大注意别人的事。
27. 好把自己同别人比较。
28. 好憧憬未来。
29. 容易羡慕别人的成绩。
30. 相信自己不比别人差。
31. 注意别人对自己的看法。
32. 不大注意外表。
33. 发现异常现象容易想入非非。
34. 即使有亏心事也很快被遗忘。
35. 总是把家里收拾得干干净净。
36. 自己放的东西常常不知在哪里。
37. 做事很细心。
38. 对于别人的请求乐于帮助。
39. 十分注意自己的信用。
40. 热情来得快,消退得也快。
41. 信奉"不干则已,干则必成"。
42. 做事情更注意速度而不是质量。
43. 一本书可以反复看几遍。
44. 不习惯长时间读书。
45. 办事大多有计划。
46. 兴趣广泛而多变。
47. 学习时不易受外界干扰。
48. 开会时喜欢同人交头接耳。
49. 作业大都整洁、干净。
50. 答应别人的事情经常会忘记。
51. 一旦对人有看法不易改变。

52. 容易和人交朋友。
53. 不喜欢体育运动。
54. 对电视节目中的球赛尤有兴趣。
55. 买东西前总要估量一番。
56. 不惧怕从来没做过的事情。
57. 遇有不愉快的事情可以生气很长时间。
58. 自己做错了事,容易承认和改正。
59. 常常担心自己会遭遇失败。
60. 容易原谅别人。

(二) 内、外向性格测验答卷

题号	1	3	5	7	9	11	13	15	17	19	21	23	25	27	29	小计
得分																
题号	31	33	35	37	39	41	43	45	47	49	51	53	55	57	59	小计
得分																
题号	2	4	6	8	10	12	14	16	18	20	22	24	26	28	30	小计
得分																
题号	32	34	36	38	40	42	44	46	48	50	52	54	56	58	60	小计
得分																

(三) 评定方法

把4个小计分相加得总分,总分的含义如下。

(1) 90分以上为典型外向;81～90分为较外向。

(2) 71～80分为稍外向;61～70分为混合型(略偏外向)。

(3) 51～60分为混合型(略偏内向);41～50分为稍内向。

(4) 31～40分为较内向;30分以下为典型内向。

三、心理年龄自测表及评估方法

心理年龄自测的内容见附表1,评估见附表2。

附表1 心理年龄自测表

题号	测 验 题	是	中间	否
1.	下决心做某事后便立刻去做	0	1	2
2.	往往凭经验办事	2	1	0
3.	对任何事情都有探索精神	0	2	4
4.	说话慢而且啰嗦	4	2	0
5.	健忘	4	2	0
6.	怕烦心、怕做事、不想活动	4	2	0
7.	喜欢计较小事	2	1	0
8.	喜欢参加各种活动	0	1	2
9.	日益固执起来	4	2	0
10.	对什么事情都有好奇心	0	1	2

题号	测 验 题	是	中间	否
11.	有强烈的生活追求	0	2	4
12.	难以控制感情	0	1	2
13.	容易嫉妒别人,易悲伤	2	1	0
14.	见到不合理的事不那么气愤了	2	1	0
15.	不喜欢看推理小说	2	1	0
16.	对电影和爱情小说日益失去兴趣	2	1	0
17.	做事情缺乏持久性	4	2	0
18.	不愿意改变旧习惯	2	1	0
19.	喜欢回忆过去	4	2	0
20.	学习新鲜事物感到困难	2	1	0
21.	十分注意自己身体的变化	2	1	0
22.	生活兴趣的范围变小了	2	1	0
23.	看书的速度加快	2	1	0
24.	动作不够灵活	2	1	0
25.	消除疲劳感很慢	2	1	0
26.	晚上不如早晨和上午头脑清醒	2	1	0
27.	对生活中的挫折感到烦恼	2	1	0
28.	缺乏自信心	2	1	0
29.	集中精力思考有困难	2	1	0
30.	工作效率低	2	1	0

先把各题的得分累加,算出总积分,再根据下表查出自己所属的心理年龄范围。

附表2 心理年龄范围评估表

积　分	心理年龄范围
>75 分	>60 岁
65～75 分	50～59 岁
50～65 分	40～49 岁
30～50 分	30～39 岁
0～30 分	20～29 岁

四、其他精神科自评量表及评估方法

(一) 抑郁自评量表 (self-rating depression scale, SDS)

此量表由 Zung 编制(1965),我国吴文源修订,由 20 个与抑郁症状有关的项目组成。因使用简便,应用颇广,适用于有抑郁症状的成人,也可用于流行病学调查(附表3)。

附表3 Zung 抑郁自评量表(SDS)

指导语:下面有 20 条文字,请仔细阅读每一条,把意思弄明白。然后根据您最近一星期的实际情况在每一条文字后的 4 个答案中的一个打"√"或画圈。

1. 我觉得闷闷不乐,情绪低沉	7. 我发觉我的体重在下降
2. 我觉得一天之中早晨最好	8. 我有便秘的苦恼
3. 我一阵阵哭出来或觉得想哭	9. 我心跳比平时快
4. 我晚上睡眠不好	10. 我无缘无故地感到疲乏
5. 我吃得跟平常一样多	11. 我的头脑跟平常一样清楚
6. 我与异性密切接触时和以往一样感到愉快	12. 我觉得经常做的事情并没有困难

13. 我觉得不安而平静不下来 14. 我对将来抱有希望 15. 我比平常容易生气激动 16. 我觉得做出决定是容易的	17. 我觉得自己是个有用的人,有人需要我 18. 我的生活过得很有意思 19. 我认为我死了别人会生活得好些 20. 平常感兴趣的事我仍然照样感兴趣

评分:每项问题后有 1~4 级评分选择:①很少有该项症状。②有时有该项症状。③大部分时间有该项症状。④绝大部分时间有该项症状。从①~④分别按 1~4 计分,但项目 2、5、6、11、12、14、16、17、18、20 为反向评分题,按 4~1 计分。由被试者按照量表说明进行自我评定,依次回答每个条目。

总分:将所有项目得分相加,即得到总分。总分超过 41 分可考虑筛查阳性,即可能有抑郁存在,需进一步检查。抑郁严重指数:抑郁严重指数=总分/80。指数范围为 0.25~1.0,指数越高,反映抑郁程度越重。

(二) 焦虑自评量表 (self-rating anxiety scale, SAS)

此量表也由 Zung 编制,由 20 个与焦虑症状有关的条目组成,用于反映有无焦虑症状及其严重程度。适用于有焦虑症状的成人,也可用于流行病学调查(附表 4)。

附表 4　Zung 焦虑自评量表(SAS)

指导语:下面有 20 条文字,请仔细阅读每一条,把意思弄明白。然后根据您最近一星期的实际情况在每一条文字后的 4 个答案中的一个打"√"或画圈。

1. 我感到比往常更加神经过敏和焦虑 2. 我无缘无故感到担心 3. 我容易心烦意乱或感到恐慌 4. 我感到我的身体好像被分成几块,支离破碎 5. 我感到事事都很顺利,不会有倒霉的事情发生 6. 我的四肢抖动和震颤 7. 我因头痛、颈痛和背痛而烦恼 8. 我感到无力且容易疲劳 9. 我感到很平静,能安静坐下来 10. 我感到我的心跳较快	11. 我因阵阵的眩晕而不舒服 12. 我有阵阵要昏倒的感觉 13. 我呼吸时进气和出气都不费力 14. 我的手指和脚趾感到麻木和刺痛 15. 我因胃痛和消化不良而苦恼 16. 我必须时常排尿 17. 我的手总是温暖而干燥 18. 我觉得脸发热发红 19. 我容易入睡,晚上休息很好 20. 我做噩梦

评分:每项问题后有 1~4 级评分选择:①很少有该项症状。②有时有该项症状。③大部分时间有该项症状。④绝大部分时间有该项症状。从①~④分别按 1~4 计分,但项目 5、9、13、17、19 为反向评分题,按 4~1 计分。由被试者按量表说明进行自我评定,依次回答每个条目。

总分:将所有项目评分相加,即得到总分。总分超过 40 分可考虑筛查阳性,即可能有焦虑存在,需进一步检查。分数越高,反映焦虑程度越重。

(三) 护士用住院患者观察量表 (nurses observation scale for inpatient evaluation, NOSIE)

此量表由 Honigteld G. 等编制(1965),主要用于评定住院成年精神病患者和老年期痴呆患者的生活、行为和情绪等方面状况。它包括 30 项和 80 项两种版本,以下介绍 30 项版本。

1. 评定方法　应由经过训练并熟悉患者情况的护士实施评定。每次评定应由两名护士同时分别评定,记分时将两位评定者的各项评分相加,如果只有 1 名护士评定,则其结果应当乘以 2。应根据患者最近 3 天(或 1 周)的情况评分;评定分 3 次,在治疗前、治疗后 3 周和 6 周各评 1 次。评分为 0~4 分的 5 级评分(第 1~30 项):无=0 分,有时有=1 分,常常有=2 分,经常有=3 分,一直是=4 分。另有 2 个附加项目:即第 31 项"病情严重程度"及第 32 项"与治疗前比较",该 2 项由评定者据其经验,按 1~7 分 7 级评分。

2. 结构和内容　参见附表 5。

附表 5　护士用住院患者观察量表(NOSIE)

1. 肮脏　　　　　　　0 1 2 3 4	16. 进食狼藉　　　　　0 1 2 3 4
2. 不耐烦　　　　　　0 1 2 3 4	17. 与人攀谈　　　　　0 1 2 3 4
3. 哭泣　　　　　　　0 1 2 3 4	18. 自觉抑郁沮丧　　　0 1 2 3 4
4. 对周围活动感兴趣　0 1 2 3 4	19. 谈论个人爱好　　　0 1 2 3 4
5. 不督促就一直坐　　0 1 2 3 4	20. 看到不存在的东西　0 1 2 3 4
6. 容易生气　　　　　0 1 2 3 4	21. 提醒后才做事　　　0 1 2 3 4
7. 听到不存在的声音　0 1 2 3 4	22. 不督促便一直睡着　0 1 2 3 4
8. 衣着保持整洁　　　0 1 2 3 4	23. 自觉一无是处　　　0 1 2 3 4
9. 对人友好　　　　　0 1 2 3 4	24. 不太遵守医院规则　0 1 2 3 4
10. 不如意便心烦　　　0 1 2 3 4	25. 难以完成简单任务　0 1 2 3 4
11. 拒绝做日常事务　　0 1 2 3 4	26. 自言自语　　　　　0 1 2 3 4
12. 易激动发牢骚　　　0 1 2 3 4	27. 行动缓慢　　　　　0 1 2 3 4
13. 忘记事情　　　　　0 1 2 3 4	28. 无故发笑　　　　　0 1 2 3 4
14. 问而不答　　　　　0 1 2 3 4	29. 容易冒火　　　　　0 1 2 3 4
15. 对好笑的事发笑　　0 1 2 3 4	30. 保持自身整洁　　　0 1 2 3 4

(3) 结果分析:包括因子分计算和总分计算两种方法。因子分计算包括下列几项:

社会能力=[20-(第 13、14、21、24、25 项评分之和)]×2

社会兴趣=(第 4、9、15、17、19 项评分之和)×2

个人整洁=[8+(第 8、30 项评分)-(第 1、16 项评分之和)]×2

激惹=(第 2、6、10、11、12、29 项评分之和)×2

精神病=(第 7、20、26、28 项评分之和)×2

退缩=(第 5、22、27 项评分之和)×2

抑郁=(第 3、18、23 项评分之和)×2

注:以上为 1 名护士评估所用计算方法,每项评分从 0~4 范围;若两名护士同时评分,则应将 2 人每项评分结果相加,且应用以上公式计算时均不再乘以 2(即将每一因子计算公式后的"×2"省略)。

总分计算包括下列几项:

积极因素(分)=社会能力(分)+社会兴趣(分)+个人整洁(分)

消极因素(分)=激惹(分)+精神病(分)+抑郁(分)

病情估计(分)=128+积极因素(分)-消极因素(分)

病情估计分越高,说明病情越轻;反之,病情估计分越低,说明病情越重。